高级卫生专业技术资格考试用书

妇产科护理学习题集

(含解析)(第2版)

(副主任护师/主任护师)

主　编　丁淑贞　戴　红

副主编　贾　平　周　军　张晓霞　张　平

编　者　(按姓氏笔画排序)

丁淑贞　王丽丽　卢　颖　付馨瑶　冯　红　刘文华
李　丹　李世博　张　平　张晓霞　范喜瑛　罗　娜
周　军　秦　晶　秦秀宝　袁　理　贾　平　高筱琪
谭晓玉　戴　红　魏淑俏

中国协和医科大学出版社
北　京

图书在版编目（CIP）数据

妇产科护理学习题集：含解析／丁淑贞，戴红主编．—2版．—北京：中国协和医科大学出版社，2021.5（2024.7重印）．

（高级卫生专业技术资格考试用书）

ISBN 978-7-5679-1583-1

Ⅰ．①妇…　Ⅱ．①丁…②戴…　Ⅲ．①妇产科学-护理学-资格考试-习题集　Ⅳ．①R473.71-44

中国版本图书馆CIP数据核字（2020）第167761号

高级卫生专业技术资格考试用书

妇产科护理学习题集（含解析）（第2版）

主　　编： 丁淑贞　戴　红

责任编辑： 刘　婷　张秋艳

封面设计： 邱晓俐

责任校对： 张　麓

责任印制： 黄艳霞

出版发行： **中国协和医科大学出版社**

（北京市东城区东单三条9号　邮编100730　电话010-65260431）

网　　址： www.pumcp.com

经　　销： 新华书店总店北京发行所

印　　刷： 三河市龙大印装有限公司

开　　本： 787mm×1092mm　1/16

印　　张： 33.75

字　　数： 670千字

版　　次： 2021年5月第2版

印　　次： 2024年7月第3次印刷

定　　价： 89.00元

ISBN 978-7-5679-1583-1

前　言

为进一步深化卫生专业技术职称改革工作，不断完善卫生专业技术职务聘任制，根据中共中央组织部、人事部、卫生部《关于深化卫生事业单位人事制度改革的实施意见》（人发〔2000〕31号）文件精神和国家有关职称改革的规定，人事部下发《关于加强卫生专业技术职务评聘工作的通知》（人发〔2000〕114号），高级专业技术资格采取考试和评审结合的办法取得。为了更好地帮助广大考生复习备考，编者根据多年的临床实践，结合考试的实际情况，编写了这本《妇产科护理学习题集（含解析）》（第2版）。

本书涵盖高级卫生专业技术资格考试的所有相关内容及考试题型。全书共十七章，内容包括产前诊断、正常分娩妇女的护理、正常产褥期妇女的护理等。题型包括A1型题、A2型题、A3/A4型题、B型题、X型题、案例分析题。

本书第1版上市后，受到广大读者的一致好评，也帮助众多考生顺利通过高级专业技术资格考试。为了更好地服务读者，提升图书品质，出版了第2版图书，在第1版的基础上，附有详尽的解析，以帮助考生理解及记忆。同时对上一版中存在的不足与疏漏进行了修订与补充。

本书实用性强，可用于考前复习和自测，以便考生顺利通过考试。

尽管力臻完善，书中难免存在疏漏和不足之处，敬请广大读者批评指正，以便进一步修正。

编　者

2021年1月

目 录

第一章　产前诊断

一　A1 型题

1. 诊断宫内早孕最可靠的辅助检查方法是
   A. 尿妊娠试验
   B. B 超检查
   C. 宫颈黏液涂片干燥后镜检
   D. 基础体温测定
   E. 阴道脱落细胞学检查
2. 妊娠晚期每周体重增加不应超过
   A. 0.5kg
   B. 1kg
   C. 1.5kg
   D. 2kg
   E. 2.5kg
3. 目前最常用的推算预产期的依据是
   A. 胎儿大小和宫底高度
   B. 初觉胎动时间
   C. 早孕反应开始的时间
   D. 末次月经开始之日
   E. 末次月经干净之日
4. 维持子宫在盆腔正中位置的韧带是
   A. 圆韧带
   B. 阔韧带
   C. 宫骶韧带
   D. 骶结节韧带
   E. 主韧带
5. 产前检查的目的错误的是
   A. 指导孕期卫生
   B. 了解孕妇健康状况
   C. 预知胎儿性别
   D. 早期发现异常
   E. 了解胎儿发育情况
6. 临产时子宫下段长
   A. 1~2cm
   B. 3~4cm
   C. 5~6cm
   D. 7~10cm
   E. 10~15cm
7. 关于胎动下列错误的是
   A. 孕妇一般于 18~20 周首次感到胎动
   B. 胎动每小时 3~5 次

C. 胎儿死亡前1~2天停止胎动
D. 胎动可经腹壁听到
E. 妊娠晚期胎动增加

8. 妊娠末期白细胞增多，但一般为
A. $(10 \sim 15) \times 10^9/L$
B. $(12 \sim 17) \times 10^9/L$
C. $(14 \sim 19) \times 10^9/L$
D. $(16 \sim 18) \times 10^9/L$
E. $(18 \sim 20) \times 10^9/L$

9. 头先露中最常见的是
A. 前囟先露
B. 额先露
C. 面先露
D. 枕先露
E. 复合先露

10. 黄体发育达高峰，在排卵后
A. 7~8天
B. 9~10天
C. 11~12天
D. 13~14天
E. 15~16天

11. 判断胎儿成熟度，应测孕妇的
A. 血中甲胎蛋白值
B. 尿中孕二醇值
C. 羊水中肌酐值
D. 尿中雌三醇值
E. 羊水中人胎盘生乳素值

12. 临产的主要标志为
A. 不规律宫缩
B. 规律宫缩
C. 羊水早破
D. 阴道流血
E. 腹痛

13. 20周末胎儿发育特征为
A. 身长25cm，皮下脂肪发育良好
B. 临床上用普通听诊器可听到胎心
C. 指甲已超过指端
D. 吸吮反射良好
E. 四肢活动活泼

14. 在耻骨联合上能触到宫底时，妊娠为
A. 6周后
B. 8周后
C. 10周后
D. 12周后
E. 14周后

15. 停经35天的已婚妇女，确定是否宫内妊娠，最合适的方法是
A. 黄体酮试验
B. 尿妊娠试验
C. 多普勒超声诊断
D. B超检查
E. 盆腔检查

16. 下列哪项属正常胎心音次数

A. 80 次/分　　B. 100 次/分

C. 105 次/分　　D. 132 次/分

E. 170 次/分

17. 引产出一胎儿，身长 30cm，皮肤呈皱缩状，根据以上情况判断此产妇妊娠月份是

A. 3 个月　　B. 4 个月

C. 5 个月　　D. 6 个月

E. 7 个月

18. 初孕妇自觉胎动多数开始于

A. 妊娠 8～10 周　　B. 妊娠 10～12 周

C. 妊娠 12～14 周　　D. 妊娠 14～18 周

E. 妊娠 18～20 周

19. 评估胎儿宫内有无缺氧的方法是

A. Apgar 评分法　　B. 真蜕膜

C. 底蜕膜　　D. 包蜕膜

E. Manning 评分法

20. 产前检查时，脐上 3 横指触及孕妇子宫底，此时判断妊娠

A. 6 个月末　　B. 9 个月末

C. 7 个月末　　D. 5 个月末

E. 8 个月末

21. 向女士，妊娠 38 周，为判断其胎盘功能，应

A. 测定羊水中卵磷脂/鞘磷脂比值　　B. 测定血或尿中雌三醇值

C. 测定血中绒毛膜促性腺激素 hCG 值　　D. 测定羊水中肌酐值

E. 测定羊水中脂肪细胞值

22. 在脐耻之间手测可以触及宫底时应该是

A. 妊娠 14 周末　　B. 妊娠 15 周末

C. 妊娠 16 周末　　D. 妊娠 17 周末

E. 妊娠 18 周末

23. 用普通听诊器在孕妇腹壁最早听到胎心音的时间约是

A. 妊娠 8 周末　　B. 妊娠 20 周末

C. 妊娠 12 周末　　D. 妊娠 24 周末

E. 妊娠 16 周末

24. 晚期囊胚侵入到子宫内膜的过程称

A. 孕卵形成　　B. 着床

C. 受精
D. 精子获能
E. 拾卵

25. 胎儿生物物理监测的内容不包括
A. 羊水指数
B. 肌张力
C. NST
D. 胎盘成熟度
E. 胎动

26. 妇科检查前护理错误的是
A. 准备好消毒的检查器械
B. 做好解释工作
C. 嘱患者排尿
D. 铺好干净的布垫
E. 协助患者取仰卧位

27. 可辨别部分胎儿性别最早的时间是
A. 妊娠24周末
B. 妊娠20周末
C. 妊娠12周末
D. 妊娠16周末
E. 妊娠8周末

28. 妊娠32周末胎儿体重约
A. 1400g
B. 1000g
C. 1200g
D. 1700g
E. 2100g

29. 初产妇，停经8周时，下列哪项不会出现
A. 尿频
B. 乳晕着色
C. 晨起恶心、呕吐
D. 出现妊娠纹
E. 阴道壁和子宫颈呈紫蓝色

30. 四步触诊法检查内容不包括
A. 胎产式
B. 子宫大小
C. 胎方位
D. 胎先露
E. 胎心率

31. 有关卵巢周期变化，下述哪项不对
A. 排卵发生在月经来潮前14天左右
B. 如卵子未受精，黄体于排卵后9~10天完全萎缩
C. 黄体衰退，月经即来潮
D. 黄体细胞分泌雌激素、孕激素
E. 排卵后7~8天黄体发育达到高峰

32. 了解胎儿宫内发育情况的人工监护方法为
A. 测量子宫底高度
B. 听诊胎心

C. B 超检查　　D. 测量血压
E. 测量孕妇的骨盆各径线

33. 目前对于月经周期正常、规律的女性，最简单易行而且最常用的推算预产期的依据是
A. 胎儿大小和宫底高度　　B. 早孕反应开始的时间
C. 末次月经干净之日　　D. 末次月经开始之日
E. 初觉胎动时间

34. 张女士，28 岁。已婚，未孕，身体健康，其子宫峡部长度正常情况下约为
A. 0.5cm　　B. 1.0cm
C. 2.5cm　　D. 1.5cm
E. 2.0cm

35. 确诊妊娠最可靠的方法是
A. B 超检查　　B. 妊娠试验
C. X 线检查　　D. 内诊
E. 问诊

36. 孕妇腹壁上胎心音听诊最佳位置是
A. 胎儿腹侧　　B. 胎儿臀侧
C. 胎儿背侧　　D. 胎儿足侧
E. 胎儿头侧

37. 当停经 3 个月，子宫远大于孕周时，鉴别正常妊娠及多胎妊娠的主要方法是
A. 羊水甲胎蛋白测定　　B. 查血人绒毛膜促性腺激素（hCG）
C. 超声多普勒检查　　D. 胎儿心电图检查
E. B 超显像法

38. 中期妊娠是指妊娠
A. 14~27 周　　B. 18~28 周
C. 20~28 周　　D. 11~25 周
E. 12~28 周

39. 某次产前检查测得孕妇宫高 12cm，腹围 50cm，则估算出的胎儿体重是
A. 1200g　　B. 800g
C. 1000g　　D. 1400g
E. 600g

40. 早孕反应不包括
A. 喜食酸物　　B. 食欲缺乏
C. 恶心　　D. 呕吐
E. 失眠

41. 孕妇妊娠早期产生尿频症状的原因是
A. 增大的子宫压迫膀胱
B. 体内肾素-血管紧张素系统分泌紊乱
C. 头先露进入盆腔
D. 液体摄入量增多
E. 盆底肌肉松弛

42. 一般一个孕龄单位为
A. 8 周
B. 4 周
C. 10 周
D. 6 周
E. 2 周

43. 初产妇总产程为
A. 16~20 小时
B. 13~18 小时
C. 20~22 小时
D. 8~10 小时
E. 22~26 小时

44. 初产妇与经产妇第三产程需
A. 6~8 小时
B. 5~15 分钟
C. 11~12 小时
D. 1 小时
E. 1~2 小时

45. 关于孕期保健，下列叙述错误的是
A. 散步是孕妇最好的运动方法
B. 认真做好产前检查
C. 妊娠期间应禁止性交
D. 妊娠中、晚期提倡坐位淋浴
E. 妊娠期衣服应以宽松为宜

46. 最常用的协助诊断早孕的辅助检查方法是
A. 黄体酮试验
B. 超声多普勒
C. 胎儿心电图
D. B 超
E. 尿妊娠试验

47. 张女士，妊娠 20 周后行自我胎动计数，正常的是
A. 胎动数 <10 次/12 小时
B. 胎动数 <30 次/12 小时
C. 胎动数 >10 次/12 小时
D. 胎动数 >20 次/12 小时
E. 胎动数 >30 次/12 小时

48. 正常情况下胎动每小时应为
A. 1~2 次
B. 3~5 次
C. 12~14 次
D. 6~8 次
E. 9~11 次

49. 妊娠早期叶酸缺乏会导致
A. 胎儿神经管畸形
B. 婴儿先天性心脏病

C. 胎儿骨骼发育不良　　D. 婴儿呆小症
E. 新生儿黄疸

50. 以下属于过度足月儿的是
A. 妊娠 43 周出生，瘦小，伴羊水、胎粪污染
B. 妊娠 37 周出生，出生体重为 2400g
C. 妊娠 33 周出生，出生体重为 2300g
D. 妊娠 27 周出生，出生体重为 1800g
E. 妊娠 39 周出生，出生体重为 3500g

51. 关于非孕期成人正常子宫，下列说法错误的是
A. 子宫颈与子宫体相连处称为峡部
B. 子宫容积约为 5ml
C. 子宫长 7～8cm
D. 子宫体位于骨盆腔中央，坐骨棘水平以下
E. 峡部长约 1cm

52. 有 50%～70% 的孕妇在停经（　　）左右出现早孕反应，（　　）左右自行消失
A. 3 周；3 周　　B. 3 周；6 周
C. 6 周；12 周　　D. 12 周；18 周
E. 12 周；20 周

53. 妇科检查床的台垫更换应
A. 必要时　　B. 每人
C. 每周　　D. 每天
E. 隔天

54. 成人子宫体与子宫颈的长度比例为
A. 1∶1　　B. 1∶2
C. 2∶1　　D. 1∶3
E. 3∶1

二　A2 型题

1. 田女士，25 岁。初孕妇，孕 1 产 0，末次月经不清，产科检查测量子宫高 32cm，腹围 74cm，子宫底在剑突下 2 横指，胎头未入盆，胎心位于脐左下方，其孕周可能为
A. 33 周　　B. 34 周
C. 35 周　　D. 36 周
E. 37 周

2. 刘女士，24 岁。停经 8 周确诊为早孕，本人要求终止妊娠。行人工终止妊娠负压吸引术时，患者诉恶心，继而出汗、面色苍白，血压 80/60mmHg，心率 48 次/分，子宫无异常，此种情况的发生机制是

A. 受术者精神太紧张
B. 手术引起迷走神经反射
C. 受术者未吃早饭
D. 术中出血过多
E. 治疗对心脏的刺激

3. 汪女士，30 岁。妊娠 28 周，产前检查均正常，咨询监护胎儿情况最简单的方法。应指导其采用

A. 胎心听诊
B. 电子胎心监护
C. 测宫高、腹围
D. 自我胎动计数
E. B 超检查

4. 毛女士，25 岁。月经过期 1 周，结婚 6 个月，从未用过避孕药，既往月经正常、规律，子宫颈软、着色，子宫正常大小，双附件（－）。下列选项中诊断妊娠的最早方法是

A. 听胎心
B. 基础体温
C. B 超检查
D. 尿 hCG 测定
E. 放射免疫测定 β-hCG

5. 周女士，27 岁。确诊妊娠，末次月经 2005 年 3 月 14 日开始，预产期是

A. 2005 年 10 月 21 日
B. 2005 年 12 月 21 日
C. 2005 年 11 月 21 日
D. 2005 年 10 月 28 日
E. 2005 年 11 月 28 日

6. 王女士，40 岁。已婚已育。最近 1 年月经周期不规律。现停经 60 天，于停经 40 天时曾肌内注射黄体酮 20mg/d，连续 5 天。停药后月经仍未好转。该妇女首先要明确的诊断是

A. 卵巢早衰
B. 继发闭经
C. 宫颈粘连
D. 更年期综合征
E. 早期妊娠

7. 刘女士，27 岁。停经 2 个月余，阴道流血 2 天，下腹痛 1 天，来院就诊。检查：子宫增大，如鹅蛋大小，宫口闭合，下列检查最有诊断意义的是

A. B 超检查
B. 血常规检查
C. 凝血时间试验
D. 阴道脱落细胞学检查
E. 尿妊娠试验

8. 蔡女士，27 岁。初孕妇，末次月经日期记不清。自觉 5 周前出现胎动，检查子宫长度为 23cm，比较符合实际的妊娠周数应该是

A. 18～20 周
B. 20～22 周
C. 22～24 周
D. 24～26 周
E. 26～28 周

9. 戚女士，23 岁。引产一女性胎儿，身长 35cm，体重 1025g，各脏器已发育完全，该妇女为妊娠
   A. 22 周末
   B. 20 周末
   C. 24 周末
   D. 26 周末
   E. 28 周末
10. 刘女士，26 岁。已婚女性，既往月经不规律，停经 72 天，应首先进行下列哪项辅助检查
   A. 黄体酮试验
   B. 测量基础体温
   C. 腹部 X 线摄片
   D. B 型超声波检查
   E. 妊娠试验
11. 张女士，25 岁。结婚 1 年，月经初潮 13 岁，周期 28 天，经期 3~5 天，突然停经，应首先考虑
   A. 自主神经功能紊乱
   B. 卵巢功能障碍
   C. 闭经
   D. 内分泌紊乱
   E. 妊娠
12. 王女士，29 岁。初产妇，妊娠 39 周住院待产。检查：规律宫缩，枕左前位，胎心 146 次/分，宫口开大 3cm。在产程护理措施中，错误的是
   A. 宫缩时嘱正确用腹压
   B. 指导合理进食
   C. 休息时取左侧卧位
   D. 每隔 1~2 小时听 1 次胎心
   E. 鼓励 2~4 小时排尿 1 次
13. 温女士，28 岁。婚后 2 年未孕，月经规律，现停经 40 天，近 1 周觉乳房胀痛，尿妊娠试验阳性，基础体温曲线示高温相已达 27 天，最可能的诊断为
   A. 月经前期
   B. 子宫性闭经
   C. 垂体性闭经
   D. 早期妊娠
   E. 卵巢早衰
14. 吴女士，24 岁。停经 8 周确诊为早孕，本人要求终止妊娠。行人工终止妊娠负压吸引术时，患者诉恶心，继而出汗、面色苍白，血压 80/60mmHg，心率 48 次/分，子宫无异常情况。最适宜的处理是
   A. 给予阿托品
   B. 给予输血
   C. 给予镇静药
   D. 给予止吐药
   E. 给予心理安慰
15. 25 岁，已婚女性，既往月经规律，停经 16 周，耻骨联合上方扪及一包块，首选的辅助检查是
   A. 腹部 CT 检查
   B. 腹部 X 线摄片

C. 腹部B超检查　　D. 尿妊娠试验

E. 血hCG

16. 王某，34岁。初孕妇，妊娠16周出现心慌、气短，经检查发现心功能属于Ⅱ级。经过增加产前检查次数，严密监测妊娠期经过等，目前妊娠37周，自然临产。该产妇的体位最好是

A. 平卧位　　B. 左侧卧位

C. 随意卧位　　D. 半卧位

E. 右侧卧位

17. 张女士，30岁。妊娠50天，在“妇儿卫生保健咨询日”向护士咨询孕期哪段时间应禁止性交。正确回答是在妊娠

A. 2个月内及最后2个月　　B. 2个月内及最后1个月

C. 3个月内及最后半个月　　D. 3个月内及最后1个月

E. 3个月内及最后2个月

18. 吴女士，26岁。既往月经规律，停经46天，近4天厌油食、伴轻度尿频、晨起呕吐，仍坚持上班，最有可能的诊断是

A. 病毒性肝炎　　B. 早期妊娠

C. 膀胱炎　　D. 继发性闭经

E. 妊娠剧吐

19. 刘女士，28岁。月经周期规律，末次月经第一日是2009年10月26日，计算预产期应是

A. 2010年7月2日　　B. 2010年7月4日

C. 2010年8月2日　　D. 2010年8月4日

E. 2010年8月5日

20. 赵女士，32岁。妊娠37周，腹部检查：子宫呈椭圆形，胎先露部较软且不规则，胎心在脐上偏左，本例的胎先露应是

A. 枕先露　　B. 颏先露

C. 面先露　　D. 肩先露

E. 臀先露

21. 刘女士，26岁。初孕妇，以往月经周期规律。现停经6月，自觉胎动消失。检查：子宫如4个月妊娠大小，推测胎儿宫内死亡。下列哪项不必检查

A. 尿hCG测定　　B. 腹部X线检查

C. B超检查　　D. 胎儿心电图

E. 多普勒超声胎心检查

三 A3/A4 型题

（1~2 题共用题干）

吴女士，24 岁。初孕妇，妊娠 43 周，自觉胎动减少已 2 日。血压 110/70mmHg，枕左前位，无头盆不称征象。

1. 为能恰当处理，最重要的检查项目是
   A. 测羊水肌酐值　　B. 测羊水胆红素类物质值
   C. 测羊水卵磷脂/鞘磷脂比值　　D. 测羊水脂肪细胞百分率
   E. 测尿雌激素/肌酐比值
2. 经上述检查证实胎盘功能减退，此时最恰当的处理应是
   A. 刺激乳头诱发宫缩
   B. 静脉滴注维生素 C，吸氧，等待自然分娩
   C. 静脉滴注缩宫素使其经阴道分娩
   D. 行剖宫产术结束分娩
   E. 左侧卧位，吸氧，等待自然分娩

（3~4 题共用题干）

刘女士，27 岁。结婚 2 年未孕，月经周期规律，现停经 40 天，稍有恶心、呕吐，近 1 周自觉乳房胀痛，尿妊娠试验（±），基础体温曲线示高温相已达 26 天。

3. 最可能的诊断是
   A. 月经前期　　B. 卵巢早衰
   C. 早期妊娠　　D. 子宫性闭经
   E. 垂体性闭经
4. 经检查确诊上述诊断，为该患者提供的护理措施中，不恰当的是
   A. 清淡饮食　　B. 精神支持
   C. 放松心情　　D. 住院治疗
   E. 避免油炸食物

（5~6 题共用题干）

秦女士，29 岁。月经 1~3 个月来 1 次，周期不规则，现已停经 18 周。且 2 个月内未有性生活。妇科检查：子宫略增大。

5. 首选的辅助检查是
   A. 腹部听胎心　　B. 腹部 X 线检查
   C. 黄体酮试验　　D. 尿妊娠试验
   E. B 超检查

6. 如果经检查发现秦女士并未妊娠，接下来应如何处理

A. 继续观察
B. 宫腔镜检查
C. 行人工月经周期
D. 应用黄体酮
E. 测血生殖内分泌检查

（7~9 题共用题干）

张女士，27 岁。已婚，平日月经周期均为 28 日。末次月经为 2013 年 8 月 9 日，于 2013 年 9 月 16 日来医院就诊，主诉为“无腹痛，近 3 日阴道有少量血性分泌物”。

7. 张女士首先应检查的是

A. 诊断性刮宫
B. 子宫颈黏液涂片
C. 尿常规检查
D. 尿 hCG 检查
E. 基础体温检查

8. 如果张女士已受孕，宫内妊娠的确诊应选择

A. 最早在停经 4 周时行阴道 B 超检查看是否妊娠囊内有胚芽和原始心管搏动
B. 最早在停经 4 周时行阴道 B 超检查看宫内妊娠囊
C. 最早在停经 5 周时行阴道 B 超检查看是否妊娠囊内有胚芽和原始心管搏动
D. 行子宫颈黏液检查
E. 行妇科检查看子宫是否增大变软

9. 如果张女士于停经 6 周做 B 超检查，宫内未见妊娠囊，见左附件区低回声包块，应高度怀疑是

A. 左卵巢囊肿
B. 左卵巢黄体
C. 左输卵管积水
D. 左附件异位妊娠
E. 葡萄胎

四 B 型题

（1~3 题共用备选答案）

A. 末次月经第 1 天
B. 初觉胎动
C. 早孕反应
D. 腹围
E. 体重

1. 平日月经规律的妇女推算预产期的主要根据是
2. 判断孕妇体内有无隐性水肿
3. 妊娠 18~20 周

（4~6 题共用备选答案）

A. 希克斯收缩
B. 早孕反应

C. 黑格征　　D. 蒙哥马利结节

E. 仰卧位低血压综合征

4. 妊娠 12~14 周起，子宫出现不规则无痛性收缩
5. 乳晕颜色变深，乳晕上皮脂腺肥大形成小隆起
6. 停经 6 周左右出现晨吐、恶心等症状

（7~9 题共用备选答案）

A. 子宫底高度在脐下 1 横指　　B. 子宫底高度在脐上 3 横指

C. 子宫底高度在脐耻之间　　D. 子宫底高度在脐与剑突之间

E. 子宫底高度在剑突下 2 横指

7. 妊娠 20 周末
8. 妊娠 28 周末
9. 妊娠 36 周末

五　X 型题

1. 下列哪项可以作为确诊中期妊娠的依据

A. 听诊时，胎心音清晰可闻　　B. 触诊时有胎头浮球感

C. B 超示胎儿骨骼影　　D. A 型超声示有胎心及胎动反射波

E. 自觉胎动

2. 产前诊断中 B 超检查可了解

A. 胎产式　　B. 胎方位

C. 羊水量　　D. 股骨长

E. 胎盘位置

3. 关于早期妊娠的诊断，错误的是

A. 月经过期未来潮，黄体酮试验阳性，应疑为妊娠

B. 哺乳期女性月经尚未恢复，不会再次妊娠

C. 子宫增大稍软是确定早孕最可靠的依据

D. 已婚育龄女性，平时月经规则，一旦月经过期 10 天应怀疑妊娠

E. 于停经 6 周左右都具有早孕反应

4. 张女士，29 岁。孕妇，妊娠 20 周。主诉从未感到有胎动，多普勒胎心仪测到胎心率 147 次/分。有关胎动的描述，正确的是

A. 首次感到胎动的时间在妊娠 18~20 周　　B. 12 小时胎动 >40 次为正常

C. 经产妇感到胎动的时间早于初产妇　　D. 胎动过频或过少均提示胎儿有缺氧

E. 胎儿死亡前 1~2 天胎动消失

5. 下列诊断需要做尿妊娠试验的是

A. 早期妊娠
B. 过期妊娠
C. 异位妊娠
D. 葡萄胎
E. 先兆流产

6. 下列关于胎方位的描述，正确的是

A. 枕右前位时，胎背在母体的左侧
B. 枕左前位时，胎背在母体的左前方
C. 骶左位时，胎背在母体的右侧
D. 骶左后位时，胎背在母体的左后方
E. 肩左前位时，胎头在母体左侧

7. 王女士，27 岁。已婚，月经规律，周期 28 天，末次月经 4 月 1 日。下列选项中正确的是

A. 正常排卵周期黄体寿命平均为 14 天
B. 排卵期约在 4 月 15 日
C. 超声下能观察到原始心搏动的时间约在 5 月 19 日
D. 若受孕，孕卵着床时间约在 6 月 1 日
E. 预产期约在次年 1 月 8 日

8. 妊娠 32 周末胎儿发育的特征是

A. 胎儿身长约 40cm
B. 胎儿体重约 1000g
C. 皮肤深红
D. 睾丸下降
E. 面部毳毛已脱落

9. 关于早期妊娠的体征，正确的是

A. 阴道黏膜充血变软，呈紫蓝色
B. 子宫颈黏膜充血变软，呈紫蓝色
C. 子宫增厚略呈球形且不对称
D. 可摸到增大的输卵管
E. 出现黑加征

10. 节律与胎心率相不一致的声音有

A. 脐带杂音
B. 子宫血流杂音
C. 胎动音
D. 腹主动脉音
E. 肠蠕动音

11. 下列妇科检查注意事项中哪项恰当

A. 阴道流血照常检查
B. 检查前排尿
C. 台垫应每人更换
D. 做好心理护理
E. 无性生活者用肛腹诊

12. 关于妊娠期内分泌系统的变化，下列正确的是

A. 妊娠末期腺垂体明显增生肥大
B. 雌激素促使卵泡发育但无成熟排卵

C. 催乳素随妊娠进展而增加

D. 雌激素、孕激素对丘脑下部产生负反馈作用

E. 妊娠期醛固酮分泌增多

13. 关于 B 超检查诊断早孕，错误的是

A. 超声最早确定妊娠的依据是听到胎心搏动

B. 妊娠囊在妊娠 3 周时可以出现

C. 超声多普勒在增大的子宫区内能听到单一高调的胎心音，胎心率在 120 次/分左右即可诊为早孕

D. 超声最早确定妊娠的依据是子宫内出现妊娠囊

E. 腹部 B 超比阴道 B 超诊断早孕可提前 1 周

14. 下列哪项是胎盘的功能

A. 气体交换

B. 排泄废物

C. 沟通母子感情

D. 防御功能

E. 供给营养

15. 关于早孕的鉴别诊断包括下列哪项

A. 子宫肌瘤

B. 卵巢肿瘤

C. 子宫内膜癌

D. 葡萄胎

E. 假孕

16. 有关正常成人子宫，哪项是正确的

A. 子宫长 7~8cm

B. 子宫重约 50g

C. 子宫腔呈上宽下窄的三角形

D. 子宫位于骨盆中央，坐骨棘水平以下

E. 子宫腔容积约 5ml

17. 有关孕期检查的四步触诊法，下列说法正确的是

A. 第三步是双手置于耻骨联合上方，判断先露部为头还是臀

B. 第四步是双手向骨盆入口方向插入，进一步检查先露部，并确定入盆程度

C. 第一步是双手置于子宫底部了解子宫底高度，并判断是胎头还是胎臀

D. 第二步是双手分别置于腹部两侧，辨别胎背及胎肢的方向

E. 可以了解子宫的大小、胎先露、胎方位等情况

18. 关于中期妊娠检查与体征表述正确的是

A. 子宫增大与孕周相符

B. 妊娠 18~20 周可听到胎儿心音

C. 从妊娠早期至妊娠中期，胎动逐渐增多

D. 孕妇于妊娠 18~20 周开始自觉胎动

E. 妊娠 20 周可经腹壁触及宫内胎体

六 案例分析题

（1~3题共用题干）

蔡女士，26岁。停经20周做产前检查，医生做骨盆外测量，髂棘间径26cm、髂嵴间径28cm、骶耻外径19.5cm、出口横径9.5cm，检查骶骨凹度正常。查体：精神好，胎心率142次/分，血压96/70mmHg。

1. 该产妇的骨盆诊断为
   A. 扁平骨盆
   B. 均小骨盆
   C. 横径狭窄骨盆
   D. 漏斗骨盆
   E. 正常骨盆
2. 为蔡女士进行产前检查，关于四步触诊法哪些正确
   A. 第一步估计胎儿大小与妊娠周数是否相符
   B. 第一步同时了解子宫底部是胎头还是胎臀
   C. 第二步触诊主要查胎背、四肢的位置
   D. 第一、第二步检查均面向孕妇足部
   E. 第三步主要检查先露大小
3. 蔡女士末次月经为2006年2月10日，预产期是
   A. 2006年9月12日
   B. 2006年10月12日
   C. 2006年11月30日
   D. 2006年11月17日
   E. 2006年11月4日

参考答案与解析

一、A1型题

1. B【解析】B超是早期诊断妊娠快速准确的方法。在增大的子宫轮廓内见到圆形或椭圆形妊娠囊，可见到胎心规律搏动。

2. A【解析】在妊娠期，随着腹中胎儿的发育，胎儿、胎盘增重，以及孕妇饮食等，都会导致孕妇体重增加。在妊娠初期的几个月中，一般体重增加不明显。从妊娠中期即妊娠4个月开始，每周体重增加一般不超过0.5kg。从妊娠中期至后期，如果每月体重增加不足1kg，或增加超过3kg，均应视为异常情况。

3. D【解析】最常用的方法是以末次月经开始的日期，月份减3或加9，日数加7作为推算预产期的方法。

4. B【解析】圆韧带维持子宫前倾位，故选项 A 错误；主韧带是固定子宫颈正常位置的重要组织，故选项 E 错误；宫骶韧带间接保持子宫前倾位，故选项 C 错误；阔韧带是维持子宫在盆腔正中位置的韧带，故选项 B 正确。

5. C【解析】产前检查的目的是为了查看胎儿发育情况和孕妇健康状况，以便于早期发现问题，及早纠正和治疗，使孕妇和胎儿能顺利地度过妊娠期和分娩。法律规定，医院不允许进行胎儿性别鉴定。

6. D【解析】妊娠期子宫峡部逐渐伸展变长，妊娠末期可达 7~10cm，形成子宫下段，成为软产道的一部分。

7. D【解析】胎儿在子宫内的活动称胎动。孕妇于妊娠 18~20 周时开始自觉胎动，每小时 3~5 次，随妊娠周数增加，胎动逐渐活跃。妊娠 18~20 周，用听诊器可在孕妇腹壁听到胎心音，一般在胎儿背侧听得最清楚。

8. A【解析】妊娠末期白细胞计数增多，有时可达（10~15）$\times 10^9$/L，但若超过该值，应警惕感染的发生。

9. D【解析】分娩机制是指胎儿先露部随着骨盆各平面的不同形态，被动进行的一连串适应性转动，最终以其最小径线通过产道的过程。临床上，枕先露衔接占 95.55%~97.55%，其中以枕左前（LOA）最多见。

10. A【解析】排卵后的残存卵泡出血，发育形成黄体，分泌孕激素和雌激素。一般在排卵后 7~8 天，黄体发育达高峰。若卵子未受精，黄体在排卵后 9~10 天开始退化，黄体功能限于 14 天。

11. C【解析】测定羊水中肌酐值能反映胎儿肾成熟度。测定羊水甲胎蛋白（AFP），有助于诊断胎儿开放性神经管缺陷；测定孕妇尿中雌激素值及血清胎盘生乳素（HPL）能反映胎盘功能；羊水中卵磷脂/鞘磷脂反映胎儿肺成熟度。

12. B【解析】分娩时子宫产生规律性收缩称为宫缩，宫缩具有节律性是临产的重要标志之一。临产后随着产程进展，每次子宫收缩的强度由弱到强（进行期），维持一定时间（极期），随后由强到弱（退行期），直至消失进入间歇期，间歇期子宫肌松弛。如此反复，直至分娩全部结束。

13. B【解析】妊娠 20 周末，胎儿身长约 25cm，体重约 300g。临床用普通听诊器可听到胎心音，出生后已有心跳、呼吸、排尿及吞咽运动。妊娠 24 周末各脏器均已发育；妊娠 36 周末指（趾）甲已达指（趾）尖。

14. D【解析】子宫随停经月份而逐渐增大，停经 8 周时，子宫为非孕时的 2 倍，停经 12 周时为非孕时的 3 倍，在耻骨联合上方可以触及。

15. D【解析】参见 A1 型题第 1 题解析。

16. D【解析】正常胎心音次数为 110~160 次/分。

17. D【解析】妊娠6个月的时候，胎儿身长约30cm，重约630g。这个时候胎儿的皮肤是皱皱的。

18. E【解析】孕妇于妊娠18~20周时开始自觉胎动，每小时3~5次，随妊娠周数增加，胎动逐渐活跃。

19. E【解析】Manning评分法是利用胎儿电子监护仪和B超观察胎儿的生物物理现象，包括无应激试验（NST）、胎儿呼吸样运动（FBM）、胎动（FM）、胎儿肌张力（FT）及羊水量（AFV）五项。对这五项进行综合评分，满分为10分，8~10分无急慢性缺氧，6~8分可能有急或慢性缺氧，4~6分有急或慢性缺氧，2~4分有急性缺氧伴慢性缺氧，0分有急慢性缺氧。

20. C【解析】5个月末：脐下1横指；6个月末：脐上1横指；7个月末：脐上3横指；8个月末：脐与剑突之间；9个月末：剑突下2横指。

21. B【解析】尿中雌三醇值是了解胎盘功能状况的常用方法。24小时尿中雌三醇正常值为15mg，10~15mg为警戒值，<10mg为危险值。若于妊娠晚期连续多次测得24小时尿雌三醇值<10mg，表示胎盘功能低下。

22. C【解析】随妊娠进展，胎儿、胎盘及羊水的形成与发育，子宫体逐渐增大变软，至妊娠足月时子宫体积达35cm×25cm×22cm；容量约5000ml，增加约1000倍；重量约1100g，增加近20倍。在脐耻之间手测可以触及宫底时应该是妊娠16周末。

23. B【解析】参见A1型题第13题解析。

24. B【解析】晚期囊胚侵入到子宫内膜的过程称孕卵植入，也称着床。

25. D【解析】胎儿生物物理监测的内容包括四项：胎儿呼吸样运动（FBM）、胎动（FM）、胎儿肌张力（FT）、羊水量（AFV），总评分≤5分者提示存在胎儿宫内窘迫。“胎盘成熟度”不是胎儿生物物理监测的内容。

26. E【解析】妇科检查的体位，除尿瘘患者有时需取膝胸位外，均取膀胱截石位，而不是仰卧位。

27. C【解析】12周末胎儿顶臀长6~7cm，体重约14g。外生殖器已发育，部分可辨出性别。

28. D【解析】妊娠32周末，胎儿身长约40cm，体重约1700g，皮肤深红，面部毳毛已脱落，出现脚趾甲，存活能力尚可，除外其他并发症，此期出生婴儿通常可存活。

29. D【解析】有50%~70%的孕妇在停经6周左右出现早孕反应，其症状为恶心、呕吐、畏寒、乏力、嗜睡、食欲缺乏、喜欢酸性食物、厌油腻等。妊娠的前3个月有尿频症状。妊娠8周后，乳晕颜色变深。妊娠6~8周时，阴道黏膜及子宫颈充血，呈紫蓝色。当女性妊娠超过3个月时，增大的子宫突出于盆腔，向腹腔发展，腹部开始膨隆，皮肤弹性纤维与腹部肌肉开始伸长，出现妊娠纹。

30. E【解析】四部触诊法是产前检查常规的检查方法，通过四步触诊法来判断胎儿的大小，腹部形状的大小以及胎方位，胎产式，胎先露是否衔接等。

31. B【解析】排卵多发生在两次月经中间，一般在下次月经来潮前 14 天左右。在排卵后 7～8 天，黄体发育达高峰，称成熟黄体。如卵子未受精，黄体于排卵后 9～10 天开始退化，血管减少，黄色减退。黄体的平均寿命为 14 天。黄体衰退后月经来潮。排卵后黄体细胞分泌孕激素和雌激素。

32. A【解析】随着妊娠周数增大，子宫逐渐增大，子宫底升高，可以根据手测子宫底高度和尺测耻上子宫高度来判断子宫大小与妊娠周数是否相符。

33. D【解析】受孕的女性，一般都是根据末次月经第 1 日起来推算预产期的。

34. B【解析】非妊娠时，子宫峡部约 1.0cm。

35. A【解析】B 超是早期诊断妊娠快速、准确的确诊方法。

36. C【解析】妊娠 18～20 周，用听诊器可在孕妇腹壁听到胎心音，一般在胎儿背侧听得最清楚。胎心音应与子宫杂音、腹主动脉音、胎动音及脐带杂音相鉴别。

37. E【解析】超声显像可显示有无胎囊及其形态、胎动、胎心音等，确定胚胎或胎儿是否存活或是否存在。

38. A【解析】在临床上将妊娠分为 3 个时期：妊娠 13 周末以前称早期妊娠，第 14～27 周末称中期妊娠，第 28 周及其以后称晚期妊娠。共约 40 周。

39. B【解析】胎儿体重（g）＝子宫高（cm）×腹围（cm）＋200，本题胎儿体重（g）＝12cm×50cm＋200＝800g。

40. E【解析】50%～70% 的孕妇在停经 6 周左右可出现早孕反应，其症状为恶心、呕吐、畏寒、乏力、嗜睡、食欲缺乏、喜欢酸性食物、厌油腻等。12 周左右自行消失，不需要治疗。

41. A【解析】妊娠的前 3 个月，增大的子宫在盆腔内压迫膀胱造成孕妇尿频；当子宫增大超出膀胱时，尿频的症状会自然好转。

42. B【解析】描述胚胎、胎儿发育特征，以 4 周为一个孕龄单位。

43. B【解析】初产妇宫口较紧，第一产程宫口扩张需要的时间较长，需 11～12 小时；第二产程初产妇需 1～2 小时，不超过 2 小时，如果使用了硬膜外阻滞镇痛可延长到 3 小时；第三产程需 5～15 分钟，不超过 30 分钟；总产程需 13～18 小时。

44. B【解析】第三产程（胎盘娩出期）是指从胎儿娩出到胎盘、胎膜娩出，需 5～15 分钟，不超过 30 分钟。

45. C【解析】妊娠中间的三个月可以适当进行，但是注意不要压迫肚子，不要过于剧烈，不要过于频繁。

46. E【解析】孕卵着床后滋养细胞分泌大量人绒毛膜促性腺激素（hCG），约在妊娠

40天后可由尿液中验出hCG。血液或尿液中hCG含量，可协助诊断妊娠，此试验称妊娠试验。

47. E【解析】孕妇自数胎动，3次/天，每次1小时，将3次的胎动计数相加再乘以4，即为12小时胎动数，若胎动数>30次为正常，<10次或胎动数减少超过原来胎动数的50%而不能恢复时，表示胎儿有宫内缺氧，应及时就诊。

48. B【解析】孕妇于妊娠18~20周时开始自觉胎动，每小时3~5次。

49. A【解析】叶酸是胎儿神经发育不可缺少的物质，所以妊娠早期如果叶酸缺乏，可增加胎儿神经管畸形的风险。

50. B【解析】妊娠37周出生的早产儿因成熟度已接近足月儿，故又称过渡足月儿。

51. D【解析】子宫位于盆腔中央，前为膀胱，后为直肠，下端接阴道，两侧有输卵管和卵巢。子宫底位于骨盆入口平面以下，子宫颈外口位于坐骨棘水平稍上方。当膀胱空虚时，成人子宫的正常位置呈轻度前倾前屈位。

52. C【解析】有50%~70%的孕妇在停经6周左右可出现早孕反应，12周左右自行消失，不需要治疗。

53. B【解析】妇科检查床的台垫应按人更换。

54. C【解析】子宫是有腔壁厚的肌性器官，呈前后略扁的倒置梨形，重50~70g，长7~8cm，宽4~5cm，厚2~3cm，容量约5ml。成人子宫体与子宫颈的长度比例为2∶1。

二、A2型题

1. D【解析】参见A1型题第20题解析。

2. B【解析】刘女士行人工流产时“恶心，继而出汗、面色苍白，血压80/60mmHg，心率48次/分”是出现了人工流产综合征。其发生的机制是由于术中对子宫颈的牵拉、扩张及对子宫壁的负压吸引等机械刺激引起内脏迷走神经反射所致，可导致心动过缓、血压下降、面色苍白、出冷汗、昏厥等。故术前应做好受术者的心理护理，帮助缓解其紧张情绪。扩张子宫颈时操作应轻柔，进出子宫颈时关闭负压，吸净子宫腔后不应反复吸刮子宫壁。

3. D【解析】在保胎过程中，应每日行胎心监护，教会患者自数胎动，有异常时及时采取应对措施。孕妇自数胎动，3次/天，每次1小时，将3次的胎动计数相加再乘以4，即为12小时胎动数，若胎动数>30次为正常，<10次或胎动数减少超过原来胎动数的50%而不能恢复时，表示胎儿有宫内缺氧，应及时就诊。

4. E【解析】一般妊娠后8~9天在母血中即可测出β-hCG，随着妊娠的进程，β-hCG逐渐升高，早孕期β-hCG倍增时间为48小时左右，妊娠8~10周达高峰。

5. B【解析】推算预产期最常用的方法是以末次月经开始的日期，月份减3或加9；日数加7作为推算预产期的方法。周女士末次月经2005年3月14日开始，预产期是：3+9=12，14+7=21，即2005年12月21日。

6. E【解析】生育年龄的妇女，有过性生活，平时月经规律，一旦月经过期 10 天以上应考虑早期妊娠的可能。停经是妊娠早期重要的症状。

7. A【解析】参见 A1 型题第 1 题解析。

8. D【解析】孕妇于妊娠 18~20 周时开始自觉胎动，结合子宫长度为 23cm，考虑为妊娠 24~26 周比较符合实际。

9. E【解析】正常妊娠 28 周时，胎儿身长 35~38cm，重 1000~1200g。胎儿各脏器已发育完全。因此，考虑戚女士妊娠 28 周末。

10. E【解析】妊娠试验可协助诊断妊娠。

11. E【解析】参见 A2 型题第 6 题解析。

12. A【解析】孕妇处于第一产程，正确指导孕妇使用腹压是缩短第二产程的关键。所以，选项 A 是错误的。

13. D【解析】参见 A2 型题第 6 题、第 10 题解析。

14. A【解析】参见 A2 型题第 2 题解析。人工流产综合征出现心率减慢时，可遵医嘱注射阿托品。

15. C【解析】B 超是早期诊断妊娠快速准确的方法。

16. B【解析】宫缩不强且未破膜，产妇可在休养室内走动，有助于加速产程进展。初产妇宫口接近开全或经产妇宫口扩张 4cm 时，应卧床取左侧卧位。

17. E【解析】一般妊娠 3 个月内和后 2 个月不建议同房。孕早期胎儿胎盘没有很好的形成，容易出现流产，所以孕早期一般 3 个月内禁止同房。孕晚期子宫过大，同房可能造成压迫，或者阴道炎造成胎膜早破可能，所以孕晚期不建议同房。对于孕中期，如果一切良好可以适当同房，应动作轻柔，把握好时间及强度。

18. B【解析】既往月经规律，停经 46 天，出现恶心、呕吐、畏寒、乏力、嗜睡、食欲缺乏、喜欢酸性食物、厌油腻等症状时，应考虑早孕反应。早孕反应会在 12 周左右自行消失，不需要治疗。

19. C【解析】参见 A2 型题第 5 题解析。刘女士末次月经第一日是 2009 年 10 月 26 日，预产期应是：$10-3=7$，$26+7=33$，即 2010 年 8 月 2 日。

20. E【解析】肋下有圆而硬的胎头。子宫呈纵椭圆形，胎体纵轴与母体纵轴一致。在宫底部可触到圆而硬、按压时有浮球感的胎头，胎心在脐上偏左，此为臀先露。

21. A【解析】参见 A2 型题第 4 题解析。血清 β-hCG 值低或呈下降趋势，提示可能发生流产。本题已经推测胎儿宫内死亡，不必进行尿 hCG 测定。

三、A3/A4 型题

1. E【解析】尿雌激素/肌酐比值随孕龄增加而逐渐增高，能反映胎儿胎盘功能，对围产期保健有临床指导意义。

2. D【解析】子宫颈未完全扩张，胎儿窘迫情况不严重者，给予吸氧，嘱孕妇左侧卧位，观察10分钟，如胎心率变为正常，可继续观察。该孕妇“妊娠43周，自觉胎动减少已2日。血压110/70mmHg，枕左前位”属病情紧迫或经上述处理无效者，立即剖宫产结束分娩。

3. C【解析】停经是妊娠早期重要的症状。恶心、呕吐是早孕反应。再加上尿妊娠试验（±）可诊断为早期妊娠。

4. D【解析】早孕反应会有恶心、呕吐、畏寒、乏力、嗜睡、食欲缺乏、喜欢酸性食物、厌油腻等症状，因此，应清淡饮食，避免油炸食物。让孕妇放松心情，给予精神上的支持。早孕反应大多会在12周左右自行消失，不需要住院治疗。

5. D【解析】参见A1型题第46题解析。

6. E【解析】如果经检查发现秦女士并未妊娠，接下来应测血生殖内分泌检查。这是女性常规的生殖系统常规检查，通过测定性激素水平来了解女性内分泌功能，诊断与内分泌失调相关的疾病。

7. D【解析】血液或尿液中人绒毛膜促性腺激素（hCG）含量，可协助诊断妊娠。

8. C【解析】停经5周时，阴道B超见妊娠囊内有胚芽和原始心管搏动，可以确诊为宫内妊娠、活胎。

9. D【解析】输卵管妊娠流产或破裂后形成血肿，血液凝固机化并与周围组织发生粘连形成包块，包块较大或位置较高时，腹部可扪及。张女士B超检查，宫内未见妊娠囊，左附件区低回声包块，应高度怀疑是左附件异位妊娠。

四、B型题

1. A【解析】参见A2型题第5题解析。

2. E【解析】孕妇体重若短期急剧增加，则提示体内有隐性水肿。

3. B【解析】参见A1型题第18题解析。

4. A【解析】妊娠12~14周起，子宫出现不规则无痛性收缩，称为希克斯收缩。随着子宫增大，收缩也会变得越来越明显。在37周之前，这种希克斯收缩是不常发生的，不规则的，实质上也是无痛的。

5. D【解析】乳晕颜色变深，乳晕上皮脂腺肥大形成小隆起，这是蒙哥马利结节。大多数蒙哥马利结节分布于乳晕的上方和侧面。

6. B【解析】参见A1型题第29题解析。

7. A　8. B　9. E

7~9【解析】不同妊娠周数的子宫底高度及子宫长度（根据手测子宫底高度或尺测耻上子宫底高度，可以估测胎儿大小及孕周）见表1-1。

表 1-1　不同妊娠周数的子宫底高度及子宫长度

妊娠周数	手测宫底高度	尺测耻上子宫底高度
12 周	耻骨联合上 2~3 横指	-
16 周	脐耻之间	-
20 周	脐下 1 横指	18（15.3~21.4）cm
24 周	脐上 1 横指	24（22.0~25.1）cm
28 周	脐上 3 横指	26（22.4~29.0）cm
32 周	脐与剑突之间	29（25.3~32.0）cm
36 周	剑突下 2 横指	32（29.8~34.5）cm
40 周	脐与剑突之间或略高	33（30.0~35.3）cm

五、X 型题

1. ABCD【解析】自觉胎动为孕妇自己感觉到胎儿在子宫内冲击子宫壁的活动。是一种主观的感觉，存在不确定性，故无法依此来确诊。因此，除选项 E 之外，其余选项内容均可作为确诊中期妊娠的依据。

2. ABCDE【解析】B 超检查可显示胎儿数目，了解胎儿发育、胎产式、胎先露、胎方位、胎心、胎动，可用于胎盘定位、羊水量检查以及观察胎儿有无体表畸形。

3. ABCE【解析】哺乳期即便不来月经，或者月经周期不规律也有正常排卵，同房不采取避孕措施，是有妊娠可能的（选项 B 错误）。B 超检查是诊断早期妊娠快速、准确的方法（选项 A、选项 C 错误）。育龄妇女，平时月经规则，若月经过期 10 天，尿妊娠试验阳性时，应疑为妊娠（选项 D 正确）。有 50%~70% 的孕妇在停经 6 周左右出现早孕反应（选项 E 错误）。

4. ACDE【解析】孕妇于妊娠 18~20 周时开始自觉胎动，每小时 3~5 次，随妊娠周数增加，胎动逐渐活跃。12 小时胎动次数正常值为 30~40 次，少于 20 次每 12 小时，或者高于 40 次每 12 小时为异常，提示有胎儿宫内缺氧的可能。所以，选项 B 错误。初产妇在妊娠 20 周左右会感觉到胎动，而经产妇在 16 周左右就可以感觉到胎动。胎动消失是胎儿临死前的危险信号。从胎动消失至胎儿死亡，一般需要 12 小时至 2 天，而多数在 24 小时左右。

5. ACDE【解析】凡平时月经周期规则，妊娠达到或超过 42 周尚未分娩者，称过期妊娠。过期妊娠是通过妊娠时间确定的，不用做尿妊娠试验。应核对孕周、HPL 测定、尿 E3 比值测定、B 超检查、羊膜镜检查、NST、OCT 试验等与正常妊娠鉴别。

6. BDE【解析】枕右前位时，胎背在母体的右前方（选项 A 错误）；骶左位时，胎背在母体的左侧（选项 C 错误）。

7. ABCE【解析】正常排卵周期黄体寿命为12~16天，平均14天。所以选项A正确。排卵多发生在两次月经中间，一般在下次月经来潮前14天左右。所以排卵期约在4月15日。所以选项B正确。妊娠8周末超声显像可见早期心脏形成并有搏动，所以超声下能观察到原始心搏动的时间约在5月19日。所以选项C正确。晚期囊胚侵入到子宫内膜的过程称为孕卵植入，也称受精卵着床。在受精后第6~7天，11~12天结束。所以若受孕，孕卵着床时间约在4月20日左右。所以选项D不正确。预产期计算方法为：末次月经第1天起，月份减3或加9，日期加7，所以孕妇的预产期约在次年1月8日。所以选项E正确。

8. ACDE【解析】32周末胎儿身长约40cm，体重约1800g。皮肤深红，面部毳毛已脱落，出现脚趾甲，睾丸下降，生活力尚可。除外其他并发症，此期出生婴儿通常可存活。

9. ABCE【解析】妊娠6~8周时，阴道黏膜及子宫颈黏膜充血，呈紫蓝色。子宫峡部极软，感觉子宫体与子宫颈似不相连，称黑加征。妊娠期子宫体明显增大、增厚、变软，早期子宫呈球形且不对称，妊娠12周时，子宫增大均匀并超出盆腔。

10. BCDE【解析】倘若胎儿脐带血液循环受到某种原因影响受阻时，能引起一种酷似吹风样的声音，即为脐带杂音。它是一种单音，速率与胎心相同，约15%的孕妇能听到。

11. BCDE【解析】对阴道流血患者，可根据相关症状决定是否行阴道检查。所以，选项A处置不恰当。

12. ACDE【解析】妊娠期垂体稍增大，尤其在妊娠末期，腺垂体增生肥大明显。所以，选项A正确。在妊娠早期，先由妊娠黄体及胎盘分泌大量雌激素、孕激素，对下丘脑及腺垂体的负反馈作用，使卵泡刺激素（FSH）及黄体生成素（LH）分泌减少，故妊娠期间卵巢内的卵泡不再发育成熟，也无排卵。所以，选项B错误，选项D正确。催乳素（PRL）从妊娠7周开始增多，随妊娠进展逐渐增量，妊娠足月分娩前达高峰。所以，选项C正确。外层球状带分泌醛固酮在妊娠期增多4倍。所以，选项E正确。

13. ABCE【解析】妊娠3周B超不能显示妊娠囊。在停经4~5周时，子宫腔内见到圆形或椭圆形妊娠囊。停经5周时，孕囊内见到胚芽和原始血管搏动，可以确诊为宫内妊娠、活胎。故超声检查最早确定妊娠的依据是子宫内出现妊娠囊。所以，选项A、B错误，选项D正确。在增大的子宫区内，用超声多普勒仪能听到有节律、单一高调的胎心音，胎心率多在150~160次/分，可确诊为早期妊娠且为活胎。所以，选项C错误。阴道B超可以比腹部B超早1周诊断早孕。一般在妊娠5周左右阴道B超就可以检查出来。所以，选项E错误。

14. ABDE【解析】胎儿在子宫中发育，依靠胎盘从母体取得营养，而双方保持相当的独立性。胎盘还合成多种激素、酶和细胞因子等，以维持正常妊娠。胎盘的功能包括气体交换、营养物质供应、排出胎儿代谢产物、免疫作用。

15. ABDE【解析】早孕的鉴别诊断包括以下几种。①子宫肌瘤：早期妊娠时，部分孕妇因少量阴道流血或既往月经不规则，如不仔细询问病史可将早孕误诊为子宫肌瘤。②卵巢肿瘤：早孕子宫偶然可误诊为卵巢肿瘤，尤其早孕时子宫颈峡部Hegar征特别明显，双合诊时可误把妊娠宫体误诊为卵巢囊肿。③滋养细胞疾病：滋养细胞疾病时 hCG 为阳性，故单纯 hCG 阳性时应考虑除妊娠外的其他疾病。④假孕：假孕为幻想妊娠。因迫切希望妊娠，可出现一系列妊娠现象，如停经、早孕反应、乳房增大，同时由于脂肪堆积和肠道充气，可使腹部逐渐胀大。有些患者还可将肠蠕动和主动脉搏动误认为胎动。

16. ABCE【解析】正常成人子宫是产生月经和孕育胎儿的器官，位于骨盆腔中央，在膀胱与直肠之间。所以，选项 D 说法错误，其余选项说法均是正确的。

17. BCDE【解析】四步触诊法是通过触诊判定胎产式、胎先露、胎方位、胎先露是否衔接、子宫大小是否与孕周相符，并估计胎儿的大小和羊水量的多少的方法。其中，第三步：检查者右手拇指与其他 4 指分开，置于耻骨联合上方握住胎先露部，进一步查清是胎头还是胎臀，左右推动以确定是否衔接。若可推动则未衔接。所以，选项 A 说法错误，其余选项说法均是正确的。

18. ABDE【解析】孕妇于妊娠 18~20 周时开始自觉胎动，每小时 3~5 次，随妊娠周数增加，胎动逐渐活跃。所以，选项 C 说法错误，其余选项说法均是正确的。

六、案例分析题

1. E【解析】通过测量骨盆外径线可以间接推断骨盆内径的大小。测量值虽然不十分精确，但是简单易行，操作方便，故仍然有很大的临床价值。常用骨盆测量器测量以下径线。①髂棘间径：正常值为 23~26cm。②髂嵴间径：正常值为 25~28cm。③粗隆间径：正常值为 28~31cm。④骶耻外径：正常值为 18~20cm。⑤出口横径：正常值为 8.5~9.5cm。⑥耻骨弓角度：正常值为 90°，小于 80°则为异常。根据题干信息，蔡女士的骨盆诊断为正常骨盆。

2. ABC【解析】四步触诊法是通过触诊判定胎产式、胎先露、胎方位、胎先露是否衔接、子宫大小是否与孕周相符，并估计胎儿大小和羊水量多少的方法。检查步骤：第一步，检查者两手置于子宫底部，手测子宫底高度，根据其高度估计胎儿大小与妊娠周期是否相符。后以两手指腹相对交替轻推，若子宫底部的胎儿部分为胎头则感觉硬而圆且有浮球感，若为胎臀则柔软且形态不规则。第二步，检查者双手掌置于腹部左右两侧，轻轻深按进行检查。触到平坦饱满部分为胎背，并确定胎背向前、向侧方或向后。触到可变形的高低不平部分为胎儿肢体，有时可感到胎儿肢体在活动。第三步，检查者右手拇指与其他 4 指分开，置于耻骨联合上方握住胎先露部，进一步查清是胎头还是胎臀，左右推动以确定是否衔接。若可推动则未衔接。第四步，检查者左右手分别置于胎先露部的两侧，沿骨盆入口向下深按，进一步核实胎先露部的诊断是否正确，并确定胎先露部入盆程度。

3. D【解析】参见 A2 型题第 5 题解析。蔡女士末次月经为 2006 年 2 月 10 日，预产期应是：2 + 9 = 11，10 + 7 = 17，即 2006 年 11 月 17 日。

妊娠期妇女的护理

医院感染护理

第二章　正常分娩妇女的护理

分娩期妇女的护理

一　A1 型题

1. 下列有关慢性胎儿窘迫的描述，正确的是
   A. 多发生于分娩期　　B. 多发生于第二产程
   C. 多发生于妊娠中期　　D. 多发生于妊娠末期
   E. 多发生于分娩早期
2. 关于产程图的描述，正确的是
   A. 纵坐标左侧为先露下降程度
   B. 纵坐标右侧为宫口扩张程度
   C. 第一产程的潜伏期包括规律宫缩期和加速期
   D. 第一产程的活跃期包括最大加速期和减速期两期
   E. 产程图的横坐标为临产时间
3. 下列哪项是分娩的主要力量
   A. 圆韧带的收缩力　　B. 腹肌收缩力
   C. 子宫收缩力　　D. 四肢骨骼肌收缩力
   E. 提肛肌收缩力
4. 宫缩时子宫腔的最大压力是
   A. 100~110mmHg　　B. 100~120mmHg
   C. 100~130mmHg　　D. 100~140mmHg
   E. 100~150mmHg
5. 产妇自然分娩，产后 2 小时观察内容不包括
   A. 子宫收缩情况　　B. 乳汁分泌情况
   C. 膀胱充盈情况　　D. 血压及脉搏
   E. 阴道流血量
6. 脐带中的静脉数是
   A. 1 条　　B. 2 条
   C. 3 条　　D. 4 条
   E. 5 条

7. 分娩第一产程护理，哪项是错的

A. 做好心理护理
B. 指导产妇每隔 2~4 小时自解小便 1 次
C. 胎头未入盆，宫缩不紧应限制室内活动
D. 应观察体温、脉搏、呼吸、血压
E. 鼓励产妇少量、多次进食

8. 从开始出现规律宫缩到胎儿、胎盘娩出称为产程，下列表述正确的是

A. 第一产程经产妇需 2~4 小时
B. 第一产程经产妇需 4~6 小时
C. 第一产程经产妇需 6~8 小时
D. 第一产程经产妇需 8~10 小时
E. 第一产程经产妇需 11~12 小时

9. 进入第二产程的主要标志是

A. 阴道口见先露
B. 破膜
C. 产妇用腹压
D. 宫口开大 10cm
E. 拨露

10. 胎方位为

A. 胎儿先露部的指示点与母体骨盆的关系
B. 最先进入骨盆入口的胎儿部分
C. 胎头在孕妇子宫腔内的方向
D. 胎儿身体纵轴与母体身体纵轴平行
E. 胎儿身体纵轴与母体身体纵轴垂直

11. 骨盆入口前后径的正常值是

A. 10cm
B. 11cm
C. 12cm
D. 13cm
E. 14cm

12. 最常见的胎盘娩出方式是

A. 母体面娩出式
B. 胎盘边缘剥离式
C. 胎儿面娩出式
D. 胎盘前端剥离式
E. 胎盘周围剥离式

13. 初产妇第二产程需

A. 1 小时
B. 1~2 小时
C. 5~15 分钟
D. 6~8 小时
E. 11~12 小时

14. 关于骨盆组成的描述，正确的是

A. 由 2 块髂骨、1 块骶骨和 1 块尾骨组成
B. 由 1 块坐骨、耻骨联合和 1 块尾骨组成
C. 由 2 块髋骨、1 块骶骨和 1 块尾骨组成
D. 由 2 块髂骨、1 块坐骨和 1 块尾骨组成
E. 由 2 块髋骨、1 块坐骨和 1 块尾骨组成

15. 第一产程活跃期的加速期是指宫口扩张

A. 0~2cm
B. 2~4cm

C. 3~4cm
D. 4~6cm
E. 6~8cm

16. 保护会阴的要点是
A. 胎头娩出后仍不能放松保护
B. 在阵缩间歇期
C. 指导产妇适时放松或采用腹压
D. 按分娩机转及时协助胎头俯屈和仰伸
E. 用手掌大鱼际肌顶住会阴部

17. 第一产程的时间，正常初产妇为
A. 5~6小时
B. 6~8小时
C. 9~10小时
D. 11~12小时
E. 12~16小时

18. 临产后宫缩的作用不包括
A. 胎盘娩出
B. 胎膜娩出
C. 胎先露下降
D. 宫口扩张
E. 迫使子宫颈管变短直至消失

19. 正常足月妊娠时，羊水量约为
A. 350ml
B. 500ml
C. 1000ml
D. 2000ml
E. 2500ml

20. 关于孕期卫生，哪项是错的
A. 妊娠最后2个月应避免盆浴、性交
B. 妊娠晚期应多取左侧卧位
C. 孕妇可随意用药
D. 妊娠8个月后应避免重体力劳动
E. 孕妇饮食应多样化

21. 关于胎盘母面的描述，正确的是
A. 中央或稍偏处有脐带附着
B. 18~20个胎盘小叶
C. 表面为羊膜
D. 表面光滑，呈鲜红色
E. 呈灰白色

22. 关于刚分娩的成熟新生儿1分钟的心率和呼吸数，下列属于正常值的是
A. 心率160次，呼吸50~80次
B. 心率140次，呼吸50~80次
C. 心率120次，呼吸40~60次
D. 心率120次，呼吸50~80次
E. 心率110次，呼吸60~80次

23. 脐静脉注入牛乳，可见牛乳自胎盘母体面溢出，则可能为
A. 胎盘小叶缺损
B. 胎盘滞留
C. 子宫颈裂伤
D. 胎膜残留
E. 会阴Ⅲ度裂伤

24. 黄女士，30 岁。足月分娩一重度窒息男婴，经抢救后复苏。产妇娩出胎盘后，阴道流血呈间歇性，约 600ml，色暗红。检查子宫软，按摩后子宫变硬，阴道流血量明显减少。该病例在新生儿窒息的抢救中错误的是

A. 自动呼吸后，改一般供氧

B. 新生儿置于抢救台，取侧卧位

C. 加压供氧 30 次/分

D. 气管插管，吸净黏液

E. 脐静脉给药纠正酸中毒

25. 临产后阴道检查不适用于

A. 产程进展缓慢

B. 破膜后立即进行

C. 疑有脐带先露或脱垂

D. 在严密消毒下可以作为常规检查

E. 肛查胎先露不明

26. 女性正常骨盆出口横径平均值为

A. 8cm

B. 9cm

C. 10cm

D. 11cm

E. 12cm

27. 第三产程对胎盘、胎膜的检查，下列错误的是

A. 平铺胎盘，看胎盘母体面小叶有无缺损

B. 疑有少许小块胎膜残留，应手入子宫腔取出

C. 胎儿面边缘有无断裂的血管

D. 疑有副胎盘或部分胎盘残留可手入子宫腔取出

E. 提起胎盘，看胎膜是否完整

28. 影响分娩的因素不包括

A. 胎儿

B. 孕妇精神心理状态

C. 家属情绪

D. 产力

E. 产道

29. 决定分娩的因素为

A. 产妇一般情况、骨盆大小、胎儿大小

B. 子宫肌肉收缩、规律性、对称性、缩复作用

C. 第一产程、第二产程、第三产程

D. 潜伏期、活跃期、分娩期

E. 产力、产道、胎儿

30. 关于分娩机制中的内旋转，下列不恰当的是

A. 在中骨盆进行

B. 在第一产程末完成内旋转

C. 内旋转后，胎头后囟转至耻骨弓下

D. 使胎头矢状缝与中骨盆及骨盆出口前后径一致
E. 胎头内旋转向后旋转45°

31. 正常分娩第二产程处理哪项不妥
A. 指导产妇正确使用腹压
B. 勤听胎心
C. 经产妇宫口开大4~5cm时立即刷手
D. 适时保护会阴
E. 协助胎头内旋转

32. 腺垂体分泌的激素作用不包括
A. 促排卵
B. 促泌乳
C. 促黄体生成
D. 促卵泡发育
E. 促孕卵输送

33. 关于临产的标志不包括下列哪项
A. 规律性宫缩
B. 子宫颈管消失
C. 见红
D. 胎先露下降
E. 宫口扩张

34. 有关子宫的叙述，错误的是
A. 不是精子到达输卵管的通道
B. 腔内覆有黏膜
C. 受激素影响内膜发生周期性变化
D. 一个壁厚腔小的空腔器官
E. 受孕后，供受精卵着床、发育、成长

35. 胎盘约在妊娠（　　）形成
A. 10周末
B. 14周末
C. 8周末
D. 16周末
E. 12周末

36. 妊娠期血容量增加达高峰是在
A. 27~28周
B. 32~34周
C. 24~26周
D. 29~30周
E. 36~40周

37. 衔接是指胎头
A. 双顶径进入骨盆入口平面
B. 顶骨已出骨盆出口平面
C. 双顶径达中骨盆平面
D. 顶骨进入骨盆入口平面
E. 进入中骨盆

38. 骨盆入口前后径短、横径正常者，属于
A. 男型骨盆
B. 畸形骨盆
C. 均小骨盆
D. 扁平骨盆
E. 漏斗骨盆

39. 关于剖宫产术的描述，正确的是

A. 麻醉方式一般为全麻
B. 子宫腔严重感染者可行子宫体剖宫产术
C. 最常使用的术式是子宫下段剖宫产术
D. 伴胎儿宫内窘迫的产妇可取仰卧位
E. 紧急情况下可使用腹膜外剖宫产术

40. 下列不属于分娩的动因学说的是

A. 炎症反应学说
B. 子宫颈成熟学说
C. 神经递质理论
D. 机械学说
E. 内分泌控制学说

41. 以下属于过期产儿的是

A. 妊娠 27 周出生，出生体重为 1800g
B. 妊娠 39 周出生，出生体重为 3500g
C. 妊娠 33 周出生，出生体重为 2300g
D. 妊娠 37 周出生，出生体重为 2400g
E. 妊娠 43 周出生，瘦小，伴羊水、胎粪污染

42. 经产妇第一产程需

A. 5～15 分钟
B. 1 小时
C. 11～12 小时
D. 1～2 小时
E. 6～8 小时

43. 宫缩压力试验的目的是

A. 观察胎心基线的变异
B. 观察宫缩对胎心率的影响
C. 观察子宫对胎动的反应
D. 观察胎动后胎心增速的情况
E. 观察子宫对缩宫素的敏感性

44. 胎盘娩出后，子宫底每天下降

A. 1～2cm
B. 3～4cm
C. 2～3cm
D. 4～5cm
E. 5～6cm

45. 妊娠期母体变化哪项不对

A. 妊娠末期孕妇血液处于低凝状态
B. 妊娠后卵巢不排卵
C. 子宫峡部在妊娠后期形成子宫下段
D. 妊娠晚期易发生外阴及下肢静脉曲张
E. 妊娠 32～34 周血容量增加达高峰

46. 关于母乳喂养的益处，正确的是

A. 可减轻产妇的体重
B. 母乳喂养期可完全达到避孕的效果
C. 可增强新生儿肢体的活动力
D. 可预防产妇产后出血
E. 可促进剖宫产产妇的伤口愈合

47. 某健康女性，进行查体，其骨盆形态各径线均正常，其骨盆入口平面前后径值约为

A. 14cm
B. 12cm

C. 13cm
D. 11cm
E. 15cm

48. 用胎头吸引术助产时，全部牵引时间不宜超过
A. 15分钟
B. 20分钟
C. 25分钟
D. 10分钟
E. 5分钟

49. 临产时可以灌肠的是
A. 阴道流血
B. 初产妇宫口开一指
C. 有剖宫产史
D. 胎膜早破
E. 胎位异常

50. 下述哪项不属于胎儿附属物
A. 胎膜
B. 羊水
C. 脐带
D. 子宫肌壁
E. 胎盘

51. 胎头的最大横径是
A. 双顶径
B. 枕颏径
C. 前后径
D. 枕下前囟径
E. 枕额径

52. 从胎儿娩出至胎盘娩出所需的时间不超过
A. 15分钟
B. 30分钟
C. 3小时
D. 1小时
E. 2小时

53. 某健康女性，处于站立位置时，正常情况下其骨盆倾斜度应该是
A. 40°
B. 60°
C. 70°
D. 50°
E. 80°

54. 先兆临产比较可靠征兆是
A. 不规律宫缩
B. 阴道分泌物增加
C. 规律宫缩
D. 宫口开大
E. 见红

55. 一般孕妇开始自觉胎动的时间是在妊娠的第
A. 25~26周
B. 27周以后
C. 12~15周
D. 18~20周
E. 22~24周

二 A2 型题

1. 沈女士，30 岁。初产妇，足月妊娠，宫口开全 1 小时 30 分尚未分娩。阴道检查：头先露。宫口开全，胎头位于坐骨棘水平下 3cm，枕左横位（LOT），胎膜已破，羊水清。胎心率 140 次/分，估计胎儿重 3200g。该病例正确处理应是
   A. 徒手将胎头枕部转向前方，然后阴道分娩
   B. 缩宫素静脉滴注
   C. 行产钳助产术
   D. 等待阴道自然分娩
   E. 行剖宫产术
2. 李女士，28 岁。分娩一女婴，身长 35cm，体重 1000g，皮下脂肪少，头发、指甲已长出。新生儿娩出后能啼哭、吞咽，但生活能力很差。估计该新生儿娩出时孕周为
   A. 8 周　　B. 16 周
   C. 20 周　　D. 28 周
   E. 40 周
3. 刘女士，30 岁。初产妇，妊娠 41 周，宫缩规律，枕左前位，胎心良好，胎头未衔接，肛查宫口开大 2cm。符合本产妇实际情况的骨盆测量数据应是
   A. 骶棘间径 24cm　　B. 骶耻外径 17cm
   C. 骶耻外径 19cm　　D. 髂嵴间径 19cm
   E. 髂嵴间径 27cm
4. 吴女士，30 岁。初孕妇，妊娠 39 周，宫缩规律 6 小时，血压 126/84mmHg，骨盆外测量正常，估计胎儿体重 2800g，枕左前位，胎心良好。肛查宫口开大 3cm，S+1。该病例正确处理应为
   A. 静脉推注地西泮 10mg　　B. 行人工破膜
   C. 静脉滴注缩宫素　　D. 不予干预，等待自然分娩
   E. 静脉滴注 10% 葡萄糖液内加维生素
5. 吴女士，27 岁。妊娠 35 周，胎膜早破入院，检查先露未入盆。护理措施中错误的是
   A. 指导孕妇自测胎动　　B. 禁止清洁灌肠
   C. 嘱绝对卧床休息　　D. 取头高足低位
   E. 观察阴道流液情况
6. 王女士，25 岁。足月顺产一男婴。关于母婴同室优点，下列说法错误的是
   A. 促进乳汁分泌　　B. 便于按时哺乳
   C. 促使产妇提早活动　　D. 提高母乳喂养率
   E. 方便父亲有机会早日参加育婴活动

7. 黎女士，26岁。第一胎足月临产后4小时，肛查：宫口开全，胎膜已破，胎方位正常，头先露、双顶径达坐骨棘水平，胎心音正常。在处理中，首先考虑的是

A. 消毒外阴
B. 准备产包
C. 洗手准备接生
D. 观察胎头是否已达到阴道口
E. 陪伴在产妇身旁，指导使用腹压

8. 李女士，28岁。初产妇，2年前有流产史。目前孕足月，胎儿顺利娩出6分钟后阴道有间歇流血，呈暗红色，约140ml。首先推测的原因是

A. 子宫颈裂伤
B. 阴道静脉破裂
C. 胎盘嵌顿
D. 正常位置胎盘剥离
E. 凝血功能障碍

9. 李女士，30岁。第一胎，足月分娩，因第二产程延长行阴道助娩术，医生放置胎头吸引器后，护士即将注射器接上胶管，应抽出空气量为

A. 50~70ml
B. 80~100ml
C. 110~140ml
D. 150~180ml
E. 200~230ml

10. 赵女士，35岁。妊娠40周临产，规律宫缩12小时，破膜10小时，肛查：宫口开大5cm，S+0.5。下列哪项诊断是恰当的

A. 正常潜伏期
B. 正常活跃期
C. 第一产程延长
D. 潜伏期延长
E. 胎膜早破

11. 王女士，29岁。第二胎，妊娠40周，第一胎因前置胎盘行剖宫产术。检查宫口开大2cm，胎位为枕左前，胎心率132次/分。下列护理措施中错误的是

A. 勤听胎心音
B. 鼓励少量多次进食
C. 剃毛（备皮）
D. 灌肠
E. 严密观察产程

12. 付女士，28岁。身体矮小，匀称，骨盆测量数值如下：髂前上棘间径22cm，髂嵴间径24cm，骶耻外径17cm，出口横径7.5cm，对角径11.5cm。此孕妇骨盆为

A. 均小骨盆
B. 畸形骨盆
C. 扁平骨盆
D. 横径狭小骨盆
E. 漏斗骨盆

13. 田女士，27岁。初产妇，妊娠38周，规律宫缩7小时，骨盆大小正常，血压115/75mmHg，预测胎儿体重为2600g，枕左前位，胎心正常范围，肛查宫口开大3.5cm。先露平棘。此种情况应采取的正确处置是

A. 静脉推注地西泮5mg
B. 静脉缓注25%硫酸镁10ml

C. 静脉滴注缩宫素　　　　D. 人工破膜

E. 不需干涉

14. 张女士，25 岁。妊娠足月，头胎，宫缩 5 分钟 1 次，被送入医院待产，至宫口开全需

A. 8~10 小时　　　　B. 11~12 小时

C. 12~16 小时　　　　D. 16~18 小时

E. 20 小时

15. 赵女士，28 岁。初产妇，足月临产，羊膜已破，羊水呈淡绿色，稍黏稠，检查示：宫口开全，头先露S +2，枕左前（LOA）胎心率 162 次/分，此时的处理应是

A. 剖宫产　　　　B. 产钳助产

C. 等待自然分娩　　　　D. 静脉滴注缩宫素

E. 头皮牵引

16. 于女士，34 岁。已婚经产妇，腹痛 5 小时呈阵发性，现宫缩 40 秒，间隔 5 分钟左右，中等强度，急诊室检查胎心率 140 次/分，先露为头，宫口开大 4. 5cm，胎囊明显膨出，此等情况最佳的处理方式是

A. 急诊室留观　　　　B. 灌肠

C. 立即住院待产　　　　D. 急送产房消毒接生

E. 破膜后住院

17. 张女士，28 岁。第一胎，孕足月。今晨产钳助娩一男婴，体重 3. 5kg。出生后 Apgar 评分7 分。该新生儿护理措施中不妥的是

A. 3 天后情况正常可以抱奶　　　　B. 常规使用维生素 K_1 肌内注射

C. 保持清洁，每天淋浴　　　　D. 补充营养，必要时静脉补液

E. 严密观察面色、呼吸、哭声

18. 钱女士，24 岁，初产妇，妊娠 41^{+2} 周，规律宫缩 8 小时。骨盆大小正常，宫口开大 2. 5cm，尿雌激素/肌酐比值为 7。检查胎儿较大，预计体重为 3700g，枕左前位，胎头高浮，胎心率 159 次/分。钱女士最恰当的分娩方式是

A. 加速产程，静脉滴注缩宫素　　　　B. 等待宫口开全行产钳术助娩

C. 等待宫口开全行胎头吸引术助娩　　　　D. 尽快行剖宫产术

E. 左侧卧位，吸氧，静脉注射 10% 葡萄糖液

19. 王女士，26 岁。初产妇，妊娠 38 周，枕左前位，不规律宫缩 2 天，阴道少许流血 5 小时。血压 130/90mmHg，子宫长度 34cm，腹围 98cm。胎心在脐左下闻及，胎心率 150 次/分，胎背在左侧腹部触及，宫缩 20 秒，间隔 10 分钟，肛查宫口可容指尖，缩宫素激惹试验出现早期减速。入院后行肥皂水灌肠，2 小时后宫缩 40 秒，间隔 5 分钟，肛查：S-1，宫口一指松。此处不恰当的处理措施是

A. 阴道镜检查宫口扩张度　　　　B. 每小时听胎心音一次

C. 鼓励进食　　D. 静脉滴注缩宫素
E. 左侧卧位并吸氧

20. 刘女士，24岁。初产妇，规律宫缩10小时。连续观察2小时，宫口由6cm开大至7cm，头先露S+1，胎心率140次/分。该病例恰当的处置应是
A. 严密观察产程进展　　B. 哌替啶
C. 静脉滴注缩宫素　　D. 立即行人工破膜
E. 即行剖宫产术

21. 王女士，28岁。妊娠40周，临产10小时，宫缩时胎心率110次/分，查宫口开大2cm，头先露S-3，骨产道无异常。此时该孕妇的最佳诊断是
A. 胎儿宫内窘迫　　B. 活跃期阻滞
C. 正常产程　　D. 巨大儿
E. 潜伏期延长

22. 周女士，31岁。妊娠40周临产，进入活跃期后胎心监测出现频繁晚期减速，宫口扩张3cm，胎膜已破，羊水Ⅰ度污染，胎先露位于坐骨棘上2cm。其最佳处理方案是
A. 抑制宫缩　　B. 剖宫产
C. 继续胎儿监护　　D. 左侧卧位
E. 扩宫颈，加速产程

23. 张女士，27岁。顺利产下一女婴，护士为其断脐、处理呼吸道等立即护理后，30分钟内还应进行的是
A. 协助母亲进行第一次哺乳　　B. 教会产妇正确母乳喂养的姿势
C. 让该女婴游泳　　D. 为该女婴测定血型
E. 为该女婴沐浴

三 A3/A4型题

（1~2题共用题干）

王女士，26岁。初产妇，自临产至宫口扩大2cm共耗19小时，从此至宫口开全共耗10小时，经过处理后产下一男婴，其心率为110次/分，呼吸不规则，四肢稍屈，清理呼吸道时有咳嗽反应存在，皮肤颜色红润。

1. 针对该产妇的判断，正确的是
A. 潜伏期延长，活跃期正常时限　　B. 潜伏期正常时限，活跃期延长
C. 潜伏期和活跃期均为正常时限　　D. 潜伏期和活跃期均延长
E. 潜伏期和活跃期均缩短

2. 该男婴的Apgar评分值是
A. 8分　　B. 7分

C. 6 分　　D. 5 分

E. 4 分

（3～5 题共用题干）

赵女士，29 岁。孕 1 产 0，妊娠 38 周，见红伴不规律宫缩 2 天，查血压 130/80mmHg，宫高 36cm，腹围 110cm，胎心率 145 次/分，现宫缩持续 30～40 秒，间歇 5～6 分钟，给予镇静药宫缩仍存在，肛查示宫口未开。

3. 根据题干信息，可给出的诊断是

A. 临产　　B. 继发性宫缩乏力

C. 活跃期延长　　D. 胎儿窘迫

E. 先兆临产

4. 临产 17 小时，宫缩减弱变稀疏，胎心率 156 次/分。肛查：宫口开大 4cm，先露为头，S-1，血压 120/90mmHg，尿蛋白（-），无自觉症状，此时正确的诊断是

A. 胎儿窘迫　　B. 原发性子宫收缩乏力

C. 潜伏期延长　　D. 活跃期延长

E. 继发性子宫收缩乏力

5. 根据以上信息，不恰当的处理是

A. 间断吸氧　　B. 左侧卧位

C. 剖宫产终止妊娠　　D. 持续监测胎心变化

E. 阴道检查了解头盆关系

（6～9 题共用题干）

王女士，25 岁。已婚初产妇，妊娠 39 周，规律宫缩 4 小时，枕右前位，胎心率 128 次/分，骨盆外测量正常，B 超测胎头双顶径 9.5cm，羊水平段 3.0cm。

6. 此种情况最正确的处理方式是

A. 严密观察产程进展　　B. 静脉滴注缩宫素

C. 缓慢静脉注射能量合剂　　D. 行剖宫产术

E. 肌内注射维生素 K_1

7. 经观察，第一产程潜伏期为 15 小时，子宫收缩 7 分钟 1 次，持续 50 秒。检查：胎心率 138 次/分，胎头已入盆 S+1，此时最恰当的处理方法为

A. 静脉滴注缩宫素　　B. 缓慢静脉注射能量合剂

C. 导尿并留置导尿管　　D. 肌内注射维生素 K_1

E. 静脉注射地西泮 10mg

8. 经正确的处置后，宫缩正常，胎头下降，S+2 宫口开大 5cm。此时最恰当处理应是

A. 肌内注射维生素 K_1　　B. 温肥皂水灌肠

C. 静脉注射地西泮 10mg
D. 缓慢静脉注射能量合剂
E. 人工破膜

9. 宫口全开1小时，宫缩减弱，肛查盆腔后部空虚。阴道检查 S+4。胎头前囟在骨盆左前方。此时的处理方法应是
A. 会阴侧切，徒手转正胎头，产钳助娩
B. 静脉注射葡萄糖液，内加维生素 C，同时肌内注射哌替啶
C. 吸氧，静脉注射地西泮
D. 行剖宫产术
E. 静脉滴注缩宫素加速产程进展，经阴道自娩

（10~11 题共用题干）

白女士，29岁。孕1产0，孕42周，无宫缩入院。查体未见异常，胎心率144次/分，OCT 重复出现晚期减速。

10. 考虑出现晚期减速的可能原因为
A. 胎儿躯干局部受压
B. 胎儿畸形
C. 脐带受压
D. 胎头受压
E. 胎盘功能减退

11. 应给予的处理措施为
A. 缩宫素引产
B. 等待其自然临产
C. 立即行剖宫术
D. 灌肠
E. 以上都不是

（12~13 题共用题干）

吴女士，28岁。初产妇，足月临产，规律宫缩7小时。入院检查：髂棘间径 25cm，骶耻外径 20cm，坐骨结节间径 7.5cm。枕右前位，胎心率140次/分，肛查宫口开大3cm，胎头“0”。4小时后产妇腹部剧烈疼痛，经查宫缩2分钟左右1次，持续50秒，胎心率106次/分，子宫下段压痛明显。肛查宫口开大5cm，胎头“0”。

12. 此种情况最可能的诊断是
A. 不协调性子宫收缩乏力
B. 不协调性子宫收缩过强
C. 先兆子宫破裂
D. Ⅲ度胎盘早剥
E. 协调性子宫收缩过强

13. 产程受阻的主要因素是
A. 骨盆出口狭窄
B. 骨盆入口狭窄
C. 中骨盆狭窄
D. 扁平骨盆
E. 漏斗骨盆

（14～15 题共用题干）

张女士，30 岁。妊娠 34 周，有室间隔缺损史，但不影响生活、工作。近 2 天活动后感觉胸闷、气急，休息后心率为 90 次/分，前来医院就诊。

14. 该患者的心功能是

A. Ⅰ级

B. Ⅱ级

C. Ⅲ级

D. Ⅳ级

E. 正常

15. 此时对该患者的处理是

A. 立即剖宫产终止妊娠

B. 立即静脉滴注缩宫素，引产

C. 立即人工破膜，引产

D. 积极控制病情后，以剖宫产终止妊娠

E. 顺其自然，可经阴道分娩

（16～17 题共用题干）

何女士，33 岁。孕 2 产 1，妊娠 40^{+1}周，规律宫缩 3 小时。急诊检查：宫缩持续 50 秒，间歇 3 分钟，胎心率 140 次/分，估计胎儿体重 3400g。肛查：宫口开大 4cm，先露头，羊膜囊明显膨出，骨盆内诊正常。

16. 针对该患者，此时正确的处理是

A. 人工破膜

B. 肥皂水灌肠

C. 急诊室观察

D. 立即住院待产

E. 急送产房消毒接生

17. 患者住院后，胎膜自然破裂、羊水清、胎头拨露，被送入产房，不恰当的处理是

A. 勤听胎心，密切监测胎儿有无急性缺氧

B. 指导患者屏气

C. 胎头拨露、会阴后联合紧张时开始保护会阴

D. 行会阴左侧后-侧切开术

E. 协助胎头俯屈

（18～19 题共用题干）

陶女士，30 岁。孕足月分娩一女活婴，出生第 2 天，臀红严重。

18. 出现严重臀红，最可能的原因是

A. 环境温度过高

B. 尿液及粪便刺激

C. 包裹过紧

D. 摩擦过多

E. 胆红素破坏过多

19. 给予的护理措施中，不恰当的是

A. 每次大小便后用温水洗净

B. 烤灯疗法

C. 无须处理　　D. 氧化锌涂抹患处

E. 勤换尿布

（20～21题共用题干）

娄女士，31岁。阴道顺产一女婴，产后第3天，主诉乳房胀痛难忍，下腹部阵痛，子宫底在脐下3横指，血性恶露，量不多无异味。

20. 为缓解乳房胀痛，首选的护理措施是

A. 热敷　　B. 芒硝外敷

C. 炒麦芽茶饮　　D. 让新生儿多吸吮

E. 吸奶器吸空乳汁

21. 下腹部阵痛应采取的措施

A. 热敷　　B. 给予镇痛药

C. 给予缩宫素静脉滴注　　D. 给予抗生素

E. 一般不需特殊处理

（22～23题共用题干）

吴女士，29岁。已婚初产妇，妊娠38周，规律宫缩6小时，胎心正常，阴道流液5小时，分泌物pH为7。宫口开大5cm，双顶径处在坐骨棘水平。

22. 对此种情况诊断正确的是

A. 孕1产0，孕38周，活跃期的减速期　　B. 孕1产0，孕38周，正常第一产程

C. 孕1产0，孕38周，第一产程潜伏期　　D. 孕1产0，孕38周，潜伏期延长

E. 孕1产0，孕38周，胎膜早破

23. 此种情况正确的处理方式是

A. 密切观察产程进展，20分钟肛查1次　　B. 促进产程进展，温肥皂水灌肠

C. 静脉滴注子宫收缩药　　D. 卧床休息，保持会阴清洁

E. 剖宫产终止妊娠

四 B型题

（1～2题共用备选答案）

A. 硫酸镁　　B. 冬眠合剂

C. 硝普钠　　D. 哌替啶

E. 甘露醇

1. 李女士，28岁。初孕妇，妊娠40周，无产兆。血压157/96mmHg，尿蛋白2.5g/24h。首选药物为

2. 赵女士，26 岁。已婚初产妇。临产后下腹部长时间疼痛，拒绝按压，宫口扩张缓慢，无头盆不称，肠胀气。此种情况应选择的药物为

（3~5 题共用备选答案）

A. Apgar 评分 3 分
B. Apgar 评分 <4 分
C. Apgar 评分 4~7 分
D. Apgar 评分 5~8 分
E. Apgar 评分 8~10 分

3. 正常新生儿
4. 缺氧较为严重，需清洁呼吸道，人工呼吸
5. 严重缺氧，给氧于喉镜下气管内插管

（6~10 题共用备选答案）

A. 耻骨联合下缘至骶岬上缘中点间的距离
B. 耻骨联合下缘中点至骶骨下端间的距离
C. 两侧坐骨棘间的距离
D. 骶尾关节至坐骨结节间径中点间的距离
E. 两侧坐骨结节间的距离

6. 中骨盆前后径
7. 中骨盆横径
8. 骨盆出口横径
9. 出口后矢状径
10. 对角径

（11~13 题共用备选答案）

A. 胎姿势
B. 胎先露
C. 枕先露
D. 胎产式
E. 胎方位

11. 最先进入骨盆入口的胎儿部分为
12. 胎儿在子宫内的姿势
13. 胎儿身体纵轴与母体纵轴的关系称为

五 X 型题

1. 临产后子宫收缩的特点错误的是

A. 自子宫角开始，以每秒钟约 2cm 速度向子宫下段扩展

B. 有节律的阵发性收缩，由弱到强并维持一定时间
C. 宫缩的极性是指子宫底部最弱，下段最强
D. 第二产程宫缩高峰时子宫内压力可达21~29mmHg
E. 子宫体部肌纤维收缩时变短、变宽，松弛时恢复原状

2. 关于分娩时子宫颈口的扩张，下列哪项说法正确
A. 决定产程长短的因素之一是子宫颈扩张的快慢
B. 前羊水囊扩张的作用
C. 子宫体肌肉缩复作用向上牵拉的结果
D. 破膜后胎先露直接压迫子宫颈
E. 初产妇的子宫颈管消失与子宫颈扩张同时进行

3. 关于骨盆入口平面，下列说法正确的是
A. 为真假骨盆平面交界
B. 有3条径线
C. 前面为耻骨联合上缘
D. 后面为骶岬上缘
E. 呈横椭圆形

4. 关于前囟门，下列说法正确的是
A. 由矢状缝、冠状缝及额缝汇合而成
B. 为菱形空隙
C. 位于胎头前方
D. 于生后12~18个月闭合
E. 由左右额骨及颞骨间的间隙形成

5. 关于产程中胎心监护，下列说法正确的是
A. 潜伏期应每1~2小时听胎心1次
B. 每次听胎心应1分钟
C. 活跃期应每15~30分钟听胎心1次
D. 不能分辨与宫缩的关系
E. 听诊胎心应在宫缩间歇期宫缩刚结束时进行

6. 关于胎儿的说法下列正确的是
A. 胎儿顶骨与额骨间为冠状缝
B. 双顶径是胎头最大横径
C. 胎头以枕下前囟径衔接
D. 臀位时胎头娩出困难
E. 矢状缝是确定胎位的重要标志

7. 有关分娩机制下列哪些是正确的
A. 胎头在下降的过程中发生衔接
B. 胎头俯屈的结果是使枕额径变为枕下前囟径
C. 内旋转使胎头矢状缝与骨盆前后径保持一致
D. 初产妇在临产开始后胎头方衔接
E. 初产妇临产前若胎头仍未衔接，应警惕头盆不称

8. 对妇女围生期保健的指导，错误的是
A. 孕早期开始定期产前检查

B. 指导产妇于产后 1 个月回院接受全身检查
C. 产后 4 个月即使哺乳者也可用药物避孕
D. 分娩期加强“五防”护理
E. 长期药物避孕者停药 3 个月再受孕

9. 下列哪些情况不应清洁灌肠
A. 肝性脑病　B. 妊娠早期
C. 急腹症　D. 消化道出血
E. 正常分娩前

10. 关于胎盘的检查，下列表述正确的是
A. 平铺胎盘，检查母体面完整性　B. 提起胎盘，检查胎膜完整性
C. 有胎盘植入者不应强行剥离　D. 仔细检查胎儿面是否有血管断裂
E. 发现胎膜少许碎片滞留，常规以钝刮匙刮宫

11. 多胎妊娠中，属于剖宫产适应证的是
A. 孕龄≥34 周，第一胎儿臀位
B. 第一个胎儿头位，第二胎儿横位，胎儿体重≤3000g，产妇一般情况均正常
C. 胎龄≥34 周合并有前置胎盘者
D. 胎龄≥35 周
E. 联体双胎

12. 与中骨盆平面相关联的包括
A. 耻骨联合下缘　B. 坐骨棘
C. 第四、五骶椎之间　D. 骶岬
E. 骶结节韧带

13. 关于分娩的处理，下列说法正确的是
A. 第一产程禁用腹压　B. 第一产程禁用镇静药
C. 人工破膜应在子宫收缩高峰时进行　D. 胎儿窘迫时应迅速结束分娩
E. 人工破膜应在子宫收缩间歇时进行

14. 关于枕先露分娩机制的含义，下列说法哪项是正确的
A. 内旋转是胎头最低的枕部在盆底受肛提肌收缩力的作用而被推向母体前方，即小囟门被推转至耻骨弓下方
B. 俯屈、内旋转、仰伸、外旋转等动作都贯穿于下降过程中
C. 俯屈是胎头下降至骨盆轴弯曲处，即盆底时受肛提肌的阻力而发生的
D. 胎头进入骨盆入口时，以枕下前囟径衔接
E. 仰伸是在枕骨下部（粗隆）到达耻骨联合下缘时发生

15. 高危孕妇产时，护理应做到

A. 给产妇吸氧

B. 不能从阴道分娩者，可考虑剖宫产

C. 一旦决定手术应迅速做好术前准备

D. 严密观察产程

E. 常规给抗生素

16. 进入产程中的子宫收缩的特征，下列哪项是正确的

A. 对称性的宫缩

B. 子宫收缩间隔越来越短，持续时间越来越长

C. 收缩以子宫下段收缩最弱，子宫底部为最强烈

D. 不自主的节律性收缩

E. 子宫肌纤维在宫缩时变宽变短，间歇时松弛还原如初

17. 关于子宫下段，下列表述正确的是

A. 子宫下段为被动扩张段，逐渐越薄越长

B. 分娩受阻时，缩复环上移达脐或脐上，形成病理性缩复环

C. 子宫下段由子宫峡部形成，非孕时长 1cm

D. 临产后由于子宫的收缩及缩复，峡部被拉长而形成子宫下段

E. 生理性缩复环是子宫上下段之间的肌壁厚薄不同，在子宫内面有一环状隆起

18. 关于正常产道，下列说法错误的是

A. 入口平面前后径比横径长

B. 出口平面横径比前后径长

C. 骨盆正常倾斜度为 70°

D. 骨盆轴的上段向、下向后，中段向下，下段向下、向前

E. 中骨盆平面的横径是骨盆各平面最短的横径

19. 对于产时宫口扩大，下列哪些项是错误的

A. 初产妇子宫颈管消失与宫口开大同时进行

B. 形成前羊水囊后，宫口不易扩张

C. 人工破膜后胎先露直接压迫子宫颈，影响宫口扩张

D. 子宫颈消失过程先形成漏斗状，渐变短直至展平

E. 经产妇多是子宫颈管先消失，然后宫口扩张

20. 关于正常分娩第一产程的临床经过，下列错误的是

A. 生理缩复环有时可达脐平

B. 每隔 4 小时听胎心 1 次

C. 自然破膜多发生在胎头进入骨盆入口时

D. 嘱产妇于宫缩时加用腹压

E. 初产妇多是子宫颈管先消失，宫口后扩张

21. 临产后子宫颈会发生巨大变化，下列说法错误的是

A. 初产妇多是子宫颈管先消失，宫口后扩张

B. 宫缩开始后子宫颈管很快就拉平
C. 当宫口开全时子宫颈管才完全消失
D. 经产妇多是宫口先扩张，随后子宫颈管消失
E. 宫口扩张主要是腹肌收缩力的作用

22. 关于胎盘剥离征象说法正确的是
A. 阴道少量流血
B. 按压子宫下段，外露脐带不回缩
C. 子宫收缩，子宫体变硬，子宫底下降
D. 子宫收缩变硬，子宫体变窄变长，子宫底上升
E. 露于阴道外的脐带向外延伸脱出

23. 关于先兆临产的症状，下列说法正确的是
A. 见红　B. 胎儿下降感
C. 假临产　D. 尿频
E. 破膜

六 案例分析题

（1~3 题共用题干）

田女士，28 岁。已婚，初孕妇，妊娠 39 周，不规律宫缩已有 2 天，阴道有少许血性黏液。血压 135/95mmHg，腹围 106cm，子宫长度 38cm，宫缩持续 35 秒，间隔 5 分钟，肛查宫口未开，胎心率 155 次/分，缩宫素激惹试验出现早期减速。

1. 下列诊断正确的是
A. 先兆临产　B. 宫内足月妊娠
C. 胎儿窘迫　D. 临产
E. 巨大胎儿

2. 孕妇入院后行温肥皂水灌肠，1 小时后阵缩频发，宫缩持续 30 秒，间隔 3 分钟，胎心率 138 次/分，宫口开大 2cm，血压 130/80mmHg。此时恰当的处理应是
A. 左侧卧位　B. 检查有无头盆不称
C. 静脉滴注缩宫素加速产程　D. 每隔 1 小时听胎心
E. 行人工破膜

3. 临产已 20 小时再检查，宫缩 46 秒，间隔 3 分钟，胎心监护显示胎心率 170 次/分，频繁出现晚期减速，胎膜已破，羊水黄绿色，血压 145/92mmHg，阴道检查宫口开全，先露 +4。此时紧急处理应是
A. 行产钳术　B. 立即行剖宫产术

C. 静脉滴注肼屈嗪　　D. 静脉滴注乌拉地尔

E. 静脉滴注硫酸镁

（4~11 题共用题干）

王女士，28 岁。第一胎，妊娠 39 周，今晨自觉阴道持续性流液，经酸碱试纸测定流出液呈碱性，无宫缩，宫口未开，胎头未入盆。

4. 对该产妇的处理正确的是

A. 清洁灌肠

B. 抬高臀部

C. 破水后即使用抗生素防感染，使用时间宜长

D. 每 2 小时听胎心 1 次，必要时随时听

E. 保持会阴清洁，每日消毒液冲洗外阴，并使用无菌会阴垫

5. 下列哪项的指标（髂棘间径、髂嵴间径、骶耻外径、出口横径）均属异常骨盆

A. 22cm、24cm、17cm、7.5cm　　B. 24cm、27cm、18.5cm、9cm

C. 25cm、27cm、17.5cm、9cm　　D. 25cm、28cm、19cm、7.5cm

E. 23cm、25cm、19cm、9cm

6. 在异常分娩预防产后出血的措施中，应采取哪项措施

A. 当胎肩娩出后，可静脉滴注缩宫素或肌内注射子宫收缩药

B. 生产后大出血时，应立即通知医生并配合抢救

C. 胎肩娩出后，按摩子宫

D. 仔细检查胎盘、胎膜是否完整及检查阴道

E. 产后在产房观察 2~4 小时，监测生命体征及子宫收缩情况，评估阴道流血量

7. 关于产后出血，下列哪些是正确的

A. 产后出血是引起产妇死亡的重要原因之一

B. 产后最初 2 小时内出血超过 500ml 者为产后出血

C. 失血过多、休克时间长可致垂体后叶功能减退

D. 引起产褥感染的重要原因之一

E. 多发生于产后 2 小时后

8. 如为该产妇进行输血，关于输血前准备，下述哪些是正确的

A. 输血前须做交叉配血试验

B. 必须两人核对有关项目

C. 输血前将血液以旋转动作轻轻摇动

D. 库血下层为红细胞，当其呈均匀暗红色时，虽与上层分层清楚，且无凝块，亦不能

使用

E. 输血前先输入复方氯化钠溶液

9. 患者输血后出现皮肤瘙痒，眼睑、口唇水肿，应考虑

A. 细菌感染
B. 发热反应
C. 空气栓塞先兆症状
D. 变态反应
E. 溶血发应

10. 发生溶血反应，护士首先应

A. 通知医生
B. 准备抢救器材
C. 0.1% 盐酸肾上腺素皮下注射
D. 停止输血
E. 平卧位

11. 一旦发生溶血反应，出现头胀、四肢麻木、腰部剧痛、血压下降等症状，是由于

A. 红细胞溶解，大量血红蛋白释放至血浆中
B. 肾小管内皮细胞缺血、缺氧而坏死脱落
C. 红细胞凝集成团，阻塞部分小血管
D. 血红蛋白变成结晶体，阻塞肾小管
E. 红细胞破坏，释放凝血物质

参考答案与解析

一、A1 型题

1. D【解析】慢性胎儿窘迫就是在妊娠晚期出现胎儿长时间缺乏营养，容易造成大脑损伤的一种疾病。因此，慢性胎儿窘迫多发生于妊娠末期。

2. E【解析】临床上，为了细致观察产程，及时记录检查结果，多绘制产程图。产程图的横坐标为临产时间（h），纵坐标左侧为宫口扩张速度（cm），右侧为先露下降程度（cm）。第一产程分为潜伏期和活跃期，活跃期又包括加速期、最大加速期和减速期。

3. C【解析】分娩时子宫产生规律性收缩称为宫缩，是临产后的主要产力，贯穿于整个分娩过程。

4. E【解析】宫缩时子宫腔最大压力可达 100~150mmHg。

5. B【解析】产妇应在产房观察 2 小时，注意子宫收缩、子宫底高度、膀胱充盈、阴道流血量，会阴、阴道有无血肿等，并测量血压、脉搏。产后 2 小时后，将产妇连同新生儿送至母婴同室。

6. A【解析】脐带中的静脉有 1 条，位于中央，管腔比较大，管壁比较薄。脐动脉有 2 条，位于脐静脉的两侧，管腔比较小，管壁比较厚。

7. C【解析】第一产程初期，产妇没有破水、血压升高等情况不应限制其活动，需鼓励产妇采取其认为舒适的体位，最好采取上身直立的体位，如坐、站、跪、蹲等。随着产程进展，当产妇感到疲劳或胎膜破裂时，应安排产妇卧床休息，尽量取左侧或右侧卧位。

8. C【解析】经产妇子宫颈较松，宫口扩张较快，第一产程需 6~8 小时。

9. D【解析】第二产程（胎儿娩出期）是指从宫口开全（开大 10cm）至胎儿娩出的过程。

10. A【解析】胎方位为胎儿先露部的指示点与母体骨盆的关系。

11. B【解析】骨盆入口前后径即真结合径。为耻骨联合上缘中点至骶岬前缘正中间的距离，平均长约 11cm。

12. C【解析】胎盘剥离及排出方式有两种。①胎儿面娩出式：胎盘从中央开始剥离，而后向周围剥离，其特点是胎盘先排出，以胎儿面先排出，随后见少量阴道流血，该方式多见。②母体面娩出式：胎盘从边缘开始剥离，血液沿剥离面流出，其特点是先有较多量阴道流血，胎盘后排出，以母体面先排出，该方式少见。

13. B【解析】初产妇第二产程需 1~2 小时，不超过 2 小时，如果使用了硬膜外阻滞镇痛可延长到 3 小时；经产妇常数分钟内即可完成，一般不超过 1 小时，如果使用硬膜外阻滞镇痛可延长至 2 小时。

14. C【解析】骨盆由 2 块髋骨、1 块骶骨和 1 块尾骨组成。

15. C【解析】宫口扩张分为潜伏期和活跃期。第一产程活跃期的加速期是指宫口扩张3~4cm。

16. E【解析】胎头拨露时开始保护会阴。方法是：在会阴部盖无菌巾，接产者右肘支在产床上，右手拇指与其余四指分开，利用手掌大鱼际肌顶住会阴部。每当宫缩时应向上内方托压，同时左手下压胎头枕部，协助胎头俯屈和使胎头缓慢下降。

17. D【解析】初产妇宫口较紧，宫口扩张需要的时间较长，需 11~12 小时。

18. B【解析】临产后宫缩能迫使子宫颈管变短直至消失、宫口扩张、胎先露部下降和胎盘、胎儿娩出。

19. C【解析】正常妊娠时，羊水量随着孕周的增加而增多，妊娠最后 2~4 周开始逐渐减少，足月时羊水量约 1000ml。

20. C【解析】受孕后，孕妇的身体状况有所改变，体内的酶对某些药物的代谢过程也有一定的影响。并且，胎儿正在生长发育阶段，妊娠期随意用药容易导致药物被胎儿吸收，尤其是在妊娠早期胎儿器官形成时，药物对胎儿的影响较大。由于孕妇身体变化，导致药物不易解毒和排泄，可有蓄积性中毒，不利于胎儿健康发育。因此，孕妇用药应该非常谨慎。应权衡利弊，在医生指导下，合理用药。

21. B【解析】胎盘分为胎儿面和母体面，胎儿面表面为羊膜，中央或稍偏处有脐带附着。所以选项 A、C 错误；胎儿面光滑，呈灰白色；母体面粗糙，呈暗红色。所以选项 D、

E 错误；母体面由 18~20 个胎盘小叶组成。所以选项 C 正确。

22. C【解析】新生儿出生后约 10 秒钟发生呼吸运动，主要以腹式呼吸为主，呼吸浅而快，安静时约 40 次/分，如连续超过 60~70 次/分称为呼吸急促，常由呼吸或其他系统疾病所致。新生儿心率快，心率波动较大，平均 120~140 次/分。

23. A【解析】将胎盘铺平，先检查胎盘母体面胎盘小叶有无缺损。若疑有缺损，可用牛乳测试法：从脐静脉注入牛乳，若见牛乳自胎盘母体面溢出，则溢出部位为胎盘小叶缺损部位。

24. B【解析】A 选项：若心率 >100 次/分，自主呼吸恢复，可停止心脏按压和正压通气，给予新生儿常压吸氧。B 选项：新生儿复苏体位为鼻吸位，即肩部稍抬高，颈部轻度仰伸位，使咽后壁、喉和气管呈直线。C 选项：胸外按压和正压通气的比例应为 3∶1，即 90 次/分按压和 30 次/分呼吸。D 选项：清理呼吸道，先吸口腔，后吸鼻腔，如果有胎粪污染，并且新生儿无活力，应该立即气管插管，吸净气道内的黏液和胎粪。E 选项：新生儿重度窒息，脐动脉血 pH <7.0，可经脐静脉给药纠正酸中毒。

25. B【解析】临产后阴道检查适用于肛查不清、宫口扩张及胎头下降程度不明、疑有脐带先露或脐带脱垂、轻度头盆不称经试产 4 小时产程进展缓慢者。

26. B【解析】骨盆出口横径是两坐骨结节间的距离，也称坐骨结节间径，平均长约 9cm。

27. B【解析】第三产程检查胎盘、胎膜：将胎盘铺平，先检查胎盘母体面胎盘小叶有无缺损。然后将胎盘提起，检查胎膜是否完整，再检查胎盘胎儿面边缘有无血管断裂，能及时发现副胎盘。疑有副胎盘或部分胎盘残留，可手入子宫腔取出。

28. C【解析】决定分娩的因素有 4 个，分别是产力、产道、胎儿及产妇的精神心理因素。只有这 4 个因素均正常并能相互适应和相互协调，胎儿才能顺利经阴道自然娩出，称为正常分娩。

29. E【解析】参见 A1 型题第 28 题解析。

30. E【解析】枕先露时，胎头枕部到达骨盆底最低位置时，肛提肌收缩力将胎头枕部推向阻力小的前方，枕左前位的胎头向骨盆前方旋转 45°，通过俯屈和旋转，胎头后囟转至耻骨弓下方。胎头于第一产程末完成内旋转动作。

31. E【解析】接产时，若宫缩强，应嘱产妇哈气消除腹压，让产妇在宫缩间歇时稍向下屏气，使胎头缓慢娩出。所以，选项 A 正确；密切注意胎头下降速度，同时监测胎心变化。每 5~10 分钟听诊胎心 1 次，如出现胎心异常，给予产妇吸氧，寻找原因对症处理，必要时缩短第二产程，结束分娩。所以，选项 B 正确；初产妇宫口开全、经产妇宫口扩张 4cm 且宫缩规律有力时，应将产妇送至产室做好接产准备。所以，选项 C 正确；保护会阴并协助胎头俯屈，让胎头最小径线在宫缩间歇时缓慢通过阴道口，是预防会阴撕裂的关键，产妇屏气必须与接产者配合。所以，选项 D 正确；胎头娩出后，右手仍应注意保护会阴，不要急于娩出胎肩，而应先以左手自鼻根向下颏挤压，挤出口鼻内的黏液和羊水，然后协助胎头复位及向外旋转，使胎儿双肩径与骨盆出口前后径相一致。所以，选项E错误。

32. E【解析】腺垂体主要分泌7种激素，其中促甲状腺激素（TSH）、促肾上腺皮质激素（ACTH）、促卵泡激素（FSH）与黄体生成素（LH）称为促激素，均有各自的靶腺，分别构成下丘脑-腺垂体-甲状腺轴、下丘脑-腺垂体-肾上腺皮质轴和下丘脑-腺垂体-性腺轴。还有生长素、催乳素、促黑素。神经垂体分泌血管升压素和催产素。

33. C【解析】宫缩的节律性是临产的重要标志。缩复作用随产程进展使宫腔内容积逐渐缩小，迫使胎先露部不断下降及子宫颈管逐渐缩短直至消失。当宫口开全（开大至10cm）后，宫缩持续时间长达60秒，间歇期缩短至1~2分钟。

34. A【解析】子宫位于盆腔中央，前为膀胱，后为直肠，下端接阴道，两侧有输卵管和卵巢。子宫是精子到达输卵管的通道。输卵管为一对细长而弯曲的肌性管道，为卵子与精子结合场所及运送受精卵的通道。

35. E【解析】胎盘约在妊娠12周末形成。

36. B【解析】孕期血容量逐渐增加，一般是在孕32~34周以及分娩期达到峰值，之后又逐渐降低。

37. A【解析】胎头双顶径进入骨盆入口平面，胎头颅骨最低点接近或达到坐骨棘水平，称为衔接。

38. D【解析】骨盆入口前后径短、横径正常者，属于扁平骨盆。

39. C【解析】剖宫产术的术式可分子宫下段剖宫产术、子宫体剖宫产术和腹膜外剖宫产术三种。子宫下段剖宫产术为最常用的术式；子宫体剖宫产术仅用于紧急娩出胎儿或不能在子宫下段进行手术者；腹膜外剖宫产术多用于子宫腔严重感染者。常用麻醉方法为持续性硬膜外麻醉。术中产妇的体位一般为仰卧位，对有血压下降或胎儿宫内窘迫者可取侧卧位。所以，本题的正确答案为C。

40. A【解析】分娩的动因学说包括机械学说、神经递质理论、内分泌控制学说和子宫颈成熟学说。

41. E【解析】妊娠期超过42周（≥294天）出生的新生儿称为过期产儿（又称过熟儿）。多数过期产儿因胎盘功能尚正常，宫内生长发育良好。

42. E【解析】参见A1型题第8题解析。

43. B【解析】宫缩压力试验是产时常用的监测方法之一，可通过宫缩时胎心率的变化了解胎盘的功能及胎儿对宫缩时一过性缺氧的耐受能力，从而判断胎儿的安危。

44. A【解析】产后当天，子宫底平脐或脐下一横指，因子宫颈外口升至坐骨棘水平，使子宫底稍上升至平脐，以后每天下降1~2cm，产后10天在耻骨联合上方已扪不到子宫底。

45. A【解析】胎盘娩出后，由于子宫收缩，胎盘附着面立即缩小，开放的螺旋动脉和静脉窦被压缩变窄，使胎盘附着面得以有效止血，加之产妇的血液处于高凝状态，数小时后血管内形成血栓，出血量逐渐减少直至出血停止。

46. D【解析】母乳喂养可预防产妇产后出血，促进子宫复旧。根据产妇身体情况指导母乳喂养，保持乳汁通畅，建议产妇纯母乳喂养 6 个月以上。

47. D【解析】入口前后径是指耻骨联合上缘中点至骶岬前缘中点的距离。平均值为 11cm，是胎先露部进入骨盆入口的重要径线。

48. B【解析】胎头吸引术是将吸引器外口置于露出的胎头上，再用注射器将吸引器内空气吸出，形成负压区，利用负压吸引原理，吸住胎头，配合宫缩，娩出胎头。用胎头吸引术助产时，全部牵引时间不宜超过 20 分钟。

49. B【解析】初产妇宫口 <4cm，经产妇 <2cm 时可行温肥皂水灌肠。胎膜早破、阴道流血、胎头未衔接、胎位异常、有剖宫产史、宫缩强估计 1 小时内分娩及患严重心脏病不宜灌肠。

50. D【解析】子宫体壁由 3 层组织构成，由内向外分为子宫内膜层、肌层和浆膜层。子宫肌壁不属于胎儿附属物。

51. A【解析】双顶径是指两侧顶骨隆突间的距离，是胎头最大横径。

52. B【解析】第三产程是指从胎儿娩出到胎盘、胎膜娩出，需 5~15 分钟，不超过 30 分钟。

53. B【解析】骨盆倾斜度是指女性直立时，骨盆入口平面与地平面所形成的角度，一般为 60°。若角度过大，影响胎头衔接。

54. E【解析】大多数孕妇在临产前出现见红症状，预示将在之后的 24~48 小时（少数 1 周内）临产。

55. D【解析】孕妇于妊娠 18~20 周时开始自觉胎动，每小时 3~5 次，随妊娠周数增加，胎动逐渐活跃。

二、A2 型题

1. A【解析】第二产程是指从宫口开全到胎儿娩出，初产妇需 1~2 小时，如果超过 2 小时，则为第二产程延长，这时要高度警惕头盆不称。患者阴道检查结果示头先露，宫口开全，胎头位于坐骨棘水平下 3cm，枕左横位（LOT），胎膜已破，羊水清，胎心率 140 次/分，估计胎儿重 3200g。应徒手将胎头枕部转向前方，然后阴道分娩。所以选项 A 是正确的。

2. D【解析】28 周末，胎儿身长约 35cm，体重约 1100g。皮下脂肪不多。皮肤粉红，有时有胎脂。眼睛半张开，有呼吸运动。此胎龄的正常婴儿有 90% 的生存概率。

3. B【解析】本例初产妇临产后胎头未衔接，可能存在骨盆入口狭窄。骶耻外径 17cm 即是证明。所以，选项 B 正确。

4. D【解析】胎儿枕左前位（胎位好），胎心良好，估计胎儿体重 2800g（胎儿不大），骨盆外测量正常，血压126/84mmHg，宫缩规律6小时，肛查宫口开大3cm，S+1，正属于潜伏期。胎儿前提条件好，产程进展正常，所以选项D是正确的。选项A、B、C、E一般用于子宫收缩异常或有其他并发症时。

5. D【解析】胎膜早破对胎先露未入盆或胎位异常者，应抬高孕妇臀部，绝对卧床休息。

6. B【解析】母婴同室的重要性：①及时了解宝宝的生活习性，提高母乳成功喂养的概率，满足婴儿营养需要。②提高母乳喂养率，促进乳汁分泌，保持有足够的母乳。③早期建立亲子关系，有利母子感情的交流，提高婴儿智力。④有利父母护理婴儿，学会育婴、护理技巧，增进父母的自信与成就感。⑤有利于婴儿获得免疫力，增强防病能力。

7. E【解析】此时应指导产妇主动屏气，向下用力，利用腹肌及膈肌强有力的收缩使腹内压增高，协同宫缩促使胎儿娩出。

8. D【解析】胎盘剥离征象中，包括阴道有少量流血。

9. E【解析】胎头吸引术是将吸引器外口置于露出的胎头上，再用注射器将吸引器内空气吸出，形成负压区，利用负压吸引原理，吸住胎头，配合宫缩，娩出胎头。应抽出空气量为200~230ml。

10. B【解析】从宫口开大3cm开始至宫口开全称为活跃期。

11. D【解析】灌肠已经取消。

12. A【解析】髂棘间径22cm，髂嵴间径24cm，骶耻外径17cm，出口横径7.5cm，对角径11.5cm，均小骨盆。

13. E【解析】属正常，不需干涉产程进展。

14. B【解析】初产妇宫口较紧，宫口扩张需要的时间较长，需11~12小时；经产妇宫口较松，宫口扩张较快，需6~8小时。

15. B【解析】根据题干信息，此时胎儿已通过坐骨棘水平且有缺氧症状，应助产经阴道分娩。

16. D【解析】根据题干信息，于女士为经产妇，且宫口开大4.5cm，需产房接产。

17. C【解析】医院以淋浴为主，家中以盆浴为主。沐浴时室温26~28℃，水温38~42℃。根据新生儿皮肤清洁程度决定沐浴的频率，沐浴前不要喂奶。

18. D【解析】孕妇尿雌激素/肌酐（E/C）比值的正常值为15，10~15为警戒值，<10为危险值。钱女士尿雌激素/肌酐比值为7、过期妊娠且宫口开大2.5cm，应尽快行剖宫产。

19. A【解析】阴道镜多用于子宫颈疾病的检查，一般不用于临产前检查，故A选项为错误措施。肛查：S-1，宫口一指松，可得知该产妇处于潜伏期，潜伏期1~2小时听胎心1次，故排除B。在临产前，应鼓励产妇进食，以保证足够的体力进行生产，故排除C。该产妇2小时后宫缩40秒，间隔5分钟，表示已出现宫缩乏力，故可给予静脉滴注缩宫素。缩宫素激惹试验出现早期减速，提示胎头受压。为防止胎儿宫内窘迫，故可给予左侧卧位并吸氧。所以，不恰当的处理措施是选项 A。

20. C【解析】胎头下降延缓指在子宫颈扩张减速期及第二产程时，胎头下降速度初产妇<1.0cm/h，经产妇<2.0cm/h，此时应指导产妇配合宫缩增加腹压，缩短第二产程，还可静脉滴注缩宫素加强产力。所以，选项 C 是恰当的处置措施。

21. C【解析】各项指标均正常，该孕妇属于正常产程，所以选项 C 正确。

22. B【解析】宫口开大 3~4cm 产程停滞，除外头盆不称可行人工破膜外，若产力欠佳，可静脉滴注缩宫素。若宫口开大>1cm/h，伴胎先露部下降，多能经阴道分娩。在试产过程中，出现胎儿窘迫征象，应行剖宫产术结束分娩。若经过上述处理效果不佳，宫口开大<1cm/h 或无进展时，则应行剖宫产结束分娩。

23. A【解析】30 分钟内应协助母亲进行第一次哺乳，新生儿与母亲早接触、早吸吮有利于母体产后的恢复。所以，选项 A 是正确的。

三、A3/A4 型题

1. D【解析】根据题干所述，该产妇潜伏期和活跃期均延长。

2. A【解析】新生儿 Apgar 评分法，见表 2-1。

表 2-1　新生儿 Apgar 评分法

体征	0	1 分	2 分
每分钟心率	0	<100 次	≥100 次
呼吸	0	浅、慢，不规则	佳
肌张力	松弛	四肢稍屈曲	四肢屈曲，活动好
喉反射	无反射	有些动作	咳嗽，恶心
皮肤颜色	全身苍白	躯干红，四肢青紫	全身粉红

该男婴心率为 110 次/分，2 分；呼吸不规则，1 分；四肢稍屈，1 分；清理呼吸道时有咳嗽反应存在，2 分；皮肤颜色红润，2 分。共 8 分。

3. A【解析】在真正临产之前，孕妇常出现不规律宫缩，痛感不强烈，子宫颈管不短缩，宫口不扩张。大多数孕妇在临产前出现见红症状，现出现规律宫缩且镇静药不能抑制，可判断此孕妇为临产状态。

4. E【解析】产程开始时子宫收缩正常，产程进行到某一阶段（多在活跃期或第二产程时）宫缩减弱。可诊断为继发性子宫收缩乏力。

5. C【解析】子宫收缩乏力首先要寻找原因，不论是原发性还是继发性子宫收缩乏力，均要针对原因进行恰当处理。不应马上剖宫产终止妊娠。

6. A【解析】产妇规律宫缩，枕右前位，胎心良好。骨盆外测量正常，B 超测胎头双顶径9.5cm，羊水平段3.0cm，这些均是生产的正常指标，只需严密观察产程进展，无须处理。

7. E【解析】当产妇疲劳时，缓慢静脉注射地西泮，可使产妇迅速进入睡眠状态，缓解产妇的精神紧张。地西泮作用时间短，可有效松弛子宫颈平滑肌，主要用于活跃期。

8. E【解析】用排除法。因宫缩正常，不选择应用缩宫素，也不应过早使用腹压。宫口开大5cm，破膜可促产程进展，并了解羊水情况。而且初产妇宫口开大4cm以上不再灌肠。

9. A【解析】宫口开全，肛查发现盆腔后部空虚，阴道检查胎头前囟在骨盆左前方，此时胎儿为枕右后位，且胎头双顶径已达坐骨棘平面，应会阴侧切，徒手将胎头枕部转向前方，产钳助娩。

10. E【解析】导致晚期减速的原因多数是胎盘功能不良、胎儿缺氧的表现。建议最好左侧卧位，及时吸氧观察，如果短时间内不能缓解，建议最好在医生的指导下适时结束分娩。

11. C【解析】晚期减速如果在短时间内不能缓解，建议最好在医生的指导下，适时结束分娩。

12. C【解析】题干内容所述符合先兆子宫破裂的临床表现。

13. A【解析】髂棘间径25cm，骶耻外径20cm，坐骨结节间径7.5cm。因此，骨盆出口狭窄是产程受阻的主要因素。

14. B【解析】纽约心脏病协会（NYHA）依据患者生活能力状况，将心脏病孕妇心功能分为四级。①Ⅰ级：一般体力活动不受限制。②Ⅱ级：一般体力活动轻度受限制，活动后心悸、轻度气短，休息时无症状。③Ⅲ级：一般体力活动明显受限制，休息时无不适，轻微日常工作即感不适、心悸、呼吸困难，或既往有心力衰竭史。④Ⅳ级：一般体力活动严重受限制，不能进行任何体力活动，休息时有心悸、呼吸困难等心力衰竭表现。张女士活动后感觉胸闷、气急，休息后心率为90次/分，故该患者的心功能为Ⅱ级。

15. D【解析】心功能Ⅱ级，应积极控制病情后，以剖宫产终止妊娠。

16. E【解析】根据题干信息，各项指标均正常，该孕妇属于正常产程，应送产房消毒接生。

17. D【解析】行此术式或其他会阴切开术以前，一般都要先符合相应的“会阴切开指征”：①会阴过紧或胎儿过大。②估计分娩时会阴撕裂不能避免。③母亲或胎儿有病理情况急需结束分娩等。必须要先符合三个中的一个或以上。根据题干信息，不需要行会阴左侧后-侧切开术。

18. B【解析】新生儿发生的原因是尿液及粪便长时间刺激所致。

19. C【解析】臀红的处理方法是每次大小便后用温水洗净，适当暴露患部，勤换尿布，也可用烤灯疗法或使用氧化锌涂抹患处。

20. D【解析】为缓解乳房胀痛，首选的护理措施就是让新生儿多吸吮，因为饥饿时婴儿的吸吮力强，有利于吸通乳腺管。

21. E【解析】下腹部阵痛，一般不需特殊处理措施。

22. B【解析】从临产规律宫缩开始至宫口开大5cm，规律宫缩6小时及其他题干内容所述，可判断孕1产0，妊娠38周，正常第一产程。

23. D【解析】正常产程，此时需绝对卧床，保持会阴清洁。

四、B型题

1. A【解析】妊娠40周，血压157/96mmHg，尿蛋白2.5g/24h。为子痫前期轻度，首选药物为硫酸镁。硫酸镁有预防子痫和控制子痫发作的作用，适用于先兆子痫和子痫。

2. D【解析】肌内注射哌替啶在镇痛的同时可调整宫缩协调性。

3. E【解析】Apgar评分满分为10分。若评分为8~10分，属正常新生儿。

4. C【解析】Apgar评分满分为10分。若评分4~7分属轻度窒息，又称青紫窒息，缺氧较为严重，需清洁呼吸道，人工呼吸。

5. B【解析】Apgar评分满分为10分。若评分0~3分属重度窒息，又称苍白窒息。严重缺氧时，应给氧于喉镜下气管内插管。

6. B【解析】中骨盆前后径为耻骨联合下缘中点至骶骨下端间的距离。

7. C【解析】中骨盆横径为两侧坐骨棘间的距离。

8. E【解析】骨盆出口横径为两侧坐骨结节间的距离。

9. D【解析】出口后矢状径为骶尾关节至坐骨结节间径中点间的距离。

10. A【解析】对角径为耻骨联合下缘至骶岬上缘中点间的距离。

11. B【解析】最先进入骨盆入口的胎儿部分称胎先露。

12. A【解析】胎儿在子宫内的姿势称为胎姿势。

13. D【解析】肢体纵轴与母体纵轴的关系称为胎产式。

五、X型题

1. CDE【解析】正常宫缩起自两侧子宫角部，以微波形式迅速向子宫底中线集中，左右对称，然后以每秒约2cm的速度迅速向子宫下段扩散，约15秒均匀协调地遍及整个子宫。所以，选项A正确。正常宫缩时，每次收缩总是由弱渐强（进行期），维持一定时间（极期），随后由强渐弱（退行期），直至消失进入间歇期。所以，选项B正确。宫缩以子宫底部最强、最持久，向下逐渐减弱，此为宫缩的极性。所以，选项C错误。第二产程宫缩高峰时子宫内压力可达100~150mmHg。所以，选项D错误。宫缩时，子宫体肌纤维缩短变宽；间歇期，肌纤维虽然又松弛，但不能完全恢复到原来长度而较前略短。所以，选项E错误。

2. ABCD【解析】初产妇临产后，子宫颈管先消失后扩张。所以，选项E说法错误，其余选项的说法都是正确的。

3. ACDE【解析】骨盆入口平面有4条径线。①入口前后径：即真结合径。为耻骨联合上缘中点至骶岬前缘正中间的距离，平均长约11cm，其长短与分娩机制关系密切。②入口横径：两髂耻缘间的最大距离，平均长约13cm。③入口斜径：左右各一。左侧骶髂关节至右侧髂耻隆突间的距离为左斜径；右侧骶髂关节至左侧髂耻隆突间的距离为右斜径，平均长约12.75cm。

4. ABCD【解析】前囟门在头顶部，是两侧额骨与两侧顶骨之间的骨缝形成的菱形间隙。所以，选项E是错误的。

5. ABCD【解析】产程中的胎心观察：应在宫缩间歇时听，潜伏期每隔1~2小时听胎心1次；进入活跃期宫缩频时，每15~30分钟听胎心1次，每次听诊1分钟。

6. ABDE【解析】胎头衔接是描述胎儿向母体骨盆方向下降的过程，生产时胎头双顶径进入骨盆入口平面，胎头颅骨最低点接近或达到坐骨棘水平。通常胎头以半俯曲状态进入骨盆入口，以枕额径衔接。所以，选项C是错误的。

7. BCE【解析】胎头双顶径进入骨盆入口平面，胎头颅骨最低点接近或达到坐骨棘水平，称为衔接。初产妇多在预产期前1~2周内衔接，经产妇多在分娩开始后衔接，但这只是一般规律，每个产妇之间存在着个体差异，有人在预产期前两天可能胎头仍然还没有衔接。所以选项A、D错误。

8. ABCE【解析】此题考查围生期保健的具体内容。孕期保健应于孕中期开始定期产前检查，所以，选项A错误；产褥期保健指导产妇于产后42天回医院接受全身检查，所以，选项B错误；哺乳期保健指导至少产后6个月后再用药物避孕。所以，选项C错误；分娩期保健应加强“五防”，即防滞产、防感染、防产伤、防产后出血和防新生儿窒息。所以，选项D正确；孕前期保健应嘱长期药物避孕者停药半年后再受孕，所以，选项E错误。

9. BCD【解析】清洁灌肠的适用范围：用于直肠、结肠检查前的准备或脏器造影、摄片及手术前的准备，以清洁肠道，便于检查，并防止手术部位的感染。

10. ABCD【解析】胎盘胎膜娩出后，应注意检查其完整性，注意胎盘小叶有无缺损，胎膜是否完整，胎儿面边缘有无断裂的血管，以判断有无副胎盘。如有副胎盘、部分胎盘残留或大部分胎膜残留时，应在无菌操作下伸手入子宫腔取出残留组织，若仅有少许胎膜残留，可给予子宫收缩剂待其自然排出。所以，选项E是错误的，其余选项内容是正确的。

11. ACE【解析】A选项：如第一胎儿为臀先露，第二胎儿为头先露，有发生两胎儿胎头绞锁的可能，可放宽剖宫产指征。C选项：有妊娠合并症如前置胎盘，如症状严重或短时间内无法结束妊娠，需考虑剖宫产术。D选项：双胎妊娠若无并发症，分娩孕周一般为35~37周，通常不超过37周。E选项：足月联体儿无法经阴道分娩，应行剖宫产术。

12. ABC【解析】中骨盆平面的前方为耻骨联合下缘，两侧为坐骨棘，后方为骶骨下端。

13. ADE【解析】分娩时第一产程禁用腹压，在必要时可遵医嘱给予地西泮、哌替啶等镇静药。所以，选项B错误；宫口扩张>3cm，无头盆不称，除外脐带先露、胎头已衔接者，可在宫缩间歇、下次宫缩将开始时进行人工破膜。所以，选项E正确，选项C错误。

产程无进展或出现胎儿宫内窘迫征象时，应立即配合医生做好剖宫产术前准备。所以，选项D正确。

14. ABCE【解析】参见X型题第6题解析可知，选项D错误。其余选项说法都是正确的。

15. ABCD【解析】高危孕妇产时护理应做到：①间歇吸氧，对胎盘功能减退的孕妇每天3次，每次30分钟。②预防早产，遵医嘱用硫酸镁抑制宫缩。③选择适当的时机终止妊娠，如未足月可于终止妊娠前用肾上腺皮质激素促进胎儿肺成熟。一旦决定手术应迅速做好术前各项准备。④严密观察产程进展和胎儿变化，尽量少用麻醉、镇静药物，避免加重胎儿缺氧，并做好新生儿的抢救准备。

16. ABCD【解析】本题考核的是子宫收缩的特征。宫缩和腹肌收缩力不同，是不自主的收缩。临产后子宫收缩有四大特点：节律性、对称性、极性和缩复作用。缩复作用指子宫肌纤维在宫缩时变短变宽，间歇时松弛，但不能恢复到原来的长度，如此反复，肌纤维越来越短，使子宫腔容积逐渐缩小，迫使胎儿下降，直至娩出；随着产程的逐渐进展，子宫收缩间隔越来越短，持续时间越来越长，持续时间可由开始时的30秒到第二产程时的60秒。间歇时间则由5~6分钟缩短到1~2分钟。

17. ABCE【解析】子宫下段由非妊娠时约1cm的子宫峡部伸展而形成。在妊娠12周后子宫峡部已扩展成子宫腔的一部分，至妊娠末期被拉长形成子宫下段。临产后规律宫缩进一步使其拉长至7~10cm，肌壁变薄成为软产道的一部分。所以，选项D说法错误，其余选项的说法是正确的。

18. ABCE【解析】入口前后径平均长约11cm，入口横径平均长约13cm，因此，入口平面前后径比横径短。所以，选项A错误；出口横径平均长约9cm，出口前后径平均长约11.5cm，因此，出口平面横径比前后径短。所以，选项B错误；骨盆倾斜度一般为60°。所以，选项C错误；若角度过大，影响胎头衔接。中骨盆平面的横径不是骨盆各平面最短的横径。所以，选项E错误；只有选项D正确。

19. ABCE【解析】本题考核的是产程中宫口的扩张规律和影响因素。初产妇多是子宫颈管先消失，宫口再扩张，故产程相对较长。所以，选项A错误；形成前羊水囊后，宫口容易扩张。所以，选项B错误；破膜后胎头直接压迫子宫颈，刺激宫缩，帮助宫口扩张，而不是阻碍宫口扩张，故第一产程宫缩欠佳，宫口扩张缓慢时，可采用人工破膜，加速宫口扩张。所以，选项C错误；子宫颈消失过程先形成漏斗状，渐变短直至展平。所以，选项D正确；经产妇子宫颈较松软，子宫颈管消失和宫口扩张可同时进行，故产程进展较快。所以，选项E错误。

20. ABCD【解析】生理性缩复环属于在临产前的一种正常生理反应，指的是因为子宫肌纤维的缩复作用，从而导致子宫下段肌壁被牵拉越来越薄，在子宫底和子宫体之间形成环形的一种隆起。所以，选项A错误。产妇进入分娩室可以先做胎心监护，如果正常，以后可以每小时听诊胎心1次，进行胎心情况的观察。所以，选项B错误；胎膜破裂大多发生在宫口近开全时。所以，选项C错误；规律宫缩时不需要加用腹压，所以，选项D错误；参见X型题第19题解析可知，选项E正确。

21. BCDE【解析】参见X型题第19题解析。腹肌收缩力是第二产程的主要辅助力量。

22. ABDE【解析】胎盘剥离征象有：①子宫体变硬呈球形，胎盘剥离后降至子宫下段，下段被扩张，子宫体呈狭长形被推向上，子宫底升高达脐上。②剥离的胎盘降至子宫下段，阴道口外露的一段脐带自行延长。③阴道少量流血。④用手掌尺侧在产妇耻骨联合上方轻压子宫下段时，子宫体上升而外露的脐带不再回缩。所以，选项C错误，其余选项内容都是正确的。

23. ABC【解析】分娩发动前，出现预示不久即将临产的症状，称为先兆临产，包括假临产、胎儿下降感、见红，是分娩即将开始的比较可靠的征象。

六、案例分析题

1. BDE【解析】根据题干信息，可诊断为足月妊娠，且为巨大胎儿，处于临产状态。

2. ABD【解析】孕妇入院后应左侧卧位，从临产规律宫缩开始至宫口开大3cm为潜伏期，应每隔1小时听胎心，并检查有无头盆不称。有明显头盆不称、不能从阴道分娩者，遵医嘱做好剖宫产手术准备。

3. A【解析】根据题干信息，胎头双顶径已通过坐骨棘平面，应行产钳术经阴道分娩。

4. BDE【解析】患者此时应抬高臀部，预防脐带脱垂；保护会阴清洁，勤换会阴垫，预防感染；应每2小时听胎心1次，如有必要，随时听。

5. ACD【解析】横径狭窄骨盆髂棘间径及髂嵴间径均缩短。骨盆入口临界性狭窄，骶耻外径18.0cm；骨盆入口相对性狭窄，骶耻外径16.5~17.5cm；骨盆入口绝对性狭窄，骶耻外径≤16.0cm；出口横径平均长约9cm。因此，选项A、C、D均为异常骨盆。

6. ABCDE【解析】当胎儿前肩娩出时，可遵医嘱给予产妇静脉注射麦角新碱0.2mg或静脉注射（或肌内注射）缩宫素10U，并同时静脉滴注缩宫素10~20U，预防产后出血。同时密切监测子宫收缩、子宫底高度、阴道出血情况及生命体征。及时协助胎盘娩出，并仔细检查胎盘、胎膜是否完整。产后在产房观察2~4小时，监测生命体征及子宫收缩情况，评估阴道流血量。嘱产妇常规42天后来院复查，如出现阴道流血增多、体温升高、恶露有异味等异常情况，应随时复诊。

7. ABC【解析】胎儿娩出后24小时内出血量超过500mL者，称为产后出血，是产妇四大死亡原因之首。80%发生在产后2小时内。失血过多、休克时间长可致垂体后叶功能减退。其他选项说法是错误的。

8. ABC【解析】①输血前，应填写患者输血申请单，采取血标本送血库做血型鉴定与交叉相容试验。所以，选项A正确。②取血时，必须经两人核对。一是核对受血者姓名、床号、病历号、血型、供血者姓名、编号、血型及交叉相容试验结果；二是核对血液库存日期，超过3周不能使用；三是检查血液有无变质污染，有无溶血现象，如血浆颜色有无变红或混浊有泡沫，红细胞有无呈紫玫瑰色，血细胞与血浆界限不清等。全部相符、合格才能提取。所以，选项B正确。③输注前需将血袋反复颠倒数次，使细胞与添加剂充分混匀。必要时在输注过程中也要不时轻轻摇动血袋使红细胞悬起，以避免出现越输越慢的现象。所以，选项C正确。④正常库存血分为两层：上层为血浆，呈淡黄色、半透明；下层为红细胞，呈均匀暗红色，两者界限清楚，且无凝块。如血浆变红或混浊、有泡沫，血细胞呈紫玫瑰色，两者界限不清，或有明显的血凝块等，均说明血液有可能变质，不能输入。所以，选项D错误。⑤输血时，血液内不得随意加入其他药品，如钙剂、酸性或碱性药品，高渗或低渗液，以防血液凝集或溶解。所以，选项E错误。

9. D【解析】输血后如患者发生变态反应，会出现皮肤瘙痒，眼睑、口唇水肿等症状。

10. D【解析】发生溶血反应时，护士应首先停止输血，回抽并给予吸氧，保留余血及血袋，一并送检验科。

11. C【解析】溶血反应是输血中最严重的一种反应，包括以下症状。①开始阶段：由于红细胞凝集成团，阻塞部分小血管，从而引出四肢麻木、头胀痛、胸闷、腰背剧痛、恶心、呕吐等。②中间阶段：由于红细胞发生溶解，大量血红蛋白散布到血浆中，则出现黄疸和血红蛋白尿（酱油色）。同时伴有寒战、发热、呼吸困难、血压下降。③最后阶段：由于大量的血红蛋白从血浆进入肾小管，遇酸性物质而变成结晶体，临床出现急性肾功能衰竭症状，严重者可致死亡。“出现头胀、四肢麻木、腰部剧痛、血压下降等症状”，溶血反应的开始阶段，是由于红细胞凝集成团，阻塞部分小血管所致。

第三章　正常产褥期妇女的护理

一　A1 型题

1. 高危妊娠是指

A. 对孕妇、胎儿有较高危险性的妊娠　　B. 对新生儿有较高危险性的妊娠

C. 对胎儿有较高危险性的妊娠　　D. 对孕妇有较高危险性的妊娠

E. 对孕产妇、胎儿和新生儿有较高危险性的妊娠

2. 为确定异常子宫出血患者为子宫内膜不规则脱落型，取子宫内膜行镜检的最适宜时间为

A. 月经前期　　B. 月经来潮 5~6 天

C. 月经期任何时间　　D. 排卵期前后

E. 月经来潮 12 小时内

3. 产褥期一般为

A. 1~2 周　　B. 2~3 周

C. 3~4 周　　D. 4~5 周

E. 6 周

4. 下列关于胎盘附着面的子宫内膜完全修复的时间说法正确的是

A. 产后 4 周　　B. 产后 5 周

C. 产后 6 周　　D. 产后 7 周

E. 产后 8 周

5. 产褥期禁止性交的时间是

A. 产后 2 周　　B. 产后 4 周

C. 产后 6 周　　D. 产后 8 周

E. 产后 10 周

6. 产褥期是指

A. 从胎儿娩出到恶露干净这段时间

B. 从胎儿娩出到生殖器恢复正常所需的时期

C. 从第二产程到生殖器恢复正常这段时间

D. 从胎盘娩出到产妇全身各器官（除乳腺外）恢复至正常未孕状态所需的时间

E. 从胎儿娩出到全身恢复正常这段时间

7. 促进母乳喂养成功的措施，错误的是

A. 对所有保健人员进行技术培训
B. 帮助母亲早开奶
C. 实行母婴同室
D. 向孕产妇宣传母乳喂养的好处
E. 实行按时哺乳

8. 下列对于正常产褥期妇女的描述，正确的是

A. 子宫体恢复到未孕大小需要 4 周
B. 于产后 2 周子宫颈完全恢复至正常状态
C. 于产后 10 天，腹部检查扪不到子宫底
D. 于产后 9 周，除胎盘附着处外，子宫腔表面均由新生的内膜修复
E. 子宫颈外形于产后 3 天恢复到未孕状态

9. 胎头颅骨最低点接近或达到坐骨棘水平为

A. 内旋转
B. 衔接
C. 俯屈
D. 复位
E. 下降

10. 关于 Apgar 评分的描述，正确的是

A. 7 分以上均为正常新生儿
B. 1 分钟评分反映复苏效果，与预后关系密切
C. 4 分以下需清理呼吸道、人工呼吸、吸氧
D. 缺氧严重的新生儿应在出生后 5 分钟、10 分钟时分别评分，直至连续两次均≥8 分为止
E. 评分以皮肤颜色为基础，呼吸最灵敏

11. 关于 Apgar 评分，下列恰当的是

A. Apgar 评分是以皮肤颜色为基础
B. Apgar 评分是以呼吸状态为基础
C. 新生儿一旦娩出，就立即进行 Apgar 评分
D. 1 分钟 Apgar 评分可反映新生儿的预后
E. 分娩时 Apgar 评分可反映胎儿宫内缺氧状态

12. 下列关于产妇产后 72 小时内的血容量变化说法正确的是

A. 减少 10%~15%
B. 增加 10%~15%
C. 减少 15%~25%
D. 增加 15%~25%
E. 减少 25%~30%

13. 关于胎儿循环系统特点，正确的是
A. 有脐静脉2条，脐动脉1条
B. 卵圆孔位于左、右心室之间
C. 进入胎儿右心房的下腔静脉血是混合血
D. 卵圆孔开口处位于上腔静脉入口
E. 胎儿体内存在纯动脉血

14. 产褥期护理错误的是
A. 衣着温暖适宜
B. 情况正常者24小时后下床活动
C. 产后10小时内排尿
D. 饮食应富于营养，注意多吃蔬菜
E. 保证充分休息和睡眠

15. 新生儿娩出后1分钟内的情况是心率92次/分，无呼吸，四肢稍屈，有喉反射，但无咳嗽，四肢紫。按新生儿Apgar评分为
A. 5分
B. 10分
C. 8分
D. 6分
E. 4分

16. 关于产褥期子宫复旧，下列说法错误的是
A. 产后1周子宫颈管复原
B. 产后4周时子宫颈完全恢复正常形态
C. 产后2~3天，子宫颈口可通过2指
D. 产后6周子宫颈完全恢复正常形态
E. 产后1周，子宫颈内口关闭

17. 有关产褥期护理，下述哪项不对
A. 产后24小时鼓励产妇下床活动
B. 饮食应富于营养
C. 产妇应多吃蔬菜、水果
D. 测体温、脉搏、呼吸，每日2次
E. 产后适宜多取蹲位

18. 新生儿Apgar评分的五项依据是
A. 心率、呼吸、肌张力、皮肤颜色、喉反射
B. 心率、呼吸、喉反射、皮肤颜色、哭声
C. 心率、呼吸、体重、哭声、皮肤颜色
D. 心率、呼吸、喉反射、哭声、脐血管充盈度
E. 心率、呼吸、脐血管充盈度、羊水性状、皮肤颜色

19. 分娩时产妇过早使用腹压易导致
A. 产程加速
B. 胎儿窘迫
C. 胎膜早破
D. 产妇疲劳和子宫颈水肿
E. 羊水混浊

20. 下列哪些说法是恰当的

A. 出生 2 个月以后，应考虑补充铁剂　　B. 母乳喂养，有时会患维生素 K 缺乏

C. 只要新生儿啼哭，就授乳　　D. 母乳蛋白质含量比牛奶多

E. 分娩后约 1 周的时间产妇的脉搏是快的

21. 产褥期，器官逐渐恢复或接近正常未孕状态，但不包括下列哪项

A. 乳房　　B. 子宫

C. 阴道　　D. 输尿管

E. 外阴

二 A2 型题

1. 赵女士，26 岁。产后 6 天，发热 40℃，恶露多而混浊，有臭味，子宫复旧不佳，有压痛。下述哪项护理不妥

A. 坐浴 1～2 次/天　　B. 抗感染治疗

C. 半卧位　　D. 床边隔离

E. 物理降温

2. 于女士，38 岁。初产妇，因胎动明显减少 1 日入院。体格检查示：血压 95/65mmHg，脉率 110 次/分，胎膜已破，胎儿左枕前位，头先露 S＋2，胎心率 100 次/分。胎心检测提示多个晚期减速，子宫体压痛，宫口开大 3cm。询问病史了解到：24 小时前有大量清亮液体从阴道流出，8 小时前开始规律宫缩痛。血常规提示：白细胞 18×10^9/L，中性粒细胞 0.95×10^9/L，淋巴细胞 0.05×10^9/L。紧急剖宫产，产妇腹部放置引流管，此时处置项目不包括

A. 输注新鲜血液　　B. 左侧卧位，间断吸氧

C. 给予大剂量糖皮质激素　　D. 物理降温

E. 大剂量广谱抗生素联合应用

3. 王女士，30 岁。产后第 2 天，有尿急、尿痛症状，排尿时有烧灼感，体温 38.2℃。对该产妇的护理措施，正确的是

A. 遵医嘱给予产妇敏感有效的抗生素，以控制感染

B. 禁止给予抗痉挛、镇痛药，以免掩盖症状，延误治疗

C. 产褥期的正常反应，应继续观察病情

D. 嘱产妇多活动，少进食流质，以免增加排尿次数而刺激尿道

E. 如患者排尿困难，应立即留置导尿管

4. 张女士，27 岁。初产妇，产后第 1 日开始发热，体温 37.8℃左右，已持续 12 小时。子宫收缩良好，无压缩，乳房肿胀有硬结，会阴切口无红肿疼痛，恶露正常无异味。最可能

的发热原因是

A. 上呼吸道感染
B. 产褥感染
C. 乳腺炎
D. 乳腺管不通
E. 泌乳热

5. 新生儿，出生时无呼吸，心率小于 90 次/分，全身苍白、四肢瘫软，经清理呼吸道无效后的抢救措施是

A. 给氧
B. 气管插管加压给氧
C. 注射呼吸兴奋药
D. 给予抗生素
E. 人工呼吸

6. 李女士，36 岁。经产妇，昨日经阴道顺产一正常男婴，目前诉说乳房胀痛，下腹阵发性轻微疼痛。查乳房肿胀，无红肿，子宫硬，子宫底在腹正中，脐下 2 指，阴道流血同月经量。对该孕妇下腹疼痛问题，可以告知她

A. 与使用缩宫素无关
B. 是不正常的子宫痛
C. 是正常产后宫缩痛
D. 一般 1 周后消失
E. 需要用镇痛药

7. 刚出生新生儿，心率 98 次/分，呼吸浅慢、不规则，四肢活动好，喉反射不明显，躯干及四肢皮肤色泽红润。其 Apgar 评分为

A. 8 分
B. 4 分
C. 7 分
D. 6 分
E. 5 分

8. 王女士，30 岁。会阴侧切术后 4 天，阴道流血不多，检查见局部红肿、硬结，体温 38.5℃。此种情况最有可能是

A. 会阴伤口血肿
B. 会阴侧切伤口感染
C. 阴道壁血肿
D. 子宫内膜炎
E. 尿潴留

9. 初乳的特点正确的是

A. 初乳含分泌型 IgA 较成熟乳多
B. 初乳乳糖含量比成熟乳多
C. 初乳含蛋白质、矿物质、脂肪比成熟乳少
D. 初乳是指产后 1 天内分泌的乳汁
E. 因含脂肪多呈淡黄色

10. 产后腹部检查时，如果在耻骨联合上方扪不到子宫底，此产妇大约在产后的

A. 第 4~6 天
B. 第 10~14 天

C. 第2~3天　　D. 第1天

E. 第8~9天

11. 某新生儿娩出1分钟Apgar评分为2分，给予胸外按压，最佳频率为

A. 60次/分　　B. 140次/分

C. 80次/分　　D. 120次/分

E. 100次/分

12. 白女士，29岁。足月顺产后6天，阴道内少量血液流出，无腹痛，无发热，子宫底位于脐耻之间，无压痛，处理是

A. 应用止血药　　B. B超了解宫内有无胎盘、胎膜残留

C. 应用子宫收缩药　　D. 阴道分泌物培养

E. 正常产褥不需处理

三 A3/A4型题

（1~3题共用题干）

王女士，29岁。孕1产0，到妇幼保健中心咨询新生儿沐浴的相关知识。

1. 新生儿沐浴时，合适的室温温度是

A. 20~22℃　　B. 24~26℃

C. 26~28℃　　D. 28~30℃

E. 30~32℃

2. 新生儿沐浴时间应在喂奶后

A. 0.5小时　　B. 1小时

C. 1.5小时　　D. 2小时

E. 2.5小时

3. 下列哪项不是新生儿评分体征

A. 心率　　B. 体温

C. 呼吸　　D. 喉反射

E. 肌张力

（4~6题共用题干）

田女士，33岁。于2014年6月18日产下两胎，产后第1天，自诉下腹疼痛。经查看有低热、出汗、呕吐、腹泻症状，咽无充血，脐下2横指处触及一硬块上界，白细胞11.0×10^9/L，中性粒细胞0.75。

4. 田女士此种情况最有可能是

A. 子宫肌炎　　B. 子宫肌瘤红色变性

C. 产褥感染　　D. 卵巢囊肿蒂扭转

E. 产后宫缩痛

5. 产后第3天，产妇出现发热37.8℃，乳房胀痛，无红肿，乳汁稀少，恰当的措施是

A. 生麦芽煎汤喝　　B. 芒硝敷乳房

C. 新生儿多吸吮　　D. 吸奶器吸乳

E. 少进食汤水

6. 产后第4天，双乳肿胀，乳汁排流不畅，此种情况最常见原因是

A. 未给新生儿吸吮　　B. 未及早按摩乳房

C. 未及早热敷乳房　　D. 营养不良

E. 乳头凹陷

（7~10题共用题干）

蒋女士，27岁。已婚，初产妇。产钳助娩一3800g男婴，现产后6小时，在产房观察。

7. 蒋女士产后6小时仍未排尿，检查子宫底脐上1指，子宫收缩良好，阴道流血量正常，下腹部稍膨隆，目前最可能的诊断是

A. 肠麻痹　　B. 尿潴留

C. 子宫复旧不良　　D. 合并卵巢肿瘤

E. 宫腔内积血

8. 面对此种情况最恰当的处理方式为

A. 给子宫收缩药促进子宫收缩　　B. 服用抗生素预防感染

C. 按摩患者子宫　　D. 肌内注射甲硫酸新斯的明

E. 产后第40天复查

9. 产后第4天出现发热症状，体温38.5℃，检查双乳发现红肿，主诉胀痛，且血管淋巴充盈，有硬结，此种情况最有可能是因为

A. 乳汁淤积　　B. 产褥感染

C. 乳腺炎　　D. 上呼吸道感染

E. 子宫内膜炎

10. 此种情况下，首选的处理方式是

A. 鼓励产妇多喝水　　B. 停止哺乳

C. 让新生儿多吸吮母乳　　D. 使用抗生素

E. 热敷、按摩乳房，挤出乳汁

（11~12题共用题干）

李女士，30岁。顺产后2天，主诉下腹疼痛呈阵发性，出汗，低热。经查看，体温

38.0℃，子宫底平脐，无压痛感；乳房胀满，恶露鲜红，量大，有腥气，会阴切口无红肿现象。

11. 此种情况下李女士腹痛的原因最可能是

A. 产褥感染　　B. 产后宫缩痛
C. 子宫内膜炎　　D. 肠麻痹
E. 子宫复旧不良

12. 下一步的处理最恰当的是

A. 使用子宫收缩药　　B. 静脉滴注抗生素
C. 肥皂水灌肠　　D. 口服抗生素
E. 属正常现象不必处理

（13～14 题共用题干）

胡女士，33 岁。孕 2 产 0，孕 41 周，见红 1 天、不规律腹痛 20 小时。产前检查正常，孕期无合并症。检查：骨盆外测量径线正常，枕左前位，估计胎儿体重 3500g，宫缩持续 10～20秒，间歇 8～10 分钟，强度弱，胎心率基线 138 次/分。肛查：宫口开大 1cm，先露头，S-2，胎膜未破。因患者产力弱，给予缩宫素静脉滴注引产，引产的第 2 天患者出现规律宫缩，宫口逐渐开大。

13. 有关患者在待产室引产期间的护理措施，错误的是

A. 监测生命体征　　B. 鼓励产妇进食，注意补充水分
C. 提醒产妇每 6～8 小时排尿 1 次　　D. 协助产妇作好生活护理
E. 观察宫缩，勤听胎心，随时调节缩宫素剂量、浓度和滴速

14. 该患者宫口开全后转入产房，进入第二产程。有关第二产程的护理措施，正确的是

A. 指导患者正确运用腹压，告诉患者宫缩间歇期亦应屏气用力，不能休息
B. 若行会阴左侧后侧切开术，术者可用会阴侧切剪于宫缩间歇期自会阴后联合中线向左 45°方向切开会阴
C. 若行会阴正中切开术，术者可用会阴侧切剪于宫缩时沿会阴后联合正中垂直切开 4～5cm
D. 胎儿前肩娩出后，术者保护会阴的右手即可放松
E. 脐带处理时，可用粗棉线分别在距脐根 0.5cm、1cm 处结扎两遍，注意用力适当、必须扎紧

四 B 型题

（1～4 题共用备选答案）

A. 2 周　　B. 3 周

C. 4周 D. 5周

E. 6周

1. 白色恶露的持续时间
2. 产后除胎盘附着部位外子宫腔表面均由新生内膜修复的时间
3. 产后子宫恢复到正常非孕期大小的时间
4. 不哺乳产妇产后垂体催乳素降至非孕水平的时间

（5~7题共用备选答案）

A. 上呼吸道感染 B. 产后子宫内膜炎

C. 子宫复旧不良 D. 胎盘胎膜部分残留

E. 正常产褥

5. 王女士，28岁。足月正常生产，产后第2天，体温38.2℃，脉率65次/分，出汗多，子宫收缩好，阴道流血不多，宫底平脐
6. 张女士，30岁。产后8天，血性恶露，量大，子宫底脐下2横指
7. 于女士，28岁。产后2天，发热、咳嗽，两肺呼吸音粗

（8~10题共用备选答案）

A. 产后宫缩痛 B. 子宫复旧

C. 初乳 D. 泌乳热

E. 恶露

8. 赵女士，34岁。产褥早期，因宫缩引起的下腹阵痛，属于
9. 王女士，29岁。产后7日内分泌淡黄色乳汁，属于
10. 刘女士，29岁。产后子宫体肌纤维缩复和子宫内膜再生，属于

（11~13题共用备选答案）

A. 脐带受压，兴奋迷走神经 B. 胎头受压，脑血流量一时性减少

C. 胎儿缺氧 D. 胎儿状况良好

E. 胎儿受镇静药物影响

11. 胎心率减速出现在宫缩高峰后，下降慢，持续时间长，恢复慢，提示
12. 胎心率减速与宫缩关系不恒定，出现时下降迅速，幅度大，恢复也快，提示
13. 胎心率减速出现在宫缩开始时，宫缩后恢复正常，时间短，恢复快，提示

五 X型题

1. 关于子宫复旧下列说法正确的是

A. 产后2~3日宫口可通过2指 B. 产后1周子宫重量约为50g

C. 产后10天子宫降至骨盆腔内
D. 产后4周子宫颈完全恢复至正常形态
E. 产后6~8周子宫恢复至非孕期大小

2. 下列说法正确的是
A. 生后数天内听到新生儿心脏杂音多为功能性的
B. 分娩后数小时，可见子宫底稍上升
C. 成熟乳比初乳含有更多的免疫抗体
D. 初乳含有多量球蛋白
E. 子宫复旧速度因授乳而减缓

3. 产妇顺产后2小时的处理，包括下列哪项
A. 注意子宫收缩
B. 观察阴道流血量
C. 协助产妇首次哺乳
D. 注意测量血压和脉搏
E. 注意初乳分泌量

4. 下列哪一项是母乳喂养的好处
A. 提高婴儿免疫力
B. 降低母体患卵巢癌的发病率
C. 有利于产妇生殖器官地恢复
D. 有助于防止产后出血
E. 哺乳期不必避孕

5. 关于产褥期的下列说法错误的是
A. 经阴道自然分娩的产妇应尽早适当活动及做产后健身操
B. 产褥期可行妇科检查，观察盆腔内生殖器是否恢复至非孕状态
C. 正常情况下，产后血性恶露约持续3天，逐渐转为白色恶露，约2周后变为浆液恶露
D. 产褥早期，产妇皮肤排泄功能旺盛，排出大量汗液，不属病态
E. 体温多在产后最初24小时内升高，一般超过38℃

6. 下列哪种做法有利于产妇退奶
A. 大剂量雌激素
B. 溴隐亭
C. 停止哺乳
D. 生麦芽
E. 多喝鲫鱼汤

7. 产后排尿困难，可采取的方法包括
A. 肌内注射甲硫酸新斯的明
B. 下腹部正中放置热水袋
C. 鼓励产妇坐起排尿，用热水冲洗外阴，诱导排尿
D. 针刺关元、气海等穴位
E. 少喝汤水

8. 下列哪项不能够促进乳汁分泌
A. 前列腺素
B. 大剂量雌激素制剂

C. 口服溴隐亭　　D. 吸吮动作
E. 孕激素制剂

9. 姜女士，28 岁。初产妇，剖宫产后第 8 天，母乳喂养，双乳无胀感。婴儿吮乳后，哭闹不安因而添加代乳品，下列哪项是恰当的处理方法
A. 用“催乳饮”催乳　　B. 调节产妇饮食
C. 增加产妇睡眠时间　　D. 用吸奶器吸乳
E. 增加婴儿吸吮次数

10. 正常产褥可出现下列哪种情况
A. 尿潴留　　B. 便秘
C. 脉搏加快　　D. 体温升高
E. 中度贫血

11. 母乳喂养的优点及意义包括
A. 母乳中含有多种免疫球蛋白　　B. 母乳喂养方便、经济、温度适宜
C. 免疫作用　　D. 母乳喂养可自然避孕和防止产后出血
E. 母乳有利于新生儿消化吸收

12. 下列说法不恰当的是
A. 产后 1 周，阴道黏膜上皮恢复至孕前状态
B. 产后 2 周内尿量增加
C. 产褥期容易便秘
D. 哺乳产妇未见月经来潮仍有受孕可能
E. 产褥期肠胃肌张力及蠕动力减弱约需 4 周恢复

13. 关于临产过程中胎儿窘迫的护理措施，下列哪项正确
A. 立即给产妇面罩吸氧　　B. 取左侧卧位
C. 静脉注射 50% 葡萄糖、维生素 C　　D. 纠正酸中毒
E. 结束分娩

14. 清洁、消毒、灭菌的目的有
A. 防止疾病的传播　　B. 防止院内感染
C. 防止交叉感染　　D. 预防和控制医源性感染
E. 保持患者生命安全

15. 关于产褥期泌尿系统改变，下列说法错误的是
A. 产褥期易发生尿路感染　　B. 产褥早期，肌酐和肌酸排出量减少
C. 产后肾脏利尿作用加强，尿量增加　　D. 产褥早期易发生尿潴留
E. 在妊娠期发生的肾盂和输尿管生理性扩张于产后 2 周内能恢复正常

16. 以下属于产力的是
A. 肛提肌收缩力　　B. 腹肌收缩力

C. 坐骨海绵体肌收缩力
D. 膈肌收缩力
E. 子宫收缩力

17. 关于纯母乳喂养的概念，正确的是
A. 哺乳后将新生儿横抱，轻拍背部
B. 除母乳外不添加任何食物
C. 母乳不必定时
D. 产妇哺乳时取侧卧位或坐位
E. 不要使用奶头安慰物

18. 关于产褥期循环系统改变，下列说法正确的是
A. 妊娠时期潴留的水分进入血液循环中
B. 血容量增加 15%~25%
C. 循环血量在产后 2 ~3 周可恢复正常
D. 产褥期，心脏病患者易发生心力衰竭
E. 产后 72 小时内由于子宫胎盘循环停止，血容量增加

19. 关于卡介苗接种，下列哪些是正确的
A. 难产儿出生 24 小时后接种
B. 正常新生儿出生 12 小时后接种
C. 体重 <2500g 的早产儿暂缓接种
D. 严重呕吐、腹泻者暂缓接种
E. 体温 37.5℃以上者可以接种

20. 关于胎心音听诊，下列哪些是正确的
A. 呈单音
B. 与脐带杂音一致
C. 在胎儿肢体侧面最清晰
D. 与母亲的心率一致
E. 胎心率为 110~160 次/分

21. 下列说法正确的是
A. 产褥期，乳房主要变化是泌乳
B. 不哺乳产妇通常在产后 6~10 周月经复潮
C. 雌激素有增加垂体催乳素对乳腺的发育作用
D. 胎盘催乳素于产后 6 小时不能再测出
E. 哺乳产妇因无月经来潮，无受孕可能

22. 有关新生儿臀红的护理，正确的方法是
A. 便后用温开水洗臀
B. 涂鞣酸软膏
C. 涂鱼肝油软膏
D. 勤换尿布，保持干燥
E. 用 60W 灯泡距离 25cm 左右照臀部

23. 关于泌乳过程，下列说法错误的是
A. 下丘脑分泌的催乳素是乳汁分泌的基础
B. 吸吮使乳腺腺泡周围上皮细胞收缩
C. 产后是低雌激素、高孕激素水平
D. 吸吮是乳腺持续不断泌乳的关键
E. 雌激素虽促进乳腺发育，但对泌乳无影响

24. 下列哪项不是正常产褥期的表现
    A. 产后脉搏一般偏快
    B. 产后 24 小时白细胞应恢复至正常范围
    C. 产后 24 小时体温超过 38℃
    D. 产后第 1 天，子宫底达脐平
    E. 产后 2 周恶露开始转为浆液性
25. 关于产褥期妇女的处置，下列说法正确的是
    A. 分娩后首次来月经，多是无排卵型的
    B. 分娩后，当血性分泌物减少时，即可沐浴
    C. 授乳期月经来潮，乳汁的质量不会改变
    D. 乳房如有硬结，应停止授乳
    E. 乳房肿胀时，应适当限制摄取水分
26. 关于正常恶露，下列说法正确的是
    A. 白色恶露持续 2 周
    B. 恶露含有血液、坏死蜕膜
    C. 腔内残留胎盘时恶露增多
    D. 血性恶露持续 3~4 天
    E. 浆液恶露持续 7 天
27. 下列哪些激素参与促进乳腺发育及泌乳功能
    A. 甲状旁腺素
    B. 雌激素
    C. 孕激素
    D. 胎盘生乳素
    E. 皮质醇
28. 关于初乳与成熟乳比较，错误的是
    A. 初乳中脂肪及糖类含量较高
    B. 初乳中含有较多蛋白质，主要是白蛋白
    C. 初乳持续 3 天以后，逐渐变为成熟乳汁
    D. 初乳及成熟乳中均含有大量免疫球蛋白 IgA
    E. 大多数药物不经母血渗入乳汁中

六 案例分析题

（1~6 题共用题干）

王女士，29 岁。初产妇，孕 34 周，检查为臀位，子宫敏感，胎心率 140 次/分。产妇收入院观察时，突然阴道流水，检查 pH 试纸变蓝色，胎心率 140 次/分。

1. 正确处理为
    A. 抗生素预防感染
    B. 抬高床尾
    C. 用地塞米松促胎肺成熟
    D. B 超检查
    E. 立即行剖宫产
2. 3 天后，仍有少量阴道流水。检查：脉搏 102 次/分，体温 37.8℃，白细胞 15×10^9/L，

中性粒细胞 0.82，胎心率 156 次/分，合适的处理为

A. 继续使用抗生素　　B. 吸氧

C. 监测体温、脉搏　　D. 行剖宫产

E. 缩宫素静脉滴注引产

3. 以下哪些项可以作为目前诊断

A. 宫内感染　　B. 胎儿窘迫

C. 胎膜早破　　D. 早产

E. 臀位

4. 胎儿娩出后正确处理是

A. 清理呼吸道　　B. 吸氧

C. 肌内注射维生素 K_1　　D. 注意保暖

E. 告诉家属胎儿预后佳

5. 胎儿娩出后，有一阵阴道流血，约 200ml，不应立即给予产妇哪些处理

A. 测血压　　B. 人工剥离胎盘

C. 静脉滴注缩宫素　　D. 按摩子宫底部

E. 肌内注射麦角新碱

6. 胎儿、胎盘娩出后，以下哪些处理正确

A. 给予抗生素防治感染

B. 仔细检查胎盘、胎膜是否完整

C. 仔细检查脐带是否正常以寻找胎儿窘迫原因

D. 肌内注射缩宫素促进子宫收缩

E. 不必观察产妇一般情况

（7~9 题共用题干）

刘女士，28 岁。初产妇，妊娠 38 周，单臀，规律腹痛 8 小时入院，未破膜。查体：骨盆正常，宫口开大 4cm，胎心率 140 次/分，估计胎儿体重 3000g。

7. 最恰当的处理方法是

A. 人工破膜，促进产程进展　　B. 静脉滴注缩宫素，预防产程进展缓慢

C. 密切观察下阴道分娩　　D. 外倒转

E. 脐带脱垂可能性大，立即剖宫产

8. 如果决定阴道分娩，第一产程中正确的处理是

A. 少做肛查　　B. 产妇应侧卧，不宜站立走动

C. 注意胎心变化　　D. 宫口开大 3cm 时，行人工破膜

E. 若宫缩乏力，产程进展停滞，应放宽剖宫产指征

9. 该产妇分娩时，正确的处理是
   A. 应做会阴切开
   B. 接生前，应导尿排空膀胱
   C. 如无母儿并发症，应行臀助产术
   D. 为避免母儿产伤发生，应首选臀牵引术
   E. 密切观察胎心的变化

（10~11题共用题干）

某新生儿，日龄7天，于生后3天开始出现皮肤黄染，昨起加重，一般状况好，食奶好，无呕吐，肝脾未触及。检查示白细胞正常，血清胆红素17μmol/L，以间接胆红素为主。

10. 此现象最有可能的诊断是
   A. 核黄疸
   B. 新生儿生理性黄疸
   C. 新生儿败血症
   D. 新生儿ABO溶血
   E. 新生儿肝炎综合征

11. 新生儿生理性黄疸消退时间在出生后
   A. 4~5天
   B. 6~8天
   C. 7~10天
   D. 11~12天
   E. 14天

（12~15题共用题干）

于女士，24岁。初产妇，孕38周，阴道流水1小时，2011年1月20日上午8时入院。检查：血压120/80mmHg，头先露，胎心率144次/分，LOA，子宫颈未消，骨盆外测量正常。

12. 根据患者入院20小时出现不规则的腹部阵痛，夜间明显，伴有阴道少量流血，根据其临床表现下述哪项诊断可能性最大
   A. 分娩先兆
   B. 先兆早产
   C. 前置胎盘
   D. 已临产
   E. 胎盘早剥

13. 入院后于1月22日上午5时腹部阵痛（30~35）秒/(5~6)分，检查：血压130/80mmHg，头先露，胎心率140次/分，肛查：宫口开大1cm，S+1。下述处理哪项正确
   A. 肌内注射哌替啶100mg
   B. 人工破膜了解羊水性状
   C. 入产房待产
   D. 密切观察宫缩及胎心音
   E. 静脉滴注小剂量缩宫素

14. 于下午7时，宫缩（25~30）秒/(7~8)分，宫口开大7^+cm，内诊坐骨棘稍突，切迹<2指，骶凹平弧，坐骨结节间径7.5cm。其可能的诊断是
   A. 中骨盆狭窄
   B. 出口狭窄

C. 潜伏期延长　　D. 骨盆入口狭窄

E. 中骨盆和出口均狭窄

15. 复查：子宫高 35cm，腹围 100cm，胎心率 162 次/分。目前进一步处理，下述哪项不正确

A. 纠正酸中毒　　B. 静脉滴注抗生素

C. 剖宫产　　D. 给予吸氧

E. NST 检查

参考答案与解析

一、A1 型题

1. E【解析】高危妊娠是指妊娠期有个人或社会不良因素及有某种并发症或合并症等可能危害孕妇、胎儿及新生儿或者导致难产的妊娠。

2. B【解析】正常月经第 3~4 天分泌期子宫内膜已全部脱落，但在子宫内膜不规则脱落时，于月经期第 5~6 天仍能见到呈分泌反应的子宫内膜，因此在此期取子宫内膜可有助于诊断。

3. E【解析】产褥期是指从胎盘娩出至产妇全身各器官（除乳腺以外）恢复至正常未孕状态所需的时间，通常为 6 周。

4. C【解析】胎盘、胎膜从子宫内膜（底蜕膜）海绵层分离娩出后，蜕膜分为 2 层，表层发生变性、坏死直至脱落，形成恶露自阴道排出；深层子宫内膜腺体逐渐再生形成新的子宫内膜，约需 3 周，胎盘附着部位外子宫腔表面均由新生内膜修复，产后 6 周胎盘附着部位内膜全部修复。

5. C【解析】产褥期（通常为 6 周）内禁止性交。于产后 42 日起应采取避孕措施，原则是哺乳者以工具避孕为宜，不哺乳者可选用药物避孕。

6. D【解析】参见 A1 型题第 3 题解析。

7. E【解析】不定时喂奶，按需供给好处多。初生几天内，母乳分泌量较少，不宜刻板固定时间喂奶，可根据需要调节喂奶次数。因为母亲乳汁较少时，给小儿吃奶的次数相应增加，这样一方面可以满足小儿的生理需要；另一方面通过小儿吸吮的刺激，也有助于泌乳素的分泌，继而乳汁量也会增加。此时，吃奶间隔就可以相应延长。假如固定喂奶，小儿因饥饿哭闹，时间长了小儿哭累了，等到了喂奶时间小儿也因困乏疲劳，吃奶也不会多，且哭闹使小儿胃内进入许多气体，吃奶后也会引起呕吐。所以，选项 E 错误。

8. C【解析】子宫在胎盘娩出后逐渐恢复至未孕状态的全过程，称为子宫复旧，需 6~8 周。

所以，选项 A 错误。至产后 4 周时子宫颈完全恢复至正常状态。所以，选项 B 错误。产后 10 天，因子宫降至骨盆腔内，腹部检查扪不到子宫底。所以，选项 C 正确。约需 3 周，胎盘附着部位外子宫腔表面均由新生内膜修复，产后 6~8 周胎盘附着部位内膜全部修复。所以，选项 D 错误。产后 1 周，子宫颈外形恢复到未孕形态。所以，选项 E 错误。

9. B【解析】胎头双顶径进入骨盆入口平面，胎头颅骨最低点接近或达到坐骨棘水平，称为衔接。

10. D【解析】Apgar 评分用于判断有无新生儿窒息及窒息的严重程度。以出生后 1 分钟内的心率、呼吸、肌张力、喉反射及皮肤颜色 5 项体征为依据，每项为 0~2 分，满分为 10 分。若评分为 8~10 分，属正常新生儿；4~7 分属轻度窒息，又称青紫窒息；0~3 分属重度窒息，又称苍白窒息。新生儿 Apgar 评分 4~7 分，需清理呼吸道、人工呼吸、吸氧、用药等措施；0~3 分缺氧严重，需紧急抢救，行喉镜在直视下气管内插管并给氧。缺氧较严重的新生儿，应在出生后 5 分钟、10 分钟时分别评分，直至连续两次均≥8 分为止。1 分钟评分反映胎儿宫内的情况，是出生当时的情况；而 5 分钟及以后评分则反映复苏效果，与预后关系密切。Apgar 评分以呼吸为基础，皮肤颜色最灵敏，心率是最终消失的指标。

11. B【解析】参见 A1 型题第 10 题解析。

12. D【解析】妊娠期血容量增加，于产后 2~3 周恢复至未孕状态。但产后最初 3 日内，由于子宫缩复和胎盘循环的停止，大量血液从子宫流入体循环，同时妊娠期过多的组织间液回吸收，使体循环血容量增加 15%~25%。

13. C【解析】脐带中的静脉有 1 条，位于中央，管腔比较大，管壁比较薄。脐动脉有 2 条，位于脐静脉的两侧，管腔比较小，管壁比较厚。所以，选项 A 错误。卵圆孔是胎儿左右心房隔膜上的一个小孔，位于胚胎期原发间隔与继发间隔的交界处，胎儿期左右心房的血液是相通的。出生后，建立了正常的肺循环，由于心房内压力的增加，卵圆孔才会关闭。所以，选项 B、D 错误。在胎盘中饱和氧气的动脉血经脐静脉，一支到肝脏与门静脉吻合后经肝静脉至下腔静脉，一支直接经静脉导管流入下腔静脉。含有混合血的下腔静脉，到右心房以后 1/3~1/2 经卵圆孔注入左心房，而上腔静脉的血几乎完全由右心房进入右心室，右心室的血流入肺动脉，只有少量流到肺，大部分经动脉导管进入降主动脉，流到全身。所以，选项 C 正确。胎儿体内无纯动脉血，所以选项 E 错误。

14. C【解析】产后应尽早适当活动，经阴道自然分娩的产妇，产后 6~12 小时内即可起床轻微活动。产后 4 小时内要鼓励产妇及时排尿。食物应富有营养、足够热量和水分。保证产妇有足够的营养和睡眠，保证充分休息。

15. E【解析】见表 3-1。按新生儿 Apgar 评分为：心率 92 次/分钟，1 分；无呼吸，0 分；四肢稍屈，1 分；有喉反射，但无咳嗽，1 分；四肢紫，1 分。得分 4 分。

表 3-1　新生儿 Apgar 评分法

体征	0 分	1 分	2 分
每分钟心率	0	<100 次	≥100 次
呼吸	0	浅、慢，不规则	佳
肌张力	松弛	四肢稍屈曲	四肢屈曲，活动好
喉反射	无反射	有些动作	咳嗽，恶心
皮肤颜色	全身苍白	躯干红，四肢青紫	全身粉红

16. D【解析】子宫下段变化及子宫颈复原：由于产后肌纤维缩复，子宫下段逐渐恢复至非孕时的子宫峡部。胎盘娩出后子宫颈外口呈环状如袖口。产后 2~3 日，宫口可容纳 2 指；产后 1 周，子宫颈内口关闭，子宫颈管复原；产后 4 周，子宫颈完全恢复至非孕时形态。所以，选项 D 错误，其余选项是正确的。

17. E【解析】产后 2 周时开始做膝胸卧位，预防或纠正子宫后倾。所以，选项 E 错误，其余选项是正确的。

18. A【解析】Apgar 评分用于判断有无新生儿窒息及窒息的严重程度。以出生后 1 分钟内的心率、呼吸、肌张力、喉反射及皮肤颜色五项体征为依据。

19. D【解析】因枕骨持续位于骨盆后方压迫直肠，产妇自觉肛门坠胀及排便感，致使宫口尚未开全时过早使用腹压，容易导致子宫颈前唇水肿和产妇疲劳，影响产程进展。

20. B【解析】婴儿应提倡母乳喂养，并及时添加辅食，早产儿从 2 个月开始补充铁剂，足月儿从 4 个月开始。所以，选项 A 不完全正确。在临床上，新生儿由于从母体吸收而来的维生素 K 不足，尤其是纯母乳喂养而不添加任何辅食者，更容易因缺乏维生素 K 而患出血性疾病。建议混合喂养，因为奶粉中含有维生素 K 的量是母乳中的 5~10 倍。所以，选项 B 正确。只要新生儿啼哭就授乳的方式也是不正确的，因为新生儿哭不一定是饿了，可能还有别的原因。所以，选项 C 错误。牛奶中蛋白质的含量比母乳高 2 倍，但母乳中含的多半是容易消化的乳白蛋白。所以，选项 D 错误。分娩后 1 周，若产妇脉搏过快应考虑发热、产后出血引起休克的早期症状。所以，选项 E 错误。

21. A【解析】子宫在胎盘娩出后逐渐恢复至未孕状态需 6~8 周。在产褥期结束时，阴道仍不能完全恢复至未孕时的紧张度。分娩后外阴轻度水肿，于产后 2~3 天内水肿逐渐消退。产褥期母体的生理变化可分为：①女性生殖系统，如子宫复旧，需要 6~8 周。②乳房开始分泌乳汁，产后 7 日内分泌的乳汁为初乳。③其他，如血液循环、泌尿、消化、内分泌、免疫等系统，逐渐恢复正常。

二、A2 型题

1. A【解析】正常情况下，产后 1 周后子宫颈内口才能恢复至非孕状态，因此产后 6 天进行坐浴的措施不妥。

2. D【解析】急性胎儿窘迫者，如宫口开全，胎儿先露部已达坐骨棘平面以下3cm者，应尽快阴道助产娩出胎儿；子宫颈未完全扩张，胎儿窘迫情况不严重者，给予吸氧，嘱孕妇左侧卧位，观察10分钟，如胎心率变为正常，可继续观察。病情紧迫或经上述处理无效者，立即剖宫产结束分娩。行剖宫产术的同时应积极抗感染、抗休克治疗。可以输注新鲜血液，给予大剂量糖皮质激素，大剂量广谱抗生素联合应用。产后不宜进行物理降温。

3. A【解析】根据题干信息，提示有感染，应遵医嘱给予敏感有效的抗生素，控制感染。

4. E【解析】产后妇女体温多在正常范围内。体温可在产后24小时内略有升高，一般不超过38℃，可能与产程中过度消耗有关。产后3~4天因为乳房血管、淋巴管极度充盈，乳房胀大，出现低热，称为泌乳热，一般持续4~16小时后体温下降。

5. B【解析】患儿无呼吸，心率<90次/分，全身苍白，四肢瘫软，提示已经进入休克状态，建立呼吸后，应首先清理呼吸道，建立呼吸道，保持呼吸道通畅和正常通气，然后建立静脉通路，补充血容量，改善休克。经清理呼吸道无效后，应气管插管加压给氧进行抢救。

6. C【解析】分娩后早期，因子宫收缩引起下腹部阵发性剧烈疼痛，称为产后宫缩痛。产后1~2天感觉比较明显，之后自然消失，经产妇比初产妇明显。

7. C【解析】新生儿Apgar评分表内容参见A1型题第15题解析。按新生儿Apgar评分为：心率98次/分，1分；呼吸浅慢、不规则，1分；四肢活动好，2分；喉反射不明显，1分；躯干及四肢皮肤色泽红润，2分。得分共7分。

8. B【解析】阴道分娩者产后会阴有轻度水肿，一般在产后2~3天自行消退。会阴部有缝线者，出现疼痛加重、局部红肿、硬结及分泌物应考虑会阴伤口感染。

9. A【解析】初乳中含有丰富的蛋白质，尤其是免疫球蛋白G（IgG）和分泌型免疫球蛋白A（IgA），脂肪和乳糖含量较成熟乳少，极易消化，是新生儿早期的天然食物。产后7~14天分泌的乳汁为过渡乳，蛋白质含量逐渐减少，脂肪和乳糖含量逐渐增多。产后14天以后分泌的乳汁为成熟乳，蛋白质占2%~3%，脂肪约占4%，糖类占8%~9%，无机盐占0.4%~0.5%，还有维生素等。

10. B【解析】产后1周，子宫缩小至约妊娠12周大小，在耻骨联合上方可扪及；于产后10天，子宫降至骨盆腔内，腹部检查扪不到子宫底；直至产后6周，子宫恢复到未孕时大小。

11. E【解析】新生儿的胸外按压频率是100次/分。

12. B【解析】根据题干信息，可怀疑胎盘、胎膜残留，一般发生在产后7~10天，当胎盘小叶、副胎盘或部分胎膜残留于子宫腔时影响子宫收缩而出血。可B超检查确认。

三、A3/A4 型题

1. C【解析】出生 24 小时后，脐带结扎处干燥、体温稳定后即可沐浴。医院以淋浴为主，家中以盆浴为主。沐浴时室温 26~28℃，水温 38~42℃。

2. B【解析】给新生儿洗澡宜在喂奶前进行，或在喂奶后 1 小时。水温是否适宜最好由温度计来判断。

3. B【解析】Apgar 评分用于判断有无新生儿窒息及窒息的严重程度。以出生后 1 分钟内的心率、呼吸、肌张力、喉反射及皮肤颜色 5 项体征为依据。

4. E【解析】参见 A2 型题第 6 题解析。

5. C【解析】产妇乳房胀痛，乳汁稀少，应让新生儿多吸吮，促进乳汁畅流。吸吮是保持不断泌乳的关键，不断排空乳房，也是维持泌乳的重要条件。

6. E【解析】有些产妇的乳头凹陷，一旦受到刺激乳头呈扁平或向内回缩，婴儿很难吸吮到奶头，可指导产妇做乳头伸展练习、乳头牵拉练习，且配置乳头罩。

7. B【解析】应密切观察产后 4 小时是否排尿。第 1 次排尿后需评估尿量，如尿量少，应再次评估膀胱的充盈情况，预防尿潴留。产后 6 小时仍未排尿，应怀疑尿潴留。

8. D【解析】对于产后尿潴留，必要时可根据医嘱肌内注射甲硫酸新斯的明 1mg，兴奋膀胱逼尿肌促其排尿。

9. A【解析】产后 3 天内，因淋巴和静脉充盈，乳腺管不畅，乳房逐渐胀实、变硬，触之疼痛，可有轻度发热。一般于产后 1 周乳腺管畅通后自然消失。

10. E【解析】产后乳房胀痛可用以下方法缓解：①尽早哺乳。②哺乳前热敷乳房。③按摩乳房。④配戴乳罩。⑤生面饼外敷。⑥服用药物。

11. B【解析】依据题干信息，李女士顺产后 2 天，主诉下腹疼痛呈阵发性，出汗，低热。经查看，体温 38.0℃，最可能原因为产后宫缩痛，其主要原因是子宫收缩。

12. E【解析】产后宫缩痛一般在产后 1~2 日出现，持续 2~3 日后自然消失，宫缩大多数为生理现象，如果频率在正常范围就没有问题。属产后正常现象，因此不必处理。

13. C【解析】在待产室引产期间，严密监测生命体征，鼓励产妇进食，注意补充水分，观察宫缩，勤听胎心，随时调节缩宫素剂量、浓度和滴速，协助产妇做好生活护理。临产后护士应每 2~4 小时提醒待产妇排尿一次，以防止膀胱过胀影响胎先露下降及子宫收缩，延长产程。所以，选项 C 错误。

14. E【解析】第二产程指导产妇用力时应向下均匀用力，不要用猛力。胎头娩出后，右手仍应注意保护会阴。当实施会阴侧斜切开术时（临床上以左侧为多），麻醉生效后，术者于宫缩开始前将左手示、中指伸入阴道与胎头之间，撑起左侧阴道壁，右手放入侧切剪，一叶置于阴道内，另一叶置于阴道外。在宫缩高峰时，自会阴后联合中线向左侧 45°剪开。长度可根据孕妇会阴弹性、胎儿大小、耻骨弓角度等情况调整，一般情况下为 4~5cm。若会阴正中切开术时，术者于宫缩时沿会阴后联合正中垂直剪开 2~3cm。脐带处理时，可用粗棉线分别在距脐根0.5cm、1cm处结扎两遍，注意用力适当、必须扎紧。

四、B型题

1. B【解析】白色恶露黏稠，色泽较白，含大量白细胞、坏死蜕膜组织、表皮细胞及细菌等。白色恶露持续3周干净。

2. B【解析】约在产后3周，除胎盘附着部位外，子宫腔表面均由新生内膜修复。

3. E【解析】子宫在胎盘娩出后逐渐恢复至未孕状态的全过程，称为子宫复旧，需6周，包括宫体肌纤维缩复和子宫内膜修复。

4. A【解析】垂体催乳素因哺乳于产后数天降至60μg/L，但仍高于非孕水平；不哺乳者则于产后2周降至非孕水平。

5. E【解析】产后的体温多数在正常范围内，最初24小时内略升高，一般不超过38℃。产后的脉搏略慢，每分钟60~70次，1周后恢复正常。产后呼吸14~16次/分。产后血压平稳。产后第1天因子宫颈外口升至坐骨棘水平，致使子宫底稍上升平脐，以后每天下降1~2cm，至产后10天子宫降至骨盆腔内。产妇子宫收缩好，阴道流血不多，子宫底平脐，属正常产褥表现。

6. C【解析】子宫复旧不良时，恶露增多，色红且持续时间延长。因为恶露不是腐臭味，所以没有感染。

7. A【解析】产妇产后2天，发热、咳嗽，两肺呼吸音粗，考虑上呼吸道感染。建议化验血常规确认是否存在白细胞和中性粒细胞的增多，胸部X线检查明确肺部的情况，确定下一步的治疗方案。

8. A【解析】产褥早期因宫缩引起的下腹阵痛，是产后宫缩痛。

9. C【解析】产后，母体内的激素水平发生变化，乳房开始分泌乳汁。初乳呈淡黄色、质稠，产后3天每次哺乳可吸出初乳2~20ml。

10. B【解析】妊娠子宫自胎盘娩出后逐渐恢复至未孕状态的过程叫子宫复旧。产后子宫体肌纤维缩复和子宫内膜再生，属于子宫复旧。

11. C　12. A　13. B

11~13【解析】胎心减速分类如下。①早期减速：与子宫收缩几乎同时开始发生，子宫收缩后即恢复正常，提示宫缩时胎头受压，脑血流量一时性减少的表现，不受体位或吸氧而改变。②变异减速：宫缩开始后胎心率不一定减慢，减速与宫缩的关系不恒定，持续时间长短不一，恢复也迅速，提示子宫收缩时脐带受压兴奋迷走神经所致，嘱孕妇左侧卧位可减轻症状。③晚期减速：子宫收缩开始后一段时间（一般在高峰后）出现胎心率减慢，但下降缓慢，持续时间长，恢复也缓慢，提示子宫胎盘功能不良、胎儿缺氧。

五、X型题

1. ACDE【解析】产褥期子宫变化很大，一般在分娩结束时，子宫重量约1000g，在腹部可触及增大的子宫体，子宫底位于肚脐下 1~2 横指，随着子宫体肌纤维的不断缩复，子宫体积和重量也逐渐较小，在腹部可触及子宫底高度也逐渐下降，于产后 1 周，子宫缩小至约妊娠 12 周大小，约 500g，在耻骨联合上方可扪及；于产后 10 天至 2 周，子宫降至骨盆腔内，腹部检查扪不到子宫底；直至产后 6~8 周，子宫恢复到未孕时大小，为 50~70g。产后次日，宫口张力开始恢复，产后 2~3 天，宫口仍可容 2 指；而产后 1 周，子宫颈内口关闭，子宫颈管形成；至产后 4 周时子宫颈完全恢复至正常状态。

2. ABD【解析】初乳和成熟乳均含有大量的免疫抗体，特别是 IgA 可以保护新生儿的肠胃系统。所以，选项 C 错误。子宫复旧不全常发生在非授乳产妇、多胎产妇、羊水过多产妇和产妇在产褥期长期卧床等。授乳能够促进子宫复旧。所以，选项 E 错误；其余选项说法是正确的。

3. ABCD【解析】产后 2 小时内极易发生严重并发症，如出现产后出血、产后心力衰竭、产后子痫和羊水栓塞等。故产后应严密观察生命体征、子宫收缩情况及阴道流血量，注意子宫底高度及膀胱是否充盈。协助产妇首次哺乳。

4. ABCD【解析】母乳中含有丰富的营养物质，尤其是初乳中含有大量抗体，有助于新生儿抵抗疾病的侵袭。哺乳有利于产妇生殖器官及有关器官组织更快地恢复，对母儿均有益处。婴儿的反复吸吮让母亲的脑下垂体释放缩宫素，这种激素不仅刺激乳房分泌乳汁，同时也引起子宫收缩。由此产生的收缩防止产后出血，促进恶露排出以及子宫恢复。哺乳期即便不来月经，或者月经周期不规律也有正常排卵，应采取避孕措施，所以，选项 E 说法错误。

5. CE【解析】产后应尽早适当活动，经阴道自然分娩的产妇，产后 6~12 小时内即可起床轻微活动，于产后第 2 天可在室内随意走动，按时做产后健身操。所以，选项 A 正确；产妇于产后 42 天进行一次全面检查，包括全身检查和妇科检查。全身检查主要是测血压、脉搏，查血常规、尿常规等；妇科检查主要了解盆腔内生殖器是否已恢复至非孕状态。所以，选项 B 正确；恶露排出持续 4~6 周，总量为 250~500ml，无臭味。产后 3~4 天内排出的恶露色鲜红，称为血性恶露。之后子宫出血慢慢减少，浆液增加，转为浆液恶露。通常持续 10 天左右后恶露逐渐减少，质黏稠，色泽较白，含大量白细胞、坏死蜕膜组织、表皮细胞等，称为白色恶露，持续至产后 3 周左右。所以，选项 C 错误；产褥早期，产妇皮肤排泄功能旺盛，排出大量汗液，以夜间睡眠和初醒时更加明显，称为褥汗，属于正常现象，产后 1 周内会慢慢好转。所以，选项 D 正确；产后妇女体温多在正常范围内。体温可在产后 24 小时内略有升高，一般不超过 38℃，可能与产程中过度消耗有关。所以，选项 E 错误。

6. ABCD【解析】产妇因疾病或其他原因不能哺乳时，应尽早退奶。最简单的退奶方法是停止哺乳，可口服镇痛药物，2~3 天后疼痛减轻。目前不推荐雌激素或溴隐亭退奶。其他退奶方法：①可用生麦芽 60~90g，水煎服，每日 1 剂，连服 3~5 天，配合退奶。②芒硝 250g 分装于两个布袋内，敷于两侧乳房并包扎固定，湿硬后及时更换，直至乳房不胀为止。③维生素 B_6 200mg 口服，每天 3 次，共 5~7 天。

7. ABCD【解析】产后 4 小时内要鼓励产妇及时排尿，如出现排尿困难，可采用以下方法：温开水冲洗会阴，热敷下腹部刺激膀胱肌收缩；也可用针灸方法促其排尿，必要时导尿。鼓励产妇早日下床活动及做产后操，多饮水，多吃蔬菜和含纤维素食物，以保持大便通畅。

8. ABCE【解析】吸吮动作能反射性地引起神经垂体释放缩宫素，缩宫素使乳腺腺泡周围的肌上皮收缩，使乳汁从腺泡、小导管进入输乳导管和乳窦而喷出乳汁，此过程称为喷乳反射。因此，吸吮是保持不断泌乳的关键，不断排空乳房，也是维持泌乳的重要条件。所以，选项 D“吸吮动作”能够促进乳汁分泌。前列腺素、孕激素制剂在产褥期对乳汁分泌没有促进作用，大剂量雌激素对乳汁分泌有抑制作用，临床上是产后退奶的一种方法。产后低雌激素、高催乳素是乳汁分泌的前提条件。溴隐亭通过抑制催乳素分泌从而抑制乳汁分泌。所以，选项 ABCE 均不能促进乳汁分泌。

9. ABCE【解析】对于出现乳汁分泌不足的产妇，应指导其正确的哺乳方法，按需哺乳、夜间哺乳，调节饮食，同时鼓励产妇树立信心。此外，可选用以下方法催乳：①中药涌泉散或通乳丹加减，用猪蹄 2 只炖烂吃肉、喝汤。②针刺合谷、外关、少泽、膻中等穴位。

10. ABD【解析】产褥早期，产妇尿量增多，是因为妊娠期体内潴留的液体也会逐渐排出。此外，产妇活动减少，造成肠蠕动减弱，容易发生便秘。产后妇女体温多在正常范围内。体温可在产后 24 小时内略有升高，一般不超过 38℃，可能与产程中过度消耗有关。产褥期妇女正常脉搏 60~70 次/分。脉搏过快应考虑发热、产后出血引起休克的早期症状。

11. ABCE【解析】母乳喂养对母儿均有益处。①母乳喂养有利于增强婴儿抵抗力、免疫力。在母乳中，尤其是初乳，含有大量抗体，有助于新生儿抵抗疾病的侵袭。②母乳喂养经济、方便，安全、卫生，温度适宜，完全符合孩子的需要。③哺乳有利于产妇生殖器官及有关器官组织更快地恢复，对母儿均有益处。④母乳中大量的营养成分，可使婴儿的消化系统和免疫系统健康发育，有利于抵抗变应原的干扰。母乳喂养虽可起到自然避孕的效果，但时效有限，哺乳期应采取积极的避孕措施。所以，选项 D 说法不严谨。

12. ABE【解析】约产后 3 周，阴道黏膜重新出现黏膜皱襞。所以，选项 A 错误；妊娠期体内潴留大量的水分在产褥早期主要由肾脏排出，故产后最初 1 周尿量增多。所以，选项 B 错误；妊娠期胃肠肌张力及蠕动力均减弱，胃液中盐酸分泌量减少，产后需 1~2 周逐渐恢复。所以，选项 E 错误。

13. ABCDE【解析】临床过程中若发生胎儿窘迫，建议孕妇左侧卧位，避免平卧。高流量吸氧，持续 30 分钟，观察胎心变化。纠正酸中毒和电解质紊乱。病情紧迫或经上述处理无效者，立即剖宫产结束分娩。发生胎儿窘迫可静脉注射三联药物：即 50% 葡萄糖 60ml 加维生素 C 500mg 及尼可刹米 0.375g。葡萄糖可保护脑组织，提高对缺氧的耐受力，维生素 C 可降低毛细血管的通透性及脆性，尼可刹米为中枢兴奋药。所以，选项 ABCDE 均正确。

14. ABCDE【解析】选项内容都是正确的。

15. BE【解析】A 选项：产褥期因阴道流血、分泌物增多、留置导尿等原因，容易导致会阴部细菌大量繁殖，发生尿路感染。B 选项：产褥早期，机体代谢产物增加，主要由肾脏排出，因此产褥早期，肌酐和肌酸排出量增多。C 选项：妊娠期体内潴留大量的水分在产褥早期主要由肾脏排出，故产后最初 1 周尿量增多。D 选项：分娩过程中，因膀胱受压，导致黏膜水肿、充血及肌张力降低，会阴伤口疼痛、不习惯卧床排尿等原因，产妇容易发生尿潴留。E 选项：妊娠期发生的肾盂及输尿管生理性扩张，需产后 2~8 周恢复正常。

16. ABDE【解析】产力是分娩的动力，产力包括子宫收缩力、腹肌和膈肌收缩力以及肛提肌收缩力，其中以子宫收缩力为主。

17. BCDE【解析】哺乳后应抱起新生儿，使之头伏在肩上，轻拍背部直至打出响嗝，让胃内气体排出，再放下并取右侧卧位，头部稍抬高，过会儿再改为仰卧位，这样可以减少吐奶情况的发生。所以，选项 A 是错误的，其余选项内容均为正确的。

18. ABCDE【解析】妊娠期血容量增加，于产后 2~3 周恢复至未孕状态。但产后最初 3 日内，由于子宫缩复和胎盘循环的停止，大量血液从子宫流入体循环，同时妊娠期过多的组织间液回吸收，使体循环血容量增加 15%~25%。特别是产后 24 小时，心脏负担加重，心脏病产妇此时极易发生心力衰竭。

19. ABCD【解析】卡介苗接种的禁忌证：①新生儿有发热、腹泻、呕吐；早产、难产有产伤者，患有脓疱疮及湿疹时均不宜接种。②儿童发热，37.5C 以上者；各种急性传染病时及恢复不到 2 个月；严重心、肾、肝疾病者；有皮肤病、过敏性哮喘、荨麻疹或预防接种有变态反应者；其他预防接种不满两周者（牛痘接种除外，但应错开接种部位）。

20. BE【解析】胎心音在妊娠 18~20 周左右用听诊器在孕妇腹壁可以听到。胎心音呈双音，似钟表“滴答”声，速度较快，第一音和第二音相隔很近，心率和母体心率不同，通常为 120~160 次/分。正常情况下无杂音。在妊娠 24 周前，胎心的听诊部位在脐下正中或稍偏左或偏右；在妊娠 24 周以后，在胎背侧听诊最清楚。产前检查时脐带杂音与胎心率频率一致。所以，选项 BE 正确。

21. ABCD【解析】哺乳期产妇月经复潮延迟，平均在产后 4~6 个月恢复排卵，哺乳期产妇首次月经复潮前多有排卵，故哺乳期产妇月经未来潮前仍有受孕的可能。

22. ABD【解析】一旦发生新生儿臀红，在治疗的同时要做好臀部的护理，这样才有利于臀红的尽快恢复。①首先，要注意保持臀部干燥。所以，选项 D 正确。②每次大便后，要用清水洗净臀部，保持局部的清洁。当皮肤发红，特别是破溃时，不要用肥皂清洗，以避免刺激局部。所以，选项 A 正确。③局部可涂鞣酸软膏。如皮肤破溃流水，可涂氧化锌油，以帮助吸收并促进上皮生长。所以，选项 B 正确。

23. ABCE【解析】分娩后雌激素、孕激素水平急剧下降，抑制了催乳素抑制因子的释放，在催乳素的作用下，乳房腺细胞开始分泌乳汁。当婴儿吸吮乳头时，由乳头传来的感觉信号，经传入神经纤维抵达下丘脑，通过抑制下丘脑分泌的多巴胺及其他催乳素抑制因子，使腺垂体催乳素呈脉冲式释放，促进乳汁分泌。吸吮动作反射性地引起神经垂体释放缩宫素，缩宫素使乳腺腺泡周围的肌上皮收缩，使乳汁从腺泡、小导管进入输乳导管和乳窦而喷出乳汁，此过程称为喷乳反射。吸吮是保持不断泌乳的关键，不断排空乳房，也是维持泌乳的重要条件。

24. ABCE【解析】产后体温多在正常范围，产后3~4天出现的发热可能与泌乳热有关，但需要排除其他原因尤其是感染引起的发热。脉搏60~70次/分，脉搏过快应考虑发热、产后出血引起休克的早期症状。产褥早期白细胞总数增加，可达（15~30）$\times 10^9$/L。产后3~4天内排出的恶露色鲜红，称为血性恶露。之后子宫出血慢慢减少，浆液增加，转为浆液恶露。通常持续10天左右后恶露逐渐减少，质黏稠，色泽较白，含大量白细胞、坏死蜕膜组织、表皮细胞等，称为白色恶露，持续至产后3周左右。所以，选项ABCE均错误。产后第1天，子宫底和脐平属于正常，在产后子宫会逐渐地缩小，在产后10天子宫就可进入到盆腔。所以，选项D正确。

25. ABCE【解析】哺乳期乳房肿块可能是乳腺管不通，乳汁淤积引起的。如果没有发生急性的乳腺炎，轻微肿块，可以继续哺乳。所以，选项D说法错误，其余选项说法均正确。

26. BD【解析】正常恶露有血腥味，但无臭味，一般持续4~6周，总量可达250~500ml。产后3~4天内排出的恶露色鲜红，称为血性恶露。之后子宫出血慢慢减少，浆液增加，转为浆液恶露。通常持续10天左右后恶露逐渐减少，质黏稠，色泽较白，含大量白细胞、坏死蜕膜组织、表皮细胞等，称为白色恶露，持续至产后3周左右。若子宫复旧不全、胎盘或胎膜残留或感染，可使恶露时间延长，并有臭味，提示有宫腔感染的可能。

27. BCDE【解析】A选项：甲状旁腺素由甲状旁腺合成并分泌入血流中，它和降钙素相互作用以维持血钙水平的稳定性，血钙升高抑制甲状旁腺素的分泌，血钙降低则促进甲状旁腺素的分泌。甲状旁腺素并不参与促进乳腺发育及泌乳功能。BCD选项：妊娠期孕妇体内雌激素、孕激素、胎盘生乳素升高，使乳腺发育及初乳形成。E选项：皮质醇是从肾上腺皮质中提取出的对糖类代谢具有最强作用的肾上腺皮质激素，对乳腺的发育及各种功能活动起间接作用。

28. ABCE【解析】初乳中含有丰富的蛋白质，尤其是免疫球蛋白G（IgG）和分泌型免疫球蛋白A（IgA），脂肪和乳糖含量较成熟乳少，极易消化，产后14天后分泌的乳汁为成熟乳。由于多数药物可经母血渗入到乳汁中，故产妇于哺乳期用药时，应考虑药物对婴儿有无不良影响。

六、案例分析题

1. ABCD【解析】依据题干信息所述，产妇收入院观察时，突然较多液体从阴道流出，pH试纸变成蓝色，说明溶液显碱性。提示阴道液酸碱度检查为阳性，是胎膜早破的诊断依据。此时，如果妊娠28~35周、无感染征象、羊水池深度≥3cm者，可采用期待疗法，不必立即行剖宫产。

2. ABCDE【解析】依据题干信息所述，产妇收入院观察时，突然较多液体从阴道流出，3 天后仍有少量阴道流水，结合其他检查结果，基本可以诊断为胎膜早破。吸氧，继续使用抗生素，监测体温、脉搏，行剖宫产，缩宫素静脉滴注引产都是正确的处理措施。

3. ACDE【解析】依据上一题的解析，结合题干信息“孕 34 周，检查为臀位”，血常规提示有感染，因此，目前诊断该患者为胎膜早破、宫内感染、早产、臀位。

4. ABCD【解析】根据上一题解析，胎儿娩出后告诉家属胎儿预后佳显然是不正确的处理，其余选项都是正确的。

5. BE【解析】按摩子宫，或用缩宫素静脉滴注，促进子宫收缩。密切观察产妇的生命体征，测血压、脉搏。

6. ABD【解析】胎盘娩出后可用缩宫素静脉滴注及肌内注射，促进子宫收缩。同时给予抗生素防治感染。评估胎盘、胎膜是否完整，有无胎盘小叶或胎膜残留，胎盘周边有无断裂的血管残端，判断是否有副胎盘。缩宫素静脉滴注，促进子宫收缩。胎盘娩出后，应仔细检查会阴、小阴唇内侧、尿道口周围、阴道、阴道穹隆及子宫颈有无裂伤。如有裂伤，应立即缝合。

7. C【解析】若宫口开大 1cm/h 以上，伴胎先露部下降，多能经阴道分娩。随着宫缩和宫口扩张，胎儿先露部逐渐下降。胎头下降程度是决定胎儿能否经阴道分娩的重要观察指标。

8. ABCE【解析】肛门检查应适时在宫缩时进行，次数不宜过多。临产初期，每隔 4 小时查 1 次。随着产程进展，当产妇感到疲劳或胎膜破裂时，应安排产妇卧床休息，尽量取左侧或右侧卧位。产妇进入分娩室可以先做胎心监护，如果正常，以后可以每小时听诊胎心 1 次进行胎心情况的观察。宫口开大 3～4cm 产程停滞，除外头盆不称可行人工破膜。产程一旦出现停滞，应积极寻找原因，不可盲目使用子宫收缩药，应放宽剖宫产指征。

9. ABCE【解析】臀位牵引术的适应证：臀位胎儿双足已从阴道内脱出，宫口已近开全，胎儿宫内窘迫急需尽快结束分娩时。本题产妇不符合，所以选项 D 错误，其余选题正确。

10. B【解析】约有 50% 的新生儿在出生后的第 2 或第 3 天，会出现生理性黄疸的现象。新生儿生理性黄疸表现的特点是，大多在出生后 2～3 天出现，4～5 天时最严重。黄疸一般都是轻度的，新生儿除面颊部皮肤和巩膜可见轻度黄染外，无其他异常临床症状、体征。依据本题题干信息，为新生儿生理性黄疸。

11. C【解析】足月儿生理性黄疸一般在 7～10 天自然消退，早产儿一般在 2～4 周消退。

12. A【解析】宫缩的节律性是临产的重要标志，此患者为分娩先兆。

13. C【解析】患者出现了分娩先兆，应入产房待产，提醒产妇定时排尿、排便。

14. E【解析】中骨盆横径（即坐骨棘间径）为两坐骨棘间的距离，平均长约 10cm，此径线与分娩机制有重要关系；正常骨盆出口横径（即坐骨结节间径），平均长约 9cm。此径线与分娩机制关系密切。患者“坐骨棘稍突，切迹<2指，骶凹平弧，坐骨结节间径7.5cm”诊断为中骨盆和出口均狭窄。

15. E【解析】中骨盆及出口均狭窄、继发性宫缩乏力、胎儿窘迫，目前进一步的处理应给氧、纠正酸中毒、静脉滴注抗生素预防感染和剖宫产。

前置胎盘

羊水量异常

第四章　异常妊娠妇女的护理

胎盘早期剥离

一 A1 型题

1. 下列说法正确的是

A. 前置胎盘的腹部检查中耻骨联合上方听到胎盘杂音

B. 妊娠足月出现阴道流血多为部分性前置胎盘妊娠

C. 前置胎盘时阴道流血的特征是有痛性阴道流血

D. 肝酶升高不能用来诊断 HELLP 综合征

E. 子宫张力高，胎心音不易闻及属于前置胎盘临床表现

2. 输卵管妊娠是

A. 受精卵于卵巢着床发育　　B. 受精卵着床于子宫体腔以外

C. 受精卵子子宫角着床发育　　D. 受精卵于输卵管着床发育

E. 受精卵种植于肠系膜

3. 受精卵复制及分裂成 16 个细胞的实心细胞团是发生在受精后第

A. 1~2 天　　B. 2~3 天

C. 3~4 天　　D. 4~5 天

E. 5~6 天

4. 关于过期妊娠，下列说法正确的是

A. 与孕妇孕激素相对过少有关　　B. 过期妊娠孕妇尿中雌激素水平正常

C. 妊娠过期越久，胎儿体重越大　　D. 过期妊娠易发生胎儿窘迫

E. 凡预产期超过 2 周，尚未临产者均为过期妊娠

5. 羊水过少的处理原则不恰当的是

A. 若同时并发胎儿宫内发育迟缓，应采取期待治疗以延长孕周

B. 产程中发现羊水过少可以向羊膜腔内注射液体

C. 妊娠中期发现羊水过少应及时终止妊娠

D. 妊娠晚期，每次 B 超检查均应测羊水量

E. 孕足月的患者，可经腹注射液体补充羊水

6. 关于胎膜早破，下列说法正确的是

A. 阴道液涂片中见胎儿上皮细胞不支持胎膜早破

B. 胎膜早破患者阴道液的 pH >6.5
C. 羊水过多不是胎膜早破的常见病因
D. 一旦破膜应立即预防性使用抗生素
E. 胎膜早破均应选择剖宫产终止妊娠

7. 输卵管妊娠时，子宫内膜不可能出现
A. 滋养叶细胞增生
B. A-S 反应
C. 蜕膜改变
D. 分泌期改变
E. 增生期改变

8. 下列说法错误的是
A. 妊娠 28 足周至不满 37 足周间终止者为早产
B. 血液流变学试验是预测妊娠期高血压疾病的方法
C. 妊娠不足 28 周，胎儿体重不足 1000g 而终止者为流产
D. 脑积水是指脑室内有 200~300ml 的脑脊液
E. 胎膜早破是早产的原因之一

9. 关于胎盘早剥，下列说法正确的是
A. 妊娠产物完全排出，阴道流血停止
B. 少量阴道流血，伴轻微下腹痛，宫口未开
C. 分娩阻滞，剧烈疼痛，宫缩停止，病情恶化
D. 妊娠晚期或临产时无痛性反复阴道流血
E. 阴道流血量和贫血程度不一致，伴腹痛

10. 妊娠剧吐的并发症不包括
A. 视网膜出血
B. 胎儿畸形
C. 心脏停博
D. 韦尼克脑病
E. 电解质紊乱和代谢性酸中毒

11. 下列说法不正确的是
A. 动静脉间可能引起双胎输血综合征
B. 羊水过多合并胎儿畸形的处理原则是终止妊娠
C. 超声多普勒孕晚期 S/D 正常比值是≤3
D. 输卵管妊娠最常见的着床部位是壶腹部与峡部连接部
E. 异位妊娠时，受精卵最易着床的部位是输卵管

12. 下述哪项不是急性胎儿窘迫临床表现
A. 胎动频繁
B. 胎动减弱
C. 胎心率 140 次/分
D. 胎心低弱而不规律
E. 胎心率 100 次/分

13. 关于前置胎盘的处理错误的是
A. 剖宫产前需行 B 超检查确定胎盘位置
B. 需警惕产后出血和胎盘植入
C. 边缘性前置胎盘可阴道试产
D. 术中胎儿娩出后，待胎盘自行剥离
E. 完全性、部分性前置胎盘行剖宫产终止妊娠

14. 下列关于胎膜早破说法错误的是
A. 确定胎膜早破最可靠的指标是阴道液涂片查见大量脂肪小粒
B. 孕期达 35 周以上胎膜早破分娩发动，可令其自然分娩
C. 胎膜早破无感染征象又未临产，妊娠已达足月可观察 12~18 小时，若产程仍无发动，应开始引产或根据情况行剖宫产
D. 阴道液涂片中，成堆船形细胞不支持胎膜早破
E. 阴道液使石蕊试纸变蓝色不是胎膜早破的表现

15. 下列说法不正确的是
A. 尿酸升高可能出现双胎妊娠
B. 胎盘早剥与双胎妊娠有关
C. 双胎分娩的处理中第一胎娩出后立即断脐
D. 锁骨骨折不是巨大胎儿常见的并发症
E. 双胎妊娠易导致胎头碰撞的胎位为头–头位

16. 关于前置胎盘患者的护理，下列叙述错误的是
A. 维持血容量
B. 可以肛查，禁止阴道检查
C. 绝对卧床休息，左侧卧位
D. 预防感染
E. 间断或持续吸氧

17. 卵巢妊娠的诊断标准不包括
A. 囊胚壁上有卵巢组织
B. 双侧输卵管必须完整
C. 囊胚必须位于卵巢组织内
D. 卵巢必须有破裂口
E. 卵巢与囊胚必须以卵巢固有韧带与子宫相连

18. 妊娠 20 周以后，胎儿在子宫内死亡是
A. 早产
B. 流产
C. 死产
D. 死胎
E. 滞产

19. 子宫内膜异位症患者痛经的特点是
A. 痛经开始于月经前，经期加重，经后缓解
B. 痛经发生于月经前期
C. 痛经经期轻微，经后加重
D. 痛经多为原发性痛经
E. 痛经与月经周期无关

20. 妊娠剧吐终止妊娠的指征不包括

A. 心率超过120次/分
B. 精神症状及韦尼克脑病
C. 持续性黄疸
D. 可引发胎儿畸形
E. 病情不见好转，体温持续在38℃以上

21. 下列有关羊水的说法正确的是

A. 急性羊水过多可引起下肢及外阴部静脉曲张
B. AFP不是诊断羊水过多的指标
C. 羊膜囊造影是诊断胎儿消化道畸形的最佳方法
D. 多胎妊娠与羊水过多无关
E. 在妊娠晚期羊水过少的诊断标准为400ml

22. 下列可以试产的情况是

A. 臀位，骨盆出口平面狭窄
B. 头位，骨盆出口平面狭窄
C. 头位，中骨盆平面狭窄
D. 臀位，骨盆入口平面狭窄
E. 头位，骨盆入口平面狭窄

23. 关于急性羊水过多，下列说法正确的是

A. 羊水过多的指标是羊水指数大于18cm
B. 常发生在患心脏病的孕妇
C. 畸形胎儿多为男婴
D. 多发生在妊娠晚期
E. 下肢及外阴水肿发生率不高

24. 临产观察先露下降程度的标志是

A. 耻骨弓
B. 骶骨岬
C. 坐骨结节水平
D. 骶尾关节
E. 坐骨棘水平

25. 下列说法正确的是

A. 急性输卵管妊娠破裂或流产的手术原则是切除子宫
B. 关于输卵管壶腹部妊娠，其最常见的结局是输卵管妊娠流产
C. 输卵管妊娠时判断胚胎死亡的可靠依据是早孕反应减轻
D. 阴道后穹隆穿刺不适宜诊断输卵管妊娠
E. 输卵管妊娠最常见的原因是输卵管发育异常

26. 关于终止妊娠的方法下列叙述正确的是

A. 妊娠9周内行药物流产
B. 妊娠10~14周行吸宫术
C. 术后检查吸出物有无绒毛
D. 妊娠9周内行钳刮术
E. 带器妊娠者需取器后1周再行人工终止妊娠术

27. 异位妊娠是指

A. 受精卵种植于肠系膜
B. 受精卵于输卵管着床发育

C. 受精卵于卵巢着床发育
D. 受精卵于子宫角着床发育
E. 受精卵着床于子宫体腔以外

28. 下列说法错误的是
A. 妊娠剧吐应大量输入乳酸盐溶液
B. 附件区显示形状不规则包块是异位妊娠的超声表现
C. 难免流产由先兆流产发展而来
D. 胎盘早剥出血发生在底蜕膜
E. 前置胎盘禁做肛查

29. 孕期治疗胎儿生长受限（FGR）的一般治疗原则不包括
A. 左侧卧位
B. 均衡膳食
C. 沙丁胺醇口服
D. 休息
E. 吸氧

30. 胎膜早破的护理错误的是
A. 给予抗生素预防感染
B. 绝对卧床休息
C. 保持外阴清洁
D. 抬高床尾
E. 灌肠促进宫缩

31. 下列说法正确的是
A. 肝功能异常不是胎盘早剥的并发症
B. 子宫增长较慢的病史与胎儿生长受限（FGR）无关
C. ABO 血型不合，换血时应采用 AB 型红细胞、O 型血浆
D. 过期妊娠不是巨大胎儿的相关因素
E. 前置胎盘时，期待疗法不适用于妊娠 37 周以前

32. 子宫内膜异位症多见于
A. 20~30 岁妇女
B. 30~40 岁妇女
C. 40~50 岁妇女
D. 50~60 岁妇女
E. 60 岁以上妇女

33. 子痫前期的好发因素不包括
A. 寒冷季节或气温变化过大
B. 营养不良
C. 精神过分紧张或受刺激
D. 喜好抽烟喝酒
E. 高龄初孕妇

34. 下列说法错误的是
A. 关于卵巢妊娠，双侧输卵管必须正常
B. 关于卵巢妊娠，卵巢与囊胚必须经卵巢固有韧带系于子宫
C. 异位妊娠的诊断依据不包括子宫刮出物见蜕膜组织和少量绒毛

D. Ⅲ度胎盘早剥与先兆子宫破裂均有剧烈腹痛

E. 胎盘早剥的主要病理变化是真蜕膜出血

35. 对前置胎盘患者进行产科检查，下列叙述错误的是

A. 胎心正常
B. 子宫颈抬举痛明显
C. 子宫大小与停经月份一致
D. 先露高浮
E. 胎方位清楚

36. Ⅰ度胎盘早剥的表现不包括

A. 子宫软，大小与妊娠周数相符
B. 胎心率多正常
C. 阴道流血量与贫血体征不符
D. 多见于分娩期
E. 轻度腹痛或无腹痛

37. 关于Ⅲ度胎盘早剥说法错误的是

A. 临床表现为恶心、呕吐、出冷汗
B. 胎位扪不清，胎心听不清
C. 多见于重度子痫前期孕妇
D. 会突然发生的持续性腹痛
E. 阴道流血量与贫血程度成正比

38. 下列哪项不能预防胎膜早破的发生

A. 妊娠最后2个月禁止性交
B. 加强产前检查
C. 孕期活动适度
D. 胎位异常应休息，并给予灌肠
E. 及时纠正异常胎位

39. 对输卵管妊娠患者进行护理评估时，描述正确的是

A. 血压下降、腹痛加剧、肛门坠胀感明显是病情进展的指征
B. 阴道后穹隆穿刺不出暗红色血性液体，则表明不存在输卵管妊娠
C. 阴道流血量与腹腔内出血量成正比
D. 疑患者腹腔内大量出血者应立即进行腹腔镜检查
E. 患者月经过期，表明其有停经史

40. 下列关于双胎妊娠说法错误的是

A. 最常见的双胎妊娠胎位是一头先露一臀先露
B. 双胎妊娠容易发生胎盘早剥
C. 双胎妊娠容易发生产后出血
D. 双胎妊娠时第一胎儿娩出后应立即行阴道检查，查明第二胎儿胎位
E. 双胎妊娠容易发生前置胎盘

41. 孕妇缺乏维生素C会导致

A. 产后出血
B. 前置胎盘
C. 胎膜形成不良
D. 胎儿智力低下
E. 先兆子痫

42. 过期妊娠指妊娠达到或超过

A. 44 周末　　B. 40 周末

C. 43 周末　　D. 41 周末

E. 42 周末

43. 黄女士，30 岁。足月分娩一重度窒息男婴，经抢救后复苏。产妇娩出胎盘后，阴道流血呈间歇性，约 600ml，色暗红。检查子宫软，按摩后子宫变硬，阴道流血量明显减少。该产妇产后出血的主要原因是

A. 凝血功能障碍　　B. 胎盘胎膜滞留

C. 会阴、阴道裂伤　　D. 宫颈裂伤

E. 产后宫缩乏力

44. 妊娠子痫确诊后，不恰当的治疗方法是

A. 静脉滴注低分子右旋糖酐　　B. 用冬眠药控制抽搐

C. 硫酸镁解痉　　D. 静脉滴注甘露醇

E. 立即终止妊娠

45. 输卵管妊娠破裂致严重腹腔内出血，不宜使用自体输血的情况是

A. 停经 52 天　　B. 镜下红细胞破坏率为 35%

C. 尿妊娠试验阳性　　D. 出血 <24 小时

E. 胎膜完整

46. 异位妊娠最多见于

A. 卵巢　　B. 大网膜

C. 输卵管　　D. 子宫颈

E. 腹腔

47. 为避免早产儿发生呼吸窘迫综合征，可在分娩前使用

A. 紫杉醇　　B. 纳洛酮

C. 地塞米松　　D. 尼可刹米

E. 维生素 C

48. 不全流产并导致的休克应采取下列哪项措施

A. 抗感染　　B. 静脉滴注缩宫素

C. 静脉滴注保胎药　　D. 清宫术

E. 剖腹探查术

49. 关于子宫残角妊娠，下列说法错误的是

A. 可能是精子经对侧输卵管外游至患侧输卵管内与卵子结合而进入残角

B. 可能是受精卵经对侧输卵管外游至患侧输卵管而进入残角着床

C. 一旦确诊后应及早切除残角子宫

D. 受精卵着床于子宫残角内生长发育

E. 受精卵往往由发育较好的子宫直接进入残角着床

50. 若初产妇已临产而胎头仍未衔接，应警惕有

A. 羊水过少　　B. 胎儿过小

C. 头盆不称　　D. 羊水过多

E. 宫缩乏力

51. 孕期最可能发生的异常情况是

A. 胎死宫内　　B. 胎儿畸形

C. 流产　　D. 感染

E. 早产

52. 关于灌肠的禁忌证，下列哪项是错误的

A. 阴道流血、胎膜破裂、先露未衔接　　B. 估计1小时内结束分娩

C. 枕横位及枕后位　　D. 臀先露、肩先露

E. 严重妊娠中毒症及心脏病

53. 关于原发性腹腔妊娠，下列说法错误的是

A. 原发性腹腔妊娠是指发生于输卵管妊娠流产或破裂后胚胎在腹腔内生长

B. 妊娠只存在于腹腔内，无输卵管妊娠等的可能性

C. 无子宫腹膜瘘形成

D. 两侧附件必须正常

E. 原发性腹腔妊娠是指受精卵直接种植于腹膜、肠系膜、大网膜等处

54. 关于习惯性流产的描述，下列正确的是

A. 晚期流产最常见的原因是黄体功能不足

B. 指自然流产连续发生2次或2次以上者

C. 早期流产最常见的原因是子宫颈内口松弛

D. 甲状腺功能低下也可能导致

E. 每次流产发生于不同的妊娠月份

55. 连续12小时测胎动数，提示为慢性胎儿窘迫的是

A. 18次以下　　B. 14次以下

C. 16次以下　　D. 10次以下

E. 12次以下

56. 重症妊娠剧吐的临床表现不包括

A. 黄疸，肝功能异常　　B. 抽搐

C. 体重减轻，严重脱水，营养不良　　D. 日呕吐次数达10次以上

E. 尿比重增加，出现酮体甚至蛋白、管型

57. 引起胎儿宫内发育迟缓，合并羊水过少的原因最可能是
A. 胎儿泌尿系统畸形
B. 唐氏综合征
C. 胎儿脑发育不全
D. 胎儿先天性心脏病
E. 胎肺发育不良

二 A2 型题

1. 周女士，27 岁。初孕妇，经诊断为前置胎盘的孕妇。下列哪项禁止其检查
A. 胎心监护
B. 肛查
C. 超声检查
D. 腹部检查
E. 产后检查胎盘
2. 黄女士，29 岁。初产妇，妊娠 35 周，子痫。控制子痫 2 小时后可考虑
A. 引产
B. 会阴侧切
C. 人工破膜
D. 低位产钳术
E. 剖宫产
3. 王女士，30 岁。已婚，停经近 2 个月，阴道流血 2 天，中等流量，伴阵发性下腹痛并逐渐加重。查子宫略大，宫口可容 1 指，并见宫口内的胎囊。本例正确处置应是
A. 立即输液输血
B. 检测尿 hCG 值
C. 肌内注射黄体酮注射液 20ml
D. 行吸宫术
E. 做凝血功能检查
4. 刘女士，28 岁。已婚孕妇，重度子痫前期。最恰当的辅助检查方法是
A. 测定血细胞比容
B. 测定血丙氨酸转氨酶值
C. 测定尿雌激素肌酐值
D. 全血黏度比值及血浆黏度比值
E. 眼底检查
5. 李女士，27 岁。已婚，自述停经 50 天，少量阴道流血 5 天，2 小时前突然下腹剧痛，伴肛门坠胀感，晕厥 1 次，前来急诊。既往身体健康，月经正常。痛苦面容，脸色苍白，血压 80/50mmHg，脉搏 110 次/分，下腹明显压痛，反跳痛。妇科检查宫口闭，有举痛，后穹隆饱满并触痛，子宫稍大、软，子宫左侧拍到触痛明显的包块。化验：白细胞 $7\times10^9/L$。此患者最大可能是
A. 异位妊娠
B. 不全流产
C. 先兆流产
D. 急性盆腔炎
E. 难免流产
6. 周女士，27 岁。已婚，初产妇。经检查胎儿正常但羊水过多。下列哪项是羊水过多合并正常胎儿的正确处理方法
A. 羊水穿刺可每 2 周做 1 次
B. 一次性放羊水量不超过 1500ml

C. 妊娠未达预产期行人工破膜　　D. 吲哚美辛不能治疗羊水过多

E. >37 周，压迫症状严重者行羊膜腔穿刺放羊水

7. 白女士，30 岁。已婚，停经 52 天，阴道少许流血 2 天，今天突发左下腹剧痛伴明显肛门坠胀感。体检示：血压 75/50mmHg，脉率 116 次/分，下腹部压痛、反跳痛明显，移动性浊音（+）。妇科检查示子宫颈举痛，左侧附件有压痛。该患者可能的诊断是

A. 急性肠梗阻　　B. 输卵管妊娠破裂

C. 急性胃出血　　D. 先兆流产

E. 急性阑尾炎

8. 王女士，29 岁。缩宫素引产。出现规律宫缩后，频繁出现晚期减速，胎头仍未入盆，宫口未开。此时最佳的处理方法是

A. 氧气吸入，继续引产，待宫口开大 2cm 以上，进行人工破膜，视羊水情况及胎头下降情况决定分娩方式

B. 停止缩宫素引产，吸氧 1 小时，复查胎心监护

C. 停止缩宫素引产，立即剖宫产结束妊娠

D. 左侧卧位，氧气吸入，继续引产

E. 以上都不对

9. 赵女士，28 岁。入院就诊后被医生确诊为异位妊娠，其后穹隆抽出的血液没有下列哪个特点

A. 不凝固　　B. 含细小血块

C. 可混有脓液　　D. 滴在纱布上可见红晕

E. 暗红色

10. 刘女士，24 岁。平常月经规律、停经 40 天，阴道流血 2 天，突发腹痛，伴恶心，呕吐，晕厥。就诊检查：体温 36.4℃，脉搏 120 次/分，血压 80/50mmHg，面色苍白，表情痛苦。双合诊：后穹隆饱满，子宫颈举痛明显，子宫未检清，右侧宫旁可触到触痛明显包块。根据患者情况，对该患者进一步确诊最适宜的方法是

A. 超声波检查　　B. 阴道后穹隆穿刺

C. 阴道镜检查　　D. 妊娠试验

E. 血常规检查

11. 于女士，26 岁。初孕妇，妊娠 35 周，自觉头痛眼花 7 天，经治疗 4 天未见效。早 4 时突然出现持续腹痛并逐渐加重。腹部检查发现子宫板状硬。最可能的诊断是

A. 前置胎盘　　B. 先兆子宫破裂

C. Ⅲ度胎盘早剥　　D. 胎膜早破

E. 先兆早产

12. 吕女士，29 岁。主诉突然右下腹剧烈疼痛伴有阴道点滴流血半天，急诊入院。追问病史，停经 40 天，结婚 5 年，夫妇同居，未避孕，从未受孕过。查：血压 100/50mmHg，

白细胞 $8\times10^9/L$，中性粒细胞0.7。内诊：阴道内有少许暗红色血，子宫颈抬举痛明显，后穹隆饱满，子宫触诊不满意。最可能的诊断是

A. 输卵管妊娠破裂　　B. 过期流产
C. 先兆流产　　D. 阑尾炎
E. 难免流产

13. 钱女士，28岁。被诊断为前置胎盘。她在孕期腹部触诊、听诊可以见到的表现是
A. 子宫持续性收缩、胎位不清、胎心消失　B. 阵发性子宫收缩、松弛不全、胎心音弱
C. 无子宫收缩、胎先露高浮、胎心好　D. 阵发性子宫收缩、胎心音良好
E. 子宫强制性收缩、宫底升高、血压下降、胎心消失

14. 王女士，30岁。停经2个月余，突然阴道少量流血伴下腹痛，来院就诊。检查示子宫似10周妊娠大小，宫口闭合，B超下可见妊娠环。此时该孕妇发生了
A. 习惯性流产　　B. 正常妊娠
C. 不全流产　　D. 难免流产
E. 先兆流产

15. 赵女士，27岁。已婚初产妇。B超检查时发现羊水过少。下列哪项是羊水过少的标准指数
A. ≤3cm　　B. ≤4cm
C. ≤5cm　　D. ≤6cm
E. ≤7cm

16. 刘女士，30岁。急诊入院，面色苍白，急性失血性病容。查体：血压80/50mmHg，腹部有明显压痛及反跳痛，叩诊有明显移动性浊音，初步诊断为异位妊娠，准备做剖腹探查。根据情况，术前护理哪项不妥
A. 做好输血准备　　B. 按腹部手术常规按部就班做好准备
C. 立即给患者氧吸入并保暖　　D. 迅速输液
E. 立即将患者取半卧位

17. 李女士，28岁。初孕妇，36+1周妊娠，先兆子痫。最合理的处理方法是
A. 积极治疗后，终止妊娠　　B. 积极治疗后，适时终止妊娠
C. 立即人工破膜引产　　D. 立即行剖宫产术
E. 积极治疗等待自然分娩

18. 于女士，30岁。初产妇，妊娠39周，轻度子痫前期，宫口开全1小时，LOA，先露S+3，胎心好，羊水轻度粪污染，应采取的措施是
A. 会阴侧切　　B. 低位产钳术
C. 人工破膜　　D. 剖宫产
E. 引产

19. 邓女士，30岁。已婚，习惯性流产，每次自然流产均发生于妊娠5~6个月，最可能的原因是

A. 子宫颈内口功能不全　　B. 黄体功能不全
C. 合并内科疾患　　D. 受精卵发育异常
E. 卵巢发育异常

20. 钱女士，31岁。已婚初产妇。因住进刚装修不久的新房，被诊断为羊水过多合并胎儿畸形。下列处理错误的是

A. 高位人工破膜放羊水，每小时500ml缓慢流出
B. 破膜后12小时仍无宫缩，予缩宫素引产
C. 放羊水后慎防休克
D. 经腹羊膜腔穿刺放出适量羊水后注入依沙吖啶引产
E. 破膜放羊水时总量不受限制

21. 王女士，35岁。停经56天，阴道淋漓流血半个月，下腹痛伴肛门坠痛，出冷汗半天，应考虑为

A. 卵巢囊肿蒂扭转　　B. 先兆流产
C. 急性阑尾炎　　D. 异位妊娠
E. 急性盆腔炎

22. 黄女士，30岁。放环3年，停经50天，阴道少量流血3天，今晨突感右下腹剧烈撕裂样疼痛。检查：血压85/45mmHg，右下腹压痛、反跳痛明显，肌紧张不明显。妇科检查：后穹隆饱满，子宫颈举痛（+），宫口闭，子宫正常大小，呈漂浮感，双附件触诊不满意。最有可能的诊断是

A. 卵巢囊肿蒂扭转　　B. 黄体破裂
C. 急性阑尾炎　　D. 先兆流产
E. 输卵管妊娠

23. 张女士，27岁。停经2月，下腹痛1天，阴道流血3天。检查：宫口闭，子宫增大如孕50余天大小。为确诊，下列哪项检查最恰当

A. 诊断性刮宫　　B. 基础体温测定
C. B超检查　　D. 后穹隆穿刺术
E. 尿妊娠试验

24. 洪女士，30岁。妊娠30周，因腹部迅速增大，伴气急、心悸、不能平卧2天入院。检查：心率102次/分，呼吸32次/分，血压120/80mmHg，下肢水肿（++），腹围102cm，胎心音轻而远，胎位不清。应考虑诊断为

A. 妊娠合并心脏病　　B. 双胎
C. 急性羊水过多　　D. 卵巢囊肿扭转
E. 胎盘早期剥离

25. 蒋女士，25 岁。初孕妇，停经 5 周，阴道出现断续少量流血。检查：子宫软，宫口未开，大小与停经周数相符，见宫口流出少许新鲜血液。尿妊娠试验呈阳性。下列处理正确的是

A. 药物流产　　B. 引产

C. 肌内注射黄体酮　　D. 吸宫术

E. 安静卧床

26. 刘女士，28 岁。妊娠 38 周，突感剧烈腹痛伴有少量阴道流血。检查：血压 150/110mmHg，子宫似足月妊娠大小，硬如木板。有压痛，胎心率 90 次/分，胎位不清。最大可能是

A. 早产　　B. 前置胎盘

C. 临产　　D. 不完全性子宫破裂

E. 胎盘早剥

27. 李女士，28 岁。曾自然流产 2 次，现停经 3 个半月，阴道流血 1 个多月。拒绝做妇科检查。此种情况，治疗前哪项应最先检查

A. B 超检查　　B. 生殖激素水平

C. 血常规、尿常规　　D. 肝肾功能

E. 心电图

28. 王女士，33 岁。初产妇，妊娠 37 周，重度子痫前期，常规治疗中突然下腹痛，腹拒按，阴道流血，胎心消失，应采取的措施是

A. 会阴侧切　　B. 人工破膜

C. 剖宫产　　D. 低位产钳术

E. 引产

29. 黄女士，33 岁。已婚，停经 58 天，突然发作下腹痛 2 小时。检查：血压 103/65mmHg，心率 95 次/分，后穹隆饱满、触痛，子宫颈举痛，盆腔触诊不满意。目前最合理的检查方法为

A. 尿妊娠试验　　B. 阴道后穹隆穿刺

C. 诊断性刮宫　　D. B 超检查

E. 宫腔镜检查

30. 刘女士，35 岁。分娩 5 个月后月经周期开始缩短，且规律，为

A. 排卵性功能失调性子宫出血　　B. 原发性闭经

C. 子宫内膜异位症　　D. 围绝经期综合征

E. 继发性闭经

31. 楚女士，阴道不规则流血 7 天，尿妊娠试验（+），刮出物未见绒毛，病理检查结果为蜕膜组织，最可能的诊断是

A. 早期妊娠　　B. 异位妊娠

C. 炎性子宫出血　　D. 功能性子宫出血
E. 葡萄胎

32. 王女士，30 岁。羊水过少，在产程观察中发现胎儿窘迫表现，宫口开大 2cm，先露头，S-2，除外胎儿畸形后，首选的治疗方案是
A. 立即剖宫产　　B. 吸氧
C. 硫酸镁静脉滴注　　D. 缩宫素静脉滴注
E. 人工破膜

33. 刘女士，25 岁。初产妇，妊娠 38 周，重度子痫前期，突然出现持续性剧烈下疼痛，并有阴道出血。检查：子宫张力大，胎位不清。最可能的诊断为
A. 子宫破裂　　B. 先兆子宫破裂
C. 羊水栓塞　　D. 胎盘早剥
E. 前置胎盘

34. 刘女士，30 岁。已婚，停经 52 天，阴道少许流血 2 天，今日突发左下腹剧痛伴明显肛门坠胀感。查体：血压 75/50mmHg，脉搏 116 次/分，下腹部压痛、反跳痛明显，移动性浊音（+）；妇科检查：子宫颈举痛，左侧附件有压痛。为了明确诊断，应该
A. B 超检查　　B. 阴道后穹隆穿刺
C. 腹腔镜检查　　D. 宫腔镜检查
E. 测尿 hCG

35. 王女士，28 岁。初孕妇，妊娠 36 周，产前检查血压 178/110mmHg，2 小时前突然腹痛伴阴道流血，血压 80/35mmHg，脉搏 118 次/分，宫底剑突下 2 指，板状腹，子宫颈管未消失，胎位不清，胎心音消失。最恰当的处理方式是
A. 抢救休克，尽快剖宫产，终止妊娠　　B. 人工破膜，静脉滴注缩宫素引产
C. 抢救休克，静脉滴注缩宫素引产　　D. 抢救休克，因胎死宫内不急于引产
E. 立即剖宫产终止妊娠

36. 苏女士，24 岁。初产妇，双胎妊娠，第一胎儿为单臀先露，娩出的新生儿 2600g，Apgar 评分 8 分。阴道检查发现第二胎儿为肩先露，破膜后上肢脱出，胎心率 140 次/分，宫缩规律。本例恰当的紧急处理应是
A. 行外转胎术　　B. 行剖宫产术
C. 行内转胎术　　D. 给予子宫收缩剂
E. 脱出的上肢送回子宫腔

37. 孔女士，28 岁。妊娠 35 周，超声检查为完全性前置胎盘，无宫缩，宫口未开，胎心率 140 次/分，血压 100/80mmHg，应立即采取的措施是
A. 卧床休息　　B. 输血

C. 剖宫产　　D. 人工破膜

E. 阴道检查

38. 刘女士，32 岁。已婚，停经 8 周，阴道多量流血超过月经量，下腹阵发性剧痛达 6 小时。检查宫口开大 2cm。最恰当的处理方式是

A. 肌内注射黄体酮　　B. 静脉滴注缩宫素

C. 肌内注射麦角新碱　　D. 尽早行刮宫术

E. 给予止血药物

39. 赵女士，28 岁。孕 3 产 0，孕 40 周，因臀位行臀牵引术，胎儿娩出后 5 分钟突发阴道多量流血，约 400ml，检查血压 100/60mmHg，脉搏 100 次/分，子宫底脐平。应选择的处理方式是

A. 行人工胎盘剥离术　　B. 静脉输注缩宫素

C. 检查软产道有无损伤　　D. 纱布填塞子宫腔

E. 按摩子宫

40. 33 岁，初产妇，人工终止妊娠 2 次。现妊娠 36 周，夜间醒后发现阴道流血量大，无腹痛感，妊娠 20 周后曾反复出血 3 次，均予保胎治疗，子宫软，压痛（－）。无宫缩，胎位 LSA，臀部位于耻骨联合上方高浮，胎心率 138 次/分，耻骨联合上闻及胎盘杂音。最可能的诊断是

A. 部分性前置胎盘　　B. 低位前置胎盘

C. 中央性前置胎盘　　D. 边缘性前置胎盘

E. 轻度胎盘早剥

41. 董女士，33 岁。经产妇，第 1 胎曾分娩巨大儿，后 2 年妊娠 1 次在 23 周时破膜不久流产。最可能造成此次流产的原因是

A. ABO 血型不合　　B. 子宫肌瘤

C. 卵巢黄体功能不足　　D. 子宫颈内口松弛

E. 染色体异常

42. 侯女士，35 岁。妊娠 35 周并发妊娠高血压综合征，2 小时前突然发生持续性腹痛伴阴道少量流血。首先考虑为

A. 先兆临产　　B. 先兆子宫破裂

C. 前置胎盘　　D. 先兆早产

E. 胎盘早剥

43. 白女士，29 岁。停经 7 周半，阴道流血伴下腹痛 3 天，血量少于月经，未见明显组织物排出。检查：宫口闭，子宫颈举痛，子宫体如孕 40 天大小，无压痛，右侧附件增厚，触痛。此种情况最有可能是

A. 稽留流产　　B. 难免流产

C. 不全流产　　D. 先兆流产

E. 异位妊娠

44. 安女士，26岁。停经3个月伴恶心、呕吐，妊娠试验（+），近1周有阴道流血，3天来流血量增多，伴下腹阵发性疼痛。检查：宫口能容1指，子宫体妊娠3个月大小。最可能的诊断是

A. 难免流产　　B. 子宫肌瘤

C. 先兆流产　　D. 葡萄胎

E. 不全流产

45. 杜女士，31岁。停经2月，下腹疼痛伴有阴道多量流血已达10小时。检查：子宫稍大，宫口有胎盘组织堵塞。目前最有效的止血措施是

A. 肌内注射或静脉滴注缩宫素　　B. 纱布填塞阴道压迫止血

C. 肌内注射止血药物　　D. 肌内注射维生素 K_1

E. 尽早行刮宫术

46. 梁女士，25岁。结婚半年，停经40天，下腹部疼痛，点滴阴道流血半天。检查：子宫妊娠40天大小，质软，宫口未开，妊娠试验（+）。诊断最大可能是

A. 难免流产　　B. 先兆流产

C. 异位妊娠　　D. 习惯性流产

E. 不全流产

47. 邱女士，31岁。已婚3年，不孕，现停经50天，阴道不规则流血4天。早晨从阴道排出三角形膜样物，检查下腹部压痛及反跳痛。最合理的治疗措施是

A. 立即行刮宫术　　B. 静脉滴注缩宫素

C. 行腹腔镜手术　　D. 肌内注射子宫收缩药

E. 请外科会诊

48. 于女士，30岁。停经40天，阴道大量流血4小时，血压80/50mmHg。检查：外阴血染，阴道内有大量鲜红血液及血块，宫口松，有肉样组织堵塞子宫口，子宫如孕10周大小。可能的诊断是

A. 不全流产　　B. 先兆流产

C. 稽留流产　　D. 难免流产

E. 宫颈息肉

49. 王女士，29岁。停经50天，阴道少量流血伴下腹部隐痛1周，近3天腹痛加剧，出血量增多。检查：宫口已开，子宫如孕7周大小，尿妊娠试验（–）。该患者最有可能是

A. 不全流产　　B. 稽留流产

C. 先兆流产　　D. 子宫肌瘤

E. 难免流产

50. 王女士，30岁。初孕妇，妊娠40周，持续剧烈腹痛4小时入院。贫血貌，血压130/80mmHg，脉搏120次/分，子宫硬，不松弛，有局限性压痛，宫口未开。胎位不清，胎心未闻及，阴道少量流血。最恰当的处理方式是

A. 立即剖宫产终止妊娠
B. 人工破膜，滴注缩宫素引产
C. 抢救休克，滴注缩宫素引产
D. 抢救休克，因胎死宫内不急于引产
E. 人工破膜，滴注缩宫素引产

51. 田女士，24岁。初孕妇，停经8周时，阴道出现断续少量流血。检查：子宫软，宫口未开，40天孕大小，宫口流出少许新鲜血液，尿妊娠试验呈阳性。下列说法恰当的是

A. 不存在葡萄胎的可能性
B. 尽早行刮宫术
C. 服用止血药物
D. 安静卧床，保胎治疗
E. 尿妊娠试验阳性提示胚胎正常

52. 罗女士，30岁。初产妇，停经50天出现阴道少量流血，伴轻微下腹痛。妇科检查发现该产妇宫口关闭，子宫增大，约孕50天大小，妊娠试验阳性。该孕妇最可能的诊断是

A. 难免流产
B. 不全流产
C. 完全流产
D. 先兆流产
E. 习惯性流产

53. 李女士，33岁。初产妇，妊娠39周。B超检查显示羊水指数为5cm。胎儿发育正常，骨盆测量正常。首选的处理方法是

A. 缩宫素静脉滴注
B. 立即剖宫产
C. 人工破膜
D. 硫酸镁静脉滴注
E. 吸氧

54. 王女士，35岁。妊娠36周，产前B超检查、测算后，发现羊水为2500ml。该孕妇可能为

A. 羊水量正常
B. 双胎妊娠
C. 羊水过少
D. 羊水过多
E. 过期妊娠

55. 赵女士，24岁。已婚，初孕妇，妊娠36周，枕左前位，无宫缩，阴道无痛性少量流血，胎心率138次/分。目前最恰当的处理方式是

A. 期待疗法
B. 立即人工破膜
C. 行剖宫产术
D. 药物引产
E. 口服止血药物

56. 王女士，30岁。停经58天后，阴道流血3天，血量增多1天，伴腹痛下坠。妇科检查：子宫增大如孕50多天大小、质软，宫口开1指，尿妊娠试验阳性。应首先考虑

A. 葡萄胎
B. 难免流产

C. 过期流产　　D. 先兆流产

E. 不全流产

57. 吕女士，26岁。已婚，2年未孕，停经55天，阴道少量流血3天。清晨突感下腹剧痛，伴明显肛门坠胀感，血压63/45mmHg，检查：子宫颈举痛明显，子宫稍大稍软，右附件区有明显触痛。下列处理恰当的是

A. 立即行刮宫术　　B. 立即行剖腹探查术

C. 输液、输血同时行剖腹探查术　　D. 待纠正休克后行剖腹探查术

E. 输液、输血，观察病情进展

58. 罗女士，30岁。第一胎，产钳助产，产后4天，产妇自述发热，下腹微痛。查体：体温38℃，双乳稍胀，无明显压痛，子宫脐下2指，轻压痛，恶露多而混浊，有臭味。余无异常发现。在护理中，告知产妇取哪种卧位为恰当

A. 半卧位　　B. 平卧位

C. 头低足高位　　D. 俯卧位

E. 侧卧位

59. 王女士，29岁。妊娠37周，胎动时感到腹痛。妇科检查：子宫底高度比同龄孕妇低且腹围也小于同龄孕妇，B超检查胎儿正常，诊断为羊水过少，现出现胎儿窘迫。下列处理方法正确的是

A. 严密观察待自然分娩　　B. 胎膜穿刺破水

C. 卧床休息，减少活动　　D. 给予镇静药

E. 立即剖宫产

三 A3/A4型题

（1~4题共用题干）

赵女士，24岁。停经8周确诊为早孕，本人要求终止妊娠。行人工终止妊娠负压吸引术时，患者诉恶心，继而出汗、面色苍白，血压80/60mmHg，心率48次/分，子宫无异常情况。

1. 患者最可能发生了

A. 低血糖　　B. 直立性低血压

C. 脱水　　D. 创伤性休克

E. 人工流产综合征

2. 发生机制是

A. 受术者未吃早饭　　B. 受术者精神太紧张

C. 术中出血过多　　D. 手术引起迷走神经反射

E. 治疗对心脏的刺激

3. 最适宜的处理是
   A. 给予止吐药　B. 给予镇静药
   C. 给予阿托品　D. 给予输血
   E. 给予心理安慰
4. 为防止出现这种情况，手术者应
   A. 术中扩张子宫颈时动作轻柔　B. 从 7 号扩张器开始逐渐加大号数
   C. 吸宫时负压为 600mmHg　D. 进出子宫颈时同时吸引子宫颈黏膜
   E. 为吸净宫腔应多次反复吸刮宫壁

(5~7 题共用题干)

姜女士，28 岁。初孕妇，妊娠 35 周。产前检查血压 178/110mmHg，4 小时前突然腹痛伴阴道流血，血压 70/32mmHg，脉搏 118 次/分，子宫底剑突下 2 指，板状腹，胎位不清，胎心音消失，子宫颈未消失。

5. 当前最有诊断价值的辅助检查为
   A. 血红细胞计数及血红蛋白值　B. 胎心监护
   C. 血白细胞计数及分类　D. B 超检查
   E. 阴道检查
6. 目前最有可能的诊断为
   A. 先兆子宫破裂　B. 羊水栓塞
   C. 前置胎盘　D. 子宫破裂
   E. 胎盘早剥
7. 最恰当的处理做法是
   A. 抗休克，剖宫产结束分娩　B. 输血输液
   C. 给予镇静药，等待产程发动　D. 穿颅术结束分娩
   E. 静脉滴注缩宫素催产

(8~10 题共用题干)

罗女士，24 岁。妊娠 34 周。产前检查时测血压 170/110mmHg，拒绝住院治疗，3 小时前突然剧烈腹痛，伴少量阴道流血，血压 75/40mmHg，脉搏 120 次/分，子宫底剑突下 2 横指，胎位不清。

8. 该患者最可能的诊断是
   A. 前置胎盘　B. 胎盘早剥
   C. 不完全性子宫破裂　D. 早产临产
   E. 先兆子痫

9. 对该患者正确的处理是
   A. 抗休克，缩宫素引产　　B. 抗休克，等待自然分娩
   C. 人工破膜，缩宫素引产　　D. 抗休克，尽快剖宫产
   E. 应用肝素改善凝血
10. 关于该患者的护理措施，最首要的是
   A. 嘱患者卧床休息，抬高臀部　　B. 高蛋白、高维生素饮食
   C. 迅速开通静脉通路，积极补充血容量　　D. 护士动作轻柔，避免刺激
   E. 心理调适，缓解焦虑

（11~13题共用题干）

江女士，27岁。妊娠32周。从28周时阴道反复流血，共5次，流血量少于月经量，无腹痛，近1天阴道流血量大于月经量。血压100/80mmHg，脉搏84次/分。子宫软，不规律宫缩，胎头高浮，胎心率140次/分。

11. 最可能的诊断是
   A. 先兆早产　　B. 前置血管破
   C. 子宫颈息肉出血　　D. 前置胎盘
   E. 胎盘早剥
12. 此种情况最有意义的辅助检查是
   A. X线检查　　B. 测定血或尿或B超检查
   C. B超检查　　D. 肛查
   E. 阴道检查
13. 下列处理最恰当的是
   A. 流血量多，可行阴道纱布填塞
   B. 羊膜腔穿刺检查胎儿是否成熟
   C. 卧床休息，抑制宫缩，纠正贫血，若流血量少，可尽量维持到37周
   D. 立即行剖宫术终止妊娠
   E. 使用缩宫素

（14~15题共用题干）

秦女士，33岁。初产妇，妊娠35周。Ⅲ度胎盘早剥，行剖宫产术时见子宫表面有紫色瘀斑，尤其胎盘附着处更为显著，子宫出血多。

14. 此种情况最有可能是
   A. 胎盘植入　　B. 子宫胎盘卒中
   C. 子宫坏死　　D. 胎盘粘连
   E. 前置胎盘

15. 下列处理错误的是

A. 子宫肌壁内注射缩宫素
B. 输液、输血
C. 立即行子宫切除术
D. 按摩子宫
E. 经积极处理子宫出血，仍多应立即切除子宫

（16~18 题共用题干）

田女士，28 岁。孕 3 产 0，妊娠 40^{+3} 周，不规律腹痛 1 天、阴道流液 2 小时入院。检查：骨盆外测量径线正常，枕右前位（ROA），估计胎儿体重为 3600g，宫缩不规律，胎心率 139 次/分。肛查：子宫颈管长 0.5cm，质软，宫口未开，先露头，S-2，触不到前羊膜囊。阴道排液 pH 试纸检查呈弱碱性，羊水涂片镜检可见羊齿状结晶。

16. 不支持该患者胎膜早破诊断依据的是

A. 不规律腹痛
B. 阴道流液
C. 肛查触不到羊膜囊
D. 阴道排液 pH 试纸检查呈弱碱性
E. 羊水涂片镜检可见羊齿状结晶

17. 针对该患者的处理措施，正确的是

A. 给予地塞米松肌内注射促胎肺成熟
B. 增加肛查次数以了解胎头是否入盆
C. 患者待产期间发生脐带脱垂后可继续观察
D. 破膜超过 48 小时后给予抗生素预防感染
E. 破膜 12~18 小时后未临产可采取措施尽快结束分娩

18. 护士应指导该患者采取的正确体位是

A. 仰卧位，抬高臀部
B. 左侧卧位，抬高臀部
C. 右侧卧位，抬高臀部
D. 半卧位，抬高臀部
E. 膝胸卧位

（19~21 题共用题干）

涂女士，25 岁。停经 39 周，胎动减少 4 天。检查子宫高 28cm，胎心率 135 次/分，子宫敏感性高，轻微刺激即可诱发宫缩。胎心电子监护检查子宫收缩时出现晚期减速。

19. 下列检查手段最重要的是

A. 住院观察
B. B 超检查
C. 尿雌三醇、胎盘生乳素检测
D. 仔细四步触诊
E. 重复胎心电子监护

20. 目前最可能的诊断是

A. 脐带绕颈
B. 临产

C. 羊水过少　　D. 胎儿宫内窘迫

E. 正常妊娠

21. 最恰当的处理方式

A. 人工破膜观察羊水　　B. 缩宫素引产

C. 吸氧　　D. 住院观察，密切检测胎心胎动

E. 剖宫产

（22~23 题共用题干）

张女士，31 岁，初产妇，妊娠 33 周，双胎妊娠，曾有人工终止妊娠史 1 次，1 个月前发生阴道间断性流血，印象为“前置胎盘”。

22. 为明确诊断首选哪种检查方法

A. 阴道内诊检查　　B. 腹部平片

C. 肛门检查　　D. 腹部 B 超检查

E. 产后检查胎膜破口

23. 确诊为前置胎盘，住院 2 天腹痛 1 小时呈阵发性。阴道突然多量流血 350~450ml，血压 105/75mmHg，脉搏 105 次/分，两胎心分别位于右上腹及左下腹，心率正常，胎头高浮，最合理的处理方式是

A. 阴道检查，明确胎盘位置　　B. 肛门检查，宫口处理情况

C. 即刻行剖宫产术　　D. 镇静药抑制宫缩

E. 绝对卧床，继续期待疗法

（24~25 题共用题干）

张女士，30 岁。经产妇，妊娠 39 周，孕 2 产 1，头位。规律宫缩 4 小时，自然破水，羊水 10ml，Ⅲ度污染。胎心率 140~150 次/分。

24. 下列较为重要的处理是

A. 加强宫缩争取短时间内阴道分娩　　B. 胎心监护

C. 消毒后内诊检查了解宫口扩大情况　　D. 持续吸氧左侧卧位

E. 抗生素预防感染

25. 检查宫口开全，先露部已达坐骨棘平面以下 3cm。正确的处理是

A. 持续吸氧，指导产妇屏气用力，阴道助产；做好新生儿抢救准备

B. 指导产妇屏气用力，开放静脉，纠正产妇酸中毒

C. 开放静脉，纠正产妇酸中毒

D. 剖宫产并做好新生儿抢救准备

E. 阴道助产，开放静脉，纠正产妇酸中毒

（26~28 题共用题干）

赵女士，38 岁。孕 4 产 0，妊娠 32 周，人流 2 次，阴道少许流血 4 天，无腹痛。查体：血压 110/70mmHg，心率 80 次/分，子宫软、无压痛，胎头高浮，胎心率 140 次/分，耻骨联合上方可闻及胎盘杂音。

26. 该患者最可能的诊断是

A. 先兆流产
B. 前置胎盘
C. 胎盘早剥
D. 先兆子宫破裂
E. 妊娠期高血压疾病

27. 最恰当的处理是

A. 立即人工破膜
B. 立即终止妊娠
C. 缩宫素引产
D. 预防感染，密切观察
E. 人工破膜及缩宫素静脉滴注

28. 关于该患者的护理措施，最恰当的是

A. 绝对卧床休息，左侧卧位
B. 肛门检查宫口开大情况
C. 将患者置于单间暗室，避免刺激
D. 高危门诊随访治疗
E. 立即输血，积极补充血容量

（29~31 题共用题干）

付女士，27 岁。停经 33 周，腹胀、行动稍困难 3 周。检查：平卧位时，腹部膨隆，子宫底剑突下 2 指，子宫高 32cm，腹围 100cm，胎心率 138 次/分，胎心遥远，胎位不清。

29. 为配合诊断，下列哪种辅助方法较为重要

A. 胎动计数
B. 血 AFP 检查
C. 胎心电子监护
D. B 超检查
E. 人工破膜

30. 最有可能的诊断是

A. 羊水过少
B. 羊水过多
C. 正常妊娠
D. 巨大儿
E. 双胎

31. 以上诊断对孕妇的影响是

A. 产后出血发生率增加
B. 急产发生率增加
C. 易发生心脏病
D. 易发生糖尿病
E. 没有任何影响

（32~33 题共用题干）

刘女士，33 岁。已婚，流产 3 次，被诊断为习惯性流产。

32. 习惯性晚期流产最常见的原因是

A. 孕卵发育异常
B. 黄体功能不全
C. 甲状腺功能不全
D. 染色体异常
E. 子宫颈内口松弛

33. 习惯性流产的临床特点描述正确的是

A. 自然流产连续发生 3 次以上
B. 几次流产一定发生在同一孕周
C. 习惯性流产临床特征与一般流产相同
D. 习惯性流产均系母体生殖系统感染所致
E. 有习惯性流产史妇女一旦受孕即用黄体酮治疗

（34~35 题共用题干）

白女士，28 岁。初孕妇，妊娠 41 周，自觉胎动减少已 3 日。血压 112/73mmHg，枕左前位，无头盆不称征象。

34. 为了解胎盘功能，最重要的检查项目是下列哪项

A. 测羊水胆红素类物质值
B. 测羊水磷脂酰胆碱/鞘磷脂比值
C. 测孕妇尿液雌激素/肌酐比值
D. 测羊水肌酐值
E. 测羊水脂肪细胞百分率

35. 确诊为胎盘功能减退，最恰当的处理方法是

A. 行剖宫产术结束分娩
B. 刺激乳头诱发宫缩
C. 静脉滴注缩宫素使其经阴道分娩
D. 静脉滴注维生素 C，吸氧，等待自然分娩
E. 左侧卧位，吸氧，等待自然分娩

（36~37 题共用题干）

王女士，33 岁。已婚，月经规律，停经 2 个月，未闻及胎心，B 超显示子宫腔内可见胎囊变形，未见胎芽及胎心搏动。

36. 最有可能的诊断为

A. 葡萄胎
B. 不全流产
C. 稽留流产
D. 先兆流产
E. 难免流产

37. 此种情况最恰当是处理方式是

A. 使用抗生素
B. 肌内注射黄体酮

C. 清宫术　　D. 血 hCG 测定
E. 血常规＋凝血功能

(38～40 题共用题干)

白女士，29 岁。经产妇，妊娠 38 周，阴道无痛多量流血 4 小时。检查：血压 85/60mmHg，脉搏 108 次/分。无宫缩，子宫底在剑突下 2 指，臀先露，胎心率 96 次/分，骨盆外测量正常。

38. 该产妇最有可能是
A. 前置胎盘　　B. 胎盘早剥
C. 先兆临产　　D. 先兆子宫破裂
E. 正常产程

39. 此种情况最恰当的处理方法是
A. 人工破膜　　B. 外转胎位术
C. 立即剖宫产　　D. 静脉滴注缩宫素
E. 期待疗法

40. 预防此种情况的发生，最重要的是
A. 避免多次刮宫、多产、产褥感染　　B. 加强定期的产前检查
C. 妊娠期间避免长时间仰卧和腹部外伤　　D. 积极防治妊娠期高血压疾病
E. 且避免宫腔内压力骤然降低

(41～42 题共用题干)

罗女士，30 岁。初产妇，产后第 4 天，近 2 天主诉多汗，下腹阵痛，无恶心、呕吐。查体：体温 37.7℃，子宫底脐下 4 指、无压痛，会阴切口无红肿、无压痛，恶露暗红、无臭味，双乳胀、有硬结。

41. 该产妇发热的原因是
A. 会阴切口感染　　B. 上呼吸道感染
C. 子宫内膜炎　　D. 急性乳腺炎
E. 乳汁淤积

42. 该产妇下腹阵痛的原因是
A. 子宫复旧不良　　B. 尿路感染
C. 产后宫缩痛　　D. 急性肠炎
E. 子宫内膜炎

四 B 型题

(1～3 题共用备选答案)

A. 阴道检查盆腔空虚，胎先露部过高，胎头有如乒乓球感觉

B. 足月妊娠应行剖宫产

C. B 超诊断很困难

D. 孕妇尿 E_3 呈高值

E. 羊水中甲胎蛋白高

1. 联体儿
2. 脑积水
3. 无脑儿

（4~6 题共用备选答案）

A. 死胎　　B. 羊水过少

C. 胎儿窘迫　　D. 羊水过多

E. 过期妊娠

4. 妊娠达到或超过 42 周，属于
5. 羊水量少于 300ml，属于
6. 妊娠的任何时期内，羊水量超过 2000ml，属于

（7~9 题共用备选答案）

A. 不全流产　　B. 完全流产

C. 难免流产　　D. 先兆流产

E. 稽留流产

7. 容易发生失血性休克的是
8. 可能发生弥散性血管内凝血的是
9. 阴道排出组织物后流血减少，子宫体接近正常大小，宫口闭，属于

（10~12 题共用备选答案）

A. 立即剖宫产　　B. 缩宫素引产

C. 择期剖宫产　　D. 不予任何处理

E. 严密监测下继续妊娠

10. 明确过期妊娠，胎心监护评 5 分，羊水指数为 3，无产科指征，处理原则为
11. 明确过期妊娠，羊水指数为 6 分，临产后频繁晚期减速，处理原则为
12. 明确过期妊娠，胎儿宫内未见异常，无产科指征，处理原则为

（13~17 题共用备选答案）

A. 停经、腹痛、阴道流血及阴道排出组织

B. 月经后半期腹痛，阴道少量流血，尿妊娠试验（－），后穹隆穿刺抽出不凝固血液
C. 右下腹痛，体温、血象高，子宫双附件（－）
D. 人流后下腹痛，子宫颈举痛，体温、血象高，后穹隆穿刺抽出洗肉样水
E. 停经、腹痛、阴道流血、后穹隆穿刺抽出不凝固血液

13. 输卵管妊娠
14. 出血性输卵管炎
15. 黄体破裂
16. 阑尾炎
17. 流产

（18～21 题共用备选答案）

A. 停经后无阴道流血，子宫大小明显小于停经周数，宫口未开，尿妊娠试验（＋）
B. 停经后出现反复阴道流血，子宫明显小于停经周数，尿妊娠试验（－）
C. 停经后多量阴道流血，下腹阵发性剧痛，宫口开大，胎膜已破
D. 停经后少量阴道流血，轻微下腹痛，宫口未开，胎膜未破
E. 停经后多量阴道流血，有肉样组织排出，子宫小于停经周数，宫口开大

18. 难免流产表现为
19. 稽留流产表现为
20. 先兆流产表现为
21. 不全流产表现为

（22～24 题共用备选答案）

A. 羊水呈浅绿色　　B. 羊水无色澄清
C. 羊水呈棕黄色　　D. 羊水呈黄绿色
E. 羊水呈乳白色，略混浊

22. 提示胎儿未成熟
23. 提示胎儿已成熟
24. 提示羊水Ⅰ度胎粪污染

（25～27 题共用备选答案）

A. 5cm　　B. 8cm
C. 13cm　　D. 15cm
E. 25cm

25. 羊水过多，羊水指数为

26. 羊水过少，羊水指数临界值为
27. 羊水过少，羊水指数的绝对值为

五 X型题

1. 输卵管妊娠破裂后，下列说法正确的是
   A. 腹部叩诊常有移动性浊音
   B. 出现休克症状和体征
   C. 多数病例有短期停经史
   D. 尿妊娠试验均阳性
   E. 子宫颈举痛明显
2. 张女士，25岁。因“胎膜早破”入院，检查：头先露，未入盆，其余正常。正确的护理措施是
   A. 绝对卧床休息，禁灌肠
   B. 严密观察胎心音
   C. 休息时取半卧位
   D. 指导孕妇自测胎动
   E. 严密观察流出羊水的性状
3. 下列哪项属于外因性均称型胎儿宫内发育迟缓的新生儿特点
   A. 身长、体重、头径相称，但均较小
   B. 各器官体积均缩小
   C. 胎盘小、外表正常
   D. 外表无营养不良表现
   E. 外表有营养不良表现
4. 下列哪项是先兆流产的症状或体征
   A. 轻微下腹痛、腹痛或下坠感
   B. 子宫颈口未开大
   C. 早孕反应仍存在
   D. 已破膜
   E. 停经后出现少量阴道流血，鲜红色
5. 白女士，30岁。初产妇，妊娠38周，骨盆外测量正常，胎头双顶径8.5cm，规律宫缩4小时，宫口开大1cm，未破膜，头先露，此时不合适的处理是
   A. 采取膀胱截石位
   B. 静脉滴注缩宫素
   C. 每3小时一次做肛门检查
   D. 抬高床尾
   E. 灌肠刺激宫缩
6. 王女士，29岁。已婚，既往有盆腔炎病史，现停经50天，尿妊娠试验（+）。清晨突感右下腹疼痛伴有阴道少量流血，面色苍白、恶心、出汗，体温较低。以下哪项是合理的
   A. 妇科检查：子宫稍大、软，子宫颈举痛，后穹隆饱满
   B. 后穹隆穿刺为脓性液体
   C. 最可能的诊断为输卵管妊娠破裂
   D. 血压下降，脉搏增快
   E. 血hCG可升高
7. 关于流产的临床过程，下列说法错误的是
   A. 难免流产是由不全流产发展而来
   B. 难免流产时，妊娠试验均为阴性

C. 妊娠 8 周以前的流产，多为不全流产
D. 妊娠 8 周以后的流产，多为完全流产
E. 不全流产易发生失血性休克

8. 对于前置胎盘的孕妇，正确的护理措施有
A. 建议卧床休息，可适量下地活动
B. 卧床时以左侧卧位为佳
C. 定时间断吸氧
D. 通过阴道检查了解胎盘位置
E. 加强饮食指导，建议多食含铁丰富的食物

9. 足月妊娠胎膜早破的错误处理是
A. 超过 12 小时应给予抗生素预防感染
B. 给予肥皂水灌肠，刺激宫缩
C. 破膜时应注意羊水的颜色和性状
D. 超过 24 小时无宫缩时应给予引产
E. 尽早剖宫产终止妊娠

10. 下列说法正确的是
A. 妊娠早期先兆流产，可肌内注射黄体酮
B. 妊娠 38 周至 42 周分娩为足月产
C. 在分娩过程中胎儿死亡为死产
D. 不全流产应行吸宫术或刮宫术
E. 妊娠 28 周以内分娩为流产妊娠

11. 下列说法正确的是
A. 胎儿生长受限最常见的病因是臀先露
B. 胎儿死亡后立即释放促凝血物质入血
C. 羊水过少确诊后，一律剖宫产
D. 诊断为胎儿生长受限继续妊娠的指征有孕妇妊娠合并症、并发症在妊娠期控制良好，未超过预产期
E. 容易并发急性左心衰竭的是前置胎盘

12. 下列哪些药物可以用于治疗先兆早产的
A. β 受体激动药
B. 硫酸镁静脉缓慢滴注
C. 肌内注射苯甲酸雌二醇
D. 前列腺素合成酶抑制药
E. 硝苯地平舌下含服

13. 下列哪些属于异位妊娠
A. 腹腔妊娠
B. 输卵管妊娠
C. 子宫残角妊娠
D. 子宫颈妊娠
E. 卵巢妊娠

14. 关于胎儿生长受限（FGR）的诊断，下列说法正确的是
A. 必须准确确定胎龄
B. B 超测定胎头双顶径有助于诊断
C. 测定尿 E_3 和 E/C 比值有助于诊断
D. 一次测量数值即可确诊
E. 仔细询问有无引起 FGR 的高危因素

15. 下列哪项措施可预防胎儿宫内发育迟缓

A. 定期测量子宫高、腹围、体重
B. 用妊娠图进行孕期监护
C. 每周1次B超检查
D. 加强产前检查
E. 建立三级围产期保健网

16. 关于羊水过多，下列说法正确的是

A. 疑神经管缺损的羊水过多孕妇，有意义的检查项目是血甲胎蛋白值
B. 慢性羊水过多破膜后易发生脐带脱垂
C. 羊水过多孕妇娩出的新生儿，容易发生先天性食管闭锁
D. 慢性羊水过多常并发胎盘早剥
E. 慢性羊水过多大多发生在妊娠20~24周

17. 胎盘早剥并发DIC的诊断依据，包括下列哪项

A. 凝血酶原的时间延长
B. 胎儿窘迫
C. 血小板 $<100\times10^9/L$
D. 纤维蛋白原2g/L
E. 阴道流血不凝

18. 妊娠29~34周出现胎膜早破，可进行下列哪些处理

A. 应用子宫收缩抑制药
B. B超监测残余羊水量
C. 促胎肺成熟
D. 预防性使用抗生素
E. 查血常规、C反应蛋白除外感染

19. 胎儿窘迫终止妊娠指征包括

A. S 2.0
B. 羊水Ⅲ度
C. 胎心率100次/分
D. OCT频繁出现晚期减速
E. 胎儿头皮血 pH <7.0

20. 输卵管妊娠的病因包括

A. 辅助生殖技术
B. 输卵管黏膜炎
C. 输卵管过长
D. 黏膜纤毛缺乏
E. 受精卵移行时间过长

21. 诊断输卵管妊娠的辅助检查方法不包括

A. 子宫腔气囊检查
B. 腹部X线平片
C. 阴道后穹隆穿刺
D. B超检查
E. 腹腔镜检查

22. 下列属于前置胎盘并发症的有

A. 凝血功能障碍
B. 植入性胎盘
C. 围产儿病死率高
D. 产后出血
E. 产褥感染

23. 过期妊娠易发生羊水过少的原因包括
    A. 胎儿脱水
    B. 胎盘功能减退，灌注量不足
    C. 羊膜上皮细胞萎缩，微绒毛肿胀
    D. 母亲血容量低
    E. 胎儿肾小管对抗利尿激素的敏感性增高
24. 下列哪项是预防胎盘早剥的措施
    A. 妊娠晚期避免仰卧位及腹部外伤
    B. 积极预防与治疗妊高征
    C. 羊水过多人工破膜时应高位破膜
    D. 双胎分娩时第一个胎儿不宜娩出过快
    E. 胎位异常时不做外倒转术以防胎盘早剥
25. 巨大儿经阴道分娩可能对胎儿造成的损伤是
    A. 死亡
    B. 颅内出血
    C. 锁骨骨折
    D. 肩难产
    E. 臂丛神经损伤
26. 胎盘早剥病理改变正确的是
    A. 底蜕膜出血，使胎盘从附着处分离
    B. 隐性剥离时无阴道流血表现
    C. 剥离处胎盘绒毛和蜕膜中释放大量组织凝血活酶
    D. 发生子宫胎盘卒中时，子宫肌层收缩力减弱造成产后出血
    E. 子宫下段伸展，造成胎盘与附着部位错位
27. 下列哪些是过期妊娠的病因
    A. 无脑畸胎不合并羊水过多
    B. 头盆不称
    C. 缺乏胎盘硫酸酯酶
    D. 臀先露
    E. 内源性前列腺素和雌激素不足
28. 关于前置胎盘对母儿的影响错误的是
    A. 前置胎盘以外出血为主，不易发生胎儿窘迫
    B. 出血浸入子宫肌层，收缩力减弱，造成产后出血
    C. 前置胎盘患者反复阴道流血可导致凝血功能障碍
    D. 子宫下段肌层菲薄，收缩力差，易致产后出血
    E. 前置胎盘易导致羊水栓塞
29. 子宫收缩乏力导致的产后出血，为加强宫缩可以采取的治疗措施是
    A. 双手按压耻骨联合上方诱发宫缩
    B. 双手压迫按摩子宫
    C. 按摩子宫
    D. 做好切除子宫手术准备
    E. 注射子宫收缩药
30. 下列说法正确的是
    A. 妊娠 32 周，反复少量阴道流血 2 周可能存在前置胎盘

B. 子宫硬如板状，宫缩间歇无放松可能存在前置胎盘
C. 纠正休克是胎盘早剥的处理原则
D. 下腹明显压痛和反跳痛是急性输卵管妊娠破裂表现
E. 后穹隆穿刺抽出不凝血是急性输卵管妊娠破裂表现

31. 预防羊水栓塞的发生，在护理中应注意下列哪些
A. 指导产妇加强产前检查
B. 正确掌握缩宫素使用指征
C. 人工破膜宜在两次宫缩间歇期进行
D. 中期引产者，钳刮时应先刺破胎膜再钳夹胎块
E. 破口宜大，流速要快

32. 关于胎儿生长受限（FGR）的治疗方法正确的是
A. 治疗越早，效果越好
B. 于妊娠32周开始治疗效佳
C. 妊娠36周后治疗效果差
D. 经确诊，立即终止妊娠
E. 治疗越晚，效果越差

33. 下列属于输卵管妊娠破裂临床表现的是
A. 剧烈腹痛
B. 晕厥
C. 休克
D. 移动性浊音阳性
E. 阴道大量流血

34. 输卵管妊娠发展到一定时期，会发生以下哪种情况
A. 陈旧性异位妊娠
B. 阔韧带妊娠
C. 输卵管妊娠流产
D. 输卵管妊娠破裂
E. 继发性腹腔妊娠

35. 关于子痫的描述错误的是
A. 于分娩期发生者占绝大多数
B. 是妊娠期高血压疾病最严重阶段
C. 与是否定期做产前检查关系不大
D. 每次抽搐约持续5分钟
E. 先为全身肌肉强烈抽动，随后全身肌肉强直

36. 确诊为无脑儿，下述处理哪些表述是正确的
A. 可行毁胎术
B. 引产
C. 出现肩难产可行剖宫产
D. 因胎头小，不能扩张产道，可行产钳助娩
E. 因胎头小，不能扩张产道，可行胎头吸引器助娩

37. 关于异位妊娠的描述错误的是
A. 输卵管峡部妊娠发病较迟，发生率低

B. 阴道排出蜕膜管型，镜检时常见到滋养细胞
C. 输卵管壶腹部妊娠多以流产为主，一般在妊娠 8~12 周发病
D. 卵巢妊娠少见
E. 输卵管间质部妊娠虽少见但后果严重

38. 关于胎儿先天畸形，下列说法正确的是
A. 临床诊断准确率差　　B. 无脑儿占出生缺陷发生率第 1 位
C. 围产儿死亡中畸形占第 2 位　　D. 发生的原因很多
E. 近年来先天畸形宫内诊断率有所提高

39. 对协调性宫缩乏力的产妇，加强宫缩的方法有
A. 温肥皂水灌肠　　B. 排空充盈膀胱
C. 人工破膜　　D. 肌内注射缩宫素
E. 缩宫素静脉滴注

40. 白女士，30 岁。已婚，停经 50 天，尿妊娠试验（+）。今晨突感右下腹疼痛，面色苍白，恶心、出汗、阴道少量流血，体温较低，既往有慢性盆腔炎。1 年前因双侧输卵管积水行腹腔镜检查和造口术。下列哪些项发生概率较大
A. 血 hCG 可升高　　B. 血压下降，脉搏增快
C. 输卵管妊娠破裂　　D. 阴道后穹隆穿刺为脓性液体
E. 妇科检查子宫稍大、质软，子宫颈举痛，阴道后穹隆饱满

41. 关于羊水过多的原因，下列说法正确的是
A. 孕妇饮水过度　　B. 多胎妊娠
C. 孕妇年龄偏小　　D. 胎儿畸形
E. 约 1/3 羊水过多的原因不明

42. 关于脊柱裂，下列说法正确的是
A. 妊娠 18 周是发现脊柱裂的最佳时机　　B. 隐性脊柱裂不必终止妊娠
C. 发现脊柱裂及时引产　　D. 隐性脊柱裂多发生在腰骶段
E. 属脊柱椎管部分未完全闭合的状态

43. 王女士，29 岁。产后第 1 天，下腹阵痛，出汗较多。查体：体温 37.6℃，脐下 3 指处可触及一硬块，白细胞 $12 \times 10^9/L$，中性粒细胞 0.78，可能的诊断是
A. 产后宫缩痛　　B. 产后尿潴留
C. 产后子宫内膜炎　　D. 子宫复旧不良
E. 胎盘、胎膜残留

44. 关于羊水栓塞的临床表现，下列描述正确的是
A. 突然出现烦躁、呼吸困难　　B. 难以控制的全身广泛性出血
C. 少尿、无尿和尿毒症　　D. 心率增快，肺底部出现湿啰音
E. 循环衰竭

45. 对高危孕妇的处理正确的是

A. 应用胎儿监测仪及时发现异常情况

B. 给产妇吸氧

C. 发现胎儿窘迫，均行剖宫产

D. 凡威胁母儿健康，不管胎儿成熟程度即终止妊娠

E. 做好新生儿窒息抢救工作

46. 关于胎儿生长受限（FGR），下列说法正确的是

A. 脐带过细、扭转、打结致 FGR

B. 均称型 FGR 半数胎儿预后不良

C. 不匀称型 FGR 新生儿常伴低血糖

D. 遗传因素可致不匀称型 FGR

E. 影响因素作用在妊娠早期，可致内因性 FGR

47. 阴道后穹隆穿刺不可用于诊断

A. 盆腔肿瘤

B. 子宫内膜异位症

C. 盆腔包裹性积液

D. 异位妊娠

E. 盆腔脓肿

48. 罗女士，29 岁。妊娠 33 周，发现胎儿生长受限（FGR），心电监护为有反应性。子宫颈评分 7 分，下列治疗恰当的是

A. 右旋糖酐 + 复方丹参静脉滴注

B. 人工破膜引产

C. 口服复合氨基酸

D. 吸氧

E. 卧床休息

49. 下列说法正确的是

A. 前置胎盘剖宫产时，需切除子宫的应无再生育要求

B. ABO 血型不合主要发生在孕母 A 型，丈夫 A 型、B 型、AB 型

C. 静脉滴注麦角新碱不是子宫胎盘卒中的处理方法

D. 前置胎盘的典型临床表现是无诱因、无痛性反复阴道流血

E. 前置胎盘最主要的保守治疗是延长孕周

50. 关于先兆流产，下列说法错误的是

A. 妊娠产物完全排出，阴道流血停止

B. 妊娠晚期或临产时无痛性反复阴道流血

C. 少量阴道流血，伴轻微下腹痛，子宫颈口未开

D. 分娩阻滞，剧烈疼痛，宫缩停止，病情恶化

E. 阴道流血量和贫血程度不一致，伴腹痛

51. 下列哪些是胎盘早剥所致的并发症

A. 希恩（Sheehan）综合征

B. 羊水栓塞

C. 弥散性血管内凝血（DIC）及凝血功能障碍

D. 急性肾衰竭

E. 产后出血

52. 下列说法错误的是

A. 双胎妊娠在分娩期不易发生产程延长

B. 单卵双胎的性别和血型可以相同也可以不同

C. 按摩子宫不是子宫胎盘卒中的处理

D. 联体儿属单卵双胎

E. 胎儿分娩过程中死亡称死产，也是死胎的一种

53. 关于羊水的描述，错误的是

A. 足月妊娠时，羊水呈弱酸性

B. 羊水的吸收，50% 由胎盘完成

C. 羊水随妊娠时间增长而不断增多，色泽逐渐加深，不能自我更新

D. 妊娠中期以后，胎儿尿液成为羊水的重要来源

E. 正常足月妊娠羊水量约为 500ml

54. 妊娠剧吐的相关病因，下列说法不恰当的是

A. 与胎儿的性别有关

B. 营养不良

C. 神经系统功能不稳定，精神紧张

D. 人绒毛膜促性腺激素（hCG）水平的变化

E. 黄体酮对胃肠道平滑肌的松弛作用

55. 刘女士，30 岁。已婚，阴道不规则少量流血达 2 个月。尿妊娠试验（+），给予刮宫，但刮出物未见绒毛，病理检查结果为蜕膜组织，则其可能的诊断不包括

A. 异位妊娠　　B. 葡萄胎

C. 早期妊娠反应　　D. 子宫内膜炎

E. 功能失调性子宫出血（功血）

56. 子宫颈内口松弛而致反复晚期流产的特点不包括

A. 破膜后胎儿立即娩出　　B. 发病前常无症状

C. 在妊娠早期出现　　D. 流产前阵痛明显

E. 娩出新鲜、无畸形发育的正常胎儿

六 案例分析题

（1~4 题共用题干）

秦女士，32 岁。已婚，1 个月前妇科检测正常。今晨突发左下腹痛阴道少量流血。检

查：面色苍白，血压90/60mmHg，心率112次/分。检查尿hCG（-），子宫大小正常，左侧4cm×4cm×3cm非均质包块，盆腔大量积液。

1. 为明确诊断，有价值的检查有
   A. 血hCG检查　B. 阴道后穹隆穿刺
   C. 腹腔镜检查　D. 子宫镜检查
   E. X线检查
2. 此种情况最有可能的诊断是
   A. 先兆流产　B. 急性阑尾炎
   C. 左侧输卵管妊娠　D. 黄体破裂
   E. 痛经
3. 如确诊为输卵管妊娠破裂，其最佳的处理方法是
   A. 输血、输液　B. 观察
   C. 腹腔镜或剖腹探查　D. 保守治疗
   E. 中医治疗
4. 关于输卵管间质部妊娠的手术方式，下列恰当的是
   A. 子宫次全切除术　B. 患侧输卵管切除术
   C. 输卵管开窗术　D. 子宫角部楔形切除及患侧输卵管切除
   E. 输卵管断段切除及断端吻合术

（5~7题共用题干）

王女士，30岁。妊娠35周，少量阴道流血1天入院，不伴腹痛，查体：子宫底剑突下4横指，LSA臀浮，胎心率150次/分，骨盆正常，阴道无活动性流血，无宫缩，宫口未开，一般情况好。

5. 该情况下恰当的处理是
   A. 立即剖宫产　B. 人工破膜
   C. 期待疗法　D. 臀位牵引术
   E. 缩宫素静脉滴注引产
6. 前置胎盘正确的处理是
   A. 凡胎儿死亡均从阴道分娩　B. 疑前置胎盘，肛查宜轻柔
   C. 肛查了解宫口开大情况，决定分娩方式　D. 有阴道流血即终止妊娠
   E. 大出血时，不需阴道检查，即行剖宫产
7. 关于流产的临床表现，下述哪项是错误的
   A. 常见是腹痛，继而阴道流血　B. 主要症状是阴道流血和腹痛
   C. 妊娠8周前流产，易发生不全流产　D. 妊娠2月余流产，易发生完全性流产
   E. 妊娠3月余流产，往往先排出胎儿和胎盘

(8~14 题共用题干)

罗女士，25 岁。停经 80 天，腹痛伴阴道流血 3 天，量较多，伴畏寒和肢冷 1 天。查体：面色苍白，血压 80/40mmHg，脉搏 110 次/分。妇科检查：阴道内大量血块，宫口开大，有胎盘组织堵塞于子宫颈口，子宫如妊娠 2^+ 月大小，质软。

8. 最有可能的诊断是

A. 不全流产　　B. 先兆流产
C. 难免流产　　D. 感染性流产
E. 习惯性流产

9. 下列处理恰当的是

A. 口服己烯雌酚　　B. 肌内注射黄体酮安胎
C. 输血、输液的同时行刮宫术　　D. 凝血功能检查
E. 肌内注射抗生素

10. 静脉输液不慎发生空气栓塞，致死的栓塞部位一般会在

A. 左房室口　　B. 右房室口
C. 主动脉入口　　D. 肺动脉入口
E. 上腔静脉

11. 输血前后采用的静脉点滴溶液应是

A. 5% 葡萄糖盐水　　B. 5% 葡萄糖溶液
C. 碳酸氢钠等渗盐水溶液　　D. 复方氯化钠溶液
E. 0.9% 氯化钠溶液

12. 输液时，患者主诉胸部不适，随即发生呼吸困难、严重发绀，心前区听诊闻及响亮的持续的“水泡声”，此属

A. 左心衰竭　　B. 空气栓塞
C. 急性肺水肿　　D. 过敏反应
E. 发热反应

13. 患者大量输入库血后可能出现

A. 低血磷　　B. 低血钾
C. 低血钙　　D. 高血钙
E. 高血钠

14. 大量输血时出现手足抽搐、出血、血压下降，可加用下面哪些药物

A. 10% 葡萄糖酸钙　　B. 5% 碳酸氢钠
C. 10% 氯化钾　　D. 11.2% 乳酸钠
E. 异丙基肾上腺素

（15~20 题共用题干）

白女士，29 岁。初产妇，妊娠 32 周，阴道流血两次，量不多，今日突然阴道流血多于月经量，无腹痛。查体：血压 100/80mmHg，脉搏 96 次/分，子宫高 30cm，腹围 85cm，臀先露，未入盆，胎心率 144 次/分。

15. 其诊断最大可能是
   A. 阴道静脉曲张破裂
   B. 妊娠合并宫颈癌
   C. 妊娠合并宫颈息肉
   D. 前置胎盘
   E. 胎盘早期剥离

16. 下列哪些是前置胎盘的表现
   A. 先露下降受阻
   B. 无痛性阴道流血
   C. 子宫下段可闻及胎盘血流音
   D. 子宫张力高，胎心音不易闻及
   E. 子宫底高度与孕月相符

17. 下述治疗原则哪项是正确的
   A. 住院观察
   B. 绝对卧床休息
   C. 配血备用
   D. B 超检查了解胎儿情况
   E. 立即剖宫产终止妊娠

18. 诊断前置胎盘较安全可靠的方法是
   A. 肛门检查
   B. 放射线检查
   C. 化验检查
   D. 阴道检查
   E. B 超检查

19. 下列哪项症状符合前置胎盘
   A. 阴道流血量和贫血程度不一致，伴腹痛
   B. 妊娠晚期或临产时无痛性反复阴道流血
   C. 少量阴道流血，伴轻微下腹痛，子宫颈口未开
   D. 妊娠产物完全排出，阴道流血停止
   E. 分娩阻滞，剧烈疼痛，宫缩停止，病情恶化

20. 关于妊娠期母体变化，其正确的是
   A. 妊娠 32~34 周血容量增加达到高峰
   B. 子宫峡部在妊娠后期形成子宫下段
   C. 妊娠晚期易发生外阴及双下肢静脉曲张
   D. 妊娠末期孕妇血液处于低凝状态
   E. 妊娠后卵巢不排卵

（21~24 题共用题干）

王女士，23 岁。第一胎，妊娠 31 周，外伤后突然剧烈腹痛，少量阴道流血，急诊送入

院。查体：血压75/60mmHg，脉搏120次/分，面色苍白，大汗淋漓，下肢水肿，子宫底剑突下3横指，胎位不清，胎心听不到，子宫体左前壁轻压痛。

21. 最可能的诊断是

A. 前置胎盘
B. 先兆早产
C. 子宫破裂
D. 重度胎盘早剥
E. 阴道静脉曲张破裂

22. 关于胎盘早剥，下列描述准确的是

A. 附着在子宫下段的胎盘发生剥离而引起临床症状
B. 重型隐性胎盘早剥易诱发DIC
C. 常发生于妊高征患者
D. 胎盘早剥一经确诊应迅速结束分娩
E. 重型胎盘早剥提示胎盘剥离超过1/2

23. 胎盘早剥的发生与下列哪项有关

A. 外伤
B. 子宫内压突然降低
C. 血管病变
D. 不协调宫缩过强
E. 子宫的静脉压突然升高

24. 大出血需要行颈外静脉穿刺，其正确的部位是

A. 下颌角和锁骨下缘中点连线下1/3处
B. 下颌角和锁骨上缘中点连线上1/3处
C. 上颌角和锁骨下缘中点连线1/2处，颈外静脉外缘
D. 下颌角和锁骨下缘中点连线1/3处
E. 下颌角和锁骨上缘中点连线1/2处

（25～30题共用题干）

赵女士，31岁。孕0产0，因停经40⁺天、少量阴道流血1周就诊，不伴腹痛。妇科检查：外阴、阴道见少量咖啡色分泌物，子宫颈光滑，着色而软，子宫前位稍大，无压痛，双附件（－）。

25. 早期先兆流产最先出现的症状是

A. 停经
B. 阵发性腹痛
C. 少量阴道流血
D. 子宫停止增大
E. 妊娠试验由阳性转阴

26. 该患者若做进一步检查，可进行下述哪项

A. 胎盘催乳素测定
B. 雌二醇测定
C. B超检查
D. 孕二醇测定
E. 纤维蛋白原测定

27. 此时，患者仍有少量阴道流血伴有下腹轻度疼痛。其处理下述哪项恰当

A. 给予适当镇静药　　B. 卧床休息

C. 禁止性生活　　D. 抗感染治疗

E. 行吸宫术

28. 经上述治疗后流血停止，腹痛缓解，于妊娠 2^+ 月后又有少量阴道流血2天就诊。查阴道少许血性物，子宫颈光滑，子宫前位如妊娠 40^+ 天大小，质中、无压痛，附件（－），白细胞 $10.3\times10^9/L$。下列诊断正确的是

A. 先兆流产　　B. 感染性流产

C. 不全流产　　D. 完全性流产

E. 难免流产

29. 先兆流产与难免流产的主要鉴别点是

A. 宫口开大与否　　B. 阴道流血时间长短

C. 早孕反应是否存在　　D. 下腹痛的程度

E. 妊娠试验阳性

30. 关于过期流产，下列哪项正确

A. 诊断确立后尽早排空子宫

B. 子宫大小 <12 孕周者，行钳刮术

C. 注意凝血功能检查

D. 子宫大小 >12 孕周者，用引产术促子宫腔内容物排出

E. 术前用孕激素以提高子宫肌肉对缩宫素的敏感性

（31~37题共用题干）

赵女士，33岁。月经较平时推迟5天，以突发左下腹撕裂样痛1小时就诊，腹痛逐渐加重，并出现心悸、气促、畏冷。查体：血压80/40mmHg，脉搏120次/分，满腹压痛、反跳痛，移动性浊音阳性。妇科检查：子宫颈举痛，子宫稍大、软、有漂浮感，双穹隆均有压痛；右侧明显，未扪及肿块。

31. 最简便又最能帮助迅速确立诊断的检查方法是

A. B超检查　　B. 妊娠试验

C. 腹腔镜检查　　D. 诊断性刮宫

E. 后穹隆穿刺

32. 对此患者的诊断合理的是

A. 急性输卵管炎　　B. 急性阑尾炎

C. 输卵管妊娠破裂　　D. 流产合并感染

E. 完全流产

33. 对于该患者，下面处理方法恰当的是

A. 纠正休克后手术　　B. 纠正休克同时手术

C. 中药活血化瘀治疗　　D. 输血

E. 立即进行剖腹探查

34. 异位妊娠最常见的着床部位是

A. 卵巢　　B. 子宫颈

C. 腹腔　　D. 子宫角

E. 输卵管

35. 输卵管妊娠时，判断胚胎死亡的可靠依据是

A. 阴道少量流血　　B. 早孕反应减轻

C. 尿妊娠试验阴性　　D. 下腹痛减轻

E. 阴道排出蜕膜管型

36. 输卵管妊娠和阑尾炎的主要鉴别点是

A. 右下腹痛　　B. 下腹反跳痛明显

C. 停经　　D. 白细胞增多

E. 停经、阴道少量流血伴休克

37. 鉴别诊断输卵管妊娠流产与黄体破裂，下列哪个项目比较可靠

A. 有无停经史　　B. 后穹隆穿刺

C. B 超检查　　D. 血妊娠试验（β-hCG 检查）

E. 有无阴道流血

（38~41 题共用题干）

刘女士，30 岁。主诉停经 60 天，阴道流血伴低热 1 周，3 天前阴道中排出一团肉样组织，今晨突然大量阴道流血。查体：血压 75/50mmHg，脉搏 120 次/分，体温 36.8℃，子宫 40 天妊娠大小、有压痛，宫口可置一指，子宫腔内可扪及组织，阴道分泌物有臭味，血红蛋白 70g/L，白细胞 18×10^9/L，中性粒细胞 0.85。

38. 其诊断最大可能是

A. 黏膜下肌瘤合并感染　　B. 宫腔息肉并感染

C. 子宫内膜炎　　D. 不全流产合并感染

E. 完全流产合并感染

39. 其处理原则错误的是

A. 静脉滴注大量抗生素

B. 立即彻底清宫

C. 静脉滴注抗生素，抗休克的同时，夹出子宫腔内组织

D. 注射子宫收缩药

E. 大量输液输血

40. 关于妊娠期外阴、阴道的改变，下列哪项正确

A. 妊娠期大小阴唇色素沉着，大阴唇内血管增多及结缔组织变松软

B. 小阴唇皮脂腺分泌增多

C. 阴道黏膜呈紫蓝色，皱襞增多，伸展性增加

D. 阴道脱落细胞增多，分泌物增多呈糊状

E. 阴道 pH 降低，有利于致病菌生长而易感染

41. 关于妊娠期内分泌系统的变化，下列哪些是正确的

A. 妊娠期垂体前叶增大 1~2 倍

B. 胎盘分泌大量雌激素、孕激素，对丘脑下部及脑垂体产生负反馈作用，促使性腺激素分泌减少

C. 妊娠期间卵巢有卵泡发育成熟，无排卵

D. 垂体催乳素随妊娠进展逐渐增加，分娩前达高峰

E. 妊娠期，促甲状腺激素、促肾上腺皮质激素分泌增多

（42~47 题共用题干）

于女士，32 岁。结婚 5 年，平素月经规律，停经 45 天。孕 2 产 0，人工终止妊娠 1 次，去年左侧输卵管妊娠，手术治疗，切除该侧输卵管。4 天前开始阴道少量流血，1 天前开始下腹胀痛。查体：体温 36.8℃，脉搏 70 次/分，呼吸 20 次/分，血压 105/70mmHg，心肺未见异常，腹平坦，无胃肠型及蠕动波，右下腹有深压痛，无反跳痛，无腹肌紧张，移动性浊音阴性；妇科检查：外阴少量流血，子宫颈光滑，宫口闭，后穹隆不饱满，子宫颈无举痛，子宫常大、质软，右附件稍增厚，有压痛，左附件未见异常。

42. 最有助于明确诊断的检查是

A. 腹部 B 超检查

B. 子宫内膜病理检查

C. 腹透或腹平片检查

D. 后穹隆穿刺

E. 尿妊娠试验

43. 超声提示子宫正常大小，内膜线可见，右附件区可见 3cm × 2cm × 2cm 的低回声包块，阑尾区未见异常，尿妊娠试验阳性。目前可能性最大的诊断是

A. 急性阑尾炎

B. 右侧附件肿物扭转

C. 右侧附件炎

D. 右侧输卵管异位妊娠

E. 先兆流产

44. 为进一步明确诊断并制定下一步治疗方案，需进一步做的检查是

A. 血常规

B. 血 hCG

C. 血 AFP
D. 血 CEA
E. 血 CA125

45. 仍有间断性阴道流血，腹痛无明显加重，β-hCG 825U/L。血常规未见异常。目前的治疗方案应是
A. 立即行剖腹探查术
B. 期待治疗
C. 肌内注射黄体酮
D. 立即行腹腔镜探查术
E. 口服己烯雌酚

46. 期待治疗 1 周仍有间断性阴道流血，近 3 天，超声提示子宫正常大小，内膜稍厚，右附件区可见 5cm×5cm×3cm 的低回声区，其内探及 2.0cm 液性暗区，可见胚芽及胎心闪动，β-hCG 2863U/L。目前的治疗方案应是
A. 立即手术行右附件切除
B. 静脉滴注抗炎、止血药物
C. 中药治疗
D. 行腹腔镜探查术
E. 口服米非司酮

47. 行腹腔镜探查术，术中探查见：腹腔极少量游离血，子宫常大，右侧输卵管完整，未见破口，壶腹部增粗直径约 2.4cm，充血、水肿，宫壁变薄，内可见胚囊，左输卵管缺如，双侧卵巢未见异常。目前宜采用哪项术式
A. 右侧输卵管壶腹部切除，断端吻合
B. 激光或电凝示胚胎组织是否死亡
C. 右侧输卵管切除术
D. 挤压将胚囊挤出
E. 穿刺输卵管妊娠囊，吸出囊内液，注入甲氨蝶呤（MTX）50mg

（48~51 题共用题干）

赵女士，25 岁。未孕，月经规律，曾有盆腔炎史，现停经 35 天，阴道流血淋漓 6 天，下腹痛 4 小时。

48. 首先应做的检查是
A. 妇科检查
B. B 超检查
C. 血 hCG
D. CT 检查
E. 尿妊娠试验

49. 应与下列哪些疾病相区别
A. 功血
B. 先兆流产
C. 盆腔炎复发
D. 子宫肌瘤
E. 不全流产

50. B 超示附件区包块直径约 8.0cm，盆腔液性暗区 4.0cm。最可能的诊断是
A. 不全流产
B. 先兆流产
C. 子宫肌瘤
D. 异位妊娠
E. 难免流产

51. 下列处理正确的有
A. 立即行剖腹探查术
B. 输抗炎止血药物
C. 口服叶酸及维生素 E
D. 行刮宫术，将刮出物送病理
E. 绝对卧床休息观察

（52~58 题共用题干）

秦女士，31 岁。妊娠 32 周，双胎妊娠，阵发性腹痛 2 小时，阴道少量流血 1 小时就诊。查体：血压 118/82mmHg。可触及不规律宫缩，甲儿胎位左枕前，胎心率 140 次/分，乙儿胎位左骶前，胎心率 145 次/分。阴道检查：子宫颈管长约 1cm，宫口可容 1 指。

52. 首先考虑的诊断是
A. 先兆早产
B. 先兆子宫破裂
C. 前置胎盘
D. 妊娠合并急性胃肠炎
E. 妊娠合并阑尾炎

53. 患者就诊过程中发现阴道少量流液。为明确诊断，可做的检查有
A. 阴道液涂片检查
B. 胎心监测
C. B 超检查
D. 阴道液 pH
E. 阴道分泌物内胎儿纤维结合蛋白含量检查

54. 阴道液 pH >7.0，阴道液涂片可见羊齿状结晶。则最可能的诊断是
A. 宫内妊娠 32 周双胎胎盘边缘血窦破裂
B. 宫内妊娠 32 周双胎先兆早产，胎膜早破
C. 宫内妊娠 32 周双胎胎膜早破
D. 宫内妊娠 32 周双胎先兆早产，合并阴道炎
E. 宫内妊娠 32 周双胎早产临产，胎膜早破

55. 住院后经治疗腹痛明显减轻。恰当的处理有
A. 抑制宫缩
B. 抗生素预防感染
C. 卧床，抬高臀部
D. 促胎肺成熟、促胎儿生长
E. 立即剖宫产

56. B 超检查，两胎儿双顶径分别为 8.2cm、8.1cm。此时胎儿可能出现的并发症有
A. 胎儿畸形
B. 胎儿窘迫
C. 早产
D. 脐带脱垂致胎儿死亡
E. 胎儿生长受限

57. 住院第 8 天，出现腹部阵痛 30~35 秒/(5~6)分，甲儿胎心率 138 次/分，乙儿胎心率 128 次/分。阴道检查：宫口开大 2cm，头 S+1。最佳的处理是
A. 观察产程，等待自然分娩
B. 卧床，抬高臀部

C. 继续应用镇痛、止血药
D. 继续抗生素预防感染
E. 立即剖宫产

58. 接生过程中应注意
A. 做会阴切开以减少对胎头的压迫
B. 接生前建立静脉通路
C. 第一胎儿娩出后，夹紧脐带以防第二胎儿失血
D. 第一胎儿娩出后，第二胎如有胎心变慢，可以臀位助产结束妊娠
E. 接生前准备好缩宫素、沙袋

（59~64 题共用题干）

白女士，31 岁，因妊娠 41 周第二胎，无产兆入院。以往月经规律，妊娠 36 周时曾因无痛性少量阴道流血就诊，B 超提示胎盘低置。

59. 检查：骨盆无异常，子宫颈软，先露 S-3。B 超提示：胎儿双顶径 9.1cm，羊水指数 8.0cm。最好的处理方式是
A. 人工破膜
B. 立即剖宫产
C. 人工剥膜
D. 等待自然发动宫缩
E. 静脉滴注缩宫素引产

60. 给予 0.5% 缩宫素静脉滴注引产。2 小时后，胎膜破裂，羊水清。3 小时后，胎头下降入盆，宫口扩张 5~6cm 时，患者突然胸闷憋气、呼吸困难、面色苍白、面部及周身皮肤呈青紫色、烦躁不安。最可能的诊断是
A. 脑出血
B. 羊水栓塞
C. 呼吸窘迫
D. 脑栓塞
E. 子痫发作

61. 血压 75/40mmHg，听诊：心音弱，心率 50 次/分。双肺无明显湿啰音，无阴道流血。需如何紧急处理
A. 面罩正压给氧
B. 应用升压药
C. 抗过敏可用地塞米松
D. 立即停用缩宫素
E. 输入冷冻血浆

62. 经抢救患者血压渐升至 105/75mmHg。为明确诊断，抢救同时应做何种检查
A. 床边心电图
B. 抽下腔静脉血，镜检有无羊水成分
C. 与 DIC 有关的实验室检查
D. 化验肝功能
E. 床边胸部 X 线片检查

63. 2 小时后，生命体征稳定，皮肤青紫消退，面色转红润。查体：宫口开全。胎先露位于

棘下 3.0cm。

A. 剖宫产术
B. 产钳术
C. 行会阴侧切尽快娩出胎儿
D. 剖宫产同时切除子宫
E. 等待自然分娩

64. 患者产后阴道持续大量流血，经积极处理后仍不能减少流血。恰当的处理为
A. 子宫动脉栓塞
B. 手术结扎子宫动脉
C. 行子宫切除术
D. 继续持续按摩子宫
E. 子宫腔内填塞纱布

（65~70 题共用题干）

王女士，26 岁。妊娠 38 周，第一胎，阴道流液 2 小时入院。查体：血压 120/80mmHg，未触及宫缩，头先露，胎心率 145 次/分。

65. 下列检查哪些项有助于明确诊断
A. 阴道液苏丹染色可见橘黄色脂肪小粒
B. 阴道检查推胎头可见有羊水流出
C. 阴道液 pH >7.0
D. 阴道液涂片可见羊齿状结晶
E. 阴道液涂片未见羊齿状结晶

66. 查阴道液 pH >7.0，阴道液涂片可见羊齿状结晶。此时可能的诊断是
A. 宫内妊娠 38 周早产临产，胎膜早破
B. 宫内妊娠 38 周先兆临产，胎膜早破
C. 宫内妊娠 38 周胎膜早破
D. 宫内妊娠 38 周先兆流产，合并阴道炎
E. 宫内妊娠 38 周先兆流产，张力性尿失禁

67. 进一步做的辅助检查为
A. 血常规
B. 胎心监护
C. CT 检查
D. B 超检查
E. 尿常规

68. 若血常规提示白细胞 $12\times10^9/L$，中性粒细胞 0.86。超声提示羊水指数 7.6cm，NST：有反应型。下一步处理包括
A. 阴道分娩
B. 大量补液，增加羊水
C. 行缩宫素引产
D. 吸氧
E. 预防性应用抗生素

69. 入院 20 小时出现不规律下腹阵痛，夜间明显，伴有阴道少量流血。最可能的诊断是
A. 前置胎盘
B. 先兆子宫破裂
C. 先兆临产
D. 临产
E. 胎盘早剥

70. 患者入院后25小时出现腹阵痛（30~25）秒/(5~6)分，胎心140次/分，阴道检查宫口开大1cm，头S+1。下列处理哪些正确

A. 立即剖宫产
B. 灌肠
C. 密切观察宫缩及胎心音
D. 注射哌替啶
E. 人工破膜了解羊水性状

参考答案与解析

一、A1型题

1. A【解析】前置胎盘位于子宫下段前壁时，可于耻骨联合上方听到胎盘血管杂音。所以，选项A正确。妊娠28周出现阴道流血多为完全性前置胎盘，妊娠足月出现阴道流血多为边缘性前置胎盘。所以，选项B错误。前置胎盘时，阴道流血的特征是无痛性阴道流血。所以，选项C错误。HELLP综合征的确诊主要依靠实验室检查。溶血、肝酶升高、低血小板3项指标全部达到标准为完全性，其中任1项或2项异常，未全部达到上述标准的称为部分性HELLP综合征。所以，选项D错误。前置胎盘的子宫张力无明显变化。所以，选项E错误。

2. D【解析】输卵管妊娠是受精卵种植于输卵管，是最常见的异位妊娠，以壶腹部妊娠为最多，占50%~70%；其次为峡部，占30%~40%；伞部、间质部最少见，占1%~2%。

3. C【解析】受精后第3天，受精卵分裂成由16个细胞组成的实心细胞团，约在受精后第4天，早期囊胚进入子宫腔，在子宫腔内继续分裂发育成晚期囊胚。

4. D【解析】过期妊娠的胎盘功能会出现减退征象或出现胎儿窘迫现象。所以，选项D正确。过期妊娠可能与内源性前列腺素和雌激素分泌不足，孕激素水平过高有关。所以，选项A错误。过期妊娠孕妇尿中雌激素水平应该是明显下降的，所以选项B错误。选项C太绝对。对月经周期规则，妊娠达到或超过42周（≥294天）尚未分娩者，称为过期妊娠。月经周期必须规则，若不规则，推算的预产期不可靠，超过2周不一定为过期妊娠。所以，选项E不完全正确。

5. C【解析】羊水过少合并胎儿畸形应尽早终止妊娠。所以，选项C说法不恰当，其余选项正确。

6. B【解析】阴道液体涂片检查：待干后镜检，查见羊齿状结晶；用0.5‰亚甲蓝染色查见淡蓝色或不着色的胎儿上皮及毳毛；用0.1%~0.5%硫酸尼罗兰染色，查见橘黄色胎儿上皮细胞，均可诊断胎膜早破。所以，选项A错误。正常阴道液呈酸性，pH为4.5~5.5；羊水的pH为7.0~7.5；尿液的pH为5.5~6.5。用pH试纸检查，若流出液pH>6.5时，视为阳性，准确率可达90%。所以，选项B正确。引起胎膜早破常见的原因包括子宫颈内口

松弛、羊水过多、胎位异常等。所以，选项C错误。早产胎膜早破或足月胎膜早破超过12小时者，应给予抗生素以预防感染。所以，选项D错误。足月或近足月，超过24小时未临产者，胎膜、胎盘感染或围生儿发病率及死亡率均相应增加，为减少感染机会，防止母婴并发症，主张积极引产，有产科指征者剖宫产。孕周小，胎儿未成熟，未临产，可在积极监护和预防感染的前提下继续妊娠，争取得到促胎肺成熟的时机，有利于围生儿的预后。所以，选项E错误。

7. A【解析】输卵管妊娠和正常妊娠一样，滋养细胞产生的hCG维持黄体生长，使甾体激素分泌增加，因此月经停止来潮。子宫肌纤维增生肥大，子宫增大变软，但子宫增大与停经月份不相符。子宫内膜出现蜕膜反应。蜕膜的存在与孕卵的生存密切相关，若胚胎死亡，滋养细胞活力消失，蜕膜自宫壁剥离而发生阴道流血。有时蜕膜可完整剥离，随阴道流血排出三角形的蜕膜管型；有时则呈碎片排出。排出的组织见不到绒毛，组织学检查无滋养细胞。

8. D【解析】脑积水是指脑室内有100～200ml的脑脊液。所以，选项D错误，其余选项正确。

9. E【解析】少量阴道流血，伴轻微下腹痛，宫口未开，属于先兆流产表现。所以，选项B错误。分娩阻滞，剧烈疼痛，宫缩停止，病情恶化，是子宫破裂的征象。所以，选项C错误。妊娠晚期或临产时，无痛性反复阴道流血是前置胎盘的典型表现。所以，选项D错误。胎盘早剥的隐性剥离可形成胎盘后血肿，其阴道流血量和贫血程度不一致。所以，选项A错误，选项E正确。

10. B【解析】妊娠剧吐如果没有及时治疗或者没有得到有效控制，会引起一些并发症。首先，妊娠剧吐可以出现韦尼克脑病，是妊娠剧吐造成维生素B_1缺乏所致。另外，妊娠剧吐可以导致维生素K缺乏，血浆蛋白和纤维蛋白减少，孕妇出血倾向增加。可以表现为孕妇鼻出血、骨膜下出血，甚至视网膜出血。此外，妊娠剧吐还可导致孕妇水、钠、电解质失衡、酸中毒，还可引起胎儿生长受限。没有证据表明妊娠剧吐增加胎儿畸形率，但是妊娠剧吐对患者子代的远期影响尚不明确。

11. D【解析】输卵管妊娠占异位妊娠95%左右，是产科常见的急腹症，依据发生部位不同可分为间质部、峡部、壶腹部和伞部妊娠。其中，壶腹部妊娠最为常见，其次为峡部、伞部，间质部妊娠较少见。

12. C【解析】胎心率正常为110～160次/分。A、B、D、E均为急性胎儿窘迫的临床表现。

13. D【解析】B超检查可清楚看到子宫壁、胎头、子宫颈和胎盘的位置，所以选项A正确。胎儿娩出后，尽早使用缩宫药，以预防产后大出血。所以，选项B正确。阴道分娩适用于边缘性前置胎盘、胎先露为头位、临产后产程进展顺利并估计能在短时间内结束分娩者。所以，选项C正确。完全性前置胎盘必须以剖宫产结束分娩，部分性或初产妇边缘性前置胎盘也倾向行剖宫产。所以，选项 E 正确。前置胎盘术中，胎儿娩出后如出血不多可等待子宫收缩胎盘自然剥离后再取出胎盘，可减少术中及产后出血量。所以，选项 D 叙述的不完全正确。

14. E【解析】阴道检查有液体流出，石蕊试纸变蓝色或流出液中混有胎脂即可确诊胎膜早破。所以阴道液使石蕊试纸变蓝色是胎膜早破的表现。故选项 E 不正确。

15. D【解析】由于胎儿体积的增大，胎头和胎肩是分娩困难的主要部位。肩难产若处理不当，或时间延迟，可以发生严重的并发症，甚至危及生命，如新生儿窒息、胎粪吸入综合征以及各种产伤。头部损伤可有头皮血肿、颅内出血、面神经瘫痪、臂丛神经损伤、锁骨骨折、肱骨骨折等，甚至发生膈神经损伤。锁骨骨折是巨大胎儿的常见并发症。

16. B【解析】前置胎盘目前一般不主张应用阴道检查。只有在近预产期出血不多时，终止妊娠前为排除其他出血原因或明确诊断决定分娩方式前考虑采用，要求阴道检查操作必须在输血、输液和做好手术准备的情况下方可进行。怀疑前置胎盘者，忌肛查。

17. D【解析】卵巢妊娠的病理诊断标准为：①双侧输卵管正常。②囊胚位于卵巢组织内。③卵巢及囊胚以卵巢固有韧带与子宫相连。④囊胚壁上有卵巢组织。

18. D【解析】妊娠 20 周以后，胎儿在子宫内死亡，称为死胎。

19. A【解析】痛经是子宫内膜异位症最典型的症状，呈继发性伴进行性加重，常于月经来潮前 1~2 天开始，经期第 1 天最剧，以后逐渐减轻，至月经干净时消失。严重阶段疼痛难忍，甚至镇痛剂加量亦无效。

20. D【解析】多数妊娠剧吐的孕妇经治疗后病情好转，可以继续妊娠。如果常规治疗无效，出现持续黄疸、持续蛋白尿、体温升高，持续在 38℃以上、心动过速（≥120 次/分）、伴发韦尼克综合征等危及孕妇生命时，需考虑终止妊娠。

21. A【解析】急性羊水过多因巨大子宫压迫下腔静脉，影响静脉回流，出现下肢及外阴部水肿、静脉曲张。所以，选项 A 正确。AFP 是诊断羊水过多的指标。羊水 AFP 平均值超过同期正常妊娠平均值 3 个标准差以上；孕妇血清 AFP 平均值超过同期正常妊娠平均值 2 个标准差以上，有助于临床诊断。所以，选项 B 错误。羊膜囊造影可了解胎儿有无消化道畸形，但不是最佳方法。所以，选项 C 错误。多胎妊娠与羊水过多有关，多胎妊娠并发羊水过多者是单胎的 10 倍，尤以单卵双胎居多。所以，选项 D 错误。羊水过少是指妊娠晚期羊水量少于 300ml 者。所以，选项 E 错误。

22. E【解析】胎儿头位、骨盆入口平面狭窄的产妇，可以进行试产。

23. A【解析】B 超是羊水过多的重要辅助检查方法。B 超诊断羊水过多的标准有两个。①测量羊水最大暗区垂直深度（AFV）：>7cm 即可考虑为羊水过多，有学者认为 >8cm 才能诊断为羊水过多。②计算羊水指数（AFI）：将孕妇腹部经脐横线与腹白线作为标志线，分为 4 个区，4 个区羊水最大暗区垂直深度之和，即为羊水指数。国内资料 >18cm 为羊水过多。所以，选项 A 正确。急性羊水过多多发生在妊娠 20~24 周。慢性羊水过多多发生于妊娠晚期。所以，选项 D 错误。急性羊水过多时，巨大子宫压迫下腔静脉，影响静脉回流，出现下肢及外阴部水肿、静脉曲张。所以，选项 E 错误。

24. E【解析】胎头下降的程度以颅骨最低点与坐骨棘平面的关系为标志。胎头颅骨最低点在坐骨棘平面时，以“0”表示；在坐骨棘平面上 1cm 时，以“－1”表示；在坐骨棘平面下 1cm 时，以“＋1”表示。

25. B【解析】输卵管妊娠流产多见于输卵管壶腹部妊娠，发病多在妊娠 8～12 周。所以，输卵管壶腹部妊娠最常见的结局是输卵管妊娠流产。所以，选项 B 正确。急性输卵管妊娠破裂或流产的手术原则是尽快钳夹出血处，切除患侧输卵管。所以，选项 A 错误。输卵管妊娠时，判断胚胎死亡的可靠依据是阴道排出蜕膜管型。所以，选项 C 错误。阴道后穹隆穿刺适用于诊断输卵管妊娠，其是一种简单而可靠的诊断方法，适用于疑有腹腔内出血的患者。所以，选项 D 错误。输卵管炎症包括输卵管黏膜炎和输卵管周围炎，是引起输卵管妊娠的主要原因。所以，选项 E 错误。

26. C【解析】行药物流产的适应证为妊娠 7 周内，吸宫术的适应证为妊娠 10 周内；钳刮术的适应证为妊娠 10～14 周；带器妊娠者可同时行取器和人工流产术。不管用什么方法，流产后均应检查吸出物有无绒毛。

27. E【解析】孕卵在子宫体腔外着床发育的异常妊娠过程。又称“宫外孕”，以输卵管妊娠最常见。

28. A【解析】妊娠剧吐患者应住院治疗，禁食 2～3 日，根据化验结果，明确失水量及电解质紊乱情况，酌情补充水分和电解质。

29. C【解析】胎儿生长受限（FGR）的一般治疗原则如下。①左侧卧位休息：可使肾血流量和肾功能恢复正常，从而改善子宫胎盘的血流，促进胎儿生长发育。②消除导致 FGR 的主导因素：如停止吸烟、饮酒，改变偏食等不良饮食习惯。③孕母营养治疗：包括高蛋白、高能量饮食的营养配餐和静脉滴注营养治疗。④吸氧：可增加胎儿的氧气供给量，改善胎儿宫内缺氧状态，有利于胎儿的健康成长。

30. E【解析】胎膜早破的对症护理：①保持会阴清洁，勤换消毒会阴垫，每日会阴护理 2 次。②对破膜 >12 小时者应预防性使用抗生素。③对胎先露未入盆或胎位异常者，应抬高孕妇臀部，绝对卧床休息。④胎儿出生后，遵医嘱使用抗生素预防感染。如早产不可避免，应做好新生儿的抢救准备工作。

31. A【解析】胎盘早剥的潜在并发症包括：弥散性血管内凝血（DIC）、产后出血、急性肾衰竭、羊水栓塞等。所以，选项 A 正确。子宫增长较慢的病史与胎儿生长受限（FGR）相关。所以，选项 B 错误。ABO 血型不合，要用 O 型红细胞和 AB 型血浆，因为 O 型红细胞膜上没有的抗原，而 AB 型血浆中没抗体，输血不会造成溶血。所以，选项 C 错误。过期妊娠可导致巨大儿造成难产。所以，选项 D 错误。前置胎盘时，期待疗法适用于妊娠 37 周以前或估计胎儿体重 <2300g，阴道流血不多，孕妇全身情况良好，胎儿存活者。所以，选

项 E 错误。

32. B【解析】子宫内膜异位症是目前常见的妇科疾病之一，好发于 30～40 岁的育龄妇女。

33. D【解析】子痫前期的好发因素可能涉及母体、胎盘和胎儿等多种因素，包括滋养细胞侵袭异常、免疫调节功能异常、内皮细胞损伤、遗传因素和营养因素。但是没有任何一种单一因素能够解释所有子痫前期发病的病因和机制。但喜好抽烟、喝酒不是子痫前期的好发因素。

34. C【解析】卵巢妊娠的诊断标准：①双侧输卵管完整。②囊胚必须位于卵巢组织内。③卵巢与囊胚必须以卵巢固有韧带与子宫相连。④囊胚壁上有卵巢组织。所以，选项 A、B 均正确。阴道流血量较多的患者，可通过诊断性刮宫排除宫内妊娠流产。将子宫腔排出物或刮出物送病理检查，若切片中见到绒毛，可诊断为宫内妊娠；若仅见蜕膜未见绒毛者有助于诊断异位妊娠。所以，选项 C 错误。Ⅲ度胎盘早剥与先兆子宫破裂均有剧烈腹痛。所以，选项 D 正确。胎盘早剥的主要病理变化是底蜕膜出血并形成血肿，使胎盘自附着处剥离。所以，选项 E 正确。

35. B【解析】前置胎盘是指胎盘附着于子宫下段，甚至达到或覆盖子宫颈口。由于只是胎盘附着位置异常，在检查时，其胎方位、胎心音、子宫大小均应与正常妊娠一样，而先露部由于胎盘的影响可以高浮，但不会出现子宫颈抬举痛，因为子宫颈抬举痛是盆腔内隐性炎症或有积血的表现。

36. C【解析】Ⅰ度胎盘早剥多见于分娩期，胎盘剥离面积小，患者常无腹痛或腹痛轻微，贫血体征不明显。腹部检查见子宫软，大小与妊娠周数相符，胎位清楚，胎心率正常。贫血程度与阴道流血量不相符，属于Ⅱ度胎盘早剥的表现。所以，选项 C 正确。

37. E【解析】Ⅲ度胎盘早剥患者可出现恶心、呕吐、面色苍白、四肢湿冷、脉搏细数、血压下降等休克症状，且休克程度大多与阴道流血量不成正比。腹部检查见子宫硬如板，于宫缩间歇时不能松弛，胎位扪不清，胎心消失。

38. D【解析】胎膜早破的预防措施：①加强孕期卫生宣教，积极预防和治疗下生殖道感染。妊娠晚期避免性生活，避免重体力劳动和活动。②加强产前检查，发现异常胎位者，应及时纠正。不能纠正或有头盆不称者，在接近临产时，应卧床休息，减少活动，减少不必要的阴道检查。③孕妇若子宫颈内口松弛，应卧床休息，并于妊娠 14～16 周行子宫颈环扎术。④加强孕期营养，避免维生素及微量元素的缺乏。⑤一旦发生突然性阴道流液，应及时就诊。阴道流液量大时，取臀高卧位，及时送医。

39. A【解析】阴道后穹隆穿刺不出暗红色血性液体，不能排除输卵管妊娠的可能。所以，选项 B 错误。阴道流血量与腹腔内出血量不一定成正比。所以，选项 C 错误；疑患者腹腔内大量出血者应立即边抗休克治疗，边剖宫手术。所以，选项 D 错误。患者月经过期，还要询问既往月经史，再判断是否停经。所以，选项 E 错误。血压下降、腹痛加剧、肛门坠胀感明显是病情进展的指征。所以，选项A正确。

40. A【解析】双胎妊娠以双头先露为常见，臀先露是最常见的异常胎位。

41. C【解析】如维生素C缺乏，胎儿及孕妇易发生贫血及坏血病，易造成早产及流产，使胎膜形成不良，易发生胎膜早破。

42. E【解析】妊娠满42周（294天）及以上分娩，为过期产。

43. E【解析】产妇娩出胎盘后，阴道流血呈间歇性，约600ml，色暗红。检查子宫软，按摩后子宫变硬，阴道流血量明显减少。由此可判断出该产妇产后出血的主要原因为产后宫缩乏力。

44. E【解析】子痫发生后可用药物控制子痫的再次发生，急于引产是不恰当的，一般应在抽搐控制12~24小时后考虑终止妊娠。

45. B【解析】自体输血须镜下红细胞破坏率<30%，其他条件据不同情况而异。

46. C【解析】输卵管妊娠占异位妊娠95%左右，是产科常见的急腹症。

47. C【解析】对妊娠35周前的早产者，在分娩前按医嘱给孕妇糖皮质激素如地塞米松、倍他米松等，可促胎肺成熟，明显降低新生儿呼吸窘迫综合征的发病率。

48. D【解析】不全流产一经确诊，应尽快行刮宫术或钳刮术，清除子宫腔内残留组织。对阴道大量流血伴休克者，及时输血、输液，抗生素预防感染。

49. E【解析】子宫残角为先天发育畸形，由于一侧副中肾管发育不全所致。残角子宫往往不与另一侧发育较好的子宫腔沟通，但有纤维束与之相连。子宫残角妊娠是指受精卵着床于子宫残角内生长发育。

50. C【解析】初产妇多在预产期前1~2周内胎头衔接。若初产妇临产后胎头仍没有与骨盆衔接，应警惕可能存在头盆不称，需密切观察。

51. B【解析】孕期是一个特殊的时期，胎儿在子宫里慢慢地生长发育，孕妇的一举一动都会影响到胎儿的健康发育，因此在饮食和生活习惯上要特别注意，而且还要定期去医院做产检，以便随时了解胎儿的发育情况。尤其妊娠的前3个月是胎儿畸形的高发期，这个时候胎儿的各个器官开始进入发育阶段，一旦受到不良影响，就很容易导致胎儿发育异常。

52. C【解析】灌肠的禁忌证：①有胎膜早破、阴道流血等情况。②怀疑有前置胎盘、胎盘早剥。③合并头盆不称，巨大胎儿。④胎头高浮，胎位异常。⑤有剖宫产史。⑥宫缩强，估计1小时内分娩及合并有严重心脏、肾脏等重要脏器疾病。⑦手法旋转和灌肠相结合对纠正枕横位和枕后位效果好。

53. A【解析】原发性腹腔妊娠指受精卵直接种植于腹膜、肠系膜、大网膜等处，极少见。

54. D【解析】晚期流产最常见的原因是子宫颈内口松弛，所以选项A错误；习惯性流产指自然流产连续发生3次或3次以上者，所以选项B错误；早期流产最常见的原因是黄体功能不足，所以选项C错误；每次流产多发生于同一妊娠月份，所以选项E错误；甲状腺功能低下也可能导致习惯性流产，所以选项D正确。

55. D【解析】慢性胎儿窘迫常发生在妊娠末期，往往延续至临产并加重，主要表现为胎动减少或消失，NST基线平直，胎儿生长受限，胎盘功能减退，羊水胎粪污染等。连续12小时测胎动数，胎动异常（ <10次/12小时）提示为慢性胎儿窘迫。

56. B【解析】妊娠剧吐有以下症状：妊娠6周左右出现恶心、呕吐，并随妊娠进展逐渐加重，至妊娠8周左右发展为持续性呕吐，呕吐次数达10次/天不能进食，导致孕妇脱水、电解质紊乱甚至酸中毒，极为严重者出现嗜睡、意识模糊、谵妄甚至昏迷、死亡；孕妇体重下降，下降幅度甚至超过发病前的5%，出现明显的消瘦、营养不良、极度疲乏、口唇干裂、皮肤干燥、眼球凹陷及尿量减少等症状；孕妇肝肾功能异常，出现黄疸、血胆红素和转氨酶升高，尿素氮和肌酐升高，尿蛋白和管型。严重者可因维生素B_1缺乏引发韦尼克脑病。“抽搐”不是重症妊娠剧吐的临床表现。

57. A【解析】许多先天胎儿畸形特别是泌尿系统畸形与羊水过少有关，如先天性肾缺如、肾发育不良、多囊肾和尿道狭窄或闭锁等。

二、A2型题

1. B【解析】肛查是产程观察中的重要手段之一，可以了解宫口开大情况、子宫颈成熟与否、胎膜是否存在，胎位、胎儿先露部高低、胎头与骨盆是否相称、胎头有无过分受挤压等。随着产程的进展，要定时做肛查。如阴道流血较多，怀疑有前置胎盘者，应禁止肛查，以免造成更多的出血。

2. E【解析】子痫是本疾病最严重的阶段，直接关系到母儿安危，应积极处理。处理原则为：控制抽搐、血压，纠正缺氧和酸中毒，在控制血压、抽搐的基础上终止妊娠。根据题干信息，产妇子痫控制2小时，此时剖宫产终止妊娠更安全。

3. E【解析】怀疑稽留流产，应做凝血功能检查。

4. E【解析】眼底检查可见眼底小动脉痉挛，动静脉管径比例可由正常的2∶3变为1∶2，甚至1∶4，或出现视网膜水肿、渗出、出血，甚至视网膜剥离，一时性失明。

5. A【解析】腹部检查时下腹明显压痛、反跳痛，妇科检查宫口闭，有举痛，是输卵管妊娠的主要体征。

6. B【解析】羊水过多合并正常胎儿的正确处理方法是：以每小时500ml的速度放羊水，一次不超过1500ml，以症状缓解为度。放出羊水过多可引起早产。

7. B【解析】输卵管妊娠流产或破裂者，下腹部有明显压痛和反跳痛，尤以患侧为甚，轻度腹肌紧张；出血多时，叩诊有移动性浊音；如出血时间较长，形成血凝块，在下腹可触及软性肿块。根据题干内容所述，可以诊断白女士为输卵管妊娠破裂。

8. C【解析】产妇出现规律宫缩后，频繁出现晚期减速，胎头仍未入盆，宫口未开，此时应立即报告医生，并停止缩宫素引产及一切操作，立即剖宫产结束妊娠。

9. C【解析】异位妊娠做阴道后穹隆穿刺，适用于疑有腹腔内出血的患者。因为腹腔内血液最易积聚于直肠子宫陷凹，即使血量不多，也能经阴道后穹隆抽出血液，如果抽出暗红色不凝固血液则为阳性，说明有血腹症存在；若抽出不凝固的陈旧血液或小血块，则为陈旧性异位妊娠；若抽不出血液则可能没有内出血、内出血量少、血肿位置较高或子宫直肠陷凹粘连，因此穿刺阴性并不能排除输卵管妊娠，如有移动性浊音，可做腹腔穿刺。

10. B【解析】阴道后穹隆穿刺是一种简单而可靠的诊断方法，适用于疑有腹腔内出血的患者。

11. C【解析】腹部检查见子宫硬如板，于宫缩间歇时不能松弛，胎位扪不清，胎心消失。可诊断为胎盘早剥Ⅲ度。

12. A【解析】根据突然右下腹剧烈疼痛伴阴道点滴流血，停经40天及不孕史，可诊断为输卵管妊娠破裂。输卵管妊娠破裂患者表现为腹痛剧烈，也可反复出血，在盆腔与腹腔内形成积血和血肿。

13. C【解析】前置胎盘多表现为妊娠晚期无痛性出血，检查时一般无宫缩、子宫软。患者在孕期腹部触诊、听诊，可见子宫大小与停经月份一致，胎方位清楚，先露高浮，胎心可以正常，也可因孕妇失血过多致胎心异常或消失。前置胎盘位于子宫下段前壁者，可于耻骨联合上方听到血管杂音。

14. E【解析】先兆流产指妊娠28周前先出现少量阴道流血，常为暗红色或血性白带，量比月经少，伴有下腹轻微疼痛、腰痛、腰部坠胀感。妇科检查：宫口未开，胎膜未破，子宫大小与停经月份大小相符。妊娠产物未排出。

15. C【解析】B超检查时应测量羊水最大暗区垂直深度，≤2cm为羊水过少；≤1cm为严重羊水过少。若用羊水指数法，则≤8cm为诊断羊水过少的临界值，以≤5cm作为诊断羊水过少的绝对值。

16. B【解析】患者急性失血性病容，初步诊断为异位妊娠，准备做剖腹探查。选项B显然是错误的。

17. B【解析】子痫前期需住院治疗，积极处理，防治发生子痫及并发症。治疗原则为解痉、降压、镇静，合理扩容及利尿，适时终止妊娠。

18. B【解析】轻度子痫前期，宫口开全1小时，LOA，先露S+3. 胎心好，羊水轻度粪污染，应采取的措施是低位产钳术阴道助产。

19. A【解析】邓女士每次自然流产均发生于妊娠5~6个月，属晚期习惯性流产。常为子宫颈内口松弛所致，或者多由于刮宫或扩张子宫颈所引起的子宫颈口损伤。

20. E【解析】羊水过多合并胎儿畸形的处理原则为及时终止妊娠。①慢性羊水过多孕妇的一般情况尚好，无明显心肺压迫症状，经腹羊膜腔穿刺放出适量羊水后注入依沙吖啶50~100mg引产。②采用高位破膜器，自子宫颈口沿胎膜向上送15~16cm刺破胎膜，使羊水以每小时500ml的速度缓慢流出，以免子宫腔内压力骤减引起胎盘早剥。破膜放羊水过程中注意血压、脉搏及阴道流血情况。放羊水后，腹部放置沙袋或加压包扎防止休克。破膜后

12 小时仍无宫缩，需用抗生素并适当应用硫酸普拉酮钠促子宫颈成熟，或用缩宫素、前列腺素引产。③先经腹部穿刺放出部分羊水，使压力减低后再做人工破膜，可避免胎盘早剥。

21. B【解析】参见 A2 型题第 14 题解析。

22. E【解析】该患者有短期停经史，阴道少量流血，突发右下腹剧烈撕裂样疼痛；血压 85/45mmHg，右下腹压痛、反跳痛明显，肌紧张不明显，有休克表现；妇科检查：后穹窿饱满，子宫颈举痛（+），宫口闭，子宫正常大小，呈飘浮感，双附件触诊不满意，符合输卵管妊娠表现。

23. C【解析】B 超检查有助于诊断异位妊娠。阴道 B 超较腹部 B 超准确性高。但早期异位妊娠的诊断，不能单凭 B 超检查，否则可能出现误诊。需同时结合临床表现及 β-hCG 测定结果等，才能做出正确的诊断。

24. C【解析】依据题干信息，该孕妇在数日内羊水急剧增加，应考虑诊断为急性羊水过多。急性羊水过多较少见，数日内子宫迅速增大，似妊娠足月或双胎妊娠大小，横膈上抬，出现呼吸困难、不能平卧，甚至发绀，孕妇表情痛苦，腹部张力过大感到疼痛，出现下肢及外阴部水肿及静脉曲张。

25. E【解析】根据题干内容所述，怀疑蒋女士先兆流产，应安排其安静卧床观察，保胎治疗。

26. E【解析】突感到剧烈腹痛伴有少量阴道流血。检查：血压 150/110mmHg，子宫似足月妊娠大小，硬如木板。有压痛，胎心率 90 次/分，胎位不清，可诊断为胎盘早剥Ⅲ度。

27. A【解析】B 超可显示有无胎囊及其形态、胎动、胎心音等，确定胚胎或胎儿是否存活或是否存在。

28. C【解析】适时终止妊娠是彻底治疗妊娠期高血压疾病的重要手段。其指征包括：①重度子痫前期孕妇经积极治疗 24～48 小时无明显好转者。②重度子痫前期孕妇的孕龄 $<$ 34 周，但胎盘功能减退，胎儿估计已成熟者。③重度子痫前期孕妇的孕龄 $>$ 34 周，经治疗好转者。④子痫控制后 2 小时可考虑终止妊娠。终止妊娠的方式，根据具体情况选择剖宫产或阴道分娩。该孕妇妊娠 37 周，常规治疗中突然下腹痛、腹拒按、阴道流血、胎心消失，应马上剖宫产。

29. B【解析】阴道后穹隆穿刺是一种简单而可靠的诊断方法，适用于疑有腹腔内出血的患者。

30. A【解析】排卵性功血可分为排卵型月经过多、黄体功能不全、子宫内膜不规则脱落和排卵期出血等类型。其中，黄体功能不足表现为月经周期缩短、月经频发。患者不易受孕或易流产。

31. B【解析】根据题干内容所述，子宫内膜病理检查若仅见蜕膜未见绒毛者有助于诊断异位妊娠。

32. E【解析】已有胎儿窘迫表现，宫口开大 2cm，先露 2cm，除外胎儿畸形后，首选的治疗方案是人工破膜，尽快娩出胎儿。

33. D【解析】刘女士有胎盘早剥的高危因素，临床表现为胎盘早剥。

34. B【解析】腹腔内血液最易积聚于直肠子宫陷凹，即使血量不多，也能经阴道后穹隆抽出血液，如果抽出暗红色不凝固血液则为阳性，说明有血腹症存在；若抽出不凝固的陈旧血液或小血块，则为陈旧性异位妊娠；若抽不出血液则可能没有内出血、内出血量少、血肿位置较高或子宫直肠陷凹粘连，因此穿刺阴性并不能排除输卵管妊娠，如有移动性浊音，可做腹腔穿刺。

35. A【解析】子宫破裂应马上输液、输血、吸氧、抢救休克，同时尽快剖宫产，终止妊娠。

36. C【解析】肩先露的经产妇、足月活胎，也可行剖宫产。若宫口开大 5cm 以上，破膜不久，羊水未流尽，可在乙醚深麻醉下行内转胎位术，转成臀先露，待宫口开全助产娩出。

37. A【解析】绝对卧床休息，左侧卧位，吸氧 20 分钟，每日 2 次，避免诱发宫缩的活动，如抬举重物、性生活，保持排便通畅，避免便秘而诱发阴道流血。

38. D【解析】难免流产阴道流血更多，超过月经量，阵发性腹痛更加剧烈，宫口已扩张，子宫大小与停经周数符合或偏小。难免流产已不可避免，应停止一切保胎措施，因为此时保胎已无任何意义，只会掩盖临床症状，应及早清除宫腔内容物。所以，选项 D 正确。

39. A【解析】人工胎盘剥离术的适应证包括：胎盘滞留、胎盘剥离不全、胎儿娩出而胎盘未娩出时有活动性出血、前置胎盘或胎盘早期剥离伴活动性出血等。本例患者胎儿娩出后，活动性出血量大，已出现脉搏增快，因此应及时行人工胎盘剥离术。

40. C【解析】正常情况下，胎盘附着在子宫体部的后壁、前壁或侧壁。如果胎盘附着于子宫下段或覆盖在子宫颈内口处，位置低于胎儿的先露部，称为中央性前置胎盘。依据题干信息，该孕妇符合中央性前置胎盘的表现，是妊娠晚期严重的并发症，也是妊娠晚期出血最常见的原因，必须得引起重视。应嘱患者左侧卧位绝对卧床休息，予以吸氧。

41. D【解析】子宫发育不良、子宫畸形、子宫肌瘤、子宫腔粘连等可影响胎儿的生长发育而导致流产。子宫颈重度裂伤、子宫颈内口松弛易因胎膜早破而引起晚期流产。

42. E【解析】妊娠晚期突然发生持续性腹痛和出血是胎盘早剥的主要症状。一旦确定胎盘早剥，应立即终止妊娠。

43. E【解析】白女士“停经 7 周半，阴道流血伴下腹痛 3 天，血量少于月经”，多数异位妊娠患者在 6~8 周的停经史后出现阴道流血，一般不超过月经量。将子宫颈轻轻上抬或左右摇摆时，因加重了对腹膜的刺激而引起剧烈疼痛，称为子宫颈举痛或摇摆痛，是输卵管妊娠的主要体征。结合检查结果，患者最有可能是异位妊娠。

44. A【解析】难免流产指流产不可避免。在先兆流产基础上阴道流血量增多，阵发性腹痛加重，或出现阴道流液（胎膜破裂）。妇科检查：子宫大小与妊娠月份相符或略小，宫口已扩张，有时可见胚胎组织或胎囊堵塞于子宫颈口内。

45. E【解析】刮宫术危险性很低，可达止血，帮助诊断包括感染、癌症、不育及其他疾病等的目的。

46. B【解析】先兆流产指在妊娠28周前，先出现少量阴道流血，常为暗红色或血性白带，无妊娠物排出，相继出现阵发性下腹痛或腰背痛。妇科检查：宫口未开，胎膜未破，子宫大小与停经月份大小相符，妊娠产物未排出。

47. C【解析】患者停经50天，且出现腹痛、阴道流血等表现，应高度怀疑异位妊娠；而阴道排出三角形膜样物质为蜕膜组织，而非胎儿组织，且出现贫血、腹膜刺激征等表现，异位妊娠可以确诊。此时应尽快手术治疗，而腹腔镜手术创伤较小，为首选治疗手段。所以，选项C正确。

48. A【解析】不全流产由难免流产发展而来，妊娠产物部分排出子宫腔，且部分残留子宫腔内或嵌顿于子宫颈口处，或胎儿排出后胎盘滞留子宫腔或嵌顿于子宫颈口，影响子宫收缩，使阴道流血持续不止，严重时可引起出血性休克。妇科检查：子宫小于停经前周数，宫口已扩张，子宫颈口有妊娠物堵塞及持续性血液流出。依据题干信息，于女士可能的诊断是不全流产。

49. E【解析】“近3天腹痛加剧，出血量增多，宫口已开”说明该患者难免流产。

50. A【解析】孕妇突然发生持续性腹痛、腰酸或腰背痛，疼痛程度与胎盘后积血量成正比。无阴道流血或流血量不多，贫血程度与阴道流血量不相符。腹部检查见子宫大于妊娠周数，子宫底随胎盘后血肿增大而升高。胎盘附着处压痛明显（胎盘位于后壁则不明显），宫缩有间歇，胎位可被扪及，胎儿存活。这是胎盘早剥Ⅱ度的临床表现，该患者胎盘早剥一经确诊，必须及时终止妊娠。终止妊娠的方法根据胎次、早剥的严重程度、胎儿宫内状况及宫口开大等情况而定，同时处理并发症，如弥散性血管内凝血、急性肾衰竭、产后出血等。

51. D【解析】依据题干信息，初步诊断为先兆流产，宫口未开，应予保胎治疗。

52. D【解析】参见A2型题第46题解析。

53. C【解析】依据题干信息，可诊断为羊水过少，胎儿发育正常，且妊娠39周，已足月，骨盆测量正常，首选的处理方法是人工破膜观察羊水。

54. D【解析】羊水超过2000ml者，即为羊水过多。该孕妇产前B超检查、测算后，发现羊水为2500ml。该孕妇为羊水过多。

55. A【解析】阴道无痛性少量流血，即出血不多；胎心率138次/分即胎儿存活；孕妇情况良好的前置胎盘可行期待疗法，严密观察母体及胎心的变化。

56. B【解析】难免流产表现为阴道流血增多常超过月经量，腹痛加剧。宫口闭或开，有时见胚囊膨出或破裂，子宫大小与孕周相符或略小。妊娠试验多为阴性。超声检查无胎心搏动及胎动显示。依据题干信息“子宫增大如孕50多天大小，软，宫口开1指”可知此孕妇发生了难免流产。先兆流产宫口未开，子宫大小与孕周相符；不全流产妊娠物部分已排出体外，阴道流血持续不止，甚至发生休克，宫口扩张，子宫接近正常大小。

57. C【解析】依据题干信息所述，患者有输卵管妊娠的主要症状和体征、休克体征，应立即输血、输液，抗休克同时行剖腹探查术，保守手术保留患侧输卵管。

58. A【解析】指导产妇取半卧位，有利于恶露引流及促进炎症局限于盆腔。

59. E【解析】羊水过少时，应根据胎儿有无畸形及孕周大小选择治疗方案。羊水过少合并胎儿畸形应尽早终止妊娠。羊水过少合并胎儿正常者，寻找并去除病因；增加补液量，改善胎盘功能，抗感染；严密监测胎儿宫内情况。对妊娠已足月、胎儿可宫外存活者，应及时终止妊娠。对妊娠未足月、胎肺未成熟者，可行增加羊水量期待治疗，延长妊娠期。依据题干信息，应对该孕妇立即剖宫产。

三、A3/A4型题

1. E【解析】患者行人工流产负压吸引术时“恶心，继而出汗、面色苍白，血压80/60mmHg，心率48次/分，子宫无异常情况”，符合人工流产综合征的临床表现。人工流产时有少数患者出现恶心、呕吐、头晕、胸闷、气喘、面色苍白、大汗淋漓、四肢厥冷、血压下降、心律不齐等，严重者还可能出现晕厥、抽搐、休克等一系列症状。

2. D【解析】人工流产手术中，由于子宫颈被牵拉、扩张以及负压、刮匙对子宫壁的影响，从而刺激了分布在这些区域的神经末梢。绝大部分孕妇可以通过神经系统的自身调节适应，但也有少数孕妇由于自主神经稳定性较差，迷走神经自身反射增强，使体内释放出大量的乙酰胆碱，促使冠状动脉痉挛，心肌收缩力减弱，心排血量减少，从而出现了一系列的表现。

3. C【解析】人工流产综合反应出现心率减慢时，可遵医嘱注射阿托品。

4. A【解析】人工流产术前解除患者精神紧张因素，必要时苯巴比妥0.1g和阿托品0.5mg术前30分钟肌内注射。人工流产术中手术操作时不要强行操作，扩张子宫颈口时应逐号扩张，每扩张1号不要反复进出刺激子宫颈管，放在子宫颈管中停留5~10分钟，再换邻近的大号子宫颈扩张器扩张子宫颈。

5. D【解析】对可疑及轻型患者行B超检查，可确定有无胎盘早剥及估计剥离面大小。若有胎盘后血肿，超声声像图显示胎盘与子宫壁之间出现液性暗区，界限不太清楚，对可疑及轻型患者有较大帮助。重型患者的B超声像图则更加明显，除胎盘与子宫壁间的液性暗区外，还可见到暗区内有时出现光点反射（积血机化）、胎盘绒毛板向羊膜腔凸出以及胎儿的状态（有无胎动及胎心搏动）。

6. E【解析】胎盘早剥Ⅲ度时，患者可出现恶心、呕吐、面色苍白、四肢湿冷、脉搏细数、血压下降等休克症状，且休克程度大多与阴道流血量不成正比。腹部检查见子宫硬如板，于宫缩间歇时不能松弛，胎位扪不清，胎心消失。依据题干信息，患者符合胎盘早剥的临床表现。

7. A【解析】患者“血压70/32mmHg，脉搏118次/分，子宫底剑突下2指，板状腹，胎位不清，胎心音消失”已出现血压下降等休克症状，Ⅲ度胎盘早剥，处理原则是纠正休克，尽快改善孕妇状况，及时终止妊娠。

8. B【解析】根据题干内容所述，3 小时前突然剧烈腹痛，伴少量阴道流血，子宫底剑突下 2 横指，胎位不清。可高度怀疑胎盘早剥。

9. D【解析】胎盘早剥的处理原则是纠正休克，及时终止妊娠。

10. C【解析】对胎盘早剥处于休克状态的危重患者，应立即取头低足高位，保暖，开放两条静脉通路，迅速补充血容量，改善血液循环，遵医嘱送检标本，配合辅助检查，做好术前准备。密切监测胎儿状况。

11. D【解析】患者“妊娠 32 周，从 28 周时阴道反复流血，共 5 次，流血量少于月经量，无腹痛，近 1 天阴道流血量大于月经量”，妊娠晚期或临产时，发生无诱因、无痛性的反复阴道流血是前置胎盘的典型症状。初次发生阴道流血的时间、流血量多少、反复发作次数与前置胎盘的类型有关。患者“血压 100/80mmHg，脉搏 84 次/分。子宫软，不规律宫缩，胎头高浮”情况与流血量有关，大量出血使患者出现面色苍白、脉搏增快且微弱、血压下降等休克表现。腹部检查：子宫软，无压痛，大小与停经月份一致。由于子宫下段有胎盘占据，影响胎先露部入盆，故胎先露高浮，易并发胎位异常。

12. C【解析】诊断前置胎盘，做 B 型超声断层像可清楚看到子宫壁、胎头、子宫颈和胎盘的位置，胎盘定位率达 95% 以上，可反复检查，是目前最安全最有效的首选方法。

13. C【解析】该患者绝对卧床休息，尤以左侧卧位为适宜，抑制宫缩，口服补血药物、输血等纠正贫血，还需加强饮食指导，建议孕妇多食用高蛋白质以及含铁丰富的食物。若阴道流血量少，可尽量维持到 37 周；阴道流血量增多，立即报告医生，配合处理。

14. B【解析】大量内出血时，血液积聚于胎盘与子宫壁之间，局部压力不断增大，使血液向子宫肌层内浸润，引起肌纤维分离、断裂、变性，当血液浸入子宫浆膜层时，子宫表面出现紫蓝色瘀斑，在胎盘附着处更为明显，即为子宫胎盘卒中。

15. C【解析】子宫胎盘卒中是重型胎盘早期剥离，处理时应根据产程进展情况和产妇一般情况综合考虑。一般子宫胎盘卒中，多不影响子宫收缩，但产程进展不好，产妇情况恶化，应剖宫产结束分娩。手术中若胎儿、胎盘娩出后给予子宫收缩剂，子宫收缩仍然不好，出血不止，不能控制，则应在输血、输液的同时做子宫切除术。

16. A【解析】“阴道流液 2 小时”“肛查：子宫颈管长 0.5cm，质软，宫口未开，先露头，S-2，触不到前羊膜囊”“阴道排液 pH 试纸检查呈弱碱性，羊水涂片镜检可见羊齿状结晶”等均支持胎膜早破的诊断。

17. E【解析】妊娠 35 周前，应用地塞米松或倍他米松促胎肺成熟。破膜超过 12 小时，预防性应用抗生素。监测胎心，若有脐带脱垂发生，应在数分钟内结束分娩。胎肺成熟、妊娠满 35 周、子宫颈成熟者，如在破膜 12~18 小时后来临产，可采取措施尽快结束分娩，如阴道分娩。胎膜早破者要避免不必要的肛诊和阴道检查。

18. B【解析】胎膜早破患者应采取的正确体位是左侧卧位，增加子宫、胎盘的血供；抬高臀部，以防止脐带脱垂。

19. B【解析】依据题干信息，应怀疑为羊水过少，故应行B超检查明确诊断。因为B超可测量羊水最大暗区垂直深度。除羊水测量外，B超还可判断胎儿有无畸形、羊水与胎儿的交界情况等。

20. C【解析】题干信息“子宫敏感性高，轻微刺激可引起宫缩”“子宫高、腹围增长缓慢，胎心监护发现宫缩时可以出现晚期减速图形”具备了羊水过少的临床特征。

21. A【解析】该患者诊断为羊水过少。无明显胎儿畸形，39周妊娠已足月，胎心电子监护检查子宫收缩时出现晚期减速。应及早人工破膜观察羊水，若羊水胎粪污染，估计短时间内不能结束分娩时，做好剖宫产准备。无明显宫内缺氧、人工破膜羊水清亮者，可以阴道试产，需密切观察产程进展，连续监测胎心变化，有异常及时报告医生处理。

22. D【解析】B超断层像可清楚看到子宫壁、胎头、子宫颈和胎盘的位置，胎盘定位率达95%以上，可反复检查，是目前最安全最有效的首选方法。

23. C【解析】剖宫产术能迅速结束分娩，既能提高胎儿存活率又能迅速减少或制止出血，是处理前置胎盘的主要手段。

24. C【解析】依据题干信息，出现胎儿窘迫，该孕妇为经产妇，应消毒后内诊检查了解宫口扩大情况。若宫口开全，可经阴道分娩。

25. A【解析】该患者产程中破水后羊水Ⅲ度污染，胎心率140~150/分，可诊断为胎儿窘迫。应行阴道检查选择最快的分娩方式。此时检查宫口已开全，先露部已达坐骨棘平面以下3cm，而且是经产妇，应准备阴道助产。若此时不具备阴道助产的条件，不能立即阴道分娩，如宫口未开全或胎先露高等，方可剖宫产。所以，选项A是正确的处理措施。

26. B【解析】依据题干信息，可怀疑该患者为前置胎盘。患者妊娠32周，阴道少许流血4天，无腹痛。即发生无诱因、无痛性的反复阴道流血，这是前置胎盘的典型症状。由于子宫下段有胎盘占据，影响胎先露部入盆，故胎先露高浮。前置胎盘位于子宫下段前壁时，可于耻骨联合上方听到胎盘血管杂音。

27. D【解析】诊断前置胎盘后，恰当的处理措施为抑制宫缩、止血、纠正贫血和预防感染。根据阴道流血量、有无休克、妊娠周数、产次、胎位、胎儿是否存活、是否临产及前置胎盘类型等做出决定，制订具体方案。

28. A【解析】绝对卧床休息，尤以左侧卧位为适宜，止血后方可轻微活动。

29. D【解析】依据题干信息，怀疑付女士为羊水过多，B超是羊水过多的重要辅助检查方法。

30. B【解析】依据题干信息，患者“停经33周”，属妊娠晚期。“腹胀、行动稍困难3周”，症状较缓和，患者临床上无明显不适或仅出现轻微压迫症状。“子宫底剑突下2指，子宫高32cm，腹围100cm. 胎心率138次/分，胎心遥远，胎位不清”，子宫长度及腹围大于同期妊娠、胎位不清、胎心遥远等均符合羊水过多的临床表现。因此，最可能的诊断是羊水过多。

31. A【解析】羊水过多孕妇产后可引起子宫收缩乏力而致产后出血。产后应密切观察子宫收缩及阴道流血情况，防止产后出血。

32. E【解析】习惯性晚期流产常为子宫颈内口松弛所致，或者是由于刮宫或扩张子宫颈所引起的子宫颈口损伤引起。

33. C【解析】习惯性流产指连续自然流产 3 次及 3 次以上者。每次流产多发生于同一妊娠月份，其临床经过与一般流产相同。

34. C【解析】胎盘功能检查：出现胎儿窘迫的孕妇一般 24 小时尿雌三醇（E_3）< 10mg 或连续监测急剧减少 >30%，或于妊娠末期连续多次测定 24 小时尿雌三醇 <10mg。

35. E【解析】子宫颈未完全扩张，胎儿窘迫情况不严重者，给予吸氧，嘱孕妇左侧卧位，观察 10 分钟，如胎心率变为正常，可继续观察。病情紧迫或经上述处理无效者，立即剖宫产结束分娩。

36. C【解析】依据题干内容所述，“停经 2 个月，未闻及胎心，B 超显示：子宫腔内可见胎囊变形，未见胎芽及胎心搏动”，即胚胎或胎儿已死亡，滞留子宫腔内未能及时自然排出，可做出稽留流产的诊断。

37. E【解析】稽留流产诊断后，应立即做凝血功能检查并做好输血准备。

38. A【解析】依据题干内容所述，妊娠 38 周，属妊娠晚期。妊娠晚期或临产时，发生无诱因、无痛性的反复阴道流血是前置胎盘的典型症状。结合体征检查结果，符合前置胎盘的临床表现。

39. C【解析】产妇发生前置胎盘时，治疗要点包括期待疗法、终止妊娠。期待疗法适用于妊娠 37 周以前或估计胎儿体重 <2300g，阴道流血不多，孕妇全身情况良好，胎儿存活者。而该患者妊娠 38 周，应采取积极措施选择最佳方式终止妊娠，立即剖宫产。既能提高胎儿存活率又能迅速减少或制止出血，这也是处理前置胎盘的主要手段。

40. A【解析】预防前置胎盘，最重要的是避免多次刮宫、多产、产褥感染。因为当子宫内膜有过损伤或瘢痕（如产褥感染、多产、剖宫产或多次刮宫、子宫内膜炎），都可引起子宫内膜发育不良，使子宫蜕膜血管生长不良、营养不足，致使胎盘为摄取足够的营养而扩大面积，伸展到子宫下段，形成前置胎盘。

41. E【解析】依据题干信息，该产妇发热的原因为乳汁淤积。产后乳汁淤积会出现细菌感染引起发热，表现为乳房胀痛或者刺痛、乳房膨胀、局部有硬块等，如果没有及时疏通，还会出现局部红肿等感染症状。

42. C【解析】产后第 1 天，子宫维持在脐部高度，然后每天下降一横指，该产妇“产后第 4 天，下腹阵痛，无恶心、呕吐，子宫底脐下 4 指”，是因为产后子宫要通过收缩，逐渐恢复到正常大小。因宫缩引起下腹部阵发性剧烈疼痛，即产后宫缩痛，这种疼痛 4~7 天后会自然消失。

四、B 型题

1. B【解析】联体儿处理原则：一旦发现为联体儿，应尽早终止妊娠。足月妊娠应行剖宫产术。

2. A【解析】脑积水患儿：阴道检查盆腔空虚，胎先露部过高，胎头有如乒乓球感觉。

3. E【解析】无脑儿：孕妇尿 E_3 值常呈低值，因脑膜直接暴露在羊水中，使羊水甲胎蛋白呈高值。

4. E【解析】妊娠达到或超过 42 周，属于过期妊娠。过期妊娠的胎儿围产病率和死亡率增高，并随妊娠延长而加剧。

5. B【解析】羊水量 < 300ml，属于羊水过少。B 超诊断羊水过少的标准是羊水指数（AFI） < 5cm 或最大羊水池深度 < 2cm。

6. D【解析】妊娠的任何时期内，羊水量超过 2000ml，属于羊水过多。羊水过多时羊水外观、形状与正常者无差异。

7. A【解析】不全流产由难免流产发展而来，妊娠产物部分排出子宫腔，且部分残留子宫腔内或嵌顿于子宫颈口处，或胎儿排出后胎盘滞留子宫腔或嵌顿于子宫颈口，影响子宫收缩，使阴道流血持续不止，严重时可引起出血性休克。

8. E【解析】稽留流产又称过期流产，指胚胎或胎儿已死亡，滞留子宫腔内未能及时自然排出者。典型表现为早孕反应消失，有先兆流产症状或无任何症状，子宫不再增大反而缩小。可能发生弥散性血管内凝血。

9. B【解析】妊娠产物已完全排出，阴道流血逐渐停止，腹痛逐渐消失。妇科检查：子宫颈口已关闭，子宫接近正常大小或略大，属于完全流产。

10. A　11. A　12. B

10~12【解析】过期妊娠时，胎儿虽有足够储备力，足以保证产前监护试验正常，但临产后宫缩应激力的显著增加超过其储备力，出现隐性胎儿窘迫甚至死亡，对此应有足够认识。适时应用胎儿监护仪，及时发现问题，采取应急措施。适时选择剖宫产结束分娩挽救胎儿。剖宫产指征有：①引产失败。②产程长，胎先露部下降不满意。③产程中出现胎儿窘迫征象。④头盆不称。⑤巨大儿。⑥臀先露伴骨盆轻度狭窄。⑦高龄初产妇。⑧破膜后羊水少、黏稠、粪染。羊水指数为 3，说明羊水过少；临产后频繁晚期减速，已出现胎儿窘迫征象，均应选择立即剖宫产。若胎儿宫内未见异常，无产科指征，可用缩宫素引产。

13. E【解析】输卵管妊娠时，可表现为停经、腹痛（是输卵管妊娠患者的主要症状）、阴道流血（量少呈点滴状）、后穹隆穿刺抽出不凝固血液。如果抽出暗红色不凝固血液则为阳性，说明有血腹症存在；若抽出不凝固的陈旧血液或小血块，则为陈旧性异位妊娠。

14. D【解析】人工流产术可引起出血性输卵管炎，表现为高热、寒战、脉速、头痛等全身症状，下腹明显压痛、反跳痛、肌紧张及肛门坠胀感，宫旁一侧或两侧结缔组织增厚，触及炎性包块，子宫复旧差，严重者侵及整个盆腔形成“冰冻骨盆”。淋病奈瑟菌沿生殖道黏膜上行感染，达输卵管与盆腹腔，形成脓肿后，高热不退。后穹隆穿刺抽出洗肉样水。

15. B【解析】黄体破裂时，可表现为月经后半期腹痛，一般无阴道流血或出血如月经量（外出血），内出血严重者可有休克。尿妊娠试验（-），妇科检查后穹隆触痛，一侧附件区包块伴压痛。B 超发现一侧附件低回声区，后穹隆穿刺抽出不凝血。

16. C【解析】阑尾炎时，当炎症波及浆膜层和壁腹膜时，疼痛即固定于右下腹，原中上腹或脐周痛即减轻或消失。一般只有低热，无寒战，化脓性阑尾炎一般亦不超过 38℃。高热多见于阑尾坏疽、穿孔或已并发腹膜炎。血象高，子宫双附件（-）。

17. A【解析】流产的主要症状是阴道流血和腹痛。早期流产的全过程均伴有阴道流血；晚期流产时，一般流血不多，特点是往往先有腹痛，然后出现阴道流血。

18. C　19. A　20. D　21. E

18~21【解析】参见 A2 型题第 44 题、第 46 题和 B 型题第 7~9 题解析。

22. B　23. E　24. A

22~24【解析】妊娠早期，羊水为无色半透明或呈淡黄色样，后期随胎儿肝、肺及其他器官组织成熟，胎脂、脱落上皮细胞等成分增加，羊水逐渐稍混浊呈乳白色。①黄绿色或深绿色：胎儿窘迫现象（羊水内混有胎粪）。呈浅绿色，提示羊水Ⅰ度胎粪污染；呈黄绿色并混浊，提示羊水Ⅱ度胎粪污染；呈棕黄色，稠厚，提示羊水Ⅲ度胎粪污染。②棕红色或褐色：胎死。③金黄色：羊水胆红素过高（母子血型不合）、羊膜腔内炎症（金黄色葡萄球菌感染）。④黏稠拉丝的黄色：过期妊娠、胎盘功能减退。⑤脓性或带臭味：宫内感染。

25. E　26. B　27. A

25~27【解析】将孕妇腹部经脐横线与腹白线作为标志线，分为 4 个区，4 个区羊水最大暗区垂直深度之和，即为羊水指数。国内资料 >18cm 为羊水过多；≤2cm 为羊水过少，≤1cm 为严重羊水过少，≤8cm 为诊断羊水过少的临界值，以≤5cm 作为诊断羊水过少的绝对值。除羊水测量外，B 超还可判断胎儿有无畸形，羊水与胎儿的交界情况等。

五、X 型题

1. ABCE【解析】输卵管妊娠破裂后，会出现休克症状和体征，晕厥和休克的程度与出血的速度及量有关。输卵管妊娠流产或破裂者，下腹部有明显压痛和反跳痛，尤以患侧为甚，轻度腹肌紧张；出血多时，叩诊有移动性浊音；如出血时间较长，形成血凝块，在下腹可触及软性肿块。输卵管妊娠破裂时，子宫略大、较软，输卵管胀大及轻压痛。阴道后穹隆饱满，有触痛。将子宫颈轻轻上抬或左右摇摆时，因加重了对腹膜的刺激而引起剧烈疼痛，称为子宫颈举痛或摇摆痛，是输卵管妊娠的主要体征。内出血较多时，子宫有漂浮感。多数患者在 6~8 周的停经史后出现阴道流血。有些患者误将不规则阴道流血视为月经，可能未诉停经史。

2. ABDE【解析】胎膜早破患者对胎先露未入盆或胎位异常者，应抬高孕妇臀部，绝对卧床休息。无宫缩时每小时听取胎心，若胎心出现异常时，及时报告医生，并用胎心电子监护仪连续监护。记录破膜时间，及时监听胎心。观察羊水的色、质、量并记录。

3. ABCE【解析】外因性均称型胎儿宫内发育迟缓的新生儿特点：身长、体重、头径相称，但均较小。外表有营养不良表现。各器官体积均缩小。胎盘小，外表正常。宫内缺氧不常见，存在代谢不良。脑细胞数减少。新生儿常有明显的生长与智力障碍。

4. ABCE【解析】先兆流产指妊娠28周前先出现少量阴道流血，常为暗红色或血性白带，量比月经少，伴有下腹轻微疼痛，腰痛、腰部坠胀感。妇科检查：宫口未开，胎膜未破，子宫大小与停经月份大小相符。妊娠产物未排出。

5. ACD【解析】依据题干信息，该产妇处于正常潜伏期，无明显头盆不称问题。需鼓励产妇采取其认为舒适的体位，最好采取上身直立的体位，如坐、站、跪、蹲等。随着产程进展，当产妇感到疲劳或胎膜破裂时，应安排产妇卧床休息，尽量取左侧或右侧卧位。所以，选项A、D错误；静脉滴注缩宫素，促进子宫收缩。所以，选项B正确；应适时在宫缩时进行肛门检查，次数不宜过多。临产初期，每隔4小时查1次。所以，选项C错误；初产妇子宫颈扩张 <4cm、经产妇 <2cm 时应行温肥皂水灌肠，促使肠蠕动以刺激子宫收缩，达到促进产程进展的目的。所以，选项E正确。

6. ACDE【解析】依据题干信息，该患者最可能的诊断为输卵管妊娠破裂，后穹隆穿刺如果抽出暗红色不凝固血液则为阳性，说明有血腹症存在；若抽出不凝固的陈旧血液或小血块，则为陈旧性异位妊娠，不会是脓性液体。所以，选项B错误，其余选项正确。

7. ABCD【解析】难免流产是在先兆流产基础上阴道流血量增多，阵发性腹痛加重，或出现阴道流液（胎膜破裂）。不全流产由难免流产发展而来，妊娠产物部分排出子宫腔，且部分残留子宫腔内或嵌顿于子宫颈口处，或胎儿排出后胎盘滞留子宫腔或嵌顿于子宫颈口，影响子宫收缩，使阴道流血持续不止，严重时可引起出血性休克。完全流产指妊娠产物已完全排出，阴道流血逐渐停止，腹痛逐渐消失。

8. BCE【解析】对于前置胎盘的孕妇，绝对卧床休息，尤以左侧卧位为适宜。所以，选项A错误、选项B正确；给予氧气吸入，吸氧20分钟，每日2次，所以，选项C正确；前置胎盘应通过B超检查，可清楚看到子宫壁、胎头、子宫颈和胎盘的位置。所以，选项D错误。需加强饮食指导，指导孕妇进食富含蛋白质、维生素、微量元素的食物，多食用富含粗纤维的新鲜蔬菜和水果，多饮水，在保证母儿营养的同时要防止便秘。所以，选项E正确。

9. BE【解析】不能灌肠，如胎肺成熟、胎头高浮、胎位异常、子宫颈不成熟、有感染征象，伴胎儿宫内窘迫者可尽早剖宫产终止妊娠。所以，选项B和E是错误的。

10. ACD【解析】妊娠满37周至不满42周（259~293天）期间分娩，为足月产。所以，选项B错误；妊娠28周以内分娩为流产，所以，选项E错误。其余选项内容是正确的。

11. BD【解析】影响胎儿生长的因素，包括母亲营养供应、胎盘转运和胎儿遗传潜能等，其病因复杂。约40%患者病因尚不明确。臀先露不是最常见的病因。所以，选项A错误。胎儿死亡后立即释放促凝血物质入血。所以，选项B正确。羊水过少确认后，合并胎儿畸形应尽早终止妊娠。对妊娠已足月、胎儿可宫外存活者，应及时终止妊娠。对妊娠未足月、胎肺未成熟者，可行增加羊水量期待治疗，延长妊娠期。所以，选项C错误。诊断为胎儿生长受限继续妊娠指征：胎盘功能正常，胎儿状况良好，妊娠未足月，孕妇无合并症及并发症。在严密监视下妊娠至足月，但不应超过预产期。所以，选项D正确。前置胎盘易并发产后出血，所以，选项E错误。

12. ABDE【解析】β受体激动药可抑制宫缩。所以，选项A正确；硫酸镁使平滑肌松弛，抑制子宫收缩。所以，选项B正确。苯甲酸雌二醇为雌激素类药，可增加妊娠子宫对缩宫素的敏感性，故应禁用。所以，选项C错误，前列腺素有刺激子宫收缩和软化子宫颈的作用，其抑制剂则有减少前列腺素合成的作用，从而抑制宫缩。所以，选项D正确。钙通道阻滞剂阻滞钙离子进入肌细胞而抑制宫缩。常用药物硝苯地平10mg舌下含服，每6~8小时1次。所以，选项E正确。

13. ABDE【解析】异位妊娠是指受精卵在子宫体腔以外着床，根据受精卵在子宫体腔外种植部位不同而分为：输卵管妊娠、卵巢妊娠、腹腔妊娠、阔韧带妊娠及子宫颈妊娠。

14. ABCE【解析】孕期准确诊断胎儿生长受限（FGR）并不容易，往往需要在分娩后才能确诊。密切关注胎儿发育情况是提高FGR诊断率及准确率的关键。没有高危因素的孕妇应在孕早期明确孕周，并通过孕妇体重和子宫长度的变化，初步筛查出FGR，进一步经超声检查确诊。有高危因素的孕妇还需从孕早期开始定期进行超声检查。根据各项衡量胎儿生长发育指标及其动态情况，及早诊断FGR。所以，选项D错误。

15. ABDE【解析】胎儿宫内发育迟缓（IUGR）的预防：建立健全三级围产期保健网，加强产前检查，定期测量子宫高、腹围、体重，用妊娠图进行孕期监护，可疑IUGR者，做进一步检查，做到早诊断、早治疗。通常每三四周行超声检查一次。孕期加强卫生宣教，注意营养，减少疾病，避免接触有害毒物，禁烟酒。孕期需在医生指导下用药。注意IUGR的诱发因素，积极防治妊娠合并症及并发症。在妊娠16周时行B超检测胎儿各种径线，以此作为胎儿生长发育的基线。若发现外因性不匀称型IUGR，可在胎儿期进行治疗，效果较好，早诊断、早干预可以减少后遗症的发生。

16. ABCD【解析】甲胎蛋白（AFP）测定：母血、羊水中AFP值明显增高提示胎儿畸形。胎儿神经管畸形（无脑儿、脊柱裂）、上消化道闭锁等羊水AFP呈进行性增加。所以，可疑神经管缺损的羊水过多孕妇，有意义的检查是血甲胎蛋白值。所以，选项A正确。羊水过多孕妇娩出的新生儿，容易患的疾病是先天性食管闭锁。所以，选项C正确。慢性羊水过多孕妇容易并发妊高征、胎位异常、早产。破膜后因子宫骤然缩小，可以引起胎盘早剥，破膜时脐带可随羊水滑出，造成脐带脱垂。产后因子宫过大容易引起子宫收缩乏力导致产后出血。所以，选项 B、选项 D 正确。慢性羊水过多多发生在妊娠 28~32 周，所以，选项 E 错误。

17. ACDE【解析】DIC 的诊断标准如下。①存在易于引起 DIC 的基础疾病，如感染、恶性肿瘤、病理产科、大型手术及创伤等。②多发出血倾向，出血不凝。③实验室检查符合下列标准（同时有以下三项以上异常）：a. 血小板计数 $<100\times10^9$/L 或进行性下降；b. 纤维蛋白原 <1.5 或者进行性下降，或 >4.0g/L；c. 3P 试验阳性或纤维蛋白降解产物（FDP）>20mg/L 或 D–二聚体升高（阳性）；d. 凝血酶原时间（PT）缩短，或延长 3 秒以上，或呈动态变化，或活化的部分凝血活酶时间（APTT）延长 10 秒以上；e. 疑难或其他特殊患者，可考虑行抗凝血酶、FⅧ：C 及凝血、纤溶、血小板活化分子标志物测定；f. 外周血破碎红细胞比例 >10%；g. 红细胞沉降率 <10mm/h。

18. ABCDE【解析】胎膜早破期待疗法适用于妊娠 28~35 周、无感染征象、羊水池深度≥3cm 者。①一般处理：绝对卧床，保持外阴清洁，避免不必要的肛诊及阴道检查，密切观察产妇的体温、宫缩、阴道流液的性状和血白细胞计数。②预防感染：破膜超过 12 小时，预防性应用抗生素。③抑制宫缩：有宫缩者，给予宫缩抑制剂，如利托君、硫酸镁等。④促胎肺成熟：妊娠 35 周前，应用地塞米松或倍他米松。

19. BCDE【解析】胎儿窘迫终止妊娠指征包括：羊水Ⅲ度，胎心率 100 次/分，OCT 频繁出现晚期减速，胎儿头皮血 pH 7.0。

20. ABCDE【解析】任何妨碍受精卵正常进入子宫腔的因素均可造成输卵管妊娠。引起输卵管妊娠的病因如下。①输卵管炎症：包括输卵管黏膜炎和输卵管周围炎，这是引起输卵管妊娠的主要原因。②输卵管发育不良或功能异常：输卵管过长、肌层发育差、黏膜纤毛缺乏等发育不良，均可成为输卵管妊娠的原因。③受精卵游走：受精卵移行时间过长、受精卵发育增大，即可在对侧输卵管内着床形成输卵管妊娠。④辅助生殖技术：近年由于辅助生育技术的应用，使输卵管妊娠发生率增加。

21. AB【解析】输卵管妊娠的辅助检查方法如下。①B 超：是诊断输卵管妊娠的主要方法之一。②测定人绒毛膜促性腺激素（hCG）：应用 hCG β 亚单位放射免疫法能正确地测定早期妊娠，为诊断异位妊娠的较好方法。③腹腔穿刺：包括经阴道后穹隆穿刺和经腹壁穿刺，为简单可靠的诊断方法。④腹腔镜：对不典型的病例应用腹腔镜检查价值大。⑤诊断性刮宫：以观察子宫内膜变化，仅见蜕膜而未见绒毛，可以排除宫内妊娠。

22. BCDE【解析】孕期发生前置胎盘不仅增加了严重出血的风险，还会引起一些并发症。①产后出血：分娩后由于子宫下段肌组织收缩力较差，附着于此处的胎盘剥离后血窦一时不易缩紧闭合，故常发生产后出血。②植入性胎盘：因子宫蜕膜发育不良等原因，胎盘绒毛可植入子宫的肌肉层，严重的话，甚至会穿过整个肌层至膀胱。这样，分娩时胎盘容易剥离不全而发生大出血。③产褥感染：前置胎盘的胎盘剥离面接近子宫颈外口，细菌容易从阴道侵入胎盘剥离面。多数产妇贫血、体质虚弱，容易发生感染。④对胎儿影响：前置胎盘危害胎儿可导致胎儿营养不良，限制胎儿生长，可能发生胎儿缺氧、宫内窘迫、出生时新生儿窒息，有时大出血需要及早终止妊娠，新生儿早产率和死亡率明显升高。

23. ABCE【解析】过期妊娠发生羊水过少是由于：胎盘功能减退，灌注量不足，影响胎儿发育，胎儿脱水，导致羊水过少。所以，选项 A、B 正确。电镜观察发现羊膜上皮层在羊水过少时变薄，上皮细胞萎缩，微绒毛短粗，尖端肿胀，数目少，有鳞状上皮化生现象，细胞中粗面内织网及高尔基复合体也减少，上皮细胞和基底膜之间桥粒和半桥粒减少。所以，选项 C 正确。由于胎儿过熟，其肾小管对抗利尿激素的敏感性增高，尿量少，导致羊水过少。所以，选项 E 正确。孕妇要警惕过期妊娠，除了羊水过少，过期妊娠还可能伴随其他疾病，导致孕妇和胎儿死亡率上升，需要引起重视。

24. ABCD【解析】胎位异常时可行外倒转术纠正胎位，忌动作粗暴，以防造成血管破裂而发生胎盘早剥。所以，选项 E 错误，其余选项均为胎盘早剥的护理措施。

25. ABCDE【解析】新生儿出生后 1 小时内体重等于或大于 4000 克者，称为巨大儿。对胎儿的影响：①巨大儿在分娩时由于身体过胖、肩部过宽，通常会卡在骨盆里，通过勉强的牵拉过程易引发骨骼损伤；有时因为分娩时间的延长，还会发生窒息，甚至死亡。②可有头皮血肿、颅内出血、面神经瘫痪、臂丛神经损伤、锁骨骨折、肱骨骨折等，甚至发生膈神经损伤。③巨大儿易发生低血糖、红细胞增多症、高胆红素血症和其他疾病。④剖宫产的新生儿因未经产道挤压，不易适应外界环境的骤变，不能及时排出呼吸道液体，肺部的并发症明显高于顺产分娩者。⑤巨大儿中发生先天性心脏病、无脑儿等畸形的比例高于一般正常体重儿，并且在长大后患肥胖症的概率也较大，将成为糖尿病、高血压等多种疾病的易患人群。

26. ABCD【解析】胎盘早剥的主要病理变化是底蜕膜出血并形成血肿，使胎盘自附着处剥离。胎盘早剥可分为显性、隐性及混合型 3 种。如果剥离面小，血液很快凝固，临床可无明显症状；如果剥离面大，继续出血，可形成胎盘后血肿。胎盘后血肿可使胎盘剥离面不断扩大，出血越来越多，当血液冲开了胎盘边缘及胎膜，沿胎膜与子宫壁之间经子宫颈向外流出，即为显性出血或外出血。如果胎盘边缘仍附着于子宫壁上，或胎膜与子宫壁未剥离，血液不向外流而积聚在胎盘与子宫壁之间，为隐性出血或内出血。当内出血过多时，血液也可冲开胎盘边缘与胎膜，向子宫颈口外流出，形成混合性出血。出血偶尔穿破羊膜流入羊水中，形成血性羊水。胎盘早剥发生内出血时，血液积聚于胎盘与子宫壁之间，胎盘后血肿压力增加，血液侵入子宫肌层，引起肌纤维分离、断裂甚至变性，当血液渗透至子宫浆膜层时，子宫表面呈现紫蓝色瘀斑，称为子宫胎盘卒中。发生子宫胎盘卒中时，子宫肌层收缩力减弱造成产后出血。严重的胎盘早剥者，从剥离处的胎盘绒毛和蜕膜中释放大量的组织凝血活酶进入母体循环，激活凝血系统而发生弥散性血管内凝血（DIC），最终导致凝血功能障碍。选项 E 是前置胎盘的病理改变。

27. ABCDE【解析】下列情况易导致过期妊娠。①头盆不称：由于胎先露部对子宫颈内口及子宫下段的刺激不强，容易发生过期妊娠。②无脑儿畸胎不合并羊水过多：由于胎儿无下丘脑，使垂体-肾上腺轴发育不良，由胎儿肾上腺皮质产生的肾上腺皮质激素及雌三醇的前身物质16α-羟基硫酸脱氢表雄酮减少及小而不规则的胎儿，不足以刺激子宫颈内口及子宫下段引起宫缩，孕周可长达45周。③缺乏胎盘硫酸酯酶：一种罕见的伴性隐性遗传病，均见于怀男胎病例，胎儿胎盘单位无法将活性较弱的脱氢表雄酮转变为雌二醇及雌三醇，致使发生过期妊娠。若给孕妇注射硫酸脱氢表雄酮后，血浆雌激素值不见升高，即可确诊。④内源性前列腺素和雌二醇分泌不足而孕酮水平增高：有作者认为，过期妊娠是雌孕激素比例失调导致孕激素优势，抑制前列腺素和缩宫素，使子宫不收缩，延迟分娩发动。⑤其他：部分过期妊娠胎儿较大，可导致头盆不称或胎位不正，胎儿先露部不能与子宫下段及子宫颈密切接触，反射性子宫收缩减少，导致过期妊娠。

28. ABCE【解析】前置胎盘对母儿的影响如下。①产后出血：行剖宫产时，当子宫切口无法避开附着于前壁的胎盘，导致出血明显增多。胎儿娩出后，子宫下段肌组织菲薄，收缩力差，附着于此处的胎盘不易完全剥离，一旦剥离，因开放的血窦不易关闭，常发生产后出血，量多且不易控制。②植入性胎盘：子宫下段蜕膜发育不良，胎盘绒毛穿透底蜕膜，侵入子宫肌层，使胎盘剥离不全而发生产后出血。③产褥感染：细菌经阴道上行侵入靠近子宫颈外口的胎盘剥离面，同时多数产妇因反复失血而致贫血、免疫力下降，容易发生产褥感染。④围产儿预后不良：出血量多可致胎儿窘迫，甚至缺氧死亡。治疗性早产率增加，低出生体重儿发生率和新生儿死亡率高。

29. BCE【解析】因产后子宫收缩乏力造成的大出血，为加强宫缩，可以通过使用子宫收缩药、按摩子宫、子宫腔内填塞纱布条或结扎血管等方法达到止血的目的。①按摩子宫：为常用的有效方法。②应用子宫收缩药：可根据产妇情况采用肌内注射、静脉滴注或子宫体直接注射子宫收缩药。③填塞子宫腔：应用无菌纱布条填塞子宫腔，有明显局部止血作用。填塞后24小时取出纱布条，取出前应先肌内注射子宫收缩药。子宫腔填塞纱布条后应密切观察生命体征及子宫底高度和大小。④结扎盆腔血管止血：可结扎子宫动脉或髂内动脉，甚至必要时行子宫次全切除术。

30. ACDE【解析】腹部检查见子宫硬如板，于宫缩间歇时不能松弛，胎位扪不清，胎心消失是胎盘早剥Ⅲ度的临床表现。所以，选项B错误，其余选项内容是正确的。

31. ABCD【解析】羊水栓塞的预防，应加强产前检查，注意诱发因素，及时发现前置胎盘、胎盘早破等并发症并及时处理。严密观察产程进展，正确掌握缩宫素的使用方法。行人工破膜时应在宫缩间歇期，并控制羊水的流出速度。中期引产者，行羊膜腔穿刺的次数不能超过3次，钳刮时先破膜让羊水流出后再钳夹胎块。

32. ABCE【解析】胎儿生长受限应及早治疗。治疗越早，效果越好。妊娠32周前开始治疗者疗效佳，妊娠36周后治疗者疗效差。胎儿尚未足月、宫内监护情况良好、胎盘功能正常、孕妇病情稳定者可以继续妊娠，不必终止妊娠。所以，选项ABCE正确。

33. ABCD【解析】输卵管妊娠破裂的临床表现主要是剧烈腹痛、晕厥与休克，腹部检查如出血多时，叩诊有移动性浊音。胚胎死亡后，常有不规则阴道流血，量少呈点滴状，一般不超过月经量。少数患者出血较多，类似月经。

34. ABCDE【解析】输卵管的特点是输卵管管腔狭小，管壁薄且缺乏黏膜下组织，受精卵很快穿过黏膜上皮接近或进入肌层，受精卵或胚胎往往发育不良，常发生以下结局。①输卵管妊娠破裂：多见于妊娠6周左右输卵管峡部妊娠。②输卵管妊娠流产：多见于妊娠8~12周的输卵管壶腹部或伞端妊娠。③输卵管妊娠胚胎停育并吸收：临床上被忽略，要靠检测血hCG进行诊断。④陈旧性异位妊娠：输卵管妊娠流产或破裂，若长期反复内出血形成的盆腔血肿不消散，血肿机化变硬并与周围组织粘连。⑤继发性腹腔妊娠：无论输卵管妊娠流产或破裂，胚胎从输卵管排入腹腔内或阔韧带内，多数死亡，偶尔也有存活者。若存活胚胎的绒毛组织附着于原位或排至腹腔后重新种植而获得营养，可继续生长发育，形成继发性腹腔妊娠。

35. ACDE【解析】子痫是在子痫前期基础上发生多、不能用其他原因解释的抽搐。可以发生在产前、产时、产后等不同时间，不典型的子痫还可发生于妊娠20周以前。所以，选项A错误。子痫是妊娠期高血压疾病的五种状况之一，也可以是子痫前期紧急严重并发症。所以，选项B正确。孕妇应加强产前、产时、产后的监护，防止子痫发生。所以，选项C错误。子痫的临床表现：①先表现为眼球固定，瞳孔散大，头扭向一侧，牙关紧闭，继而口角及面部肌肉颤动，数秒后全身及四肢肌肉强直（背侧强于腹侧），双手紧握，双臂伸直，发生强烈的抽动。抽搐时呼吸暂停，面色青紫。所以，选项E错误。②持续1分钟左右，抽搐强度减弱，全身肌肉松弛，随即深长吸气而恢复呼吸。抽搐期间患者神志丧失。所以，选项D错误。③病情转轻时，抽搐次数减少，抽搐后很快苏醒，但有时抽搐频繁且持续时间较长，患者可陷入深昏迷状态。④抽搐过程中易发生唇舌咬伤、摔伤甚至骨折等多种创伤，昏迷时呕吐可造成窒息或吸入性肺炎。

36. AB【解析】无脑儿是神经管畸形的一种，无存活可能，确诊后应行引产术。因头小不能扩张软产道而致胎肩娩出困难，有时需耐心等待。也有因伴有脑脊膜膨出造成分娩困难，可行毁胎术或穿刺脑膨出部位放出其内容物后再娩出。

37. AB【解析】输卵管妊娠依据发生部位不同可分为间质部、峡部、壶腹部和伞部妊娠。其中，壶腹部妊娠最为常见，其次为峡部、伞部，间质部妊娠较少见。间质部妊娠虽不多见，但由于输卵管间质部管腔周围肌层较厚，血运丰富，因此破裂常发生于妊娠12~16周。一旦破裂，犹如子宫破裂，症状极严重，往往在短时间内出现低血容量性休克症状，后果严重。输卵管妊娠流产多见于输卵管壶腹部妊娠，发病多在妊娠8~12周。异位妊娠有时蜕膜可完整剥离，随阴道流血排出三角形的蜕膜管型；有时则呈碎片排出。排出的组织见不到绒毛，组织学检查无滋养细胞。

38. ABDE【解析】胎儿畸形是指胎儿在子宫内发生的结构或染色体异常，它是出生缺陷的一种，也是造成围产儿死亡的主要原因。所以，选项C错误，其余选项内容是正确的。

39. ABCE【解析】协调性宫缩乏力第一产程：初产妇宫口开大<4cm、胎膜未破者，应给予温肥皂水灌肠。自然排尿困难者，先行诱导法，无效时及时导尿，同时针刺合谷、三阴交、太冲、支沟等穴位，均有加强宫缩的作用。破膜12小时以上应给予抗生素预防感染。经处理，子宫收缩力仍弱，产程无明显进展，可选用下列方法加强宫缩。①人工破膜：适用于宫口扩张≥3cm、无头盆不称、胎头已衔接者。②地西泮静脉推注：适用于宫口扩张缓慢、有子宫颈水肿者。③缩宫素静脉滴注：适用于协调性宫缩乏力、宫口扩张3cm、胎心良好、胎位正常、头盆相称者。第二产程出现宫缩乏力时，也应缩宫素静脉滴注加强宫缩。第三产程为预防产后出血，当胎儿前肩娩出时，静脉推注麦角新碱0.2mg或静脉推注缩宫素10U，并同时缩宫素10~20U静脉滴注，使宫缩增强。

40. ABCE【解析】依据题干信息，该患者初步诊断为输卵管妊娠，后穹隆穿刺是目前诊断异位妊娠应用比较广的方法，如抽出为脓性或浆液性液体，则可以排除输卵管妊娠。因此，选项D“后穹隆穿刺为脓性液体”的发生概率不大。

41. BDE【解析】正常妊娠时，羊水量随着孕周的增加而增多，妊娠最后2~4周开始逐渐减少，足月时羊水量约1000ml。对羊水过多的确切原因目前还不十分清楚，临床常见于以下几种情况：多胎妊娠、胎儿畸形、孕妇患病、胎盘脐带病变、特发性羊水过多。约有30%羊水过多者，未发现孕妇、胎儿或胎盘有任何异常。

42. ABCE【解析】脊柱裂又称椎管闭合不全，是一种常见的先天畸形。显性脊柱裂多见，90%以上发生在腰骶部，视伴发脊髓组织受累程度不同而表现各异，且临床上出现的症状差异悬殊。所以，选项D错误，其余选项内容是正确的。

43. AC【解析】分娩后早期，因子宫收缩引起下腹部阵发性剧烈疼痛，称为产后宫缩痛。产后1~2天感觉比较明显，之后自然消失。患者产后第1天下腹阵痛符合产后宫缩痛的表现。产后子宫内膜炎表现为腹部疼痛下坠，还会表现为白带增多、有异味；一月内还会表现出恶露有恶臭味、发热或者腰酸、腰痛等。通过做B超检查可确定病情，然后再通过抽血化验血象。如果有白细胞计数增高，说明是有炎症感染，需要用抗生素进行对症治疗。

44. ABCDE【解析】典型的羊水栓塞的临床表现。①心肺功能衰竭和休克：在分娩过程中，尤其是刚刚破膜不久，产妇突然发生寒战、呛咳、气急、烦躁不安、呕吐等前驱症状，继而发生呼吸困难、发绀、抽搐、昏迷、血压急剧下降。急性肺水肿时有咳嗽、吐粉红色泡沫痰、心率加快、血压下降甚至消失。少数病例只发出一声尖叫或者抽搐一下后因心跳、呼吸骤停而死亡。②弥散性血管内凝血（DIC）引起的出血：部分羊水栓塞患者经抢救度过了呼吸循环衰竭时期，继而出现DIC，表现为以阴道大量流血为主的全身出血倾向，如黏膜、皮肤针眼出血及血尿等，且血液不凝。但是部分羊水栓塞病例在临床上缺少呼吸、循环系统的症状，起病即以产后不易控制的阴道流血为主要表现。③急性肾衰竭：由于休克和DIC的发生导致肾急性缺血，患者出现尿少、尿闭、血尿、氮质血症，可因肾衰竭而死亡。

45. ABE【解析】发现胎儿窘迫，均行剖宫产是不正确的。如宫口开全，胎先露部已达坐骨棘平面以下 3cm 者，应尽快阴道助产娩出胎儿；子宫颈未完全扩张，胎儿窘迫情况不严重者，给予吸氧，嘱孕妇左侧卧位，观察 10 分钟，如胎心率变为正常，可继续观察。病情紧迫或经上述处理无效者，立即剖宫产结束分娩。凡威胁母儿健康，不管胎儿成熟程度即终止妊娠是不正确的，应注意其实施指征。

46. ABCE【解析】不匀称型 FGR 的基本原因为胎盘功能不足。所以，选项 D 错误，其余选项内容是正确的。

47. AB【解析】阴道后穹隆穿刺的禁忌证：无性生活女性、临床高度怀疑恶性肿瘤者、经期妇女、子宫后壁有炎性粘连者、盆腔粘连严重者盆腔肿瘤不排除恶性可能，子宫内膜异位症常有盆腔粘连，因此都不能行阴道后穹隆穿刺。

48. ACDE【解析】胎儿生长受限的一般治疗：①左侧卧位休息可使肾血流量和肾功能恢复正常，从而改善子宫胎盘的血流，促进胎儿生长发育。②消除导致 FGR 的主导因素，如停止吸烟、饮酒，改变偏食等不良饮食习惯。③孕母营养治疗，包括高蛋白、高能量饮食的营养配餐和静脉滴注营养治疗。复方氨基酸、复方丹参和维生素 C 联合治疗。如功能低下，胎儿宫内缺氧严重，应考虑剖宫产术。

49. ACDE【解析】ABO 血型不合主要发生在孕母 O 型，所以，选项 B 错误，其余选项内容是正确的。

50. ABDE【解析】先兆流产是指妊娠 28 周前，先出现少量阴道流血，常为暗红色或血性白带，量比月经少，伴有下腹轻微疼痛、腰痛、腰部坠胀感。妇科检查：宫口未开，胎膜未破，子宫大小与停经月份大小相符。妊娠产物未排出。所以，选项 C 符合先兆流产的征象。选项 A“妊娠产物完全排出，阴道流血停止”符合完全流产的征象。选项 B“妊娠晚期或临产时无痛性反复阴道流血”符合前置胎盘的典型表现。选项 D“分娩阻滞，剧烈疼痛，宫缩停止，病情恶化”符合子宫破裂的征象。胎盘早剥的隐性剥离可形成胎盘后血肿，其阴道流血量和贫血程度不一致，伴腹痛。所以，选项 E 符合胎盘早剥的征象。

51. ABCDE【解析】胎盘早剥的并发症主要包括以下几种。①弥散性血管内凝血（DIC）：胎盘早剥是妊娠期发生凝血功能障碍最常见原因，约 1/3 伴有死胎发生。临床表现为皮肤、黏膜及注射部位出血，子宫出血不凝或凝血块较软，甚至发生血尿、咯血和呕血。②产后出血：发生子宫胎盘卒中时，子宫肌层收缩受影响致产后出血，经治疗多可好转。若并发 DIC，产后出血难以纠正，引起休克、多脏器功能衰竭、脑垂体及肾上腺皮质坏死，导致希恩综合征发生。③急性肾衰竭：主要原因是大量出血使肾灌注严重受损，导致肾皮质或肾小管缺血坏死，出现急性肾衰竭。胎盘早剥多伴发子痫前期、慢性高血压、慢性肾脏病等。肾血管痉挛也影响肾血流量。④羊水栓塞：胎盘早剥时羊水可经剥离面开放的子宫血管，进入母血循环，羊水中的有形成分栓塞肺血管，引起肺动脉高压。⑤胎儿宫内死亡：如胎盘早剥面积大、出血多，胎儿可因缺血、缺氧而死亡。

52. ABCE【解析】双胎妊娠分娩时，因子宫膨大，肌纤维过度延伸，易发生原发性子宫收缩乏力，产程延长。第一个胎儿娩出后，有时也可因宫缩乏力而使第二个胎儿娩出时间延长。所以，选项A错误。单卵双胎的性别和血型，一定相同。所以，选项B错误。发现有子宫胎盘卒中时，可边按摩子宫，边用热盐水纱垫湿热敷子宫，多数子宫收缩转佳，出血量减少。所以，选项C错误。联体儿是单卵双胎在孕早期发育过程中未能分离，或分离不完全所致，临床极少见。所以，选项D正确。死产：指妊娠满28周及以上（如孕周不清楚，可参考出生体重达1000g及以上）的胎儿在分娩过程中死亡的。死胎是指妊娠满20周及以上（如孕周不清楚，可参考出生体重达1000g及以上）的胎儿在宫内死亡。所以，选项E错误。

53. ABCE【解析】羊水的正常pH在早期妊娠时是7.12~7.38，呈碱性；而在足月妊娠时，是6.9~7.43，趋于中性。所以，选项A错误。羊水的吸收，约50%由胎膜完成，所以，选项B错误。胎儿可通过吞饮羊水入消化道，保持羊水量的动态平衡，因此羊水是不断更新的。所以，选项C错误。正常足月妊娠羊水量约为800ml，所以，选项E错误；妊娠中期后，胎儿尿液是羊水的重要来源。

54. ABE【解析】孕妇会发生妊娠剧吐，多见于年轻初产妇，一般认为与hCG显著升高有关。但临床表现的程度与血hCG水平有时并不一定成正比。精神过度紧张、焦急、忧虑及生活环境和经济状况较差的孕妇易发生妊娠剧吐，提示此病可能与精神、社会因素有关。近年研究发现，妊娠剧吐还可能与感染幽门螺杆菌有关。

55. BCDE【解析】根据题干信息，阴道不规则少量流血达2个月。尿妊娠试验（+），刮宫刮出物未见绒毛，病理检查结果为蜕膜组织，其可能的诊断是异位妊娠。

56. CD【解析】正常子宫颈内口的张力很大，即使到了妊娠末期，也能承受宫腔内的压力。但如果子宫颈内口有缺陷而变得十分松弛时，就难以承受中期妊娠的子宫腔内压力（选项C错误）。在胎儿与羊水的重力作用下，子宫颈内口迫于宫内压力，就会提前开放，而导致晚期流产的发生。子宫颈内口松弛而致反复晚期流产发病前常无症状（选项D错误），破膜后立即娩出新鲜、无畸形发育的正常胎儿。

六、案例分析题

1. ABC【解析】依据题干信息，怀疑患者输卵管妊娠并黄体破裂，可做腹腔镜检查、阴道后穹隆穿刺、血hCG检查明确诊断。

2. CD【解析】此种情况最有可能的诊断是输卵管左侧妊娠、黄体破裂。

3. C【解析】一旦确诊为输卵管妊娠破裂，需马上腹腔镜或剖腹探查。腹腔镜检查能够准确判断输卵管妊娠的具体情况，然后再进行相应的治疗。

4. D【解析】输卵管间质部妊娠的手术方式应选择子宫角部楔形切除及患侧输卵管切除术，切除后一定要局部缝合，因为此处的子宫肌层是受影响的，以防再次妊娠时子宫破裂发生。

5. C【解析】妊娠37周以前或估计胎儿体重<2300g，阴道流血不多，孕妇全身情况良好，胎儿存活者，可采用期待疗法。

6. E【解析】入院时出血性休克者，或期待疗法中发生大出血或出血量虽少，但妊娠已近足月或已临产者，应采取积极措施选择最佳方式终止妊娠。其中剖宫产术能迅速结束分娩，既能提高胎儿存活率又能迅速减少或制止出血，是处理前置胎盘的主要手段。

7. ACDE【解析】流产时，阴道流血和腹痛是主要症状。不全流产常发生于较晚期妊娠(10周以后)，妊娠2月余流产易发生先兆流产，妊娠12周以后，胎盘已完全形成，流产时往往先有腹痛，然后排出胎儿、胎盘。

8. C【解析】难免流产是在先兆流产基础上阴道流血量增多，阵发性腹痛加重，或出现阴道流液（胎膜破裂）。妇科检查：子宫大小与妊娠月份相符或略小，宫口已扩张，有时可见胚胎组织或胎囊堵塞于子宫颈口内。依据题干信息，该患者最有可能的诊断是难免流产。

9. C【解析】难免流产的治疗要点：①一旦确诊，尽早使胚胎及胎盘组织完全排出。②晚期流产者，子宫较大且出血多，可用缩宫素静脉滴注，促进子宫收缩。③妊娠产物排出后及时检查完整性，必要时刮宫，清除子宫腔内残留的妊娠组织。④及时给予抗生素预防感染。因此，选项C是最恰当的处理措施。

10. D【解析】静脉输液不慎发生空气栓塞，比较常见的栓塞部位主要是右心室的气体栓子通过血液循环，堵塞到肺动脉，而引起肺出现交换功能障碍。

11. E【解析】输血前后采用的静脉点滴溶液应是0.9%氯化钠溶液。

12. B【解析】依据题干信息，输液过程中，患者可能发生了空气栓塞。听诊心前区可闻及一个响亮的、持续的“水泡声”，为空气栓塞的特征性表现。

13. C【解析】患者大量输入库血后可能出现低血钙。由枸橼酸钠引起，因在输入大量库存血随之输入大量枸橼酸钠，常见的反应有急性肺水肿、出血倾向、枸橼酸钠中毒、高血钾、酸中毒、低血钙。

14. A【解析】大量输血时，血袋中的保存液会和体内的钙离子反应。大量输血时，凝血因子相对供应不足会引起出血、渗血。手足抽搐、出血等可能与此有关。可加用10%葡萄糖酸钙补充缺乏的钙元素。

15. D【解析】依据题干内容所述，最可能的诊断是前置胎盘。

16. ABCE【解析】无诱因、无痛性的反复阴道流血是前置胎盘的典型症状。子宫下段可闻及胎盘血流音，子宫底高度与孕月相符。由于子宫下段有胎盘占据，影响胎先露部入盆，故胎先露高浮，易并发胎位异常。

17. ABCD【解析】前置胎盘终止妊娠只适用于入院时有出血性休克者，或期待疗法中发生大出血或出血量虽少，但妊娠已近足月或已临产者。应采取积极措施，选择最佳方式终止妊娠。所以，选项E错误，其余选项内容是正确的。

18. E【解析】诊断前置胎盘时，应用B超断层像可清楚看到子宫壁、胎头、子宫颈和胎盘的位置，胎盘定位率达95%以上，可反复检查，是目前最安全、最有效的首选方法。

19. B【解析】妊娠晚期或临产时，发生无诱因、无痛性的反复阴道流血是前置胎盘的典型症状。

20. ABCE【解析】妊娠末期孕妇血液处于高凝状态。故选项D错误。

21. D【解析】根据题干内容所述，患者已出现面色苍白、四肢湿冷、脉搏细数、血压下降等休克症状，且休克程度与“少量阴道流血”不成正比。腹部检查见“胎位不清，胎心听不到”，最可能的诊断是患者为胎盘早剥Ⅲ度。

22. BCDE【解析】胎盘早剥的主要病理变化是底蜕膜出血并形成血肿，使胎盘自附着处剥离。所以，选项A错误，其余选项是正确的。

23. ABCE【解析】胎盘早剥的病因尚不十分清楚，其发病可能与以下因素有关：血管病变、机械性因素、子宫静脉压突然升高、子宫内压力突然下降及其他因素。

24. B【解析】颈外静脉穿刺点是下颌角和锁骨上缘中点连线上1/3处，颈外静脉外缘为穿刺点进针。

25. C【解析】先兆流产指妊娠28周前先出现少量阴道流血，常为暗红色或血性白带，量比月经少，伴有下腹轻微疼痛、腰痛、腰部坠胀感。因此，早期先兆流产最先出现的症状是少量的阴道流血。

26. ABCD【解析】纤维蛋白原定量可用于辅助诊断先天性或后天性纤维蛋白原缺乏、监测凝血酶治疗或防凝抗栓药治疗等。先兆流产不需要做这项检查。

27. ABCD【解析】先兆流产的治疗要点包括：①卧床休息，禁止性生活，必要时给予对胎儿危害小的镇静药。所以，选项A、B、C正确。②黄体功能不足者，口服维生素E或肌内注射黄体酮注射液保胎。③给予抗生素预防感染。所以，选项D正确。

28. E【解析】上述治疗后流血停止，腹痛缓解，于妊娠2^+月后又有少量阴道流血2天，阴道少许血性物，子宫颈光滑，子宫前位如妊娠40^+天大小，质中、无压痛，附件（－），白细胞10.3×10^9/L。该患者在先兆流产基础上已有阴道流血量增多发生。妇科检查：子宫大小与妊娠月份相符或略小，可诊断为难免流产。

29. A【解析】先兆流产无妊娠物排出，故宫口未开。难免流产是指流产不可避免，妇检可见宫口已扩张，有时可见胚胎组织或胚囊堵塞于宫颈口。因此宫口开大与否是两者的主要鉴别点。

30. ABCD【解析】过期流产（稽留流产）的治疗要点包括：①做凝血功能检查。②做好输血准备。③凝血功能正常者，口服炔雌醇1mg，每日2次，连用5日；或者肌内注射苯甲酸雌二醇2mg，每日2次，连用3日，以提高子宫对缩宫素的敏感性。子宫大小<12孕周者，行刮宫术，动作轻柔，以免子宫穿孔。术中肌内注射缩宫素，对一次不能刮净者，5~7日后再次刮宫。子宫大小>12孕周者，静脉滴注缩宫素，促使妊娠产物排出。④凝血功能异常者，尽早使用肝素、纤维蛋白原或输注新鲜血液、新鲜冰冻血浆等，待凝血功能好转后，再行刮宫。

31. A【解析】B超检查有助于诊断异位妊娠。阴道B超较腹部B超准确性高。但早期异位妊娠的诊断，不能单凭B超检查，否则可能出现误诊。需同时结合临床表现及β-hCG测定结果等，才能做出正确的诊断。

32. C【解析】依据题干内容所述，各项临床表现均符合输卵管妊娠破裂的诊断，而且子宫颈举痛是输卵管妊娠的主要体征。

33. B【解析】此患者输卵管妊娠破裂，生命体征不稳定或有腹腔内出血征象，需边纠正休克边开腹手术。

34. E【解析】异位妊娠中，以输卵管妊娠最常见，占异位妊娠95%左右。

35. E【解析】输卵管妊娠时，若胚胎受损或死亡，滋养细胞活力消失，蜕膜自子宫壁剥离而发生阴道流血。有时蜕膜可完整剥离，随阴道流血排出三角形蜕膜管型；有时呈碎片排出。排出的组织见不到绒毛，组织学检查无滋养细胞，此时血hCG下降。因此，判断胚胎死亡的可靠依据是阴道排出蜕膜管型。

36. E【解析】急性阑尾炎无停经及早孕现象，无阴道流血。腹痛多由上腹部开始，然后局限于右下腹部，常伴有恶心、呕吐，无内出血症状。检查右下腹肌紧张，阑尾点压痛、反跳痛，无移动性浊音。阴道检查子宫颈无举痛，子宫正常大。妊娠试验阴性，可有发热，白细胞计数增多。

37. D【解析】①输卵管妊娠流产：停经后出现少量阴道流血，伴下腹正中阵发性胀痛，有时可见绒毛排出。检查：子宫增大变软，宫口松弛，后穹隆穿刺常为阴性。hCG阳性，B超检查子宫腔内有妊娠囊，或排出组织物见到绒毛。②黄体破裂：无停经史，在黄体期突发下腹一侧剧痛，可伴有肛门坠胀，无阴道流血。检查：子宫正常大小，质地中等，附件一侧压痛，后穹隆穿刺可抽出不凝血，hCG阴性。因此，选项D正确。

38. D【解析】根据题干内容所述，妊娠产物部分排出子宫腔，且部分残留子宫腔内或嵌顿于子宫颈口处，或胎儿排出后胎盘滞留子宫腔或嵌顿于子宫颈口，影响子宫收缩，使阴道流血持续不止，严重时可引起出血性休克。妇科检查：子宫小于停经前周数，宫口已扩张，子宫颈口有妊娠物堵塞及持续性血液流出。可诊断患者为不全流产合并感染。

39. C【解析】不全流产的治疗要点：①一经确诊，尽快行刮宫术或钳刮术，清除子宫腔内残留组织。②阴道大量流血伴休克者，及时输血输液。③给予抗生素预防感染。

40. ABCD【解析】成熟女性阴道pH正常为4.4左右，呈酸性，可防止细菌生长，预防阴道炎的发生。如果pH过高，说明阴道酸性度不够，易引起细菌感染，诱发阴道炎。所以，选项E错误，其余选项内容是正确的。

41. ABDE【解析】妊娠期脑垂体前叶增大，血流丰富，促甲状腺素和促肾上腺皮质激素分泌增多，促性腺激素，脑垂体前叶分泌的促卵泡成熟激素和黄体生成素，由胎盘绒毛所分泌的大量雌激素与孕激素，通过丘脑下部的负反馈作用而被抑制，故妊娠期间卵巢无成熟卵泡，也不排卵。所以选项C错误。妊娠后垂体催乳素分泌增加，促进乳腺发育，分娩后促使乳腺分泌乳汁。催产素（缩宫素）来自垂体后叶，神经反射可引起催产素释放，雌激素可增加子宫对催产素的敏感性，而孕激素有抑制催产素的作用。催产素使子宫收缩促进分娩。

42. AE【解析】B超检查有助于诊断异位妊娠。β-hCG测定是早期诊断异位妊娠的重要方法。用放射免疫法测定血β-hCG，异位妊娠的阳性率可达80%~90%，但阴性者仍不能完全排除异位妊娠。

43. D【解析】右附件区可见3cm×2cm×2cm的低回声包块，阑尾区未见异常，尿妊娠试验阳性。最可能的是输卵管异位妊娠，右侧。

44. AB【解析】为明确输卵管异位妊娠的诊断，需马上做血常规和血hCG检查。因为β-hCG测定是早期诊断异位妊娠的重要方法，用放射免疫法测定血β-hCG，异位妊娠的阳性率可达80%~90%，但阴性者仍不能完全排除异位妊娠。

45. B【解析】间断性阴道流血，腹痛无明显加重，β-HCG 825U/L。血常规未见异常。这时，可采用期待疗法。因为期待疗法适用于疼痛轻微且出血量少，随诊可靠，无输卵管妊娠破裂，无腹腔内出血，血β-hCG＜1000U/L且继续下降，输卵管妊娠包块直径＜3cm或未探及的患者。

46. D【解析】依题干信息所述，期待治疗1周仍有间断性阴道流血，再结合超声检查结果，可知输卵管妊娠尚未流产或破裂，可行腹腔镜探查术明确。若腹腔内大量出血或伴有休克，禁做腹腔镜检查。

47. E【解析】根据题干内容所述，患者未发生输卵管妊娠破裂或流产，输卵管妊娠包块直径＜4cm，血β-hCG＜2000U/L，无明显内出血，患者很年轻，如无药物治疗禁忌，且要求保存生育能力，可以选择药物治疗。常用药物为甲氨蝶呤（MTX），MTX可抑制滋养细胞增生，破坏绒毛，使胚胎组织坏死、脱落、吸收。

48. ABCE【解析】尿妊娠试验判定是否妊娠。在消毒条件下进行妇科检查，进一步了解子宫颈口是否已扩张，羊膜囊是否膨出，有无妊娠产物堵塞于宫口内，子宫大小与停经月份是否相符，子宫质地及有无压痛等。同时检查双侧附件有无肿块、增厚及压痛等。B超检查可显示有无胎囊及其形态、胎动、胎心音等，确定胚胎或胎儿是否存活或是否存在。采用放射免疫方法进行β-hCG测定，如果β-hCG持续不升或低于正常值，提示流产不可避免。

49. ABE【解析】停经、腹痛及阴道流血是流产的主要临床症状。在流产发展的各个阶段，其症状发生的时间、程度不同，该患者应做好与功血、先兆流产以及不全流产的鉴别。

50. D【解析】依题干信息“B超示附件区包块直径约8.0cm，盆腔液性暗区4.0cm”，符合异位妊娠的表现。

51. A【解析】明确了异位妊娠的诊断，对该患者正确的处理措施应立即剖腹探查。

52. A【解析】妊娠满28周至不满37足周出现至少10分钟一次的规律宫缩，伴子宫颈管缩短，可诊断为先兆早产。确诊为先兆早产的条件：①妊娠在28~37周。②胎膜完整。

③宫口开大3cm以内。④子宫收缩持续时间不超过30秒，间隙为10分钟以上者。故，根据题干内容所述，首先考虑诊断先兆早产。

53. ACDE【解析】患者就诊过程中发现阴道少量流液，应做以下检查以明确诊断：B超检查、阴道液涂片检查、阴道液pH、阴道分泌物内胎儿纤维结合蛋白含量检查。

54. C【解析】阴道液pH >7.0，阴道液涂片检查发现有羊齿植物叶状结晶出现为羊水，胎膜早破准确率达95%。

55. ABCD【解析】若胎膜未破，胎儿存活、无胎儿窘迫，无严重妊娠并发症时，应设法抑制宫缩，尽可能延长孕周。若胎膜已破，早产不可避免时，应设法提高早产儿的存活率。①一般治疗应卧床休息，左侧卧位，注意营养。②药物治疗：应用抑制宫缩的药物（硫酸镁、利托君等）；控制感染药物（抗生素）；预防新生儿呼吸窘迫综合征药物（肾上腺糖皮质激素）。③一般选择经阴道分娩。

56. BCD【解析】两个胎儿发育正常，建议平时注意胎动。这个时候，胎儿可能出现的并发症有早产、流产、胎儿窘迫和脐带脱垂等。要注意定期进行孕检，以便及时发现异常情况。

57. A【解析】根据题干内容所述，各项情况均属正常，最佳的处理是观察产程，等待自然分娩。

58. ABCDE【解析】所有选项均为接生过程应该注意的事项。

59. E【解析】羊水指数≤8cm为诊断羊水过少的临界值，此胎儿羊水指数8.0cm为羊水偏少，胎儿双顶径9.1cm提示孩子的发育比较大，结合题干其他信息，此时最好的处理方式是静脉滴注缩宫素，促使妊娠产物排出。

60. B【解析】在分娩过程中，尤其是刚刚破膜不久，如果产妇突然发生寒战、呛咳、气急、烦躁不安、呕吐等前驱症状，继而发生呼吸困难、发绀、抽搐、昏迷、血压急剧下降。符合羊水栓塞的临床表现，最可能发生了羊水栓塞。

61. ABCD【解析】羊水栓塞紧急处理的护理首先应纠正缺氧，改善低氧血症，解除肺动脉高压，防止心力衰竭，抗过敏，抗休克。补充血容量可用低分子右旋糖酐静脉滴注（每天量不超过1000ml）。抗休克时滴速为20~40ml/min，并应补充新鲜血液和血浆。发生羊水栓塞时如正在滴注缩宫素应立即停止，同时严密监测患者的生命体征变化并记录，做好出入液量记录。

62. ABCE【解析】为明确诊断，抢救患者的同时应做以下检查：①身体检查。全身皮肤黏膜有出血点及瘀斑，切口渗血，心率增快，肺部可闻及啰音等体征。②实验室检查。痰液涂片和血涂片可找到羊水中的有形物质，DIC各项血液检查指标阳性。③心电图。提示右心房、右心室扩大。④胸部X线片。约90%的患者可见肺部双侧弥漫性点状、片状浸润影，沿肺门周围分布，伴轻度肺不张及心脏扩大。

63. B【解析】宫口开全，胎先露位于坐骨棘下者，可行产钳助产。术时及产后密切注意子宫出血等情况。

64. C【解析】患者产后如无出血，继续保守治疗；如有难以控制的产后大出血且血液不凝者，应当机立断行子宫切除术，以控制胎盘剥离面血窦出血，并阻断羊水沉渣继续进入血循环，使病情加重。

65. ABCD【解析】阴道液 pH > 7.0，肛查推胎头可见有羊水流出，阴道液苏丹染色可见橘黄色脂肪小粒，阴道液涂片可见羊齿状结晶，这些，都有助于明确胎膜早破的诊断。

66. C【解析】参见案例分析题第54题解析。

67. ABD【解析】诊断为胎膜早破，可进一步做血常规、胎心监护和B超等检查。

68. ABCE【解析】从血常规化验单上看，患者的白细胞总数处于正常值的上限，而中性粒细胞百分比明显增高，这种情况说明患者体内存在着细菌感染性疾病，应预防性应用抗生素，所以，选项E正确。羊水指数≤8cm为诊断羊水过少的临界值，应大量补液，增加羊水量。所以，选项B正确。NST为有反应型，说明现在胎儿的中枢神经系统的发育良好。该患者可阴道分娩，遵医嘱使用缩宫素促进子宫收缩，防止产后出血.

69. C【解析】入院20小时出现不规则腹阵痛，夜间明显，伴有阴道少量流血。最可能的诊断是先兆临产，是分娩即将开始的比较可靠的征象。

70. C【解析】胎心正常的范围是110~160次/分，胎心率140次/分是正常的；宫口开大1cm，说明已经进入产程；S+1是指胎头颅骨最低点达坐骨棘平面下1cm，胎头潜伏期下降不明显。此时，应密切观察宫缩频率及强度，听胎心或行胎心监护。

第五章　妊娠特有疾病妇女的护理

一　A1 型题

1. 重度子痫前期孕妇应用硫酸镁治疗时，尿量每小时不应少于
   A. 15ml　　B. 20ml
   C. 25ml　　D. 30ml
   E. 35ml
2. 妊娠期高血压疾病患者发生抽搐时，首要的护理措施是
   A. 使患者取头低侧卧位，保持呼吸道通畅
   B. 置患者于安静、暗光的单人病房
   C. 用舌钳固定舌头，防止舌咬伤及舌后坠，保持呼吸道通畅
   D. 加床档，防止受伤
   E. 观察病情，详细记录
3. 张女士，25 岁。子痫，孕 1 产 1，产后 2 天，外阴水肿仍未消退，治疗时使用的溶液是
   A. 50% 硫酸镁　　B. 1% 乳酸液
   C. 1∶5000 高锰酸钾　　D. 75% 酒精
   E. 4% 碳酸氢钠
4. 测孕妇血压时，下列提示异常的数值是
   A. 135/85mmHg　　B. 较基础血压高 22/12mmHg
   C. 与基础血压一样　　D. 90/60mmHg
   E. 较基础血压高 30/15mmHg
5. 子痫患者最主要的死亡原因是
   A. 脑水肿　　B. 脑出血
   C. 急性重型肝炎　　D. 肾衰竭
   E. 循环衰竭
6. 预防子痫发作的护理措施错误的是
   A. 各项治疗操作集中进行　　B. 保持环境安静
   C. 保持病房光线充足　　D. 监测生命体征及神志变化
   E. 嘱患者绝对卧床休息

7. 控制子痫的首选药物是
   A. 硫酸镁
   B. 氢氯噻嗪
   C. 肼屈嗪
   D. 20% 甘露醇
   E. 冬眠 1 号
8. 重度妊娠期高血压疾病伴心力衰竭时禁用的药物是
   A. 哌替啶
   B. 肼苯哒嗪（肼屈嗪）
   C. 甘露醇
   D. 地西泮
   E. 硫酸镁
9. 容易并发急性左心衰竭的是
   A. 重度子痫前期
   B. 前置胎盘
   C. 羊水栓塞
   D. 过期妊娠
   E. 胎盘早剥
10. 容易合并胎盘植入的是
   A. 羊水栓塞
   B. 前置胎盘
   C. 胎盘早剥
   D. 过期妊娠
   E. 重度子痫前期

二 A2 型题

1. 黄女士，29 岁。妊娠 28 周，检查：血压 143/98mmHg，膝部以下水肿，尿蛋白（+）。诊断为
   A. 子痫
   B. 子痫前期轻度
   C. 子痫前期重度
   D. 先兆子痫
   E. 妊娠期高血压
2. 王女士，28 岁。妊娠 36 周，抽搐数次急诊入院，检查：血压 170/120mmHg，全身水肿，24 小时尿蛋白 6g。诊断为
   A. 子痫前期轻度
   B. 子痫前期重度
   C. 子痫
   D. 妊娠水肿
   E. 先兆子痫
3. 王女士，25 岁。初产妇，被诊断为子痫前期。最有价值的辅助检查是下列哪项
   A. 眼底检查
   B. 全血黏度比值及血浆黏度比值
   C. 血细胞比容
   D. 尿肌酐值
   E. 血丙氨酸转氨酶（ALT）值
4. 秦女士，30 岁。由于妊娠期高血压疾病应用硫酸镁治疗，在治疗过程中出现膝反射消失，呼吸浅而慢，10 次，此患者除立即停药外，还应给予
   A. 静脉滴注 50% 葡萄糖
   B. 肌内注射山莨菪碱

C. 5% 葡萄糖静脉滴注　　D. 静脉滴注 10% 葡萄糖酸钙
E. 静脉滴注低分子右旋糖酐

5. 赵女士，25 岁。妊娠 34 周，近一周乏力，食欲缺乏。3 天前病情加重，伴呕吐，巩膜发黄，神志欠清。检查：血压 135/90mmHg，ALT 454U/L，总胆红素 177μmol/L，尿蛋白（－）。最可能的诊断是
A. 妊娠期高血压疾病性肝损害　　B. 妊娠期急性脂肪肝
C. 妊娠合并重症肝炎　　D. 妊娠肝内胆汁淤积症
E. 药物性肝损害

6. 下列说法正确的是
A. 子痫发作时孕妇的直接死因是脑出血
B. 治疗重度子痫前期孕妇，首选药物是镇静药
C. 用硫酸镁治疗重度子痫前期及子痫时，最早出现的中毒反应是心率减慢
D. 妊娠 39 周患重度子痫前期的初孕妇，最恰当的处理是行人工破膜引产
E. 重度子痫前期孕妇于孕晚期出现腹痛伴阴道流血，最可能的疾病是子宫破裂

7. 刘女士，27 岁。已婚，宫内妊娠 34 周。血压 160/95mmHg，脉搏 110 次/分，尿蛋白（＋），轻度水肿，无头痛表现，既往身体健康，月经正常。查体：痛苦面容，脸色苍白。此患者的诊断可能是
A. 子痫前期轻度　　B. 子痫前期重度
C. 妊娠期高血压　　D. 急性胎盘早剥
E. 一过性血压增高

8. 刘女士，27 岁。已婚，宫内妊娠 34 周。血压 160/95mmHg，脉搏 110 次/分，尿蛋白（＋），轻度水肿，无头痛表现，既往身体健康，月经正常。查体：痛苦面容，脸色苍白。对该妇女进行治疗，首选治疗方法是
A. 硫酸镁浅肌内注射　　B. 硫酸镁深肌内注射
C. 使用降压药　　D. 利尿治疗
E. 扩充血容量

9. 赵女士，25 岁。子痫，孕 1 产 1，产后 2 天，外阴水肿仍未消退。操作时不需要准备的用具是
A. 一次性垫单　　B. 治疗用液体
C. 纱布垫　　D. 橡皮管
E. 治疗碗

10. 韩女士，28 岁。妊娠 39 周，诊断为先兆子痫。恰当的处理应是
A. 静脉滴注缩宫素　　B. 积极治疗至预产期引产
C. 行人工破膜引产　　D. 治疗 24～48 小时，在症状改善后引产
E. 积极治疗，等待产程发动

11. 白女士，25岁。子痫，孕1产1，产后2天，外阴水肿仍未消退应实施的局部治疗措施是

A. 刺破水肿加用抗生素　　B. 坐浴
C. 阴道灌洗　　D. 会阴热敷
E. 会阴冷敷

12. 王女士，31岁。初产妇，妊娠34周，近2周来皮肤瘙痒，饮食、睡眠正常，检查：血胆红素、ALT均正常，血胆汁酸明显升高，血压120/80mmHg。下列最有可能的是

A. 急性传染性肝炎　　B. 妊娠期肝内胆汁淤积症
C. 妊娠期高血压疾病　　D. 药物性肝炎
E. 原发性妊娠急性脂肪肝

13. 王女士，30岁。宫内妊娠31周，出现水肿，妊娠34周出现头痛。血压160/115mmHg，水肿（+），尿蛋白5.5g/24h，孕前血压为125/90mmHg，诊断为

A. 原发性高血压合并妊娠　　B. 妊娠合并慢性肾炎
C. 子痫前期轻度　　D. 先兆子痫
E. 妊娠期高血压

14. 于女士，29岁。孕1产0，妊娠37周，诊断“中度妊娠期高血压疾病”住院治疗，自诉因担心药物影响胎儿发育成长，不愿接受药物治疗，但又怕不服药会使病情加重，威胁胎儿的安全，心情矛盾。在护理中，首先应是

A. 心理护理　　B. 观察症状
C. 观察并发症　　D. 测量血压2~4次/天
E. 安静地休息

15. 吴女士，28岁。已婚，初孕妇，妊娠32周，产前检查正常，妊娠34周出现头痛、眼花症状。检查：血压180/110mmHg，尿蛋白2.6g/24h，水肿（++），眼底A∶V=1∶2，视网膜水肿。本例应诊断为

A. 妊娠期蛋白尿　　B. 子痫前期轻度
C. 子痫前期重度　　D. 妊娠合并慢性高血压
E. 妊娠合并慢性肾炎

16. 白女士，29岁。初产妇，妊娠36周。4天来常感头晕。近一周体重增加5kg。检查：血压160/110mmHg，体重66kg，尿蛋白（++），子宫高30cm，有不规则收缩，胎心率128次/分。首要的处理是

A. 剖宫产　　B. 肥皂水灌肠引产
C. 人工破膜加缩宫素引产　　D. 门诊治疗，密切随访
E. 注射硫酸镁

三 A3/A4 型题

(1~3 题共用题干)

罗女士，27 岁。子痫，G_1P_1，产后 2 天，外阴水肿仍未消退。

1. 应实施的局部治疗措施是
   A. 坐浴
   B. 会阴冷敷
   C. 会阴热敷
   D. 阴道灌洗
   E. 刺破水肿加用抗生素
2. 操作时不需要准备的用具是
   A. 纱布垫
   B. 治疗用液体
   C. 治疗碗
   D. 一次性垫单
   E. 橡皮管
3. 治疗时使用的溶液是
   A. 50% 硫酸镁
   B. 75% 酒精
   C. 1% 乳酸液
   D. 1∶5000 高锰酸钾
   E. 4% 碳酸氢钠

(4~6 题共用题干)

莫女士，27 岁。G_1P_0，宫内妊娠 34 周，皮肤瘙痒、发黄 4 天，一般情况好，产科检查无明显异常。其姐姐妊娠时也曾出现类似症状。

4. 该患者最可能的诊断是
   A. 妊娠期高血压肝损害
   B. 妊娠期急性脂肪肝
   C. 药物性肝损害
   D. 妊娠期肝内胆汁淤积症
   E. 急性肝炎
5. 确定本病最有价值的检查项目是
   A. 血小板
   B. 丙氨酸转氨酶
   C. 血胆汁酸
   D. 白细胞
   E. 血红蛋白
6. 处理原则是
   A. 立即依沙吖啶引产
   B. 期待疗法
   C. 积极治疗后终止妊娠
   D. 立即引产
   E. 立即剖宫产

（7~8 题共用题干）

白女士，30 岁。初产妇，产钳助产一活婴，产后 6 小时觉会阴部疼痛，便意明显，阴道流血不多。

7. 首先考虑
   A. 会阴切口感染
   B. 阴道壁血肿
   C. 子宫收缩乏力
   D. 产后尿潴留
   E. 产后子宫内膜炎

8. 处理不正确的是
   A. 按摩子宫
   B. 清宫术
   C. 阴道检查
   D. 肛查
   E. 血常规、出凝血时间

（9~12 题共用题干）

左女士，29 岁。初产妇，妊娠 37 周，近 1 周体重增加 2.0kg，水肿明显（+++），尿量减少。血压 180/120mmHg，尿蛋白 >5.0g/24h，心率 110 次/分，呼吸 20 次/分，有腹水征，先露头，胎心、胎位正常。化验检查：尿素氮（BUN）、肌酐（Cr）、尿酸、血钾、尿比重均明显升高，尿中有红细胞、白细胞、管型，二氧化碳结合力下降。

9. 诊断应是
   A. 妊娠合并慢性高血压
   B. 妊娠期高血压疾病合并腹水
   C. 子痫前期重度并发急性肾衰竭
   D. 妊娠期高血压疾病
   E. 妊娠合并慢性肾炎

10. 下述哪项不符合急性肾衰竭的诊断
    A. 二氧化碳结合力下降，尿酸升高
    B. 尿量减少
    C. BUN、血钾升高
    D. 高血压
    E. 尿蛋白 >5.0g/24h

11. 下列哪项是终止妊娠的最佳方案
    A. 人工破膜引产
    B. 宫口开全后产钳助产术
    C. 阴道自然分娩
    D. 待病情好转，稳定后行剖宫产术
    E. 立即剖宫产术

12. 治疗妊娠期高血压疾病并发急性肾衰竭，下列哪项是最有效的措施
    A. 甘露醇脱水
    B. 肾透析疗法
    C. 20% 白蛋白 100ml 静脉滴注
    D. 抗生素治疗预防感染
    E. 呋塞米 40mg，每天 6 小时静脉注射

四 B型题

（1~5题共用题干）

A. PLT计数降低、ALT增高，血间接胆红素升高

B. 酶胆分离

C. 血清甘氨胆酸值升高，ALT、AST轻度增高

D. 血胆红素增高，而尿胆红素阴性

E. HBsAg阳性，ALT、AST明显增高

1. 符合妊娠合并重症肝炎情况的是
2. 符合妊娠期肝内胆汁淤积症情况的是
3. 符合HELLP综合征情况的是
4. 符合妊娠期急性脂肪肝情况的是
5. 符合妊娠合并急性乙型病毒性肝炎情况的是

（6~9题共用题干）

A. 缩宫素　　B. 麦角新碱

C. 呋塞米　　D. 哌替啶

E. 硫酸镁

6. 妊娠期高血压疾病合并心力衰竭治疗不宜用
7. 子痫前期出现剧烈头痛时应首
8. 24小时尿量小于100ml者不宜用
9. 心脏病孕妇产后出血时禁用

（10~14题共用题干）

A. 妊娠期肝内胆汁淤积症　　B. 妊娠合并重症肝炎

C. 妊娠期药物性肝损害　　D. 妊娠期肝脏的生理变化

E. 子痫前期引起的肝损害

10. 妊娠36周，ALT、碱性磷酸酶（ALP）轻度升高，伴高血压、蛋白尿，妊娠结束迅速恢复，应诊断为
11. 孕期服用红霉素数日，不久出现黄疸，并有ALT升高、皮疹及嗜酸性粒细胞增多，应诊断为
12. 妊娠28周左右出现全身瘙痒、轻度黄疸，产后迅速消退，再次妊娠常复发，应诊断为
13. 妊娠晚期出现剧烈呕吐，黄疸迅速加深，全身出现出血倾向及肝功能明显异常，应诊断为

14. 妊娠 7 个月余，血清 ALT、ALP 轻度升高，血清白蛋白 25g/L，应诊断为

五 X 型题

1. 高危妊娠患者用仪器监护措施有
   A. B 型超声　　B. 胎心听诊
   C. 电子胎心监护　　D. 胎儿心电图监测
   E. 产程图
2. 测量血压时能使血压偏高的因素是
   A. 袖带过窄　　B. 袖带过紧
   C. 袖带过松　　D. 充气过低
   E. 肢体位置过低
3. 关于子痫，下列错误的是
   A. 往往会出现肾功能障碍、胎儿宫内发育迟缓等并发症
   B. 子痫最易发生于产前
   C. 先表现为眼球固定、瞳孔放大、牙关紧闭
   D. 每次抽搐约 5 分钟
   E. 是中度妊娠期高血压疾病的一种类型
4. 妊娠期高血压疾病孕妇肾功能受损，表现在
   A. 肌酐浓度升高　　B. 尿酸浓度升高
   C. 肾小球通透性增加　　D. 肾小球滤过率增加
   E. 尿量增加
5. 属于高危妊娠范畴的是
   A. 妊娠发生泌尿道感染　　B. 妊娠时期发生上呼吸道感染
   C. 妊娠合并心脏病　　D. 前置胎盘
   E. 妊娠合并糖尿病
6. 关于妊娠期高血压发病因素，下列与之有关的选项是
   A. 有慢性高血压、肾炎、糖尿病者
   B. 营养不良、低蛋白血症者
   C. 风湿性心脏病、先天性心脏病患者
   D. 精神过分紧张或受刺激，中枢神经系统功能紊乱者
   E. 子宫张力过高，如羊水过多、双胎、糖尿病巨大儿者
7. 妊娠期高血压疾病经治疗后，何种情况下应考虑终止妊娠
   A. 子宫颈口未开全　　B. 子痫控制 12 小时以上

C. 全身情况好转，已≥36 周

D. 胎盘功能减退而胎儿已成熟

E. 入院治疗 48~72 小时后病情不见好转

六 案例分析题

（1~6 题共用题干）

王女士，30 岁。孕 1 产 0，妊娠 38 周，产前检查测血压为 150/106mmHg，双下肢水肿（+），自觉轻度头晕不适，无呕吐，胃纳一般。检查：白细胞 7×10^9/L，血红蛋白 100g/L，尿蛋白（++）。

1. 该患者应首先考虑什么疾病

A. 子痫前期重度

B. 子痫前期轻度

C. 妊娠期高血压

D. 先兆子痫

E. 妊娠合并慢性肾炎

2. 对该患者应采取哪些护理措施

A. 右侧卧位

B. 左侧卧位

C. 平卧位

D. 低盐、低蛋白饮食

E. 高盐、高蛋白饮食

3. 治疗 3 天后，患者情况无明显好转，今早突然诉头晕、头痛、呕吐、视物模糊，眼前有时出现飞絮状物，测量血压 186/120mmHg。根据以上情况，应重新考虑什么诊断

A. 重度妊娠期高血压疾病，子痫

B. 重度妊娠期高血压疾病，先兆子痫

C. 中度妊娠期高血压疾病

D. 轻度妊娠期高血压疾病

E. 脑出血

4. 对该患者应马上采取什么护理措施

A. 立即报告医生

B. 备好急救用物

C. 患者尽可能取仰卧位

D. 置暗室环境

E. 牙关紧闭者用压舌板裹纱块放上下门齿之间

5. 重度妊娠期高血压疾病诱发的常见产科并发症不包含

A. 前置胎盘

B. 早产

C. 脐带脱垂

D. 胎盘早剥

E. 弥散性血管内凝血（DIC）

6. 妊娠期高血压疾病使用硫酸镁解痉时，应停用药物的情况是

A. 血压 130/90mmHg

B. 膝反射消失

C. 自觉症状减轻

D. 尿量 700ml/h

E. 甲醛

（7~11题共用题干）

田女士，29岁。孕2产1，妊娠26周出现皮肤瘙痒，近2周发现巩膜轻微发黄。检查：血压125/83mmHg，ALT 140U/L。自述上次妊娠有同样情况发生，黄疸在产后自行消退。

7. 此种情况最可能是

A. 妊娠期急性脂肪肝
B. 药物性肝炎
C. 妊娠期肝内胆汁淤积症
D. 妊娠剧吐引起的肝损伤
E. 急性病毒性肝炎

8. 如果推测是妊娠期肝内胆汁淤积症，则应做的检查是下列哪项

A. 血胆固醇
B. 尿胆原
C. 血清胆酸
D. SGPT和SGOT
E. 血清直接胆红素

9. 如果推测是病毒性肝炎，则下列哪项具有诊断价值

A. HBsAg（+）
B. 血清胆酸升高
C. 胆红素明显升高
D. 胆固醇升高
E. ALT升高明显，持续时间长

10. 经确诊田女士为妊娠期肝内胆汁淤积症，此种疾病对母婴的影响是

A. 围产儿死亡率增高
B. 死胎
C. 产后出血
D. 胎儿窘迫
E. 早产

11. 面对如此情况，下列哪些处理是合理的

A. 临产前行胎心监护及计数胎动
B. 立即引产
C. 药物治疗后继续观察
D. 早期诊断
E. 用熊去氧胆酸、地塞米松药物治疗

（12~15题共用题干）

罗女士，30岁。妊娠期高血压疾病患者，正常分娩，胎盘自然娩出时失血不多，产后突然发生面色苍白，血压下降，脉搏细弱。

12. 下列哪一项是妊娠期高血压疾病的并发症

A. 脑出血
B. 胎盘早剥
C. 肾衰竭
D. DIC
E. 子宫破裂

13. 下列哪种情况与子宫破裂关系较大

A. 软产道损伤
B. 额先露
C. 宫缩乏力
D. 胎儿脑积水
E. 横位

14. 关于子宫破裂，下列哪项是正确的
A. 多发生于经产妇
B. 常见原因是胎儿先露部下降受阻
C. 有时发生在妊娠期
D. 子宫如无瘢痕，不会发生子宫破裂
E. 破裂前有时无病理缩复环
15. 下列哪种情况符合先兆子宫破裂
A. 血尿
B. 病理性缩复环的出现
C. 胎儿宫内窘迫
D. 血压下降、脉搏增快、面色苍白
E. 产妇烦躁不安

（16~24 题共用题干）

童女士，32 岁。妊娠 33 周，一个多月前开始双下肢水肿，3 天前头痛、头晕伴视物不清，呕吐 1 次（为胃内容物）。

16. 该患者最有价值的既往病史是
A. 肾炎病史
B. 胃炎病史
C. 青光眼病史
D. 高血压病史
E. 肝炎病史
17. 查体：体温 36.6℃，呼吸 19 次/分，脉搏 92 次/分，血压 150/115mmHg，心肺正常，水肿（++），子宫高 25cm，腹围 96cm，胎位左枕前，胎心率 146 次/分，未触及宫缩。应进一步检查为
A. 血常规
B. 化验肝、肾功能
C. 心电图
D. 超声了解胎儿、羊水及胎盘情况
E. 尿蛋白测定
18. 患者既往无高血压及肾病史；超声提示：胎儿双顶径 7.4cm，股骨长 5.8cm，腹围 23.7cm，羊水指数 10.1cm。尿蛋白（++），蛋白总量 45g/L，红细胞比容 0.33，心电图窦律，电轴正常。目前的诊断是
A. 胎儿生长受限
B. 重度子痫前期
C. 低蛋白血症
D. 妊娠期高血压
E. 宫内孕 33 周，无产兆
19. 入院后自觉头晕、眼花、视物模糊，查体：呼吸 20 次/分，脉搏 90 次/分，血压 154/110mmHg，瞳孔等大，对光反射好，眼底检查：A∶V＝1∶2. 无出血及渗出。此种情况首选何种药物用于解痉
A. 东莨菪碱
B. 安密妥钠
C. 地塞米松
D. 硫酸镁
E. 冬眠 1 号

20. 入院后输入硫酸镁解痉治疗，负荷量第1天20g，以后每日15g。硫酸镁中毒的指标包括下列哪项

A. 呼吸<16次/分　　B. 尿量<25ml/h

C. 膝反射增强　　D. 血清镁离子浓度2.1mmol/L

E. 膝反射减弱或消失

21. 入院第7天，患者出现乏力，尿量减少。查体：体温36.0℃，呼吸16次/分，脉搏80次/分，血压145/100mmHg，膝反射消失，血清镁离子浓度3.0mmol/L。目前最需做的处理是

A. 立即拔下液体，给予吸氧、半卧位

B. 立即停止静脉滴注，静脉推注5%碳酸氢钠10ml

C. 放慢滴数，观察2小时

D. 立即停止静脉滴注，静脉推注10%葡萄糖酸钙10ml

E. 请呼吸内科会诊

22. 治疗10天，自觉头痛及视物不清较入院时好转，查体：体温36.1℃，呼吸20次/分，脉搏78次/分，血压140/98mmHg，心肺未见异常，水肿（++），子宫高28cm，胎位左枕前，胎心率110次/分，未触及宫缩。应复查的项目有

A. 血常规　　B. 血流变检查

C. 尿常规　　D. 胎儿及其附属物超声

E. NST检查

23. 超声提示：胎儿双顶径7.4cm，股骨长5.7cm，腹围24.4cm，羊水指数11.1cm。尿蛋白（++），比重1.020，血细胞比容0.37，全血黏度比3.8，血浆黏度比1.8，胎心基线136次/分，短变异减少，NST反应型。以下说法错误的有

A. 增加脱水药剂量　　B. 考虑慢性胎儿窘迫存在

C. 立即剖宫产　　D. 应用地塞米松促胎肺成熟

E. 静脉滴注缩宫素引产

24. 患者现阵发性腹痛，逐渐加重，阴道有血性分泌物。查体：体温36.3C，呼吸20次/分，脉搏90次/分，血压155/105mmHg，心肺未见异常，水肿（++），子宫高28cm，腹围99cm，胎位左枕前，胎心率127次/分，触及规律宫缩，35~40秒/2~3分，强度好。肛诊，宫口开大6cm，可触及前羊膜囊，头S+1，左枕前，骨盆未见异常。目前恰当的处理措施是

A. 快速静脉滴注硫酸镁　　B. 静脉滴注缩宫素

C. 人工破膜　　D. 立即剖宫产

E. 肌内注射哌替啶（度冷丁）

(25~29 题共用题干)

女，32 岁，既往体健，妊娠 37 周，突发头痛，视物模糊 3 天，今晨头痛加剧，恶心、呕吐 3 次来院。查体：体温 36.3℃，呼吸 20 次/分，脉搏 96 次/分，血压 144/92mmHg，瞳孔等大，对光反射好，水肿（+++），神经系统检查无定位性体征及病理反射。子宫高 32cm，腹围 101cm，胎位左枕前，胎心率 156 次/分。

25. 对该患者的诊断有意义的检查有

A. 尿常规

B. 肝胆超声

C. 脑 CT

D. 脑电图

E. 眼底检查

26. 眼底检查：A∶V 为 1∶2，无出血及渗出，脑 CT（－），尿蛋白（++），入院后突然牙关紧闭，双眼上翻，面部肌肉抽动，四肢肌肉强直，随后剧烈抽搐，约 1 分钟后逐渐清醒，血压 166/110mmHg。最可能的诊断为

A. 妊娠合并癫痫

B. 高血压危象

C. 产前子痫

D. 妊娠合并脑内出血

E. 妊娠合并蛛网膜下腔出

27. 首选紧急处理措施为

A. 静脉滴注甘露醇

B. 静脉注射肼苯哒嗪（肼屈嗪）

C. 肌内注射地西泮

D. 肌内注射冬眠 1 号

E. 静脉滴注硫酸镁，镇静药

28. 入院治疗 8 小时未再抽搐，血压 156~180/110~126mmHg，肛查子宫颈管未消失，宫口未开，骨盆未见异常。恰当的处理有

A. 降压治疗，等待自然分娩

B. 25% 硫酸镁静脉滴注，注射利舍平

C. 人工破膜引产

D. 治疗 24~48 小时，血压控制不满意即终止妊娠

E. 即刻剖宫产终止妊娠

29. 在准备手术过程中，患者出现突发性腹痛，并有少量阴道流血，查体：血压 148/96mmHg，子宫高 32cm，腹围 102cm，强直性宫缩，有压痛可疑，胎位不清，胎心率 182 次/分。阴道少量流血，肛查子宫颈管未消失，宫口未开。目前考虑出现的情况有

A. 阴道静脉曲张破裂

B. 子宫破裂

C. 胎盘早剥

D. 前置胎盘

E. 急性胎儿窘迫

(30~36 题共用题干)

罗女士，28 岁。孕 2 产 0，妊娠 34 周，出现双下肢水肿，休息后不能缓解，现停经 36

周，有头痛，无恶心、呕吐及视物不清史。检查：血压 164/108mmHg，双下肢水肿（++），尿常规示尿蛋白（++）~（+++），管型红细胞 1~2/HP，白细胞 2~5/HP，无管型。产科检查：胎先露头，胎心率 142 次/分。眼底检查：小动脉与小静脉比例为 1∶2，视网膜水肿，心电图正常。

30. 应考虑的诊断
    A. 慢性肾炎合并妊娠
    B. 肾盂肾炎合并妊娠
    C. 妊娠合并高血压疾病
    D. 重度子痫前期
    E. 轻度子痫前期
31. 治疗方案是
    A. 镇静药物
    B. 降压
    C. 低盐饮食
    D. 扩充血容量
    E. 应用硫酸镁 20~25g/d 静脉滴注解痉挛
32. 入院后该孕妇的处理方案为
    A. 应用前列腺素栓引产
    B. 控制症状 24~48 小时终止妊娠
    C. 立即行人工破膜引产术
    D. 静脉滴注缩宫素引产
    E. 控制症状至妊娠 37 周后处理
33. 引起妊娠期高血压疾病的高危因素是
    A. 慢性高血压病史
    B. 孕妇年龄小于 18 岁或大于 40 岁
    C. 多胎妊娠
    D. 妊娠高血压病史及家族史
    E. 经产妇多见
34. 引起妊娠期高血压疾病可能的病因是
    A. 遗传因子
    B. 免疫机制
    C. 胎盘浅着床
    D. 胰岛素抵抗
    E. 血管内皮细胞受损
35. 在妊娠期高血压疾病中哪项生化指标有意义
    A. 尿肌酐
    B. GPT
    C. 血胆固醇水平
    D. 血 E/C 比值
    E. 尿酸
36. 孕妇入院后 20 小时经硫酸镁解痉、硝苯地平降压等处理，胎动减少，NST 为无反应型，胎儿生物物理评分为 5 分，下列哪项处理正确
    A. 吸氧观察
    B. 立即行羊膜腔穿刺术
    C. 立即剖宫产结束妊娠
    D. 次日复查 NST
    E. 立即行 OCT 检查

参考答案与解析

一、A1 型题

1. C【解析】应用硫酸镁治疗重度子痫时，尿量不少于 600ml/24h，或 25ml/h。

2. C【解析】妊高征患者发生抽搐时，首要的护理措施是保持呼吸道通畅，使患者取头低、左侧卧位，或平卧头偏向一侧，避免分泌物阻塞气道，发生窒息。必要时用吸引器吸出喉部黏液或呕吐物，以防窒息和吸入性肺炎。立即吸氧，用开口器在上臼齿、下臼齿之间放置缠好纱布的压舌板，用舌钳固定舌头，以防舌咬伤或致舌后缩而堵塞气道。

3. A【解析】对于外阴水肿者，在临产前，可局部用 50% 硫酸镁溶液湿热敷；临产后，可在严格消毒下进行多点针刺皮肤放液，分娩时行会阴侧切术。

4. E【解析】正常孕妇血压与其基础血压相比，升高不超过 30/15mmHg。

5. B【解析】子痫是妊娠期高血压疾病的严重状态，往往继发于子痫前期，由于血压控制不良，患者会出现子痫发作，子痫时脑血管痉挛，容易引起脑出血，是导致死亡的原因。

6. C【解析】预防子痫发作要保证孕妇充足的睡眠，光线充足当然与此相违背。

7. A【解析】硫酸镁为目前治疗子痫前期和子痫的首选解痉药物。

8. C【解析】利尿药物如呋塞米、甘露醇，一般不主张应用，仅用于全身性水肿、急性心力衰竭、肺水肿、脑水肿或血容量过多且伴有潜在性脑水肿者。用药过程中，应严密监测患者的水和电解质平衡情况以及药物的毒副反应。

9. A【解析】重度子痫前期由于血压持续升高、蛋白尿增加，引起重要脏器功能损害。如心、肝、脑、肾等功能损害，可以出现严重的并发症：如脑出血、脑水肿、心力衰竭、肝功能衰竭、肾功能衰竭等。因此，选项 A 是正确的。

10. B【解析】前置胎盘是妊娠中晚期的并发症，是产科的急症和重症，处理不当会危及母儿生命。前置胎盘易并发胎盘植入，并发胎盘植入进一步增加出血的风险和出血量，常常导致产时、产后不可预见的大出血，且不易控制，大大增加子宫切除的概率，甚至威胁产妇生命。

二、A2 型题

1. B【解析】子痫前期轻度：妊娠 20 周后出现血压≥140/90mmHg；24 小时尿蛋白≥0. 3g 或随机尿蛋白（+）；可伴有上腹部不适、头痛、视物模糊等症状。

2. C【解析】重度妊娠期高血压疾病：血压≥160/110mmHg；尿蛋白（++）~（++++），或 24 小时尿蛋白≥5g，此阶段可分为先兆子痫和子痫。先兆子痫：除高血压、水肿、蛋白尿症状外，还出现头痛、眼花、胃区疼痛、恶心、呕吐等症状。子痫：即在先兆子痫的基础上进而出现抽搐发作，或伴昏迷。因此，该患者应被诊断为子痫。

3. A【解析】眼底检查，眼底视网膜小动脉变化是反映妊娠期高血压疾病严重程度的一项重要参考指标。

4. D【解析】应用硫酸镁治疗时应注意，随时备好10%的葡萄糖酸钙注射液，以便出现毒性作用时及时予以解毒；10%的葡萄糖酸钙10ml在静脉推注时，宜在3分钟以上推完，必要时可每小时重复1次，直至呼吸、排尿和神经抑制恢复正常，但24小时内不超过8次。

5. C【解析】有助于妊娠合并重症肝炎诊断的临床表现有：①消化道症状严重，表现为食欲极度减退、频繁呕吐、腹胀，出现腹水。②黄疸迅速加深，血清总胆红素＞171μmol/L。③出现肝臭气味，肝脏进行性缩小，肝功能明显异常，酶胆分离，白/球蛋白比倒置。④凝血功能障碍，全身出血倾向。⑤迅速出现肝性脑病表现，烦躁不安、嗜睡、昏迷。⑥肝肾综合征，出现急性肾衰竭。

6. A【解析】选项A正确，参见A1型题第5题解析；镇静药兼有镇静和抗惊厥作用，可用于硫酸镁有禁忌或疗效不明显者，分娩期应慎用，以免药物通过胎盘对胎儿的神经系统产生抑制作用。所以，选项B错误。用硫酸镁治疗重度子痫前期及子痫时，最早出现的中毒反应是膝反射减弱或消失。所以，选项C错误。对妊娠39周患重度子痫前期的初孕妇，最恰当的处理是治疗24~48小时症状改善后终止妊娠。所以，选项D错误。重度子痫前期孕妇于孕晚期出现腹痛伴阴道流血，不可能是子宫破裂。所以，选项E错误。

7. A【解析】依据病例描述，患者妊娠34周，有高血压、水肿、蛋白尿三大症候群，可以判断是妊娠期高血压疾病，根据血压值、蛋白质、水肿的指标，可以判断是子痫前期轻度。子痫前期轻度：血压有升高，但＜160/110mmHg，尿蛋白（+），伴有水肿。

8. B【解析】硫酸镁有预防子痫和控制子痫发作的作用，适用于先兆子痫和子痫。硫酸镁肌内注射，通常于用药2小时后血液浓度达高峰，且体内浓度下降缓慢，作用时间长，但局部刺激性强，患者常因疼痛而难以接受。注射时应注意使用长针头行深部肌内注射，也可加普鲁卡因于硫酸镁溶液中，以缓解疼痛刺激；注射后用无菌棉球或创可贴覆盖针孔，防止注射部位感染，必要时可行局部按揉或热敷，以促进肌肉组织对药物的吸收。

9. D【解析】子痫患者外阴水肿仍未消退操作用具需要用到一次性垫单、50%硫酸镁、纱布垫和治疗碗。

10. D【解析】先兆子痫最恰当的处理措施是，治疗24~48小时，症状有明显改善后引产。

11. D【解析】会阴热敷可促进血液循环，增加局部白细胞的吞噬作用和组织活力，有助于局限脓肿，刺激局部组织的生长和修复。因而常用于会阴水肿、血肿、伤口硬结等患者。

12. B【解析】妊娠期肝内胆汁淤积症的临床表现如下。①瘙痒：孕晚期无皮肤损伤的瘙痒为本病的首发症状，一般先从手掌和脚掌开始，然后逐渐向肢体近端延伸，甚至可发展到面部，有昼轻夜重现象，分娩后很快消失。②黄疸：多发生在瘙痒发生数日至数周内，部分病例黄疸与瘙痒同时发生，于分娩后数日内消退。③其他症状：严重瘙痒时引起失眠和疲劳、恶心、呕吐、食欲缺乏。依据题干信息，结合检查结果，患者最可能的诊断是妊娠期肝内胆汁淤积症。

13. D【解析】血压160/110mmHg，尿蛋白（++）~（++++），伴有水肿，有头痛、目眩等自觉症状，为先兆子痫。

14. A【解析】护士应重视孕期健康教育工作，使孕妇及家属了解妊娠期高血压疾病的知识及其对母儿的危害，从而促使孕妇自觉于妊娠早期开始接受产前检查，并且主动坚持定期检查，以便及时发现异常，及时得到治疗和指导。

15. C【解析】重度子痫前期：血压≥160/110mmHg；尿蛋白≥2.0g/24h或随机尿蛋白≥（++）；血清肌酐>106μmol/L，血小板<100×10^9/L；出现微血管溶血（LDH升高）；血清ALT或AST升高；持续性头痛或其他脑神经或视物障碍；持续性上腹不适。该患者已出现头痛、眼花症状。结合检查结果，应诊断为子痫前期重度。

16. E【解析】该患者有自觉症状，血压160/110mmHg，尿蛋白（++）。为子痫前期，因此，若病情24~48小时不缓解应考虑终止妊娠。硫酸镁有预防子痫和控制子痫发作的作用，适用于先兆子痫和子痫。

三、A3/A4型题

1. C【解析】参见A2型题第11题解析。

2. E【解析】参见A2型题第9题解析。

3. A【解析】参见A1型题第3题解析。

4. D【解析】孕晚期无皮肤损伤发生瘙痒是妊娠期肝内胆汁淤积症的首发症状，瘙痒发生数日至数周内出现黄疸，部分病例黄疸与瘙痒同时发生。依据题干信息，结合产科检查无明显异常。患者最可能的诊断是妊娠期肝内胆汁淤积症。

5. C【解析】肝内胆汁淤积症患者血清胆汁酸较正常可增加10~100倍，并持续至产后下降，5~8周可恢复正常。因血清胆汁酸升高是肝内胆汁淤积症最特异的指标，并且与胎儿预后关系密切，其水平越高，则病情越重。因此，动态地监测孕妇血清胆汁酸值是判断病情严重程度和胎儿预后的最敏感指标。

6. C【解析】孕妇已出现黄疸，宫内妊娠已达34周，如有胎盘功能明显减退或胎儿窘迫者应及时行剖宫产终止妊娠。

7. B【解析】患者是产钳助产6小时后感觉会阴部疼痛，便意明显，阴道流血不多，最大可能是因为阴道受到分娩损伤引起的。阴道壁血管受损破裂而皮肤或黏膜相对完整，血液在局部组织淤积形成了血肿。一般情况下，如果血肿小，可以等待自然恢复；如果血肿比较大，要及时治疗。

8. B【解析】清宫术即刮宫，清宫术是早期人工流产最常采用的方法。不全流产、延期流产、葡萄胎一经诊断，如无特殊禁忌（包括心、肺等内脏疾病，血液病，感染等），即可进行清宫术。所以，选项B错误。

9. C【解析】子痫前期重度的临床表现：血压≥160/110mmHg；尿蛋白≥2.0g/24h或随机尿蛋白≥（++）；血清肌酐>106μmol/L，血小板<100×10^9/L；出现微血管溶血（LDH升高）；血清ALT或AST升高；持续性头痛或其他脑神经或视觉障碍；持续性上腹不适。依题干信息所述，该患者符合重度子痫前期的诊断，再加上“水肿明显（+++），尿量减少”及化验检查结果，该患者同时患有急性肾衰竭。

10. D【解析】急性肾衰竭（ARF）的诊断依据为：GFR在短时间内（数小时至数日）下降50%以上或血肌酐上升超过50%即可诊断。如果尿量<400ml/d，则为少尿型ARF；如果无少尿，则为非少尿型ARF。根据原发病因，GFR进行性下降，结合相应临床表现和实验室检查，ARF的诊断一般不难做出。所以，选项D“高血压”不符合急性肾衰竭的诊断。

11. E【解析】子痫前期治疗的基本原则是休息、镇静、解痉，有指征地降压、利尿，密切监测母胎情况，适时终止妊娠。经积极治疗后，孕妇状况无改善或者病情持续进展时，立即剖宫产是唯一有效的治疗措施。

12. B【解析】妊娠期高血压疾病并发急性肾衰竭，肾透析疗法是最有效的措施。在急性肾衰竭的救治中起到关键的作用，对纠正氮质血症、心力衰竭、严重酸中毒及脑病等症状均有较好的效果，近年来连续性肾脏替代疗法（CRRT）的应用，使其死亡率大大下降。

四、B型题

1. B　2. C　3. A　4. D　5. E

1~5【解析】酶胆分离是妊娠合并重症肝炎的表现；血清甘氨胆酸值升高，ALT、AST轻度增高是妊娠期肝内胆汁淤积症的表现；PLT计数降低、ALT增高，血间接胆红素升高是HELLP综合征的表现；血胆红素增高，而尿胆红素阴性是妊娠期急性脂肪肝的表现；HBsAg阳性，ALT、AST明显增高是妊娠合并急性乙型病毒性肝炎的表现。

6. C【解析】利尿药物，如呋塞米、甘露醇，一般不主张在妊娠期高血压疾病的治疗中应用，仅用于全身性水肿、急性心力衰竭、肺水肿、脑水肿或血容量过多且伴有潜在性脑水肿者。用药过程中，应严密监测患者的水和电解质平衡情况以及药物的毒副反应。

7. E【解析】子痫前期出现剧烈头痛时首选硫酸镁治疗，有预防子痫和控制子痫发作的作用。

8. E【解析】在使用硫酸镁前及用药过程中，应监测孕妇尿量，尿量不少于600ml/24h或25ml/h。所以，24小时尿量小于100ml者不宜用硫酸镁。

9. B【解析】妊娠合并心脏病时，为防止产后出血，胎儿娩出后应立即给产妇肌内注射或静脉滴注缩宫素，但禁用麦角新碱，防止静脉压增高而发生心力衰竭。

10. E　11. C　12. A　13. B　14. D

10~14【解析】临床表现典型，根据题干内容所述，即可做出相应的诊断。

五、X 型题

1. ABCD【解析】临床上，绘制产程图是为了细致观察产程，及时记录检查结果。产程图不是高危妊娠患者用仪器监护的措施。

2. ACE【解析】常见影响测压因素包括：①必须选择宽度合适的袖带，为上臂周径的1/2~2/3。袖带过宽测出血压偏低，过窄则偏高。②需卷起衣袖，露出手臂，取坐位时将手臂放在桌上，取卧位时将手臂放在床边，使上臂与心脏持平，以免影响测量结果。③检查血压应在安静时进行，因为很多因素都可以引起血压增高，如运动后、情绪激动、饱餐、发热等，都可以引起血压暂时升高。④视线没有与水银柱同一水平，采取俯视。

3. DE【解析】子痫抽搐持续 1 分钟左右，抽搐强度减弱，全身肌肉松弛，随即深长吸气而恢复呼吸。抽搐期间患者神志丧失。所以，选项 D 错误。重度的妊娠期高血压疾病又称为先兆子痫和子痫，一般在妊娠期高血压疾病治疗的情况下，主要就是预防重度子痫和前期子痫的发生。所以，选项 E 错误，其余选项内容是正确的。

4. ABC【解析】妊娠期高血压疾病肾功能受损，可导致肌酐浓度升高、尿酸浓度升高、肾小球通透性增加。

5. CDE【解析】妇女在受孕后，由于某些原因可能会危害到孕妇、胎儿与新生儿或导致难产，这些都属于高危妊娠。①几种妊娠合并症：心脏病、糖尿病、高血压、肾病、肝炎、甲亢。②可能发生分娩异常者：胎位异常、巨大儿、多胎妊娠、骨盆异常，软产道异常。③胎盘功能不全。④妊娠期接触大量放射线，化学毒物及服用对胎儿有影响的药物。⑤盆腔肿瘤，曾有手术史。⑥孕妇的年龄 >35 岁。⑦有异常妊娠病史者：自然流产、异位妊娠、早产、死产、死胎、难产、新生儿死亡。⑧各种妊娠并发症：妊娠期高血压疾病、前置胎盘、胎盘早剥、羊水过多或过少、IUGR、过期妊娠、母儿血型不合。

6. ABDE【解析】妊娠期高血压疾病可能与以下因素有关：①精神过分紧张或受刺激，使中枢神经系统功能紊乱者。②有慢性高血压、肾炎、糖尿病等病史的孕妇。③营养不良，低蛋白血症者。④子宫张力过高，如羊水过多、双胎、糖尿病巨大儿者。

7. BCDE【解析】妊娠期高血压疾病患者治疗后，适时终止妊娠为重要措施之一。引产指征：①重度妊娠期高血压疾病积极治疗 48~72 小时无明显好转者。②重度妊娠期高血压疾病治疗后好转，已≥36 周者。③妊娠期高血压疾病病程已 8 周以上，特别是伴有原发性高血压或胎儿宫内发育迟缓而孕周已达 36 周以上者。④子痫控制 12 小时以上者。

六、案例分析题

1. A【解析】根据题干内容所述，该患者产前检查测血压为 150/106mmHg，尿蛋白（++），伴有头晕不适，无呕吐，胃纳一般以及血小板减少，应首先考虑诊断为子痫前期重度。

2. B【解析】对妊娠期高血压患者进行休息及饮食护理时，应嘱患者采取左侧卧位，同时保持心情愉快。减少过量脂肪和盐的摄入，增加蛋白质、维生素以及富含铁、钙、锌的食物。可从妊娠20周开始，每天补充钙剂1～2g。

3. B【解析】重度：血压≥160/110mmHg；尿蛋白≥2.0g/24h或随机尿蛋白≥（++）；血清肌酐>106μmol/L，血小板<100×10^9/L；出现微血管溶血（LDH升高）；血清ALT或AST升高；持续性头痛或其他脑神经或视觉障碍；持续性上腹不适。根据题干内容所述，可考虑患者诊断为重度妊娠期高血压疾病，先兆子痫。

4. ABD【解析】患者重度妊娠期高血压疾病，先兆子痫。应立即报告医生，备好急救用物，中度高血压以上者卧床休息，减少刺激，切忌情绪激动，活动量过大。重度者应安置暗室，避免声光刺激。

5. AC【解析】重度妊娠期高血压疾病常可诱发产科并发症，常见的有早产、胎盘早剥、弥散性血管内凝血（DIC）等。

6. B【解析】硫酸镁过量会使呼吸及心肌收缩功能受到抑制，甚至危及生命。中毒现象首先表现为膝反射减弱或消失，随着血镁浓度的增加可出现全身肌张力减退及呼吸抑制，严重者心跳可突然停止。

7. C【解析】孕晚期无皮肤损伤的瘙痒是妊娠期肝内胆汁淤积症的首发症状，瘙痒发生数日至数周内出现黄疸，部分病例黄疸与瘙痒同时发生。根据题干内容所述，患者"妊娠26周出现皮肤瘙痒，近2周发现巩膜轻微发黄"，结合"血压125/83mmHg，ALT 140U/L"的检查结果，血压正常，丙氨酸转氨酶表现为升高，可以诊断该患者为妊娠期肝内胆汁淤积症。

8. C【解析】血清胆酸升高是肝内胆汁淤积症最特异的指标，并且与胎儿预后关系密切，其水平越高，则病情越重。因此，动态地监测孕妇血清胆酸值是判断病情严重程度和胎儿预后的最敏感指标。

9. ACE【解析】HBsAg阳性是HBV感染的特异性标志。血清ALT增高，如能除外其他原因，特别是数值很高（大于正常值10倍以上）、持续时间较长、对病毒性肝炎有诊断价值。血清胆红素在17μmol/L以上，尿胆红素阳性、凝血酶原时间的测定等，均有助于肝炎的诊断。

10. ABCDE【解析】妊娠期肝内胆汁淤积症是妊娠期特有的一种并发症，临床上以皮肤瘙痒、黄疸和胆汁淤积为特征。该病可致围产儿死亡率增高，可导致早产、胎儿窘迫、死胎、死产和产后出血等。

11. ACDE【解析】该患者经确诊为妊娠期肝内胆汁淤积症，应加强母儿监护，增加产前检查的次数，定期测定孕妇血中胆酸、转氨酶及胆红素水平，动态了解病情变化。妊娠34周后，每周行NST检查，并将基线胎心率变异消失作为预测妊娠期肝内胆汁淤积症胎儿宫内窘迫的指标。药物可改善孕妇瘙痒症状和围产儿预后，减轻胆汁淤积，临床中常用药物有考来烯胺、苯巴比妥、地塞米松、熊去氧胆酸等，药物治疗后应继续观察。

12. ABCD【解析】妊娠期高血压疾病潜在并发症有胎盘早剥、脑出血、肾衰竭、DIC。

13. E【解析】如胎儿横位，有可能造成子宫破裂。一般多发生于妊娠后期，或者是分娩期。

14. ABCE【解析】子宫破裂是产科罕见的严重并发症，威胁母胎生命。随着子宫手术史的增多，子宫破裂的发生率也随之增高。但仍有近一半的子宫破裂发生在无瘢痕子宫。所以，选项 D 错误，其余选项内容是正确的。

15. ABCE【解析】先兆子宫破裂的四大主要临床表现是子宫形成病理性缩复环、下腹部压痛、胎心率改变及血尿出现。常见于发生梗阻性难产的产妇。在临产过程中，当子宫收缩加强、胎儿下降受阻时，产妇烦躁不安、疼痛难忍、下腹部拒按、表情极其痛苦、呼吸急促、脉搏加快。由于胎先露部紧压膀胱使之充血，出现排尿困难，甚至形成血尿。先兆子宫破裂阶段子宫呈强直性收缩，胎心率表现为先加快后减慢或听不清，胎动频繁。由于子宫收缩过频，胎儿供血受阻，表现为胎儿宫内窘迫。

16. AD【解析】根据题干内容所述，怀疑患者为妊娠期高血压疾病，最有价值的既往病史是高血压病史和肾病病史。

17. ABCDE【解析】根据题干内容所述，为明确诊断，就进一步做血常规、心电图、尿蛋白测定、超声了解胎儿、羊水及胎盘情况以及化验肝、肾功能。

18. ABCE【解析】妊娠 33 周胎儿双顶径的平均值为 8. 50 ± 0. 47。9. 0 正常。题干“胎儿双顶径 7. 4cm”等信息提示胎儿生长受限；血清总蛋白低于 60g/L 或者白蛋白低于 35g/L 便可诊断为低蛋白血症，题干信息“蛋白总量 45g/L”，提示低蛋白血症；共用题干信息及本题干信息提示宫内孕 33 周，无产兆；依据尿蛋白信息提示该患者重度子痫前期。

19. D【解析】首选硫酸镁，因为硫酸镁有预防子痫和控制子痫发作的作用，适用于先兆子痫和子痫。

20. ABE【解析】硫酸镁中毒的指标包括：①膝跳反射减弱或消失。镁离子可抑制神经末梢释放乙酰胆碱及拮抗钙离子通道，从而阻断神经肌肉的传导，使骨骼肌松弛。最常用的检查就是膝反射。②呼吸抑制。硫酸镁过量会抑制呼吸功能，而危及生命，因此，呼吸应不少于 16 次/分。③心率减慢，甚至心脏停搏。④尿量减少。尿量每 24 小时不少于 600ml，或每小时不少于 25ml，尿量减少，提示排泄功能受抑制，镁离子易蓄积而发生中毒。

21. D【解析】硫酸镁中毒，应立即停止静脉滴注，静脉推注 10% 的葡萄糖酸钙注射液，及时予以解毒。10% 的葡萄糖酸钙 10ml 在静脉推注时宜在 3 分钟以上推完，必要时可每小时重复 1 次，直至呼吸、排尿和神经抑制恢复正常，但 24 小时内不超过 8 次。

22. ABCDE【解析】题干信息提示胎儿有胎儿窘迫的可能性，复查的项目包括血常规、尿常规、血流变检查、NST 检查和胎儿及其附属物超声。

23. ACE【解析】依据题干内容所述，应考虑慢性胎儿窘迫存在，应用地塞米松促胎肺成熟。

24. C【解析】宫口扩张 >3cm、无头盆不称、除外脐带先露、胎头已衔接者，可在宫缩间歇、下次宫缩将开始时进行人工破膜。依据题干内容所述，应立即人工破膜。

25. ACE【解析】根据题干内容所述，初步怀疑患者患有子痫，对该患者的诊断有意义的检查包括以下几项。①尿常规：尿比重≥1.020 说明尿液浓缩；尿蛋白（+）的蛋白含量 300mg/24h；尿蛋白（++++）的尿蛋白含量 5g/24h。重度子痫前期患者应每日检查一次尿蛋白。②眼底检查：视网膜小动脉痉挛程度反映全身小血管痉挛程度，可反映本病的严重程度。③脑 CT：子痫脑内病灶较好的影像检查手段，既可发现早期病灶，又可评价预后。

26. C【解析】子痫时，患者可先表现为眼球固定，瞳孔散大，头扭向一侧，牙关紧闭，继而口角及面部肌肉颤动，数秒后全身及四肢肌肉强直（背侧强于腹侧），双手紧握，双臂伸直，发生强烈的抽动。抽搐时呼吸暂停，面色青紫。持续 1 分钟左右，抽搐强度减弱，全身肌肉松弛，随即深长吸气而恢复呼吸。抽搐期间患者神志丧失。再结合题干中提供的其他信息，该患者最可能的诊断是子痫。

27. E【解析】诊断为子痫后，首先应静脉滴注解痉药物硫酸镁，硫酸镁有预防子痫和控制子痫发作的作用。

28. E【解析】对子痫患者的护理，如果经过治疗，病情得以控制但仍未临产者，应在孕妇清醒后 24~48 小时内引产，或子痫患者经药物控制后 6~12 小时，考虑剖宫产终止妊娠。

29. CE【解析】“患者出现突发性腹痛，并有少量阴道流血”等题干信息符合胎盘早剥的表现；“胎心率 182 次/分”提示胎心率加快，尤其发生在分娩期，提示急性胎儿窘迫，胎心出现异常改变是胎儿窘迫最早出现的症状，严重者胎动消失。

30. D【解析】子痫前期重度：血压≥160/110mmHg；尿蛋白≥2.0g/24h 或随机尿蛋白≥（++）；血清肌酐 >106μmol/L，血小板 <100×10^9/L；出现微血管溶血（LDH 升高）；血清 ALT 或 AST 升高；持续性头痛或其他脑神经或视觉障碍；持续性上腹不适。根据题干内容所述，应考虑该孕妇重度子痫前期。

31. ABE【解析】子痫前期重度确诊后，应积极处理，防治发生子痫及并发症。治疗原则为解痉、降压、镇静，合理扩容及利尿，适时终止妊娠。应用硫酸镁 20~25g/d 静脉滴注解痉挛。

32. B【解析】子痫前期重度孕妇经积极治疗 24~48 小时无明显好转者，应适时终止妊娠，这也是彻底治疗妊娠期高血压疾病的重要手段。

33. ABCD【解析】妊娠期高血压疾病史及家族史，慢性高血压病史（孕前血压异常。孕后随着体重、血容量增加，容易出现妊娠期高血压疾病），多胎妊娠（孕后身体负担大，尤其是胎儿在妊娠中、晚期发育迅速，比一般怀单胎的更易患妊娠期高血压疾病），孕妇年龄小于 18 岁或大于 40 岁（没有在适孕年龄受孕），这些都是引起妊娠期高血压疾病的高危因素。

34. ABCDE【解析】妊娠期高血压疾病的病因包括：①异常滋养层细胞侵入子宫肌层。②神经内分泌机制。③免疫机制。④遗传因素。⑤营养缺乏。⑥胰岛素抵抗。所以，各选项均为引起妊娠期高血压疾病可能的病因。

35. DE【解析】血 E/C 比值即能代表胎盘功能，又可反映胎儿在宫内的生长发育情况，是一项非常好的产前监测方法；尿酸生化指标是肾功能检查的一个指标。在妊娠期高血压疾病中，这两项指标的检查非常有意义。

36. C【解析】子痫前期重度，适时终止妊娠是彻底治疗的重要手段，注意指征判定，终止妊娠的方式，根据具体情况选择剖宫产或阴道分娩。依所题干信息，该患者应选择剖宫产。

第六章　妊娠合并症妇女的护理

一 A1 型题

1. 妊娠合并心脏病孕妇，最易发生心力衰竭的时间是
   A. 妊娠 20~24 周　B. 妊娠 28~30 周
   C. 妊娠 32~34 周　D. 妊娠 36~38 周
   E. 妊娠 38 周以上
2. 妊娠晚期合并急性病毒性肝炎者，应给予重视和积极治疗，因为
   A. 容易合并妊娠期高血压疾病　B. 容易发展为重型肝炎
   C. 容易发生糖代谢障碍，影响胎儿发育　D. 容易发生早产，影响新生儿成活率
   E. 容易发生宫缩乏力，影响产程进展
3. 关于妊娠晚期合并急性病毒性肝炎，对产妇产生威胁最主要的原因是
   A. 易发生宫缩乏力
   B. 易发展为重型肝炎，孕产妇死亡率高
   C. 易发生早产
   D. 易发生产后出血，弥散性血管内凝血（DIC）
   E. 易发生妊娠期高血压疾病
4. 关于妊娠合并心脏病，下列叙述哪项不对
   A. 妊娠 32~34 周血容量增加达高峰
   B. 分娩第二产程比第一产程心脏负担重
   C. 产后 2~3 天心脏负担减轻
   D. 妊娠合并心脏病是孕产妇死亡的主要原因之一
   E. 分娩第三产程心脏负担仍很重
5. 婴儿被传染乙型肝炎的主要方式是
   A. 注射血浆制品　B. 密切生活接触
   C. 输血　D. 母婴垂直传播
   E. 粪-口传播
6. 对妊娠合并心脏病产妇产后的护理中，错误的是
   A. 心功能Ⅰ~Ⅱ级者可哺乳，但应避免过度劳累

B. 产后住院时间与正常分娩者相同

C. 产后 24 小时绝对卧床休息

D. 心功能Ⅲ~Ⅳ级者应劝其绝育

E. 严密观察心功能情况

7. 妊娠合并甲状腺功能亢进的甲状腺功能检测结果应是

A. TSH 增高，总 T_3 和总 T_4 轻度增加
B. TSH 增高，游离 T_3 和游离 T_4 轻度增加
C. TSH 降低，总 T_3 和总 T_4 轻度增加
D. TSH 降低，游离 T_3 和游离 T_4 轻度增加
E. TSH 降低，游离 T_3 和游离 T_4 明显增加

8. 对妊娠合并心脏病患者，下列哪项护理是错的

A. 给予低盐易消化无刺激饮食
B. 便秘者给予灌肠
C. 防止受凉
D. 每天至少睡眠 10 小时
E. 心功能Ⅲ级以上者，计出入液量

9. 关于妊娠 30 周的急性病毒性肝炎患者，下列说法正确的是

A. 积极治疗后引产
B. 积极治疗后行人工终止妊娠
C. 立即剖宫产
D. 积极治疗后及时行剖宫产
E. 积极治疗后病情好转可继续妊娠

10. 妊娠合并糖尿病有确诊意义的是

A. 妊娠期有“三多”症状，且本次妊娠伴有巨大儿，尿糖阳性
B. 有糖尿病家庭史特别是不明原因的死胎、死产、巨大儿分娩史
C. 空腹血糖≥5.8mmol/L
D. 服 50g 糖 1 小时抽静脉血测血糖值≥7.8mmol/L
E. 口服糖耐量试验结果有两项超过正常值

11. 妊娠合并心脏病孕妇的分娩期处理，不正确的是

A. 产后出血时，立即静脉注射麦角新碱
B. 严密观察产妇的生命体征
C. 使用抗生素预防感染
D. 产程进展不顺利时，立即采用剖宫产术终止妊娠
E. 不要让产妇屏气用力

12. 关于妊娠合并心脏病，下列预防心力衰竭方法不正确的是

A. 限制食盐的摄入
B. 防治呼吸道感染
C. 常规服用洋地黄
D. 积极治疗贫血
E. 充足睡眠，每天保证 10 小时睡眠

13. 于女士，26 岁。妊娠 34 周，曾于 8 岁时发现室间隔缺损，但不影响工作、生活。近 2

天活动后感觉胸闷、气急，休息后心率为90次/分，前来医院就诊。此患者心功能是

A. Ⅰ级
B. Ⅲ级
C. 正常
D. Ⅱ级
E. Ⅳ级

14. 下列关于妊娠合并贫血的诊断标准，说法正确的是

A. Hb < 100g/L，血细胞比容 < 0.30，红细胞 < 3.5×10^{12}/L
B. Hb < 110g/L，血细胞比容 < 0.32，红细胞 < 3.4×10^{12}/L
C. Hb < 110g/L，血细胞比容 < 0.32，红细胞 < 3.3×10^{12}/L
D. Hb < 100g/L，血细胞比容 < 0.35，红细胞 < 3.3×10^{12}/L
E. Hb < 110g/L，血细胞比容 < 0.32，红细胞 < 3.5×10^{12}/L

15. 最能反映贫血程度的实验室检查指标是

A. 红细胞计数
B. 血红蛋白测定
C. 网织红细胞计数
D. 红细胞沉降率
E. 血清蛋白测定

16. 糖化血红蛋白与患者过去一段时间的血糖浓度有密切关系，这段时间是

A. 6周
B. 7周
C. 8周
D. 5周
E. 4周

17. 在妊娠期间，下列哪项是诊断器质性心脏病的主要体征

A. 心律失常，有期前收缩
B. 心尖部有舒张期雷鸣样杂音
C. 心界稍向左扩大
D. 心尖部有Ⅱ级收缩期吹风样杂音
E. 心率达120次/分

18. 关于急性重型肝炎的主要病理表现，下列描述正确的是

A. 肝细胞散在性坏死
B. 肝细胞急性广泛性变性
C. 肝小叶中心肝细胞散在性变性
D. 肝细胞广泛性坏死
E. 肝小叶中心肝细胞急性变性

19. 妊娠合并心脏病孕妇，分娩时应做下列哪项措施

A. 胎儿娩出后，腹部放置沙袋加压
B. 宫口开全后，鼓励孕妇屏气用力，以尽快结束分娩
C. 第二产程中应肌内注射吗啡
D. 急性心力衰竭时应即刻剖宫产结束分娩
E. 为预防分娩期心力衰竭，产前要达到洋地黄饱和量

20. 下列说法正确的是

A. 孕妇易感且易为重型的是乙型肝炎病毒

B. 妊娠合并糖尿病终止妊娠的正确时间是 37 周
C. 妊娠早期患重型肝炎者，需治疗肝炎待病情好转后，行人工流产终止妊娠
D. 孕妇尿糖阳性，进一步的检查项目是尿常规
E. 第二产程心脏负担最重的原因是血容量增加

21. 关于妊娠合并肝炎，下列正确的治疗方法是
A. 妊娠中期需终止妊娠
B. 终止妊娠前用维生素 K_1
C. 妊娠早期保胎
D. 无论病情进展如何，28 周后及早终止妊娠
E. 应以剖宫产终止妊娠

22. 妊娠合并贫血最常见的是
A. 珠蛋白生成障碍性贫血
B. 巨幼细胞贫血
C. 溶血性贫血
D. 缺铁性贫血
E. 再生障碍性贫血

23. 下列妊娠对糖尿病的影响说法正确的是
A. 孕期糖耐量试验无明显变化
B. 孕期尿糖不能正确反映病情
C. 孕期糖尿病不易发生酮症酸中毒
D. 孕中晚期抗胰岛素分泌正常
E. 孕早期抗胰岛素分泌显著增加

24. 关于妊娠合并心脏病不宜妊娠的条件是
A. 心功能Ⅰ级、Ⅱ级
B. 无明显心脏扩大
C. 风湿性心脏病心功能良好
D. 轻微活动后有胸闷、气喘
E. 先天性心脏病有心力衰竭史，后经手术治疗好转

25. 孕妇常规补充铁剂的正确时间是
A. 妊娠 1 个月开始
B. 妊娠 2 个月开始
C. 妊娠 3 个月开始
D. 妊娠 4 个月开始
E. 妊娠 5 个月开始

26. 关于巨幼细胞贫血的影响，最常见造成胎儿畸形的原因是
A. 唐氏综合征（先天愚型）
B. 脑积水
C. 短肢畸形
D. 先天性心脏病
E. 神经管缺损

27. 关于妊娠合并心脏病，下列选项中最常见的是
A. 妊娠期高血压疾病性心脏病
B. 围产期心肌病
C. 贫血性心脏病
D. 风湿性心脏病
E. 先天性心脏病

28. 下列哪项肝炎病毒不会经胎盘传染给胎儿
A. 甲型肝炎病毒
B. 乙型肝炎病毒

C. 丙型肝炎病毒　　D. 丁型肝炎病毒

E. 戊型肝炎病毒

29. 下列属于妊娠合并心脏病心功能Ⅱ级的诊断依据的是

A. 一般体力活动显著受限　　B. 一般体力活动稍受限

C. 休息时即有心功能不全症状　　D. 能从事强体力劳动

E. 一般体力活动不受限

30. 妊娠合并心脏病患者决定是否继续妊娠的主要依据是

A. 病变程度　　B. 心功能分级

C. 胎儿大小　　D. 是否手术矫形

E. 心脏病的种类

31. 关于妊娠合并心脏病，下列处理方法正确的是

A. 急性心力衰竭发生时应立即行剖宫产

B. 心功能Ⅲ级患者于早孕时应给予保胎治疗

C. 发生产后出血时应给予静脉推注麦角新碱

D. 产程开始时立即给予抗生素预防感染

E. 发生急性心衰时应用甘露醇利尿

二 A2 型题

1. 方女士，28 岁。已婚，自诉白带增多，外阴瘙痒伴灼热感 1 周。妇科检查：阴道黏膜充血（++），有散在红色斑点，白带呈泡沫状，灰黄色，质稀薄，有腥臭味。该病治愈的标准是治疗后

A. 在每次月经后复查白带，连续 3 次阴性

B. 在 2 次月经后复查白带，连续 2 次阴性

C. 无自觉症状，白带量不多

D. 在 1 次月经后复查白带阴性

E. 1 个疗程后复查白带阴性

2. 王女士，34 岁。初次妊娠。妊娠 16 周出现心慌（心悸）、气短，经检查发现心功能属于Ⅱ级。经过增加产前检查次数，严密监测孕期经过等，目前妊娠 37 周，自然临产。该产妇的产褥期护理，正确的是

A. 产后的 3 天内，容易发生心力衰竭

B. 为了早期母子感情的建立，不要让别人帮忙

C. 为避免菌群失调，不能使用抗生素治疗

D. 住院观察 2 周

E. 积极下床活动，防止便秘

3. 吕女士，24 岁。妊娠 37 周来诊，查血压 89/59mmHg，心率 102 次/分，心脏听诊杂音粗糙，口唇稍紫，杵状指。建议患者

A. 此次终止妊娠，半年后再次妊娠
B. 立即终止妊娠
C. 可继续妊娠
D. 继续妊娠，分娩后建议做绝育手术
E. 出现心力衰竭后方考虑终止妊娠

4. 王女士，38 岁。停经 2 个月，尿 hCG（－），大量阴道流血伴重度贫血，最佳止血方案为

A. 大量输液
B. 大剂量止血药
C. 输血
D. 诊断性刮宫
E. 切除子宫

5. 白女士，26 岁。妊娠 34 周，曾于 8 岁时发现室间隔缺损，但不影响工作、生活。近 2 天活动后感觉胸闷、气急，休息后心率为 90 次/分，前来医院就诊。此时对该患者的处理原则是

A. 积极控制病情后，以剖宫产结束分娩
B. 立即静脉滴注缩宫素，引产
C. 顺其自然，可经阴道分娩
D. 立即剖宫产终止妊娠
E. 立即人工破膜，引产

6. 李女士，26 岁。妊娠 38 周来院就诊，体检：血压 95/65mmHg，心率为 100 次/分，口唇紫，杵状指，心脏听诊可闻及粗糙杂音，建议该患者

A. 出现心力衰竭症状后方考虑终止妊娠
B. 立即终止妊娠
C. 可继续妊娠
D. 可继续妊娠，分娩后做绝育手术
E. 此次终止妊娠，半年后可再次妊娠

7. 张女士，27 岁。初次妊娠，妊娠 10 周，伴有风湿性心脏病、二尖瓣狭窄和闭锁不全。如要终止妊娠，是因为出现了下列哪种情况

A. 心功能Ⅰ级合并缺铁性贫血
B. 心功能Ⅰ级合并漏斗型骨盆
C. 心功能Ⅰ级合并急性气管炎
D. 心功能Ⅲ级
E. 心功能Ⅱ级

8. 于女士，30 岁。妊娠 28 周，妊娠合并缺铁性贫血，首选治疗药物是

A. 少量多次输血
B. 中成补血药
C. 叶酸
D. 维生素 B_{12} 肌内注射
E. 铁剂

9. 田女士，31 岁。初次妊娠，妊娠 19 周，无心力衰竭史，有风湿性心脏病史。感冒后出现胸闷、气急、夜间不能平卧，检查心率 123 次/分，双下肢水肿（＋）。最佳处理方式应是

A. 控制心力衰竭后行剖宫产术终止妊娠
B. 积极控制心力衰竭后，继续妊娠

C. 立即行剖宫产术
D. 控制心力衰竭后依沙吖啶羊膜腔内引产
E. 控制心力衰竭后静脉滴注缩宫素引产

10. 王女士，30岁。妊娠28周，入院诊断为妊娠合并重症肝炎，下列诊断要点中不合理的是
A. 肝性脑病
B. 凝血功能障碍
C. 肾衰竭
D. 实验室检查提示肝衰竭
E. 恶心、呕吐等胃肠道反应

11. 罗女士，30岁。已婚初孕妇，妊娠9周，近日心悸、夜间胸闷、双下肢水肿。休息时，检查心率119次/分，呼吸24次/分，肺底部有湿啰音，心界向左扩大，心尖部闻及舒张期杂音。此种情况正确的处理方式是
A. 积极治疗控制病情，继续妊娠
B. 加强围生期监护直至产后
C. 控制心力衰竭后观察妊娠经过
D. 控制心力衰竭后终止妊娠
E. 立即终止妊娠

12. 刘女士，27岁。妊娠34周，孕2产0。因妊娠期糖尿病提前住院待产。孕妇在第1胎时也诊断有妊娠期糖尿病，在妊娠38周时胎心突然消失，胎儿娩出后称重为4400g。本次妊娠经B超及临床估计胎儿重4000g。本次妊娠应在何时终止为宜
A. 妊娠35周
B. 妊娠36周
C. 妊娠37周
D. 妊娠38周
E. 妊娠39周

13. 钱女士，28岁。妊娠33周，检查发现肝功能异常，为明确诊断，下列选项中应首先检查的是
A. 肝脏B超
B. 尿常规
C. 血常规
D. 肝炎标志物
E. 血甘氨胆酸

14. 李女士，30岁。孕2产1，妊娠38周，胸闷、憋气、不能平卧3天，诊断为妊娠合并心力衰竭。为明确心脏病种类，首选的检查是下列哪一项
A. 肝肾功能
B. 胸部X线片
C. 血常规
D. 尿蛋白
E. 超声心动检查

15. 白女士，32岁。妊娠8周，患有风湿性心脏病，经诊断为二尖瓣狭窄、心功能Ⅱ级，既往无心力衰竭史，此孕妇正确的处理及其预后是
A. 应及早终止妊娠
B. 分娩过程中极易发生肺水肿
C. 孕期心力衰竭发生率明显增高
D. 应劝其长期避孕，今后也不宜妊娠
E. 在产科及内科医生监护下可继续妊娠

16. 李女士，36 岁。第二胎妊娠 20 周，轻微活动后胸闷气短，近 1 周夜间咳嗽、咳痰，不能平卧。检查：心率 123 次/分，心界向左扩大，心尖区可闻Ⅲ级收缩期杂音，双肺底闻及小水泡音，双下肢水肿。此种情况最恰当的处理方法是

A. 限制食盐摄入　　B. 加强产前监护

C. 立即终止妊娠　　D. 控制心力衰竭后终止妊娠

E. 控制心力衰竭继续妊娠

17. 刘女士，33 岁。初次妊娠，妊娠 29 周，其夫婚检时发现 HBsAg（+），肝功能正常。该孕妇欲确诊是否感染乙肝及对胎儿有无影响，应检查

A. 肝脏 B 超　　B. HBsAg

C. 乙肝抗原、抗体 5 项　　D. 肝脏 CT

E. ALT

18. 罗女士，29 岁。妊娠 35 周，近 1 周恶心、呕吐，血 ALT 增高，HBsAg（+），被诊断为急性肝炎。正确的处理方式为

A. 立即隔离，终止妊娠

B. 立即行剖宫产，防止肝脏负担继续加重

C. 按传染性肝炎治疗 1 周，若肝功能无明显好转，应终止妊娠

D. 立即隔离、保肝治疗，病情好转可继续妊娠

E. 卧床休息，口服保肝药物，继续妊娠

19. 秦女士，29 岁。妊娠 8 周，诊断妊娠合并肺结核，首选的抗结核药物是

A. 异烟肼，乙胺丁醇　　B. 异烟肼，利福平

C. 链霉素，乙胺丁醇　　D. 利福平，乙胺丁醇

E. 吡嗪酰胺，异烟肼

三 A3/A4 型题

（1~2 题共用题干）

白女士，26 岁。先天性心脏病，心功能Ⅱ级，现妊娠足月入院待产。

1. 在整个妊娠分娩过程中，该患者心脏负担最重的时期是

A. 妊娠 12 周内　　B. 妊娠 13~28 周

C. 妊娠 36 周后　　D. 第二产程

E. 产后 72 小时后的每次哺乳时

2. 对该患者进行的分娩期和产褥期护理措施，错误的是

A. 第一产程注意镇静　　B. 第二产程手术助产

C. 第三产程沙袋压迫腹部　　D. 产褥期避免母乳喂养

E. 分娩住院时间可适当延长

（3~5 题共用题干）

周女士，30 岁。妊娠 20 周，有糖尿病家族史，但目前空腹血糖在正常范围。B 超检查羊水的最大暗区 6.7cm，未发现胎儿异常。

3. 最适宜做糖筛查试验的时间是妊娠

A. 10~12 周
B. 12~16 周
C. 16~20 周
D. 20~34 周
E. 24~28 周

4. 周女士服用 50g 葡萄糖 1 小时后，血糖为 8.8mmol/L，下一步为

A. 测尿糖
B. 做糖耐量试验
C. 测血糖
D. 测尿酮体
E. 控制饮食

5. 周女士在妊娠 38 周分娩时，胎盘娩出后突然休克，推测是

A. 过敏性休克
B. 心源性休克
C. 失血性休克
D. 有效循环血量减少所致产科休克
E. 低血糖休克

（6~7 题共用题干）

于女士，35 岁。孕 2 产 1，妊娠 40 周合并风湿性心脏病，心功能Ⅱ级，估计胎儿体重 2800g，左枕前（LOA）位，胎心正常，不规则宫缩。

6. 分娩方式可考虑

A. 立即剖宫产
B. 临产后行剖宫产
C. 严密监护下经阴道分娩
D. 顺其自然，无须特殊处理
E. 米索引产

7. 若孕妇经阴道分娩，产程中下列处理不正确的是

A. 产程开始即予抗生素预防感染
B. 第一产程适当应用镇静药
C. 尽可能缩短第二产程
D. 出现产后出血时，应严禁使用缩宫素
E. 胎儿娩出后，产妇腹部放置沙袋

（8~11 题共用题干）

吴女士，35 岁。二胎妊娠 23 周，轻度活动后感胸闷、气短，近 1 周夜间咳嗽、咳痰不能平卧。检查：心率 123 次/分，心界向左扩大，心尖区可闻及Ⅲ级收缩期杂音，双肺底闻及小水泡音，双下肢水肿（+）。

8. 对吴女士病情正确的诊断是

A. 妊娠期生理变化
B. 支气管哮喘

C. 肺部感染
D. 心力衰竭
E. 妊娠水肿

9. 此种情况正确的治疗方法是
A. 加强产前监护
B. 控制心力衰竭后终止妊娠
C. 控制心力衰竭后继续妊娠
D. 限制食盐摄入
E. 立即终止妊娠

10. 关于产后处理，下列说法错误的是
A. 使用依沙吖啶引产
B. 控制输液速度
C. 严格避孕，不宜妊娠
D. 无感染征象不必使用抗生素
E. 宫缩欠佳，可用缩宫素

11. 产钳助产，产后1小时阴道流血约550ml。心率112次/分，双肺呼吸音清，子宫底脐下1横指，下列哪项措施对该患者不适宜
A. 立即肌内注射缩宫素10U
B. 无感染者产后亦加用抗生素
C. 立即开放静脉补液，控制速度
D. 需检查有无软产道裂伤
E. 立即肌内注射麦角新碱0.2mg

（12~14题共用题干）

张女士，26岁。初次妊娠，妊娠37周，近两周乏力，食欲缺乏、恶心、呕吐、小便深黄色，近5天皮肤敏感、瘙痒。检查：体温37.5℃，血压130/90mmHg，神志清，皮肤、巩膜黄染，躯干及四肢皮肤可见散在出血点，肝肋下触及其边缘，触痛，胎头入盆，胎心率142次/分。

12. 为确诊最佳的辅助检查是
A. 肝胆脾彩超
B. 血型+肝功能
C. 血小板
D. 乙肝五项+肝功能
E. 胸部X线透视

13. 张女士丙氨酸转氨酶（ALT）542U/L，总胆红素85.5μmol/L，结合胆红素46μmol/L，尿胆红素（+），HBsAg（+），最有可能的诊断是
A. 妊娠剧吐
B. 妊娠合并病毒性肝炎
C. 妊娠肝内胆汁淤积症
D. 妊娠急性脂肪肝
E. 妊娠期高血压疾病引起的肝损害

14. 一周后，张女士ALT 100U/L，总胆红素242.8μmol/L，血小板明显减少，其病毒性肝炎的临床类型为
A. 重型肝炎
B. 急性黄疸型肝炎

C. 亚急性肝炎　　D. 病毒携带者
E. 慢性肝炎

（15～17 题共用题干）

王女士，32 岁。孕 2 产 1，妊娠 38 周，孕期各项检查正常。近 1 周胸闷、憋气、不能平卧。查体：半卧位，颈静脉轻度怒张，双肺散在细小湿啰音，血压 125/80mmHg，心率 128 次/分，呼吸 23 次/分，胎心率 158 次/分，肝肋下未及，双下肢轻度水肿，Hb 89g/L。

15. 最可能的诊断是
A. 上呼吸道感冒　　B. 妊娠期高血压疾病
C. 肺炎　　D. 妊娠期高血压疾病性心脏病
E. 围产期心肌病

16. 为确诊首选下列哪项检查
A. 肝肾功能　　B. 血常规
C. 超声心动检查　　D. 胸部 X 线片
E. 尿蛋白

17. 此种情况的处理原则是
A. 立即缩宫素引产　　B. 立即前列腺素引产
C. 立即剖宫产　　D. 积极控制心力衰竭后以剖宫产终止妊娠
E. 卧床休息，吸氧

（18～19 题共用题干）

张女士，28 岁。月经规律，现停经 2 个月，近 1 周恶心、呕吐，1 天前出现心悸、气短，心率 124 次/分。检查：口唇发绀，杵状指，体质瘦小，心前区可以闻及粗糙的双期杂音。

18. 此种情况不适应的检查为
A. 盆腔超声检查　　B. 尿妊娠试验
C. 心脏超声检查　　D. 盆腔超声检查
E. 胸部 X 线透视

19. 如果提示为早孕，进一步合理的处理是
A. 控制心力衰竭后，行人工终止妊娠　　B. 边控制心力衰竭，边行吸宫术
C. 立即终止妊娠　　D. 控制心力衰竭后，行剖宫取胎术
E. 如心力衰竭得以控制，可以继续妊娠

（20~21 题共用题干）

李女士，32 岁。初产妇，妊娠 25 周，有风湿性心脏病史，受凉后出现胸闷、气急、咳嗽，夜间不能卧。检查：心率 130 次/分，双侧肺底可闻及少许湿啰音。

20. 首先考虑

A. 心力衰竭　　B. 支气管炎

C. 大叶性肺炎　　D. 上呼吸道感染

E. 子痫前期

21. 下列处理哪项最合适

A. 积极控制心力衰竭，继续妊娠　　B. 静脉滴注缩宫素

C. 控制心力衰竭后，行剖宫取胎术　　D. 控制心力衰竭后，缩宫素静脉滴注

E. 立即行剖宫取胎术

（22~23 题共用题干）

王女士，28 岁。经产妇，妊娠 35 周，妊娠早期经过顺利。妊娠 32 周超声检查发现羊水过多，胎儿较大，未见明显体表畸形。孕妇体态肥胖，近期有多饮、多食、多尿症状。

22. 该病例首先考虑的诊断是

A. 胎盘早期剥离　　B. 妊娠期糖尿病

C. 母儿血型不合　　D. 风疹病毒感染

E. 胎儿消化道畸形

23. 首选的辅助检查是

A. 血清病毒系列检查　　B. 检测羊水甲胎蛋白值

C. 口服葡萄糖耐量试验　　D. 夫妇双方血型检查

E. 血脂系列检查

（24~25 题共用题干）

刘女士，27 岁，妊娠 34 周，既往体健，下肢水肿、头痛、咳嗽、气短 1 周，血压 165/120mmHg，呼吸 32 次/分，心率 128 次/分，双肺底可闻及水泡音，LOA，胎心率 152 次/分，尿蛋白(++)。

24. 该孕妇此时的并发症为

A. 胎儿宫内窘迫　　B. 胎盘早期剥离

C. 弥散性血管内凝血（DIC）　　D. 急性肾功能不全

E. 心力衰竭

25. 对该孕妇即时治疗原则是

A. 扩容治疗　　B. 强心、利尿、解痉治疗

C. 即刻剖宫产术终止妊娠　　D. 镇静及降压药物治疗
E. 抗生素控制感染

（26~28 题共用题干）

王女士，29 岁。妊娠晚期有恶心、呕吐、血 ALT 增高，乙肝表面抗原（+），诊断为急性病毒性肝炎。

26. 应采用下述哪项处理方法
A. 立即隔离，终止妊娠
B. 可立即剖宫产，防止肝脏负担继续加重
C. 接触隔离，静脉点滴，保肝治疗，继续妊娠
D. 卧床休息，口服保肝药物，继续妊娠
E. 按传染性肝炎治疗后观察 1 周，若肝功能无明显好转，应终止妊娠

27. 孕晚期出现急性病毒性肝炎应高度重视，主要因为
A. 容易发生糖代谢异常，影响胎儿发育
B. 容易发生早产，胎儿不易存活
C. 容易发展为重型肝炎，孕产妇病死率高
D. 容易发生宫缩乏力，产程延长
E. 容易合并子痫前期及发展为子痫

28. 妊娠合并肝炎的处理，以下哪项是错误的
A. 注意防止子痫前期发生　　B. 早孕期治疗后，行人工终止妊娠以防畸胎
C. 应用四环素预防感染　　D. 注意缩短产程
E. 中晚期不宜终止妊娠

（29~31 题共用题干）

张女士，29 岁。初产妇，妊娠 32 周，因乏力、胸闷、气急 1 周入院。无心脏病史。检查：面色苍白，血压 110/65mmHg，心率 120 次/分，心尖区闻及Ⅱ级收缩期杂音，双侧肺底可闻及少许湿啰音，胎心率 138 次/分，血红蛋白 70g/L，白细胞和血小板计数正常，尿蛋白（-）。

29. 最可能的诊断是
A. 围产期心脏病，心力衰竭　　B. 贫血性心脏病，心力衰竭
C. 先天性心脏病，心力衰竭　　D. 风湿性心脏病，心力衰竭
E. 肺部感染

30. 下列处理错误的是
A. 少量多次输血　　B. 应用洋地黄类药物

C. 补充铁剂　　D. 大量输血

E. 吸氧

31. 入院后积极治疗1周后，孕妇一般情况好转，心尖区Ⅰ级收缩期杂音，肺部阴性，血红蛋白上升至90g/L，尿蛋白（－）。进一步的处理是

A. 继续治疗，继续妊娠　　B. 剖宫产术

C. 缩宫素静脉滴注引产　　D. 继续妊娠，不需治疗

E. 人工破膜终止妊娠

（32～34题共用题干）

罗女士，36岁。孕2产0，妊娠35周。1年前曾因5个月死胎行引产术。产前检查：血压130/80mmHg，子宫高36cm，胎心率140次/分。空腹血糖7mmol/L，尿糖（+）。

32. 下列哪项处理是不必要的

A. 自数胎动　　B. OGTT

C. B超检查　　D. 尿常规

E. 腹部X线片，检查胎儿有无畸形

33. 入院待产，经控制饮食2周后，空腹血糖6.1mmol/L，胎心率120次/分，NST为无反应型。首先的处理是

A. B超监护　　B. 自数胎动计数

C. 立即终止妊娠　　D. 吸氧

E. 左侧卧位

34. 该产妇分娩的新生儿，哪项处理是不必要的

A. 按早产儿的原则处理　　B. 气管插管加压给氧

C. 注意新生儿有无低血钙　　D. 早期哺乳

E. 注意新生儿有无反应性低血糖

（35～37题共用题干）

张女士，25岁。初产妇，妊娠38周，胎动良好，阵发性腹痛3小时。既往患先天性室间隔缺损。日常体力劳动时心悸、气短，休息时好转，夜间能平卧。检查：血压120/80mmHg，脉搏90次/分，呼吸18次/分，心尖部闻及3/6级收缩期杂音。B超检查：胎头双顶径9.2cm，股骨长7.0cm，羊水平段4.2cm，胎心率142次/分。

35. 不恰当的检查或处理措施是

A. 测量子宫高及腹围，估计胎儿大小

B. 进行骨盆测量，估计头盆关系

C. 超声测量胎儿大小、胎儿位置、羊水量

D. 立即行术前准备，急诊行剖宫产

E. 超声检查心脏结构与功能

36. 该产妇的心功能属于

A. Ⅰ级
B. 0级
C. Ⅱ级
D. Ⅲ级
E. Ⅳ级

37. 若胎儿超声测量胎头双顶径9.2cm、股骨长7.0cm、羊水平段4.2cm。胎心率142次/分，骨盆测量未见异常。正确的处理是

A. 静脉滴注缩宫素，尽可能缩短产程
B. 待产观察，必要时肌内注射哌替啶
C. 产后不宜哺乳
D. 胎儿娩出后立即肌内注射麦角新碱
E. 行术前准备，尽早行剖宫产术

四 B型题

（1~3题共用备选答案）

A. 立即剖宫产
B. 积极治疗后，及时行剖宫产术
C. 立即引产
D. 积极治疗后，病情好转可继续妊娠
E. 积极治疗后，行人工终止妊娠

1. 白女士，30岁。妊娠24周，经检查确诊急性病毒性肝炎
2. 王女士，29岁。妊娠34周，经检查确诊重型肝炎
3. 姜女士，29岁。妊娠38周，经检查确诊重型肝炎

（4~6题共用备选答案）

A. 洋地黄
B. 缩宫素
C. 维生素K_1
D. 抗生素
E. 麦角新碱

4. 罗女士，30岁。妊娠合并心脏病心力衰竭，首选药物为
5. 罗女士，30岁。妊娠合并心脏病，应禁用的药物是
6. 罗女士，30岁。妊娠合并心脏病，产后出血的首选药物是

（7~9题共用备选答案）

A. 孕期糖耐量结果一项异常
B. 孕期糖耐量结果两项异常
C. 孕前糖耐量异常，调整饮食可控制
D. 孕前糖耐量结果异常，需用胰岛素控制
E. 孕期尿糖（++），空腹血糖正常和糖耐量试验均正常

7. 妊娠糖耐量受损

8. 正常晚期妊娠
9. 妊娠期糖尿病

（10～13 题共用备选答案）
A. 妊娠 34 周，心悸、气促，心界稍扩大，心尖区可闻及Ⅱ级柔和收缩期杂音
B. 妊娠 34 周，心悸、气促，自幼发绀，从未参加体力劳动，现能平卧，肺无啰音
C. 妊娠 34 周，轻微活动即有胸闷、气急，静息心率 114 次/分，呼吸 22 次/分
D. 妊娠 34 周，心悸、气促，心尖区可闻及 3/6 级收缩期杂音及舒张期杂音
E. 妊娠 36 周，气急、发绀、不能平卧，肺底部持续湿啰音，颈静脉充盈
10. 章女士，30 岁。妊娠期确诊心力衰竭的症状
11. 于女士，30 岁。妊娠期正常心脏改变的症状
12. 吕女士，30 岁。确诊妊娠合并先天性心脏病，心功能Ⅲ级
13. 姜女士，30 岁。妊娠合并早期心力衰竭的症状

（14～15 题共用备选答案）
A. 妊娠合并慢性高血压
B. 妊娠期高血压
C. 慢性高血压合并子痫前期
D. 子痫
E. 子痫前期重度
14. 于女士，28 岁。宫内妊娠 32 周，血压增高 1 周，眩晕 2 天入院。入院查血压 160/110mmHg，尿蛋白 2. 2g/24h，尿量 1500ml/24h。其诊断为
15. 王女士，30 岁。宫内妊娠 28 周，双下肢水肿 1 周入院。既往高血压病 2 年，间断产检。10 周前曾查血压 140/90mmHg，尿蛋白（－）。入院查血压 150/95mmHg，尿蛋白 0. 5g/24h。其诊断为

五 X 型题

1. 为降低心脏病孕产妇的死亡率，下列措施合理的是
A. 积极防止并发症并及早治疗妊娠期的各种感染，尤其是上呼吸道感染
B. 当胎儿娩出后，应将沙袋置于产妇腹部
C. 产后需给广谱抗生素
D. 为防止体重增加过多，宜减少脂肪的摄入，并进低蛋白饮食
E. 如发现死胎，宜行穿颅术尽快结束分娩
2. 白女士，23 岁。妊娠 29 周，血小板 48×10^9/L，诊断妊娠合并特发性血小板减少性紫癜（ITP），妊娠期的处理包括
A. 无出血倾向者可予以严密观察，定期复查血小板

B. 有出血倾向者可选糖皮质激素治疗

C. 脾切除的时间宜在妊娠3~6个月

D. 输注血小板

E. 在妊娠期不主张使用免疫抑制剂及雄激素

3. 关于妊娠合并肺结核者产褥期注意事项，说法正确的是

A. 新生儿不需接种卡介苗

B. 产褥期应加强营养，延长休息时间

C. 活动性肺结核患者产后不可哺乳

D. 产后6周及3个月应复查肺部X线

E. 活动性肺结核患者产后应与新生儿严格隔离

4. 妊娠合并心脏病产褥期护理

A. 产后24小时绝对卧床休息

B. 心功能Ⅲ级或Ⅲ级以上者不宜哺乳

C. 产后24小时内按需哺乳

D. 预防便秘，必要时给予缓泻剂

E. 保持外阴清洁，预防感染

5. 对妊娠合并心脏病患者，护理措施包括

A. 便秘者给予灌肠

B. 限制盐摄入，每天不超过5g

C. 休息宜采取左侧卧位或半卧位

D. 心功能Ⅲ级以上者，立即住院治疗

E. 防止受凉

6. 关于肺结核对妊娠的影响，下列说法正确的是

A. 严重肺结核合并妊娠，围产儿死亡率可高达30%~40%

B. 活动性肺结核患者妊娠，可致流产、胎死宫内

C. 非活动性肺结核病变范围不大，对妊娠经过和胎儿发育影响不大

D. 结核病孕妇在产前不会将结核分枝杆菌传给胎儿

E. 肺结核患者除非同时患有生殖器结核，一般不影响受孕

7. 妊娠合并心脏病分娩期护理包括

A. 防止心力衰竭发生

B. 专人陪产

C. 宫口开全后，阴道助产缩短产程

D. 胎儿娩出后，腹部压1~2 kg重沙袋

E. 可用麦角新碱预防产后出血

8. 王女士，35岁。G_3P_0，妊娠38^{+3}周，妊娠合并糖尿病，未正规治疗，现剖宫产一男活婴，该新生儿容易出现以下哪种并发症

A. 低血钙

B. 高胆红素血症

C. 低血糖

D. 高血糖

E. 感染

9. 关于心脏病产妇的产褥期处理，下列说法恰当的是

A. 应用抗生素预防感染

B. 心功能良好者，如需做绝育术，一般在产后1周左右进行

C. 心功能Ⅱ级可允许哺乳
D. 心功能Ⅰ级、Ⅱ级者，产后应尽早下床活动
E. 产后1~3天易发生心力衰竭，可适当使用小剂量镇静药

10. 关于缺铁性贫血对妊娠的影响，下列说法正确的是
A. 重度贫血易发生子痫前期
B. 轻度贫血对妊娠影响不大
C. 重度贫血可导致心肌缺血
D. 孕妇易发生感染
E. 铁可以通过胎盘双向运转，但在一般情况下胎儿摄取占主要优势

11. 关于妊娠合并心脏病，下列说法正确的是
A. 慢性心房颤动不宜妊娠
B. 不主张预防性应用洋地黄药物
C. 发生心力衰竭后应尽快终止妊娠
D. 剖宫产不是禁忌证
E. 产时、产后常规应用抗生素

12. 关于妊娠合并肺结核，下列哪项处理较为恰当
A. 分娩方式均以剖宫产为宜
B. 妊娠合并活动性肺结核者，应在预产期前1~2周住院待产
C. 可适当助产以缩短第二产程
D. 分娩时应尽量避免屏气用力
E. 行剖宫产时，应选硬膜外麻醉

13. 关于再生障碍性贫血与妊娠，下列说法正确的是
A. 再生障碍性贫血孕产妇易发生颅内出血、心力衰竭
B. 妊娠可使贫血加重，易发生贫血性心脏病
C. 再生障碍性贫血孕产妇易合并严重感染
D. 妊娠可使再生障碍性贫血加重
E. 再生障碍性贫血孕妇易发生妊娠期高血压疾病

14. 关于妊娠合并病毒性肝炎的处理，下列说法哪些较为恰当
A. 妊娠<12周，应行人工流产术
B. 分娩时积极做好输血准备
C. 妊娠≥12周，治疗无效考虑终止妊娠
D. 产时常规使用对肝脏损害性小的抗生素
E. 重型肝炎临产后应积极治疗，尽可能阴道分娩

15. 关于病毒性肝炎对妊娠影响的描述，下列说法正确的是
A. 使围产儿死亡率明显升高
B. 妊娠早期合并病毒性肝炎，不会升高胎儿畸形发生率
C. 使产后出血率增高
D. 妊娠晚期合并病毒性肝炎，会升高子痫前期的发病率
E. 妊娠早期合并病毒性肝炎，可使妊娠反应加重

16. 对于妊娠合并心脏病，下列说法错误的是

A. 发生产后出血，应尽快输血
B. 宫口开全后尽快协助胎头娩出
C. 为预防产后出血，静脉滴注麦角新碱
D. 总血容量于妊娠36~38周增加达高峰
E. 产时未发生心力衰竭，产后通常不再发生心力衰竭

17. 关于妊娠合并肺结核，下列说法正确的是

A. 活动期肺结核患者应避免妊娠
B. 新生儿出生后应及时接种卡介苗预防感染
C. 孕期禁做肺结核的手术治疗
D. 肺结核不是剖宫产指征，尽可阴道分娩
E. 链霉素偶可致新生儿听力障碍，宜慎用或减量

18. 关于妊娠合并心脏病，可能出现的体征是

A. 舒张期奔马律
B. 心尖区舒张期杂音
C. Ⅲ级或以上粗糙的收缩期杂音
D. 心房颤动
E. 室性期前收缩

19. 关于糖尿病对妊娠的影响，下述正确的是

A. 孕期宫内死胎发生率增高
B. 易并发胎儿畸形
C. 胎儿肺成熟晚，故应在38周后终止妊娠
D. 易发生巨大儿
E. 合并妊娠期高血压疾病的发生率增高

20. 关于妊娠期糖尿病的并发症，下列哪项是正确的

A. 易发生产后出血
B. 肝功能损害
C. 易发生难产
D. 易并发子痫前期
E. 易发生泌尿生殖系统感染

21. 关于妊娠时孕妇需铁量，下列说法正确的是

A. 妊娠后期胃肠吸收铁量减少
B. 补充铁剂通常是预防缺铁性贫血所必需的
C. 妊娠期排泄的铁约为200mg
D. 胎儿胎盘需铁350mg
E. 母体红细胞增加需铁650mg

22. 妊娠期糖尿病患者，孕晚期为预防胎死宫内应做到

A. 定期监测胎动次数
B. 预产期前引产
C. 每周做1次B超，估计胎儿成熟度
D. 每周进行1次NST
E. 每周做1次缩宫素激惹实验（OCT）

23. 下列属于糖尿病孕妇的剖宫产术的指征是

A. 病程大于10年，病情较严重
B. 有死胎、死产史
C. 巨大胎儿
D. 需胰岛素控制血糖者
E. 胎位不正

24. 测量肺动脉楔压不能为下列哪些指标提供依据

A. 右心前负荷
B. 心率

C. 心肌收缩力　　D. 左心前负荷
E. 后负荷

25. 妊娠中期急性阑尾炎需与下列哪些疾病鉴别
A. 急性肾盂肾炎　　B. 输尿管结石
C. 卵巢囊肿蒂扭转　　D. 急性膀胱炎
E. 急性胆囊炎

26. 关于妊娠合并糖尿病，下列说法错误的是
A. 对糖尿病孕妇应严格控制饮食以使血糖控制在正常水平
B. 一旦确诊妊娠期糖尿病即应加用胰岛素治疗
C. 因糖尿病孕妇娩出的新生儿抵抗力弱，故主张糖尿病孕妇应在预产期以后终止妊娠
D. 阴道分娩患者应在 12 小时内结束分娩
E. 剖宫产应选择连续硬膜外麻醉，不可用局麻

27. 妊娠合并病毒性肝炎需与下列哪些疾病鉴别
A. 妊娠期高血压疾病　　B. 妊娠期肝内胆汁淤积症
C. 妊娠期急性脂肪肝　　D. 妊娠合并胆结石
E. 妊娠剧吐

28. 关于妊娠合并急性病毒性肝炎产妇在产褥期的注意事项，下列说法正确的是
A. 密切观察病情以及肝功能变化，以防演变为慢性肝炎
B. 使用对肝脏损害小的广谱抗生素控制感染
C. 接种肝炎疫苗
D. 不宜哺乳
E. 新生儿应在出生后隔离 3 周，避免接触感染

29. 妊娠合并重型肝炎并 DIC 的处理，下述正确的是
A. 输新鲜血　　B. 红霉素预防感染
C. 剖宫产需在停用肝素 4 小时后进行　　D. 使用小剂量肝素
E. 临产时及产后 24 小时内，都不宜使用肝素

30. 胸腔积液的患者喜卧于患侧的原因是
A. 减轻肺脏压迫　　B. 减轻疼痛
C. 增强健侧肺的呼吸运动　　D. 促进积液吸收
E. 利于胸腔积液引流

31. 关于妊娠合并糖尿病需终止妊娠时，下列注意事项中正确的是
A. 产后 24 小时内的胰岛素用量应减至原用量的一半
B. 新生儿娩出后 30 分钟开始定时滴服葡萄糖液
C. 产后伤口延迟拆线

D. 阴道分娩产程应控制在24小时内

E. 阴道分娩过程中，血糖应不低于5.6mmol/L

32. 乙肝母婴传播途径有

A. 分娩时接触母血及羊水传播　　B. 乳汁传播

C. 经胎盘传播　　D. 粪便传播

E. 产后接触母亲唾液

33. 妊娠合并病毒性肝炎的用药原则包括

A. 烦躁时可给予氯丙嗪

B. 接近临产期有出血倾向者可给予维生素K

C. 临产后、术前6小时、产后8小时停用肝素

D. 重型肝炎者可给予维生素、ATP、辅酶A

E. 预防及治疗DIC可给予肝素，但用量宜小

34. 病毒性肝炎对妊娠的影响包括

A. 妊娠反应加重　　B. 流产、早产

C. 胎儿畸形发生率是正常的2倍　　D. 妊娠晚期易并发妊娠期高血压疾病

E. 分娩期易发生产后出血

35. 关于妊娠合并巨幼细胞贫血的临床表现，下列说法正确的是

A. 一般贫血较严重　　B. 腹泻、舌炎

C. 伴有周围神经变性导致多种症状　　D. 常伴有头晕、乏力、心悸

E. 多发生于妊娠早中期，随着妊娠逐渐加重

36. 对妊娠合并心脏病孕妇的护理措施中，不正确的是

A. 产后2小时即送母婴去休养室

B. 孕妇每天至少睡眠10小时，中午卧床休息1小时

C. 酌情增加产前检查、内科检查次数

D. 临产后，做清洁灌肠

E. 产后出血多时，可肌内注射缩宫素

37. 关于糖尿病对胎儿、婴儿的影响，下列说法正确的是

A. 死胎及新生儿病死率高　　B. 新生儿易发生反应性低血糖

C. 畸形胎儿发生率高　　D. 新生儿常规按早产婴处理

E. 胎儿胰岛素分泌减少

38. 关于妊娠合并肺结核的治疗，叙述正确的是

A. 原则为早期治疗、联合用药、适量用药

B. 分娩过程中应屏气用力

C. 活动性肺结核应在预产期前1~2周入院

D. 首选阴道分娩

E. 应尽量缩短第二产程

39. 齐女士，28 岁。初次妊娠，妊娠 37 周合并急性乙型肝炎入院。下列说法恰当的是

A. 肌内注射维生素 K_1

B. 静脉滴注葡萄糖溶液内加维生素

C. 静脉滴注保肝药

D. 静脉滴注红霉素预防感染

E. 卧床休息，加强营养，避免过劳

40. 下列关于病毒性肝炎合并妊娠的处理，下列哪些选项较为恰当

A. 妊娠早期治疗后行人工终止妊娠

B. 妊娠中晚期终止妊娠

C. 临产后立即行剖宫产术

D. 产褥期用四环素预防感染

E. 产后及时回奶，不宜哺乳

41. 关于妊娠合并缺铁性贫血对妊娠的影响，下列说法正确的是

A. 贫血孕妇的抵抗力低下，对分娩、手术和麻醉的耐受能力差

B. 即使是轻度贫血，也容易造成胎儿生长受限、胎儿窘迫

C. 重度贫血可因心肌缺氧导致贫血性心脏病

D. 严重贫血对失血耐受性降低，易发生失血性休克

E. 即使是轻度或中度贫血，孕妇在妊娠和分娩期间的风险也会增加

42. 夏女士，27 岁。初产妇，患有风湿性心脏病，心功能Ⅱ级，产妇临产入待产室。下列处理方式合理的是

A. 可适当应用镇静药

B. 临产即用抗生素，至少维持至产后 1 周

C. 产后出血较多时，尽量避免输血

D. 产程进展慢，估计头盆不称可能时，早做剖宫产

E. 若非病情需要，不主张常规使用洋地黄预防心力衰竭

43. 妊娠期糖尿病终止妊娠的指征不包括

A. 眼底有增生性视网膜炎

B. 严重肝肾损害

C. 轻度尿路感染

D. 严重的心血管病

E. 反复发作的外阴阴道假丝酵母菌感染

44. 对妊娠合并心脏病患者，下列护理措施正确的是

A. 每日至少睡眠 10 小时

B. 进无盐饮食

C. 积极纠正便秘

D. 心功能Ⅲ级以上者，记出入量

E. 防止受凉

45. 田女士，31 岁。妊娠 35 周，诊断妊娠合并巨幼细胞贫血，常见的临床表现有

A. 乏力、头晕、心悸、气短

B. 神经系统症状

C. 高热、水肿　　D. 腹泻

E. 严重贫血

46. 王女士，38岁。妊娠11周，休息时仍胸闷、气急。查脉搏120次/分，呼吸22次/分，心界向左侧扩大，心尖区有Ⅱ级收缩期杂音，性质粗糙，肺底有湿啰音，不恰当的处理是

A. 立即终止妊娠　　B. 限制钠盐摄入

C. 加强产前监护　　D. 控制心力衰竭后继续妊娠

E. 控制心力衰竭后终止妊娠

47. 赵女士，25岁。妊娠34周，厌食，重度贫血貌，考虑为妊娠合并巨幼细胞贫血，下列诊断恰当的是

A. 血清叶酸值<6.8mmol/L　　B. 红细胞叶酸值<227mmol/L

C. 红细胞平均体积>92fv　　D. 红细胞平均血红蛋白含量>32pg

E. 血清维生素 B_{12}<90pg/ml

48. 妊娠合并糖尿病的并发症不是下列哪项

A. HELLP综合征　　B. 胎盘早剥

C. 真菌性阴道炎　　D. 胎儿甲状腺功能减退

E. 巨大儿

49. 妊娠合并病毒性肝炎，护理措施包括

A. 仅HBsAg阳性产妇可以母乳喂养

B. 所有物品严格消毒

C. 产后母婴同室

D. 分娩后遵医嘱选择对肝脏损害小的抗生素

E. 为患者提供良好的休息和进食环境

50. 再生障碍性贫血孕妇死亡的原因多是

A. 心力衰竭　　B. 严重的呼吸道、泌尿道感染

C. 败血病　　D. 颅内出血

E. 慢性肾衰竭

51. 下列有关再生障碍性贫血的描述，说法正确的是

A. 妊娠不是再生障碍性贫血的原因　　B. 产褥期广谱抗生素预防感染

C. 易发生贫血性心脏病　　D. 尽量经阴道分娩

E. 有产科手术指征者，行剖宫产术时一并将子宫切除为宜

52. 关于糖尿病产妇娩出新生儿的特点，下列说法正确的是

A. 高血糖　　B. 抵抗力低下

C. 低血糖　　D. 高胆红素

E. 巨大儿

53. 下列说法正确的是
A. 妊娠合并糖尿病本身不是剖宫产的指征
B. 心脏病不宜妊娠的指征是二尖瓣狭窄，伴肺动脉高压
C. 肺结核活动期应避免妊娠
D. 活动性肺结核应禁止哺乳
E. 产后 24 小时内的胰岛素用量减至原用量的一半
54. 以下选项不能诊断为妊娠期糖尿病的是
A. 任何一次血糖≥5.8mmol/L
B. 糖耐量一项异常
C. 空腹血糖≥7.8mmol/L
D. 糖耐量两项或以上异常
E. 两次空腹血糖≥5.8mmol/L
55. 下述哪些情况不是妊娠合并心脏病有早期心力衰竭的表现
A. 轻微活动后即胸闷、气促、心悸、休息时心率 >100 次/分
B. 双下肢踝部水肿
C. 体力劳动后出现心悸、气促、呼吸困难
D. 半夜胸闷，需起床或到窗口呼吸新鲜空气
E. 以上都是

六 案例分析题

（1~3 题共用题干）

白女士，30 岁。妊娠 36 周，因爬坡、上楼时心悸、气促就诊，脉搏 88 次/分，呼吸 22 次/分钟，叩诊心界稍向左扩大，听诊心尖区及肺动脉瓣区均有Ⅱ级收缩期吹风样杂音，左肺基底部偶有啰音，下肢水肿（+）。

1. 诊断最可能的是下列哪项
A. 正常妊娠改变
B. 妊娠期高血压疾病性心脏病
C. 心脏病性质待查
D. 风湿性心脏病，二尖瓣关闭不全
E. 风湿性心脏病，心力衰竭Ⅰ级
2. 关于妊娠期母体生理变化，下列哪项是不正确的
A. 妊娠 32~34 周时，心搏量及血容量达高峰
B. 黄体功能于妊娠 10 周后由胎盘取代
C. 肾盂肾炎和胆石症发作与高水平孕激素有关
D. 如胰岛素功能不良，可出现妊娠期糖尿病
E. 不哺乳者垂体催乳素于产后 8 周内降至非妊娠时水平
3. 关于妊娠期泌尿系统的变化，下列哪项是错误的
A. 肾血流量增加
B. 肾脏负担增加

C. 血中尿素氮高于非孕妇
D. 夜尿量多于日尿量
E. 饭后尿糖可以阳性

（4~6题共用题干）

董女士，34岁。初产妇。24小时前胎膜破裂，临产7小时，1天前胎动减少明显。查体：体温38.8℃，脉搏122次/分，血压95/60mmHg。血象：白细胞18×10^9/L，中性粒细胞0.95，淋巴细胞0.05。枕右前位，先露+2，胎心率102次/分。胎心监测出现多个晚期减速。子宫体有压痛感，宫口开大3cm。

4. 此种情况说法正确的是
A. 先兆子宫破裂
B. 产时感染
C. 高龄初产
D. 胎儿窘迫
E. 胎膜早破

5. 3小时后产妇体温高达39.8℃，心率142次/分，血压65/40mmHg，子宫压痛明显，下腹轻度反跳痛。此时不正确的处理方法是
A. 使用糖皮质激素抗休克
B. 抗休克、抗感染同时输注白蛋白
C. 使用抗生素抗感染
D. 抗休克、抗感染同时行剖宫产术
E. 纠正酸中毒和抗感染

6. 经急诊剖宫产后，产后出血，腹部放置引流，此时应进行的处置项目是
A. 物理降温
B. 输新鲜血
C. 左侧卧位，间断吸氧
D. 大剂量广谱抗生素两种联合应用
E. 给予大剂量糖皮质激素

（7~11题共用题干）

白女士，32岁。妊娠24周，门诊化验发现尿糖（+）。既往无糖尿病史。

7. 如化验空腹血糖5.8mmol/L。则下一步对此患者应进行的检查有
A. 做糖耐量试验
B. 再化验一次空腹血糖
C. 再验一次尿糖
D. 进行糖筛查试验
E. 化验肾功能

8. 糖筛查试验：服50g葡萄糖，1小时后测血糖7.9mmol/L。则下一步对此患者应进行的检查有
A. 糖耐量试验
B. 再化验一次空腹血糖
C. 再验一次尿糖
D. 进行糖筛查试验
E. 化验肾功能

9. 患者继续妊娠，一直控制饮食。至妊娠32周测空腹血糖达8.8mmol/L。目前控制血糖最

好的药物是

A. 二甲双胍
B. 消渴丸
C. 阿卡波糖
D. 胰岛素
E. 苯乙双胍

10. 妊娠至 36 周时，查体血压 148/86mmHg，水肿（++）。B 超示胎儿双顶径 9.5cm。空腹血糖 9.2mmol/L。最恰当的处理是

A. 回家等待至妊娠 37 周再来就诊
B. 住院促胎肺成熟，等治疗后终止妊娠
C. 住院观察，等待至预产期再处理
D. 立即行剖宫产
E. 静脉滴注缩宫素引产

11. 患者行剖宫产术后。术前每日用胰岛素共 30U，术后第一天胰岛素如何应用

A. 5U
B. 10U
C. 15U
D. 20U
E. 25U

参考答案与解析

一、A1 型题

1. C【解析】妊娠合并心脏病孕妇，心力衰竭最容易发生在妊娠 32~34 周、分娩期及产褥期最初 3 天内。

2. B【解析】妊娠晚期合并急性病毒性肝炎者，应给予重视和积极治疗，以避免发展为重症肝炎。因为妊娠期新陈代谢增加，肝内糖原储备降低，大量雌激素、孕激素等需在肝内灭活，同时胎儿代谢产物需在母体肝内解毒，导致肝脏负担增加，加重原有的肝炎病情，甚至发展为重症肝炎。

3. B【解析】妊娠晚期合并急性病毒性肝炎，使妊娠期高血压疾病的发病率增加；分娩时因凝血因子功能减退，容易发生产后出血。但都不是对产妇最大的威胁。妊娠晚期发生急性病毒性肝炎重症率及死亡率较非孕妇女高。在肝肾功能衰竭基础上，以凝血功能障碍所致的产后出血、消化道出血、感染等诱因，最终导致肝性脑病和肝肾综合征，直接威胁母婴安全。

4. C【解析】产后 72 小时内仍是心脏负担较重的时期，除了宫缩导致部分血液进入体循环外，组织间液也开始回入体循环，心脏病患者此期仍应警惕心力衰竭的发生。所以，选项 C 错误，其余选项内容是正确的。

5. D【解析】妊娠期胎儿垂直传播而感染肝炎病毒者，以乙型肝炎病毒为多见。

6. B【解析】对妊娠合并心脏病产妇产后的护理，产后最初 3 天内，尤其是 24 小时内，

仍是心力衰竭发生的危险时期，因此必须加强监测，绝对卧床休息。遵医嘱预防性应用抗生素至产后一周左右；心功能Ⅰ级、Ⅱ级可以考虑哺乳，Ⅲ级、Ⅳ级不宜哺乳；产褥期宣教知识指导患者。不宜再妊娠者，嘱其严格避孕或采取绝育措施。所以，“产后住院时间与正常分娩者相同”显然是错误的。其余选项内容是正确的。

7. E【解析】妊娠合并甲状腺功能亢进有典型症状及体征者，诊断并不困难。实验室检查有助于确诊。游离 T_3 及游离 T_4 是诊断的主要指标，甲亢者游离 T_3 明显升高，游离 T_4 及甲状腺结合球蛋白也明显升高。TSH 则受抑制而降低。所以，选项 E 是正确的。

8. B【解析】为保持大便通畅，可进食适量的蔬菜、水果等粗纤维食物，因粗纤维可促进肠蠕动起到预防便秘的作用。所以，选项 B 错误。

9. E【解析】妊娠合并急性病毒性肝炎，妊娠早期应积极治疗，待病情好转后行人工流产术。妊娠 30 周的急性病毒性肝炎，积极治疗后病情好转可继续妊娠。妊娠中、晚期经治疗病情仍继续进展者，可考虑终止妊娠。妊娠晚期应注意防止妊娠期高血压疾病的发生。妊娠合并急性病毒性肝炎孕妇临产后应备好新鲜血，防止产时及产后出血。

10. E【解析】我国多采用口服 75g 葡萄糖耐量试验（OGTT）。禁食 12 小时后，口服葡萄糖 75g，其正常值上限为：空腹 5. 6mmol/L，1 小时 10. 3mmol/L，2 小时 8. 6mmol/L，3 小时 6. 7mmol/L，其中任何两项或两项以上达到或超过正常值上限，即可诊断为妊娠期糖尿病。一项异常则诊断为糖耐量异常。

11. A【解析】胎儿娩出后应立即给产妇肌内注射或静脉滴注缩宫素，但禁用麦角新碱，防止静脉压增高而发生心力衰竭。所以，选项 A 错误。

12. C【解析】心力衰竭为洋地黄的主要适应证。对于心腔扩大，舒张期明显增加的慢性充血性心力衰竭效果较好。同时伴有房颤则是应用洋地黄最好指征。如需服用洋地黄制剂如地高辛者，在使用前要数脉搏，如脉搏 <60 次/分，应停药。当发现有恶心、呕吐、腹痛、黄视等毒性反应时，应及时报告医生并停药。

13. D【解析】Ⅱ级：一般体力活动轻度受限制，活动后心悸、轻度气促，休息时无症状。于女士的表现符合心功能Ⅱ级的临床表现。

14. A【解析】血红蛋白 $<100g/L$，血细胞比容 <0.30 或红细胞 $<3.5\times10^{12}/L$，即可诊断为贫血。

15. B【解析】血红蛋白（Hb）测定通常通过血液检查的手段来进行，临床上用来鉴别贫血类型。血红蛋白改变的临床意义与红细胞计数相似，但血红蛋白能更好地反映贫血的程度。

16. C【解析】一般认为糖化血红蛋白测定可以反映前 8~12 周的血糖水平，它可以用来弥补空腹血糖只反映瞬时血糖值的不足，监测病情的控制情况。

17. B【解析】心脏扩大、触及震颤及听到器质性杂音（舒张期杂音及 3/6 级以上粗糙的伴有震颤的全收缩期杂音）是器质性心脏病的体征。本题诊断器质性心脏病的主要体征是心尖部有舒张期雷鸣样杂音。

18. D【解析】急性重型肝炎时，镜下可见肝细胞广泛坏死，出现弥漫性的大片坏死。肝窦充血并出血，Kupffer 细胞增生肥大。小叶内及汇管区有淋巴细胞和巨噬细胞为主的炎性细胞浸润。肝细胞再生不明显。

19. A【解析】胎儿娩出后，立即在产妇腹部放置 1kg 重的沙袋持续 24 小时，防止腹压骤减而诱发心力衰竭。做好新生儿抢救的准备工作。

20. C【解析】妊娠早期患重型肝炎，应积极治疗肝炎，待病情好转立即行人工流产终止妊娠。所以，选项 C 正确。孕妇易感，且易发展为重型肝炎的是戊型肝炎病毒。所以，选项 A 错误。妊娠合并糖尿病者，原则上应尽量推迟终止妊娠的时间。血糖控制良好，妊娠晚期无合并症，胎儿宫内状况良好，应等待至妊娠 38~39 周终止妊娠；血糖控制不满意，伴血管病变、合并重度子痫前期、严重感染、胎儿生长受限、胎儿窘迫者，应及早抽取羊水，了解胎肺成熟情况，并注入地塞米松促胎肺成熟，胎肺成熟后应立即终止妊娠。所以，选项 B 不完全正确。妊娠合并糖尿病的筛查需在尿糖基础上化验空腹血糖，所以尿糖阳性进一步的检查项目是空腹血糖。因此，选项 D 错误。第二产程中腹肌、膈肌同时参与收缩，回心血量和外周阻力进一步增加，加之产妇屏气用力增加了肺循环的阻力，故第二产程是心脏负担最重的时期。所以，第二产程心脏负担最重不是由于血容量增加。因此，选项 E 错误。

21. B【解析】妊娠合并肝炎时，为预防 DIC，应于分娩前 1 周肌内注射维生素 K_1，20~40mg/d，配备新鲜血液。所以，选项 B 正确。妊娠早期合并肝炎，应及时终止妊娠，待肝功能正常后再妊娠。所以，选项 C 错误。妊娠中期及晚期继续妊娠和引产的危险程度相当，故应护肝治疗后观察，待疗效不佳、肝功能继续恶化，才需要终止妊娠。所以，选项 A、D 错误。目前妊娠合并肝炎孕妇，可根据病情需要选择剖宫产终止妊娠，但并非所有的病例都需要剖宫产。所以，选项 E 错误。

22. D【解析】在妊娠期各种类型贫血中，缺铁性贫血最常见，占妊娠期贫血的 95%。

23. B【解析】妊娠期肾血流量及肾小球滤过率增加，造成肾糖阈降低，致使尿糖不能够正确反映血糖水平。所以，选项 B 正确。孕期糖耐量试验有明显变化。所以，选项 A 错误。妊娠期胰岛素需要量增加，糖耐量减低。由于体内激素水平变化，所以孕期极易发生酮症酸中毒。因此，选项 C 错误。妊娠中晚期，孕妇体内抗胰岛素样物质增加，如雌激素等使孕妇对胰岛素的敏感性随孕周增加而下降，为维持正常糖代谢水平，胰岛素需求量必须相应增加。所以，选项 D 错误。孕早期抗胰岛素分泌正常。所以，选项 E 错误。

24. D【解析】心脏病变较轻，心脏代偿功能Ⅰ~Ⅱ级，无心力衰竭病史，无其他并发症者，可以妊娠。心脏病变较重，心功能Ⅲ~Ⅳ级、既往有心力衰竭病史、肺动脉高压、严重心律失常、风湿热活动期、急性心肌炎和发绀型先天性心脏病等，不宜妊娠。轻微活动后即有胸闷、心悸、气促，是早期心力衰竭的临床表现，不宜妊娠。

25. D【解析】因为孕期血容量增加，造血需求增加，铁为造血的原料。一般是从妊娠 16 周开始常规补铁，补铁的同时，多吃含维生素 C 的食物，有助于身体对铁剂的吸收。

26. E【解析】巨幼细胞贫血时，贫血性心脏病、妊娠期高血压疾病、胎盘早剥、早产、产褥感染等的发病率明显增多。对胎儿影响主要有：畸形胎儿（以神经管缺损常见）、胎儿宫内发育迟缓、死胎等。

27. E【解析】妊娠期、分娩期及产褥期都可能使心脏病患者的心脏负荷加重而诱发心力衰竭，是孕产妇死亡的重要原因之一。在妊娠合并心脏病患者中，先天性心脏病占 35%~50%，位居第一。

28. A【解析】甲型肝炎病毒主要通过粪–口途径传播，不会通过胎盘或其他途径传给胎儿，感染后可有终身免疫，一般孕妇患过甲型肝炎，其胎儿生长不受影响。

29. B【解析】妊娠合并心脏病心功能Ⅱ级：一般体力活动轻度受限制，活动后心悸、轻度气短，休息时无症状。

30. B【解析】妊娠合并心脏病，患者的心功能情况决定着能否继续妊娠，并且与分娩的方式有着直接的影响。所以，在整个妊娠期间，要加强对心功能的检测，控制心功能在Ⅰ级、Ⅱ级，严格规范的治疗，采取安全的分娩方式，提高新生儿的存活率。

31. D【解析】妊娠合并心脏病，第一产程必要时遵医嘱给予地西泮（安定）、哌替啶（度冷丁）等镇静药。预防感染，进行治疗护理操作时严格按无菌操作规程进行，防止医源性感染，按医嘱使用抗生素至产后 1 周。所以，选项 D 正确。急性心力衰竭发生时，应立即住院治疗，控制心力衰竭后终止妊娠。所以，选项 A 错误。心功能Ⅲ级者不宜妊娠，若一旦受孕，则应尽早终止妊娠。若妊娠到中期再行引产术，其危险性不亚于继续妊娠。因此应密切监护，积极防治心力衰竭，控制心力衰竭后终止妊娠。所以，选项 B 错误。胎儿娩出后，若发生产后出血，应立即给产妇肌内注射或静脉滴注缩宫素，但禁用麦角新碱，防止静脉压增高而发生心力衰竭。所以，选项 C 错误。充血性心力衰竭者禁用甘露醇，可以用呋塞米来纠正心力衰竭。所以，选项 E 错误。

二、A2 型题

1. A【解析】依据题干信息所述，患者可初步诊断为滴虫性阴道炎。滴虫性阴道炎常于月经后复发，故治疗后检查滴虫阴性时，仍应每次月经后复查阴道分泌物，若经 3 次检查均阴性，方可称为治愈。

2. A【解析】妊娠合并心脏功能不全的妇女，产后 3 天内，尤其是产后 24 小时内，仍是心力衰竭发生的危险时期，产妇应绝对卧床休息，加强监护，预防便秘。按医嘱应用广谱抗生素预防感染，产后 1 周左右无感染征象时可停药出院。

3. B【解析】依据题干信息所述，患者有发绀、杵状指。出现心力衰竭症状，可初步诊断为妊娠合并发绀型先天性心脏病。妊娠合并心脏病者，在孕足月后要及时终止妊娠。发绀型先天性心脏病者不宜再次妊娠，如已妊娠，应尽早终止。

4. D【解析】根据尿 hCG（－）可排除妊娠情况。再根据停经史、患者阴道大量流血，可诊断为功血。功血治疗要点：①生育年龄妇女，功血治疗可用孕激素进行药物性刮宫。②如果出血量大，诊断性刮宫是首选，既可明确诊断又可迅速有效止血。题中患者出血量大，最佳止血方案为刮宫止血。

5. A【解析】依据题干信息所述，患者符合心功能Ⅱ级的表现“一般体力活动轻度受限制，活动后心悸、轻度气促，休息时无症状”。对该患者的处理原则是积极控制病情后，以剖宫产结束分娩。

6. B【解析】参见 A2 型题第 3 题解析。

7. D【解析】心脏病变较重，心功能Ⅲ~Ⅳ级、既往有心力衰竭病史、肺动脉高压、严重心律失常、风湿热活动期、急性心肌炎和发绀型先天性心脏病等，不宜妊娠。不宜妊娠者一旦受孕，则应尽早终止妊娠。

8. E【解析】妊娠合并缺铁性贫血，首选治疗药物是铁剂，铁剂补充首选口服铁剂，如硫酸亚铁。

9. B【解析】心脏病变较轻，心功能Ⅰ~Ⅱ级，无心力衰竭病史，无其他并发症，可以妊娠，妊娠后须加强监护。

10. E【解析】恶心、呕吐等胃肠道反应不是妊娠合并重型肝炎应有的诊断要点。

11. D【解析】妊娠合并心脏病早期心力衰竭的临床表现包括：①轻微活动后即有胸闷、心悸、气短。②休息时心率 >110 次/分。③夜间常因胸闷而需坐起，或需到窗口呼吸新鲜空气。④肺底部出现少量持续性湿啰音，咳嗽后不消失。依据题干信息所述，罗女士心悸、夜间胸闷，休息时心率 119 次/分，肺底部有湿啰音，符合妊娠合并心脏病早期心力衰竭的表现。最正确的处理方式应积极控制心力衰竭，减轻心脏负担，及时去除心力衰竭诱因，然后终止妊娠。

12. C【解析】糖尿病经治疗后不能有效控制，或伴有先兆子痫、羊水过多、眼底动脉硬化、肾功能减退时，应考虑终止妊娠。37 周左右终止妊娠对胎儿有利。

13. D【解析】应首先进行肝炎病毒血清病原学标志物的检查，肝炎标志物是辅助诊断肝炎的重要检查之一，是明确肝炎的特异性检查。

14. E【解析】妊娠合并心力衰竭时，为明确心脏病种类，应做超声心动图检查。超声心动图通过实时观察心脏和大血管结构、各心腔大小的变化以及心瓣膜结构及功能情况，了解心脏病变。

15. E【解析】患者妊娠 8 周，患有风湿性心脏病，确诊为二尖瓣狭窄、心功能Ⅱ级，既往无心力衰竭史。因此可判断该患者心脏病变较轻，心脏代偿功能Ⅱ级，无心力衰竭病史，无其他并发症者，可以继续妊娠，但应加强监护。

16. D【解析】妊娠合并心脏病左心衰竭的临床表现：①不同程度的呼吸困难。②急性肺水肿：咳嗽、咳粉红色泡沫痰、咯血。③疲倦、乏力、头晕、心慌。④少尿及肾功能损害症状。⑤体征：心率快，左室扩张，心尖部收缩期杂音、舒张期奔马律、双肺底湿啰音，发绀，交替脉。依据题干信息所述，李女士有左心衰竭的表现，最恰当的处理措施是控制心力衰竭后，尽早终止妊娠。

17. C【解析】应查乙肝抗原、抗体5项。①HBsAg阳性是HBV感染的特异性标志。②抗-HBs阳性提示有过HBV感染，是保护性抗体，表示机体有免疫力。③HBeAg是核心抗原的亚成分，可反映HBV复制及传染性的强弱。急性乙型肝炎时HBeAg短暂阳性，如持续阳性提示转为慢性。在慢性HBV感染时，HBeAg阳性表示肝细胞内有HBV活动性复制。当HBeAg转阴伴有抗-HBe出现时，表示HBV复制停止。④HBcAg为乙肝病毒的核心抗原，阳性提示HBV在体内复制。

18. D【解析】急性肝炎一经确诊，应马上隔离，进行保肝治疗，积极治疗病情好转可继续妊娠。

19. B【解析】妊娠合并活动性肺结核的治疗和处理原则同非妊娠妇女。原则为早期治疗、联合用药、适量用药，完善、规律及全程用药是治疗的关键。首选药物为口服异烟肼、利福平。异烟肼可通过胎盘，但目前尚不能肯定有致畸作用，该药有肝脏毒性，用药期间应定期检查肝功能，当转氨酶高于正常值上限5倍时必须停药，用药的同时应服用维生素B_6以减轻神经毒性。利福平也可通过胎盘，有引起胎儿低纤维蛋白原血症的报道。

三、A3/A4型题

1. D【解析】患者先天性心脏病，心功能Ⅱ级，在整个妊娠分娩过程中，第二产程该患者心脏负担最重。因此，宫口开全时应避免屏气增加腹压，及时行会阴侧切术，必要时可用产钳助产，以缩短第二产程，减轻产妇心脏负担。

2. D【解析】心功能Ⅰ~Ⅱ级及此次分娩未发生心力衰竭者，可以母乳喂养；Ⅲ级以上者应及时回奶。因此，选项D是错误的。

3. E【解析】糖筛查试验最好在妊娠24~28周进行。

4. B【解析】参见A1型题第10题解析。葡萄糖耐量试验（OGTT）其中任何两项或两项以上达到或超过正常值，即可诊断为妊娠期糖尿病。一项异常则诊断为糖耐量异常。故周女士下一步应做糖耐量试验。

5. E【解析】周女士有糖尿病家族史，妊娠38周分娩时，胎盘娩出后突然休克，最可能的原因是低血糖休克。

6. C【解析】于女士妊娠合并心脏病，心功能Ⅱ级，妊娠40周胎儿体重正常，左枕前位（LOA），胎心正常，不规则宫缩，对该患者最佳处理方式应是严密监护下经阴道分娩。

7. D【解析】经阴道分娩时，第一产程中遵医嘱给予地西泮、哌替啶等镇静药；按医嘱使用抗生素至产后1周，以防止医源性感染。第二产程，密切观察母儿情况，严密观察产妇的生命体征、自觉症状以及胎心变化。宫口开全时，避免屏气增加腹压，及时行会阴侧切术，必要时可用产钳助产，以缩短第二产程，减轻产妇心脏负担。胎儿娩出后，立即在产妇腹部放置1kg重的沙袋持续24小时，防止腹压骤减而诱发心力衰竭；应立即给产妇肌内注射或静脉滴注缩宫素以防止产后出血，但禁用麦角新碱，防止静脉压增高而发生心力衰竭；及时娩出胎盘并按摩子宫以促进子宫收缩。所以，选项D的处理是不正确的。

8. D【解析】依据题干信息所述，吴女士“轻度活动后感胸闷气短，近1周夜间咳嗽、咳痰不能平卧。检查：心率123/分钟，心界向左扩大，心尖区可闻及Ⅲ级收缩期杂音，双肺底闻及小水泡音，双下肢水肿（+）”符合妊娠合并心脏病心力衰竭的临床表现。

9. B【解析】妊娠超过12周时，终止妊娠需行比较复杂的手术，其危险性不亚于继续妊娠和分娩。因此应密切监护，积极防治心力衰竭，控制心力衰竭后终止妊娠。

10. D【解析】产后应按医嘱使用抗生素至产后1周。所以选项D是错误的。

11. E【解析】根据题干信息所述，此时应禁用麦角新碱，防止静脉压增高而发生心力衰竭。

12. D【解析】依据题干信息所述，可怀疑该患者为妊娠合并病毒性肝炎，为进一步明确诊断，可做乙肝五项和肝功能检查，对病毒性肝炎有诊断价值。

13. B【解析】患者丙氨酸转氨酶（ALT）542U/L，超正常数值10倍以上，结合胆红素46μmol/L、尿胆红素（+）、HBsAg（+），最有可能的诊断是妊娠合并病毒性肝炎。

14. A【解析】患者一周后“ALT 100U/L，总胆红素242.8μmol/L”，说明ALT升高，总胆红素>171μmol/L符合重型肝炎的诊断。

15. E　16. C

15~16【解析】围产期心肌病的主要临床表现为充血性心力衰竭。无心脏病的妊娠末期或产后（通常2~20周）出现呼吸困难、血痰、肝大、水肿等心力衰竭症状，类似扩张型心肌病者。诊断标准为：①既往无心脏病病史。②发病时有心力衰竭症状，无特殊心脏异常体征。③超声心动图可示心房心室均扩大，以左心室扩大为甚，各瓣膜有反流。依据题干信息所述，王女士符合围生期心肌病的临床表现和诊断标准，为确诊，可首选超声心动图检查。

17. D【解析】围产期心肌病在治疗时，对洋地黄反应较好，快速使用可使心力衰竭很快得到控制。可加用小剂量利尿剂及血管扩张剂。待积极控制心力衰竭症状以后，剖宫产终止妊娠。

18. E【解析】对于可能妊娠的已婚育龄妇女，胸部X线透视不能作为首选的检查手段。

19. A【解析】依据题干信息所述，患者已有心力衰竭的临床表现，不宜妊娠。不宜妊娠者一旦受孕，则应尽早终止妊娠。故应在控制心力衰竭症状后，行人工流产。

20. A【解析】根据题干信息所述，符合心力衰竭的临床表现。

21. C【解析】心脏病变较重，心功能Ⅲ~Ⅳ级、既往有心力衰竭病史等，不宜妊娠。不宜妊娠者一旦受孕，应尽早终止妊娠。若妊娠到中期再行引产术，其危险性不亚于继续妊娠。因此应密切监护，积极防治心力衰竭，控制心力衰竭后行剖宫产终止妊娠。

22. B【解析】依据题干信息所述，孕妇体态肥胖，近期出现“三多”症状。结合其他表现，可初步诊断为妊娠期糖尿病。

23. C【解析】参见A1型题第10题解析。为明确诊断，首选的辅助检查是口服葡萄糖耐量试验。

24. E【解析】依据题干信息所述，患者双肺底可闻及水泡音，常见于左心衰竭，并且出现呼吸困难、头痛、咳嗽、气短等症状，血压165/120mmHg。故考虑该孕妇此时并发了心力衰竭。

25. B【解析】心力衰竭确诊后，应马上采取治疗措施，包括吸氧、坐位、抗感染、利尿、强心、解痉、血管扩张剂的应用等。

26. C【解析】参见A1型题第9题解析。孕妇已被诊断为急性病毒性肝炎，应注意休息，加强营养，给予高蛋白质、高维生素、足量糖类和低脂肪饮食。积极采用中西医结合治疗方案，注意保护肝功能，避免使用损害肝脏的药物，预防感染和产后出血。有黄疸者应住院治疗，按重型肝炎处理。

27. C【解析】应高度重视孕晚期出现的急性病毒性肝炎，因容易发展为重型肝炎，应用保肝降氨药物，积极预防并治疗弥散性血管内凝血（DIC），因DIC是妊娠期重型肝炎的主要死因。

28. C【解析】妊娠合并病毒性肝炎时，应积极采用中西医结合治疗方案，注意保护肝功能，避免使用损害肝脏的药物，预防感染和产后出血。长期大量口服四环素或静脉给予大剂量，可引起严重肝损害。所以，选项C错误。

29. B【解析】“血红蛋白70g/L”属于中度贫血，主要有可能出现头晕、乏力、食欲缺乏等症状。“妊娠32周，因乏力、胸闷、气急、面色苍白，心尖区闻及Ⅱ级收缩期杂音，双侧肺底可闻及少许湿啰音”符合妊娠合并心脏病的临床表现，且已有心力衰竭。因此，最可能的诊断是贫血性心脏病，心力衰竭。

30. D【解析】确认贫血性心脏病，心力衰竭后不应马上输血。

31. A【解析】患者入院后积极治疗1周后，一般情况好转，心尖区Ⅰ级收缩期杂音，肺部阴性，血红蛋白上升至90g/L，尿蛋白阴性。说明心脏病变较轻，心脏代偿功能Ⅰ~Ⅱ级，无其他并发症者，可以继续治疗，继续妊娠，同时应加强监护。

32. E【解析】妊娠时，尽可能不要进行腹部透视或拍片，因此，选项E是不必要的。

33. C【解析】2周后，胎龄已达37周，无黄疸、妊娠已足月或胎肺已成熟者，如有胎盘功能明显减退或胎儿窘迫，应及时行剖宫产终止妊娠。“NST为无反应型”已出现胎儿宫内窘迫。所以，选项C处理正确。

34. B【解析】新生儿气管插管的指征：①重度窒息需较长时间加压给氧人工呼吸者。②羊水胎粪污染，新生儿出生后无活力者。③气囊、面罩通气效果不佳或心率<60次/分，经胸外按压心脏后心率不增快者。④需要气管内给药。⑤<1500g极低出生体重儿重度窒息时。⑥早产儿，注入表面活性物质，拟诊膈疝时。本例新生儿气管插管加压给氧是不必

要的。

35. D【解析】提前选择适宜的分娩方式，心功能Ⅰ~Ⅱ级无产科手术指征者，可在严密监护下经阴道分娩，其余可选择剖宫产。

36. C【解析】该产妇的心功能属于Ⅱ级（一般体力活动轻度受限制，活动后心悸、轻度气短，休息时无症状）。

37. B【解析】第一产程必要时遵医嘱给予地西泮、哌替啶等镇静药。第三产程肌内注射吗啡或哌替啶，保证产妇得到休息。

四、B 型题

1. D　2. B　3. A

1~3【解析】妊娠合并肝炎者，在妊娠早期（妊娠 24 周前）经积极治疗后，待病情好转后可继续妊娠。妊娠中晚期（妊娠 34 周前）尽量避免终止妊娠，避免手术和药物对肝脏的影响，重型肝炎应在积极治疗、控制病情后及时剖宫产。重型肝炎已经足月者（妊娠 38 周）应积极控制，24 小时后，立即终止妊娠，因母儿耐受力差，过度体力消耗加重肝脏负担，分娩方式以剖宫产为宜。

4. A　5. E　6. B

4~6【解析】产妇妊娠合并心脏病心力衰竭，首选药物为洋地黄，但应注意避免发生洋地黄中毒。输液量不超过每天 1500ml，滴速不超过 30 滴/分或遵医嘱；产妇妊娠合并心脏病，应禁用麦角新碱，防止静脉压增高而发生心力衰竭；产妇妊娠合并心脏病，胎儿娩出后应立即给产妇肌内注射或静脉滴注缩宫素，防止产后出血。

7. A　8. E　9. B

7~9【解析】我国多采用口服 75g 葡萄糖耐量试验。禁食 12 小时后，口服葡萄糖 75g，其正常值上限为：空腹 5. 6mmol/L，1 小时 10. 3mmol/L，2 小时 8. 6mmol/L，3 小时 6. 7mmol/L，其中任何两项或两项以上达到或超过正常值上限，即可诊断为妊娠期糖尿病。一项异常则诊断为糖耐量异常。

10. E　11. A　12. B　13. C

10~13【解析】妊娠 34 周：出现发绀，不能平卧，肺底部持续湿啰音，颈静脉充盈为心力衰竭表现；心悸，气促，心界稍扩大，心尖区可闻及Ⅱ级柔和收缩期杂音为妊娠期正常心脏改变；自幼发绀，从未参加体力劳动提示先天性心脏病；能平卧，肺无啰音提示心功能Ⅲ级。妊娠合并早期心力衰竭可以表现为轻微活动后出现胸闷、气急、心悸，静息心率为 114 次/分，呼吸 22 次/分。

14. E【解析】根据题干内容所述，可以诊断为子痫前期重度。子痫前期重度临床表现为：血压 ≥ 160/110mmHg；尿蛋白 ≥ 2. 0g/24h 或随机尿蛋白 ≥（++）；血清肌酐 > 106μmol/L，血小板 $< 100 \times 10^9/L$；出现微血管溶血（LDH 升高）；血清 ALT 或 AST 升高；持续性头痛或其他脑神经或视觉障碍；持续性上腹不适。

15. C【解析】根据题干内容所述，可以诊断为慢性高血压合并子痫前期。高血压的患者妊娠以后，因为高血压对于整个妊娠过程的影响，使患者出现血压升高、水肿、蛋白尿以及头痛、头晕、恶心、上腹部不适的症状。

五、X型题

1. ABCE【解析】心脏病孕产妇护理时，应积极防止并发症并及早治疗妊娠期的各种感染，尤其是上呼吸道感染。当胎儿娩出后，应将沙袋置于产妇腹部，防止腹压骤减而诱发心力衰竭。产后需给予广谱抗生素。如发现死胎，宜行穿颅术尽快结束分娩。需摄入高蛋白、高维生素、低盐、低脂肪饮食。

2. ABCE【解析】妊娠合并特发性血小板减少性紫癜（ITP）是产科较为常见的血液系统合并症。一般情况下，ITP患者不主张预防性输注血小板，但是有严重出血或临近手术或分娩时，可输注血小板，以快速提升血小板达到目标范围，如在准备经阴道分娩而又有鼻出血或皮肤黏膜出血或是在准备剖宫产时，若血小板低于$10 \times 10^9/L$的，可行血小板输注。

3. BCDE【解析】尽管肺结核母婴传播的发生率低于5%，但若肺结核孕妇分娩时痰检结核分枝杆菌为阴性，则新生儿应接种卡介苗，但不必治疗。所以，选项A错误，其余选项内容都是正确的。

4. ABDE【解析】妊娠合并心脏病产褥期护理：①产后应保证产妇充足的睡眠和休息，必要时遵医嘱给予小剂量口服镇静药。产后24小时内应绝对卧床休息；病情轻者，产后24小时后根据心功能情况，可适当下地活动。②预防便秘，注意饮食清淡，多吃蔬菜和水果，必要时使用缓泻剂。③预防感染，注意外阴清洁，应用抗生素预防感染，特别是防止感染性心内膜炎的发生。④心功能Ⅰ~Ⅱ级的产妇可以哺乳，但应避免劳累。心功能Ⅲ级以上者不宜哺乳，应及时退奶。可选用中药退奶。⑤不宜再妊娠需做绝育手术，心功能良好者应于产后1周手术。如有心力衰竭，待心力衰竭控制后行绝育手术。未做绝育术者要严格避孕。因此，选项C是错误的，其余选项内容都是正确的。

5. BCDE【解析】饮食宜清淡，易消化，少食多餐，防止便秘，以免因用力排便引起心力衰竭或血栓脱落。不应灌肠。其余选项的护理内容是正确的。

6. ABCE【解析】孕妇可在产前、产时及产后将结核分枝杆菌传给下一代。有活动性结核未经治疗的母亲，其新生儿在出生后第1年内感染的可能性为50%。所以，选项D错误，其余选项的说法都是正确的。

7. ABCD【解析】胎儿娩出后，应立即给产妇肌内注射或静脉滴注缩宫素，但禁用麦角新碱，以防止静脉压增高而发生心力衰竭。所以，选项E错误，其余选项内容是正确的。

8. ABCE【解析】妊娠合并糖尿病，新生儿容易出现的并发症有感染、低血钙。此外，妊娠期糖尿病可导致新生儿高胆红素血症的发生概率上升，并且易并发新生儿低血糖、新生儿呼吸窘迫综合征，从而增加了胎儿的死亡率。所以，选项D错误。

9. ABCE【解析】妊娠合并心脏病产褥期护理参见X型题第4题解析。所以，选项D错误，其余选项内容都是正确的。

10. ABCD【解析】铁通过胎盘的运输是单向性的（由孕妇运至胎儿）。一般情况下，胎儿缺铁程度不会太严重。所以，选项 E 说法错误，其他选项均正确。

11. ACDE【解析】风湿性心脏病有肺动脉高压、慢性心房颤动、高度房室传导阻滞、并发细菌性心内膜炎、孕产期心力衰竭或休克发生率高者皆不宜妊娠。所以，选项 A 正确。对有冠心病的患者，预防性应用洋地黄可减轻麻醉复苏期的心功能损害。所以，选项 B 错误。妊娠合并心脏病 30 周内发生心力衰竭者应及时终止妊娠，而 30 周以后可积极治疗，适时终止妊娠。所以，选项 C 正确。心功能 Ⅰ~Ⅱ级无产科手术指征者，可在严密监护下经阴道分娩，其余可选择剖宫产。所以，剖宫产不是禁忌证。因此，选项 D 正确。产时、产后常规应用抗生素治疗，以预防感染。所以，选项 E 正确。

12. BCDE【解析】病变广泛的活动性肺结核孕妇，一般以阴道分娩为宜，但分娩过程中应避免屏气用力，以防肺泡破裂、胎儿缺氧，可行阴道助产缩短第二产程。所以，选项 A 的处理是不恰当的，其他选项均正确。

13. ABCDE【解析】妊娠不是再生障碍性贫血的原因，但妊娠可使再生障碍性贫血的病情加剧，再加上妊娠期间生理性血液稀释，易发生贫血性心脏病，甚至心力衰竭。再生障碍性贫血孕妇发生妊娠期高血压疾病、感染和出血的概率增加，是孕产妇的重要死因。妊娠期严重贫血（血红蛋白 $<60g/L$）对胎儿不利，可导致流产、早产、胎儿生长受限、死胎和死产等。

14. ABCD【解析】对妊娠合并病毒性肝炎者，妊娠 <12 周，应行人工流产术，妊娠 ≥ 12 周，治疗无效考虑终止妊娠。分娩时，积极做好输血准备；产时，常规使用对肝脏损害性小的抗生素。晚期妊娠合并重型肝炎者，产前应采取严密监测、精心护理、支持疗法、对症处理等综合治疗，同时积极防治并发症，选择在凝血功能障碍、低蛋白血症等实验室指标与生命体征有所改善后，适时剖宫产终止妊娠。故选项 E 错误。

15. ACDE【解析】肝炎病毒可通过胎盘进入胎儿体内，妊娠早期合并病毒性肝炎，胎儿畸形发生率约为正常的 2 倍。所以选项 B 的描述是错误的，其余选项的描述是正确的。

16. ACDE【解析】妊娠合并心脏病患者，为防止产后出血，胎儿娩出后应立即给产妇肌内注射或静脉滴注缩宫素，但禁用麦角新碱，以防止静脉压增高而发生心力衰竭。妊娠合并心脏病，宫口开全后尽快协助胎头娩出。产褥期妇女需充分休息，心电监护，密切观察心率、呼吸、血压、体温改变，取半卧位。在心功能允许的情况下，鼓励下床适度活动。饮食宜清淡，易消化，少食多餐，防止便秘，以免因用力排便引起心力衰竭或血栓脱落。自妊娠第 6 周开始，孕妇血容量开始增加，妊娠 32~34 周达到高峰，此后维持在较高水平。

17. ABDE【解析】活动期肺结核患者应避免妊娠。妊娠合并肺结核，一般以阴道分娩为宜，但分娩过程中应避免屏气用力，以防肺泡破裂、胎儿缺氧，可行阴道助产缩短第二产程。新生儿出生后应及时接种卡介苗预防感染。链霉素偶可致新生儿听力障碍，宜慎用或减量。

18. ABCD【解析】妊娠合并心脏病体征：①心脏听诊，如发现舒张期杂音，一般提示有器质性病变。②Ⅲ级或Ⅲ级以上收缩期杂音，性质粗糙而时限较长者应考虑心脏病的诊断。有时诊断比较困难，须待产后随访再确诊。③严重的心律失常，如心房扑动、心房颤动、房室传导阻滞、舒张期奔马律出现，均提示有心肌病变；而期前收缩和阵发性室上性心动过速有时可在无心脏病的孕妇中发现，应注意识别。

19. ABDE【解析】胎儿畸形率高于正常孕妇，严重畸形发生率为正常妊娠的7~10倍。巨大儿发生率可高达25%~42%。高胰岛素血症具有拮抗糖皮质激素，促进肺泡Ⅱ型细胞表面活性物质合成及释放的作用，使胎儿肺表面活性物质产生及分泌减少，胎儿肺成熟延迟，导致新生儿呼吸窘迫综合征发生率增加，增加了新生儿的死亡率。妊娠期高血压疾病发生率高，为正常孕妇的2~4倍。糖尿病经治疗后不能有效控制，或伴有先兆子痫、羊水过多、眼底动脉硬化、肾功能减退时，应考虑终止妊娠。38周左右终止妊娠对胎儿有利。

20. ACDE【解析】妊娠期糖尿病时，高血压疾病发生率高，感染是糖尿病的主要并发症。因巨大儿发生率明显增高，难产、产道损伤、手术产概率增高，产程延长易发生产后出血。

21. BCDE【解析】妊娠期铁的需要量增加是孕妇缺铁的主要原因。妊娠期需铁约1000mg，每日需铁至少4mg，但早孕常因胃肠功能失调致恶心、呕吐、食欲缺乏或腹泻而影响铁的摄入和吸收。因此，选项A说法是错误的，其余选项的说法都是正确的。

22. ABCD【解析】一般在胎儿胎心率下降、宫缩减弱或胎盘功能降低时，需要做产科OCT，即缩宫素激惹实验。OCT试验适用于孕晚期评估胎儿情况。凡妊娠40周而没有发动的，在催生前都需要做OCT试验。但是由于OCT后，孕妇会出现腹痛、腰酸等情况，所以在实验后孕妇应注意多卧床休息。所以，选项E错误，其余选项内容均是正确的。

23. ABCE【解析】需胰岛素控制血糖不一定是剖宫产的指征。糖尿病伴血管病变及其他产科指征，如怀疑巨大胎儿、胎盘功能不良、胎位异常等产科指征者；妊娠期血糖控制不好，胎儿偏大或者既往有死胎、死产史者；糖尿病病程>10年，伴有视网膜病变及肾功能损害者，均应该剖宫产结束分娩。

24. ABCE【解析】左心室前负荷是容量负荷，肺动脉楔压（PAWP）是评定容量负荷较准确的指标。

25. ABCE【解析】妊娠中期急性阑尾炎应与右侧卵巢囊肿蒂扭转、右侧肾盂积水、右侧急性肾盂肾炎、右侧输尿管结石、急性胆囊炎相鉴别。

26. ABCE【解析】妊娠合并糖尿病阴道分娩：临产后注意休息、镇静、给予适当饮食、严密观察血糖、尿糖及酮体变化，一般应停用皮下注射胰岛素。产程中应密切监测宫缩、胎心变化，产程应控制在12小时内。所以，选项D正确。妊娠合并糖尿病者若想将血糖控制在正常水平，不仅需要控制饮食，还需要纠正营养失调。摄入足够的热量和蛋白质，维持血糖在正常水平。补充维生素、钙及铁剂，适当限制食盐的摄入量。所以，选项A错误。妊娠期糖尿病一旦确诊，首先应调整饮食，并适当运动。如果患者血糖仍控制欠佳，必须开始胰岛素治疗。所以，选项 B 错误。38 周左右终止妊娠对胎儿有利。所以，选项 C 错误。剖宫产可以根据患者的病情选择硬膜外麻醉、腰麻、局麻、全麻等方式。腰麻-硬膜外麻醉是较为理想的麻醉方法。所以，选项 E 错误。

27. ABCE【解析】妊娠合并病毒性肝炎需与以下疾病相鉴别。①妊娠剧吐引起的肝损害：黄疸较轻，ALT 轻度升高，尿酮（+），经过治疗病情迅速好转，对于恶心、呕吐严重的早孕反应，应结合病史和临床表现，及早进行肝功能检查和肝炎病毒的血清学检查。②妊娠期高血压疾病引起的肝损害：本病常有妊娠期高血压疾病的表现，如高血压、蛋白尿、水肿等。可伴有上腹部疼痛，黄疸较轻。妊娠结束后病情迅速缓解。③妊娠期急性脂肪肝：常发生于妊娠晚期，起病急，病情重，病死率高。起病时常有上腹部疼痛、恶心、呕吐等消化道症状；进一步发展为急性肝功能障碍，表现为凝血因子缺乏、出血倾向、低血糖、深度黄疸、肝性脑病等。④妊娠期肝内胆汁淤积症：常有家族史，妊娠 28 周后表现全身皮肤瘙痒和轻度黄疸综合征，无消化系统症状，产后消退。⑤药物性肝损害：妊娠期常应用的对肝脏有损害的药物有氯丙嗪、异丙嗪、甲巯咪唑（他巴唑）、异烟肼、利福平、磺胺类、四环素等。常有转氨酶轻度升高，不伴脾大。停药后肝功能恢复。

28. ABCD【解析】妊娠合并急性病毒性肝炎，产妇在产褥期应密切观察病情以及肝功能变化，以防演变为慢性肝炎。使用对肝脏损害小的广谱抗生素控制感染。在此期间，产妇不宜哺乳。新生儿出生后 24 小时内注射乙型肝炎疫苗 30μg，生后 1 个月，6 个月再分别注射 10μg。同时，在生后 48 小时内，肌内注射 0.5ml 乙肝免疫球蛋白，有效保护率达 94%。选项 E 是错误的。

29. ACDE【解析】妊娠合并重型肝炎并 DIC 时，在无产兆而发生 DIC 时，可用肝素，首次剂量为 25mg 加 5% 葡萄糖溶液 100ml，静脉滴注（一般在 30 分钟左右滴完），之后再用 25mg 加 5% 葡萄糖溶液 200ml，静脉缓滴。以后再根据化验结果决定肝素的应用剂量。如已临产或在产后 24 小时之内发生 DIC 者，应以输温鲜血、冻干血浆等为主，而不宜贸然使用肝素。因为此时已有严重的凝血因子缺乏，加之产后子宫血窦开放极易出血，所以如肝素使用不当，可更加重出血。入院后必须按急症处理，首先予以输温鲜血、人体白蛋白及冻干血浆，有肝昏迷者积极治疗 24 小时后，应尽快结束分娩。

30. ABC【解析】胸腔积液患者处于患侧卧位时，胸腔积液的压力压向胸壁；如果是卧向健侧，胸腔积液会压迫健侧肺，加重呼吸困难，因此患者喜欢采取患侧卧位。此类胸腔积液就需要进行胸腔穿刺抽液或者胸腔闭式引流，来减轻胸腔积液对心和肺的压迫。

31. ABCE【解析】参见 X 型题第 26 题解析可知，选项 D 错误，其余选项内容均是正确的。

32. ABCE【解析】母婴传播是乙型肝炎最重要的传播途径之一。一般认为乙肝母婴传播主要有三个途径：一是通过胎盘造成胎儿发生宫内感染；二是经阴道分娩或产钳助产造成胎儿局部皮肤受损，使少量母亲血液渗入而引起分娩期感染；三是分娩后可通过唾液或母乳把病毒传染给婴儿。

33. BDE【解析】妊娠合并病毒性肝炎的用药原则：接近临产期，有出血倾向者可给予维生素K；重型肝炎者可给予维生素、ATP、辅酶A；预防及治疗DIC可给予肝素，应用肝素治疗时，应注意观察有无出血倾向，且量宜小不宜大。产前4小时及产后12小时内不宜使用肝素治疗。

34. ABCDE【解析】病毒性肝炎对妊娠、分娩的影响如下。①对母体的影响：妊娠早期合并病毒性肝炎，可使早孕反应加重，甚至出现妊娠剧吐，进而出现水电解质紊乱，导致肝损伤；妊娠晚期则易并发妊娠期高血压疾病，可能与体内因肝功能下降，醛固酮的灭活能力下降有关；分娩期因肝功能受损，凝血因子合成减少，产妇易发生产后出血。②对胎儿和新生儿的影响：肝炎病毒可通过胎盘进入胎儿体内，妊娠早期合并病毒性肝炎，胎儿畸形发生率约为正常的2倍；胚胎及胎儿感染后则易导致流产、早产、死胎、死产及新生儿感染，使围产儿死亡率明显增高；妊娠期胎儿垂直传播而感染肝炎病毒者，以乙型肝炎病毒为多见。

35. ABCD【解析】妊娠合并巨幼细胞贫血多发生于妊娠晚期，约50%发生于妊娠31周后，其余发生于产褥期。所以，选项E错误，其余选项内容均是正确的。

36. AD【解析】对妊娠合并心脏病孕妇，应密切观察产妇的生命体征，测血压、脉搏。肌内注射吗啡或哌替啶，保证产妇得到休息。产后2小时内尽量不要移动产妇。心功能Ⅲ~Ⅳ级者在产房观察6小时，待情况稳定后送休养室。所以，选项A错误；临产后，如必要时遵医嘱给予地西泮、哌替啶等镇静药。不能做清洁灌肠，因为会压迫腹主动脉等大血管，以致周围血流不足导致回心血量增加，容易诱发妊娠合并心脏病患者心力衰竭。所以，选项D错误。

37. ABCD【解析】孕妇血糖高，血糖可通过胎盘，而胰岛素不能通过胎盘，使胎儿长期处于高血糖状态，刺激胎儿胰岛B细胞增生，产生大量胰岛素，活化氨基酸转移系统，促进蛋白、脂肪合成和抑制脂肪脂解作用，导致躯干过度发育。所以，选项E错误，其余选项内容是正确的。

38. ACDE【解析】妊娠合并活动性肺结核的治疗和处理原则为早期治疗、联合用药、适量用药，完善、规律及全程用药是治疗的关键。病变广泛的活动性肺结核孕妇，因其呼吸面积减少及血氧分压降低，易致胎儿缺氧，应在预产期前1~2周住院待产。一般以阴道分娩为宜，但分娩过程中应避免屏气用力，以防肺泡破裂、胎儿缺氧，可行阴道助产缩短第二产程。所以，选项ABCE的叙述是正确的。

39. ABCE【解析】齐女士妊娠37周合并急性乙型肝炎，治疗时应注意保护肝功能，避免使用损害肝脏的药物，预防感染和产后出血。预防感染应有计划地逐步升级强有力的广谱抗生素，最初可选用第二、三代头孢，使用广谱抗生素2周以上需经验性使用抗真菌药物。

40. AE【解析】病毒性肝炎合并妊娠，在妊娠早期治疗后行人工流产，产后不宜哺乳，可口服生麦芽、敷芒硝退奶。

41. ACDE【解析】轻度贫血一般不会造成胎儿生长受限或胎儿宫内窘迫。故选项 B 错误，其余选项内容是正确的。

42. ABDE【解析】患者为了维持心率，可适当应用镇静药。所以选项 A 正确。因为患者有风湿性心脏病，为避免生产时感染，引起感染性心内膜炎，因此临床考虑使用抗生素，按医嘱使用抗生素至产后 1 周。所以选项 B 正确。产后流血较多，应小心输血，挽救患者生命。所以，选项 C 错误。进展慢，估计有头盆不称可能时，早做剖宫产。所以，选项 D 正确。多不主张预防性应用洋地黄。对有早期心力衰竭表现的孕妇，常选用作用和排泄较快的地高辛 0.25mg 口服，2~3 天后可根据临床效果改为每天 1 次，不要求达到饱和量，以备发生病情变化时能有加大剂量的余地。不主张长期应用维持剂量，病情好转后停药。所以，选项 E 正确。

43. CE【解析】妊娠期糖尿病终止妊娠的指征：①糖尿病经治疗后不能有效控制，或伴有先兆子痫、羊水过多、眼底动脉硬化、肾功能减退时，应考虑终止妊娠。②38 周左右终止妊娠对胎儿有利。

44. ACDE【解析】对妊娠合并心脏病患者的饮食指导：①低盐饮食 2~3g/d。②少食多餐，以减少心脏负担。③使用利尿剂如螺内酯、氢氯噻嗪等，应注意补钾，多食含钾高的食物如橘子、香蕉、韭菜等。保证摄入充足的营养，增加机体抵抗力。④为保持大便通畅，可进适量的蔬菜、水果等粗纤维食物，因粗纤维可促进肠蠕动起到预防便秘的作用。

45. ABDE【解析】巨幼细胞贫血的临床表现：①贫血多为中度、重度。表现为乏力、头晕、心悸、气短。②消化道症状：食欲缺乏、恶心、呕吐、腹泻、舌炎等。③周围神经炎症状：手足麻木、针刺或冰冷等感觉异常，行走困难。④其他：低热、水肿、脾大和表情淡漠。

46. ABCD【解析】依据题干信息所述，该孕妇合并心脏病，已有心力衰竭的临床表现，恰当的处理是控制心力衰竭后终止妊娠。

47. ABDE【解析】妊娠合并巨幼细胞贫血主要是营养不良和叶酸缺乏所致，而极少部分由维生素 B_{12} 缺乏引起。诊断依据：①外周血象为大细胞正常血红蛋白性贫血，红细胞平均体积（MCV）>94fl，红细胞平均血红蛋白（MCH）>32pg，中性粒细胞分叶过多，网织红细胞正常，即可做出诊断。②骨髓血涂片呈巨幼红细胞增多，红细胞体积较大，核染色质疏松。③血清叶酸值 <6.8mmol/L、红细胞叶酸值 <227mmol/L 提示叶酸缺乏。④若叶酸值正常，测孕妇血清维生素 B_{12} 值，若 <90pg/ml，提示维生素 B_{12} 缺乏。

48. ABD【解析】HELLP 综合征和胎盘早剥均不是妊娠合并糖尿病的并发症，是子痫前期的并发症。胎儿甲状腺功能减退也不是妊娠合并糖尿病的并发症，是妊娠合并甲状腺功能亢进的并发症。真菌性阴道炎、巨大儿常见于妊娠期糖尿病。所以，选项 ABD 符合题意。

49. ABDE【解析】为妊娠合并肝炎患者提供良好的休息和进食环境。只要新生儿接受免疫注射，母亲仅 HBsAg 阳性者可以母乳喂养；对不宜哺乳者，应教会产妇及家人人工喂养的知识和技能。凡病毒性肝炎产妇使用过的医疗用品，均需用 2000mg/L 的含氯消毒液浸泡后按相关规定处理。产褥期选用对肝脏损害小的广谱抗生素控制感染，以防肝炎病情恶化。所以，选项A、B、D、E是正确的。妊娠合并肝炎产后产妇与新生儿必须隔离。所以，选项C错误。

50. ABCD【解析】颅内出血、贫血性心脏病所致心力衰竭，严重呼吸道，泌尿道感染或败血症常是再障孕产妇的重要死亡原因。

51. ABCDE【解析】再生障碍性贫血（简称再障），确切病因尚未明确，发病可能与化学药物、放射线、病毒感染及遗传因素有关。目前认为妊娠不是再障的原因，但妊娠可能使再障病情加剧。孕妇血液相对稀释，使贫血加重，易发生贫血性心脏病，甚至造成心力衰竭。再障孕妇易发生妊娠期高血压疾病，使病情进一步加重。分娩期应尽量经阴道分娩，缩短产程，防止第二产程用力过度，造成脑等重要脏器出血或胎儿颅内出血。可适当助产，防止产伤，产后仔细检查软产道，认真缝合伤口，防止产道血肿形成。有产科手术指征者，行剖宫产术时一并将子宫切除为宜，以免引起产后出血及产褥感染。产褥期应遵医嘱使用缩宫素促进子宫收缩，预防产后出血；加强会阴部护理同时，给予抗生素防治感染。

52. BCDE【解析】糖尿病产妇娩出的新生儿的特点包括：①对生长的影响，胰岛素能够促进胎儿生长，大多为大于孕龄儿，其中巨大儿发生率高达40%。②产科并发症多，前置胎盘、羊水增多症发生率高，因胎儿巨大，分娩过程中易发生产程延长、窒息、骨折、内脏出血、神经损伤，剖宫产发生率高。③产伤。④容易发生急性呼吸窘迫综合征。⑤低血糖症，由于出生后葡萄糖来源突然中断，而胰岛素水平仍然较高，所以容易发生低血糖，在生后数小时最容易出现。⑥低钙血症和低镁血症，低钙血症的发生主要与甲状旁腺功能低下有关；糖尿病母亲肾小管镁吸收比较差，容易发生低镁血症，导致胎儿低镁。⑦红细胞增多症。⑧高胆红素血症。⑨心脏问题。⑩可能伴有先天畸形。

53. ABCDE【解析】妊娠合并糖尿病不是剖宫产的指征，产后24小时内的胰岛素用量应减至原用量的一半；二尖瓣狭窄越严重，妊娠的危险性越大，能否妊娠应根据心功能情况慎重考虑。二尖瓣狭窄，伴肺动脉高压者不宜妊娠；活动性肺结核的妇女，妊娠后流产、胎死宫内、早产、低体重儿的可能性增大，应避免妊娠。活动性肺结核产妇严禁哺乳，并隔离新生儿，以减少母体消耗和新生儿感染。

54. ABC【解析】①血糖测定：两次或两次以上空腹血糖测定≥5.8mmol/L，可诊断为糖尿病。②糖筛查试验：妊娠24~28周进行。50g葡萄糖粉溶于200ml水中，5分钟内服完，服后1小时血糖≥7.8mmol/L为糖筛查阳性。阳性者应行空腹血糖测定。空腹血糖正常者则考虑行葡萄糖糖耐量试验。③口服葡萄糖耐量试验（OGTT）。我国多采用口服75g葡萄糖耐量试验。禁食12小时后，口服葡萄糖75g，其正常上限值为：空腹5.6mmol/L，1小时10.3mmol/L，2小时8.6mmol/L，3小时6.7mmol/L，其中任何两项或两项以上达到或超过正常值，即可诊断为妊娠期糖尿病。一项异常则诊断为糖耐量异常。

55. BC【解析】妊娠合并心脏病有早期心力衰期的表现为轻微活动后即胸闷、气促、心悸、休息时心率 >100 次/分，半夜胸闷，需起床或到窗口呼吸新鲜空气。选项 B 和 C 不是。

六、案例分析题

1. A【解析】正常妊娠的妇女可以出现一些心悸、气促、踝部水肿、乏力、心动过速，心脏检查可以有轻度扩大、心脏杂音等，均属妊娠期的生理性变化。

2. E【解析】分娩后，雌激素和孕激素水平急剧下降，至产后 1 周时已降至未孕时水平。胎盘催乳素于产后 6 小时已不能测出。垂体催乳素因人而异，哺乳产妇于产后数日降至 60μg/L，吸吮乳汁时此值增高；不哺乳产妇则降至 20μg/L。不哺乳产妇通常在产后 6~10 周月经复潮，平均在产后 10 周左右恢复排卵。

3. C【解析】妊娠期间肾功能、水代谢及钠平衡均有生理变化。由于妊娠期血容量增加，心排出量增加及肾血管阻力降低，肾血流量明显增加，以致尿素氮、肌酐的排出量增多，但其生成量却无明显变化。因此，妊娠期血肌酐平均水平低于正常非孕期。

4. BDE【解析】依据题干内容所述，“董女士，34 岁。初产妇”属于非高龄初产；血象数据说明已有感染；“胎心率 102 次/分，胎心监测出现多个晚期减速，宫体有压痛感，宫口开大 3cm”表明已有胎儿窘迫和胎膜早破征象。

5. ABCE【解析】根据题干信息，说明此时患者已有休克症状，应抗休克、抗感染同时行剖宫产术。其余选项均为错误的处理方法。

6. BDE【解析】产后不宜进行物理降温。术后予去枕平卧位，头偏一侧。急症剖宫产后，积极补充血容量，及时输入新鲜血液，尽快改善孕妇状况。胎儿出生后，遵医嘱使用抗生素预防感染。大剂量的肾上腺素可使全身血管收缩，总外周阻力增加，心肌收缩力增加，动脉收缩压及舒张压均增高。

7. D【解析】该孕妇妊娠满 24 周，应进行糖筛查试验。50g 葡萄糖粉溶于 200ml 水中，5 分钟内服完。

8. A【解析】糖筛查试验 1 小时血糖≥7. 8mmol/L 为糖筛查阳性，阳性者应行空腹血糖测定。空腹血糖正常者则考虑行葡萄糖耐量试验。

9. D【解析】妊娠 32 周测空腹血糖达 8. 8mmol/L，除应严格执行和长期坚持饮食控制，还应使用胰岛素控制血糖。

10. B【解析】依据题干信息所述，B 超示胎儿双顶径 9. 5cm，足月胎儿此径线平均值约为 9. 3cm；空腹血糖 9. 2mmol/L，血糖控制不满意，应在严密监护下，适时终止妊娠，必要时抽羊水，了解胎肺成熟情况，完成促胎肺成熟。

11. C【解析】患者行剖宫产术后，应在监测血糖的情况下继续应用胰岛素，用量减半。根据血糖调整胰岛素用量，逐渐减量，直到停药，多数在产后 1~2 周恢复孕前水平。术前每日用胰岛素共 30U，术后第一天胰岛素应用 15U。

第七章　异常分娩妇女的护理

一 A1 型题

1. 软产道不包括
   A. 子宫体　　B. 子宫下段
   C. 子宫颈　　D. 阴道
   E. 骨盆底软组织
2. 关于造成臀位的原因，下列说法错误的是
   A. 羊水过多　　B. 前置胎盘
   C. 双胎　　D. 脑积水
   E. 过期儿
3. 胎先露指
   A. 胎儿在子宫内所取的姿势　　B. 最先进入骨盆入口平面的胎儿部分
   C. 胎儿纵轴与母体纵轴的关系　　D. 胎儿先露部指示点和骨盆关系
   E. 胎儿枕骨和骨盆关系
4. 枕后位俯屈不良时，胎头的最低点是
   A. 前额部　　B. 前囟
   C. 后囟　　D. 鼻根部
   E. 颜面部
5. 关于子宫破裂，下列说法正确的是
   A. 少量阴道流血，伴轻微下腹痛，宫口未开
   B. 阴道流血量和贫血程度不一致，伴腹痛
   C. 分娩阻滞，剧烈疼痛，宫缩停止，病情恶化
   D. 妊娠晚期或临产时无痛性反复阴道流血
   E. 妊娠产物完全排出，阴道流血停止
6. 下列说法错误的是
   A. 骨盆异常可导致胎位异常　　B. 产力异常不会导致胎位异常
   C. 胎儿巨大可导致宫缩乏力　　D. 宫缩乏力可影响胎先露下降
   E. 骨盆狭窄可导致宫缩乏力

7. 关于协调性子宫收缩乏力，下列说法正确的是
A. 不宜静脉滴注缩宫素
B. 产程常延长
C. 子宫中段收缩比子宫底强
D. 不易发生胎盘滞留
E. 子宫收缩极性倒置

8. 下列哪些情况不易发生继发性宫缩乏力
A. 羊水过少
B. 中骨盆狭窄
C. 持续性枕横位
D. 持续性枕后位
E. 骨盆出口平面狭窄

9. 属于早产儿的是
A. 妊娠 43 周出生，瘦小，伴羊水、胎粪污染
B. 妊娠 39 周出生，出生体重为 3500g
C. 妊娠 33 周出生，出生体重为 2300g
D. 妊娠 27 周出生，出生体重为 1800g
E. 妊娠 37 周出生，出生体重为 2400g

10. 胎头达到中骨盆，为适应骨盆纵轴而旋转，使其矢状缝与中骨盆及骨盆出口前后径相一致为
A. 下降
B. 俯屈
C. 衔接
D. 内旋转
E. 复位

11. 选用外转胎位术纠正臀先露的最佳时期是
A. 妊娠 20~26 周
B. 妊娠 24~28 周
C. 妊娠 26~30 周
D. 妊娠 28~30 周
E. 妊娠 32~34 周

12. 孕妇骨盆外测量数值最大的是
A. 髂棘间径
B. 髂嵴间径
C. 坐骨棘间径
D. 骶耻外径
E. 坐骨结节间径

13. 胎儿一手脱出阴道，能与检查者右手相握，胎头位于母体腹部左侧，其胎位是
A. 肩右前
B. 肩右后
C. 肩左前
D. 肩左后
E. 肩左横

14. 唐氏综合征最可能出现的胎儿异常为
A. 无脑儿
B. 脊柱裂
C. 先天愚型
D. 消化道闭锁
E. 脑积水

15. 下列哪项与病理缩复环关系最密切

A. 前置胎盘
B. 妊娠期高血压疾病
C. 双胎妊娠
D. 嵌顿性肩先露
E. 妊娠期肝内胆汁淤积症

16. 头先露的胎儿宫内窘迫时可存在的征象是

A. 羊水过少
B. 羊水过多
C. 羊水胎粪污染
D. 听胎心遥远
E. 子宫收缩乏力

17. 持续性枕后位的原因不包括

A. 子宫收缩乏力
B. 头盆不称
C. 男型骨盆
D. 类人猿型骨盆
E. 患者长时间平卧

18. 初产妇第一产程活跃期延长，是指活跃期超过

A. 8 小时
B. 9 小时
C. 10 小时
D. 11 小时
E. 12 小时

19. 关于巨大胎儿说法正确的是

A. 母亲肥胖是巨大胎儿形成的危险因素
B. 如孕妇骨盆正常仍需充分试产
C. 巨大胎儿对母体不能产生子宫脱垂
D. 巨大胎儿对母体不能产生子宫破裂
E. 巨大胎儿对母体不能产生产后出血

20. 新生儿青紫窒息的临床表现，错误的是

A. 心率 80~120 次/分
B. 呼吸浅或不规则
C. 对外界刺激有反应
D. 皮肤苍白，口唇青紫
E. 肌张力好

21. 关于新生儿窒息的描述，正确的是

A. Apgar 评分越高，酸中毒越严重
B. 重度窒息又称苍白窒息，Apgar 评分 4~7 分
C. 指胎儿娩出后 5 分钟，仅有心跳而无呼吸或未建立规律呼吸的缺氧状态
D. 发生窒息后的首要步骤是建立呼吸、增加通气，必要时给予吸氧
E. A-B-C-D-E 五步复苏原则中的 C 是指“维持正常循环”

22. 如用电子胎心监护测胎心率，下列指标提示胎儿缺氧的是

A. 变异减速
B. 晚期减速
C. 胎心率的波动范围在 10~25 次/分
D. 早期减速
E. 变异的频率为 6 次/分

23. 纠正臀位的方法不包括
A. 外转胎位术
B. 激光照射穴位
C. 胸膝卧位
D. 内转胎位术
E. 艾灸至阴穴

24. 胎先露下降至坐骨棘平面下 2cm，应记录为
A. S+2
B. S-2
C. S-1
D. S+1
E. S2

25. 持续性枕后位的主要原因是
A. 单纯扁平骨盆
B. 胎头俯屈不良
C. 中骨盆狭窄
D. 胎儿相对过大
E. 子宫收缩过弱

26. 下述哪种先露最多见
A. 肩先露
B. 面先露
C. 足先露
D. 枕先露
E. 臀先露

27. 下列哪种胎位分娩最困难
A. 左骶前位
B. 左骶后位
C. 右枕后位
D. 颏后位
E. 右枕前位

28. 早产儿护理措施中哪项是错的
A. 禁止家属探视
B. 防止窒息，应快速高浓度给氧气吸入
C. 体重在 2000g 以下早产儿应放入暖箱
D. 婴儿室温度保持 24~26℃
E. 分娩时产房温度维持在 27~28℃

29. 胎儿急性缺氧早期时，胎动特点是
A. 频繁
B. 不变
C. 减少
D. 消失
E. 减弱

二、A2 型题

1. 白女士，34 岁。妊娠足月临产，滞产，胎儿、胎盘娩出后，出现间歇性阴道流血，量较多。检查子宫体柔软。出血原因最大可能是
A. 胎盘剥离不全
B. 子宫破裂

C. 子宫收缩乏力　　D. 软产道损伤

E. 凝血功能障碍

2. 王女士，29岁。初孕妇，妊娠34周，四步触诊结果：于子宫底部触到坚而硬的胎头，在耻骨联合上方触到较软面宽且不规则的胎臀，胎头位于母体腹部右前方。胎心音于脐上右侧听到。该孕妇胎方位为

A. 骶左后　　B. 骶右后

C. 骶左横　　D. 骶左前

E. 骶右前

3. 李女士，28岁。初产妇，妊娠40周，来院时规律宫缩21小时，已破膜。检查：子宫底剑突下3指，胎心音在脐左下方听到，胎心率138次/分。阴道检查宫口开全，胎头S+4。本例正确处理应是

A. 会阴侧切后自然分娩　　B. 会阴侧切后产钳助娩

C. 行胎头吸引器助娩　　D. 行剖宫产术

E. 等待自然分娩

4. 王女士，30岁。初产妇，妊娠39周，宫口开全2小时频频用力，未见胎头拨露。检查：子宫底部为臀，腹部前方可触及胎儿小部分，未触及胎头。肛查胎头已达坐骨棘下2cm，矢状缝与骨盆前后径一致，大囟门在前方。诊断为

A. 头盆不称　　B. 持续性枕横位

C. 持续性枕后位　　D. 原发性宫缩乏力

E. 骨盆入口轻度狭窄

5. 王女士，26岁。初产妇，妊娠40周，规律宫缩14小时。近2小时产程无进展，腹痛拒按，子宫呈痉挛性收缩，胎位触不清，胎心率150次/分。阴道检查宫口开大3cm，胎头S+1。下列正确的处理方式为

A. 静脉滴注缩宫素　　B. 人工破膜后静脉滴注缩宫素

C. 肌内注射哌替啶100mg　　D. 立即行剖宫产术

E. 阴道检查后再决定分娩方式

6. 白女士，26岁。初产妇，妊娠40周，宫口开全，胎头拨露已1.5小时无进展，胎心率150次/分，宫缩持续50秒，间歇2~3分钟，产妇一直运用腹压。该孕妇首选的护理诊断是

A. 胎儿宫内缺氧　　B. 水、电解质紊乱

C. 宫缩乏力　　D. 知识缺乏

E. 焦虑

7. 患者，女性，50岁。不规则阴道流血，性生活时亦容易出血，脓血性阴道排液半年。妇科检查：宫颈为菜花样组织，子宫增大、变软，活动差，考虑为子宫颈癌。为确诊子宫

颈癌，应做的检查是

A. 碘试验　　B. 阴道镜检查

C. 宫颈刮片细胞学检查　　D. 分段诊断性刮宫

E. 行子宫颈和子宫颈管活组织检查

8. 王女士，29 岁。G_1P_0，妊娠 39 周，产程进展顺利，自然分娩出胎儿 15 分钟后，阴道流血 200ml，即行人工剥离胎盘，手入宫腔感胎盘与宫壁界限不清，无法剥离，则判断是

A. 子宫收缩乏力　　B. 胎盘残留

C. 胎盘部分植入　　D. 胎盘嵌顿

E. 胎盘粘连

9. 黎女士，32 岁。初产妇，妊娠 40 周，骨盆外测量正常，第一产程进展顺利，宫口开全 1 小时产程无进展，宫缩变弱 20～25 秒/5～6 分。阴道检查：胎位 LOT，先露 S＋1.5cm，尾骨不翘，坐骨切迹容 2 横指，胎膜已破，羊水清，胎心正常，下列处理最合适的是

A. 等待自然分娩　　B. 立即剖宫产

C. 手转胎头行产钳助产　　D. 静脉滴注缩宫素加强宫缩

E. 手转胎头，同时静脉滴注缩宫素加强宫缩，必要时产钳助产

10. 黄女士，28 岁。足月分娩一重度窒息男婴，经抢救后复苏。产妇娩出胎盘后，阴道流血呈间歇性，约 600ml，色暗红。检查子宫软，按摩后子宫变硬，阴道流血量明显减少。以上新生儿窒息复苏后，为防止再窒息的护理措施错误的是

A. 观察新生儿面色、呼吸　　B. 每天进行沐浴

C. 保持安静、继续保暖　　D. 治疗与护理集中进行

E. 适当延期哺乳

11. 白女士，26 岁。妊娠 40 周，宫口开全，胎头拨露已 1.5 小时无进展，胎心率为 150 次/分，宫缩持续 50 秒，间歇 2～3 分钟，产妇一直运用腹压。此时首选的处理方法是

A. 立即剖宫产　　B. 胎心监护，观察病情

C. 教会产妇正确使用腹压　　D. 吸氧，左侧卧位

E. 静脉滴注缩宫素，会阴切开，阴道助产

12. 刘女士，30 岁。初产妇，骨盆、胎心正常。宫口开全，产力好，S＋3，胎儿手靠近左顶骨，其诊断是

A. 头先露　　B. 顶先露

C. 手先露　　D. 复合先露

E. 横位

13. 左女士，25 岁。足月顺产，当胎儿娩出后即发生阴道持续性流血，量约 500ml，呈鲜红

色，很快凝成血块，查宫缩良好。此出血原因为

A. 胎盘剥离不全　　B. 胎盘残留

C. 子宫收缩乏力　　D. 软产道裂伤

E. 凝血功能障碍

14. 白女士，28 岁。产后 1 小时，阴道流出 50ml 血，色暗红，其腹部呈膨隆状，叩诊为浊音。此时应立即采取的措施是

A. 健康教育　　B. 纠正水、电解质紊乱

C. 导尿　　D. 提供营养丰富的食物

E. 肌内注射止血药物

15. 于女士，29 岁。初产妇，足月临产 16 小时，宫口扩张停滞已 1 小时。消毒后阴道检查：宫口开 5cm，胎头矢状缝在右斜位上，小囟门在 7 点处，S＋1，骶骨平直，坐骨棘较突，坐骨切迹 2 横指，其滞产的原因是

A. 出口狭窄　　B. 入口狭窄

C. 头盆不称　　D. 潜伏期延长

E. 中骨盆狭窄

16. 王女士，26 岁。已婚，停经 52 天，阴道少许流血 2 天，今天突发左下腹剧痛伴明显肛门坠胀感。查体：血压 75/50mmHg，脉率 116 次/分，下腹部压痛、反跳痛明显，移动性浊音（＋）；妇科检查示子宫颈举痛，左侧附件有压痛。此时最恰当的紧急处理是

A. 输注平衡液抗休克　　B. 中西医结合止血

C. 边纠正休克边开腹手术　　D. 保胎治疗

E. 立即开腹探查

17. 王女士，27 岁。初产妇，妊娠 41 周，规律宫缩 11 小时。检查胎儿估计体重 3000g，枕左前位，胎头高浮，胎心率 160 次/分。骨盆不小，宫口开大 2cm。尿雌激素/肌酐比值为 7。此种情况恰当的分娩方式是

A. 静脉滴注缩宫素加速产程　　B. 等待宫口开全行胎头吸引术助娩

C. 尽快行剖宫产术　　D. 等待宫口开全行产钳助娩

E. 左侧卧位，吸氧，静脉滴注 10% 葡萄糖溶液

18. 刘女士，28 岁。妊娠 40 周，临产 10 小时，宫缩时胎心率 110 次/分，查宫口开大 2cm，头先露 S–3，骨产道无异常。临产 18 小时，宫口已开全，头先露 S＋2，胎心持续在 160 次/分，此时最恰当的处理是

A. 左侧卧位，吸氧　　B. 静脉滴注维生素 K，防止产后出血

C. 阴道助产分娩　　D. 立即剖宫产

E. 肌内注射地西泮，使孕妇保持镇静

19. 董女士，28 岁。初产妇，妊娠 40 周，临产 18 小时，阴道流水 3 小时，入院。肛查宫口开 7cm，S +2，小囟门在 7 点处，矢状缝在右斜径上，观察 2 小时产程无进展。下列哪项因素对产程无影响

A. 坐骨棘情况　　B. 骶骨前面弯度

C. 骶岬突出程度　　D. 坐骨切迹宽度

E. 坐骨结节间径

三 A3/A4 型题

（1~3 题共用题干）

秦女士，31 岁。初产妇，妊娠 39 周，规律宫缩 8 小时，估计胎儿体重 3000g，胎心率 138 次/分。阴道检查：宫口开大 3cm，胎膜稍膨出，胎先露 S =0，骨盆外测量无异常。

1. 此种情况诊断为

A. 头盆轻度相对不称　　B. 子宫收缩乏力

C. 正常产程　　D. 潜伏期延长

E. 胎儿窘迫

2. 2 小时后，胎心良好。阴道检查：宫口开大 4cm，胎膜膨出，先露 S +1，恰当的处理是

A. 等待自然分娩　　B. 静脉滴注缩宫素

C. 肌内注射麦角新碱　　D. 行人工破膜

E. 行剖宫产术

3. 经处理后宫缩逐渐增强，产程 12 小时，胎心率 169 次/分，阴道检查：宫口开全，先露 S +4，此时恰当的处理是

A. 肌内注射麦角新碱　　B. 静脉滴注缩宫素

C. 产钳助产　　D. 行剖宫产术

E. 等待自然分娩

（4~6 题共用题干）

罗女士，31 岁。妊娠 2 产 1，妊娠 30 周时行产前检查，B 超示胎儿发育未见异常，腹部触诊示子宫底部触及圆而硬、有浮球感的胎儿部分，血压正常。

4. 此时可诊断为

A. 头位　　B. 臀位

C. 横位　　D. 胎儿畸形

E. 双胎或多胎

5. 听诊胎心时，听得最清楚的部位最可能位于孕妇腹壁的

A. 脐右下方
B. 脐部上方
C. 脐左下方
D. 靠近脐部下方
E. 靠近脐部上方

6. 根据孕妇情况，护士提供相应的健康指导，错误的是

A. 胎位不正者，可给予矫正
B. 可用膝胸卧位矫正
C. 可用激光照射矫正
D. 可用外转胎位术矫正
E. 若矫正失败，应提前1个月住院待产

（7~9题共用题干）

赵女士，24岁。初产妇，妊娠38周临产。腹部检查：子宫横椭圆形，胎头位于右侧腹，于右脐旁可闻及胎心，胎心率136次/分，子宫下段拉长，压痛明显，宫缩时脐下可见环形凹陷，肛查宫口开大8cm，先露位置S=0。

7. 此种情况胎位是

A. 枕横位
B. 横位
C. 枕后位
D. 臀位
E. 高直后位

8. 最适宜的方法是

A. 内倒转术
B. 外倒转术
C. 碎胎术
D. 断头术
E. 剖宫产术

9. 初产妇发生此种胎位最常见的原因是

A. 胎儿畸形
B. 羊水过多
C. 腹壁松弛
D. 骨盆狭窄
E. 胎盘早期剥离

（10~12题共用题干）

王女士，28岁。初产妇，妊娠40周，临产后发现胎儿纵轴与母体纵轴相互垂直，血压正常，胎心率140次/分。

10. 根据以上情况判断不可能的胎方位是

A. 肩左前位
B. 肩右前位
C. 肩左后位
D. 肩右后位
E. 头位

11. 此产妇经检查发现下腹脐耻之间出现一凹陷，并随宫缩逐渐升高，最可能的原因是

A. 尿潴留
B. 宫缩不协调
C. 生理性缩复环
D. 病理性缩复环
E. 子宫破裂

12. 现胎心率 140 次/分，目前应采取哪项措施

A. 继续观察胎心变化情况
B. 立即行外倒转
C. 镇静药 + 立即剖宫产
D. 立即乙醚麻醉行内倒转
E. 立即给予缩宫素引产

（13~14 题共用题干）

白女士，29 岁。妊娠 41 周，临产 3 小时突然破水，羊水黄绿，胎心率 110~120 次/分，宫缩 40 秒/2~3 分。考虑胎儿宫内窘迫立即行子宫下段剖宫产术。术中取出胎儿后，产妇突感呼吸困难、烦躁不安、呛咳、发绀，血压 80/50mmHg，脉搏 50 次/分，双肺听诊有湿啰音。

13. 最可能的诊断是

A. 休克
B. 心力衰竭
C. 急性肺炎
D. 羊水栓塞
E. 子痫

14. 需立即进行处理，下列处理不正确的是

A. 静脉注射地塞米松抗休克
B. 静脉推注氨茶碱，缓解肺动脉高压
C. 静脉滴注缩宫素以加强宫缩
D. 正压给氧
E. 静脉注射呋塞米，消除肺水肿

（15~18 题共用题干）

左女士，38 岁。初产妇。因胎动明显减少 1 天入院。体检示：血压 95/65mmHg，脉率 110 次/分，胎膜已破，胎儿左枕前位，头先露 S+2，胎心率 100 次/分。胎心监测提示多个晚期减速，子宫体压痛，宫口开大 3cm。询问病史了解到：24 小时前有大量清亮液体从阴道流出，8 小时前开始规律宫缩。血常规提示：白细胞 18×10^9/L，中性粒细胞 0.95×10^9/L，淋巴细胞 0.05×10^9/L。

15. 对于患者的诊断，错误的是

A. 胎膜早破
B. 胎儿窘迫
C. 高龄产妇
D. 产时感染
E. 先兆子宫破裂

16. 2 小时后，再次测得患者体温 40℃，心率 130 次/分，血压 80/50mmHg，此时应

A. 使用喹诺酮类抗生素抗感染
B. 静脉滴注甲硝唑抗感染

C. 使用糖皮质激素抗休克
D. 抗感染的同时输注人血白蛋白
E. 抗休克抗感染的同时剖宫产

17. 患者产出一女婴，其皮肤颜色苍白、肌张力松弛、反射消失。则诊断为
A. 轻度窒息
B. 先天性心脏病
C. 重症肌无力
D. 正常新生儿
E. 重度窒息

18. 此时，对于该女婴应立即采取
A. 保暖，间断给氧
B. 保持侧卧位，吸氧
C. 人工胸外按压，进行心肺复苏
D. 气管插管吸出羊水，并进行心内注射抢救
E. 给予抗生素预防感染

四 B 型题

（1~4 题共用备选答案）
A. 初产妇活跃期超过 8 小时
B. 初产妇第二产程超过 2 小时
C. 经产妇总产程 <3 小时
D. 第二产程达 1 小时，胎头下降无进展
E. 初产妇潜伏期超过 16 小时

1. 急产
2. 活跃期延长
3. 潜伏期延长
4. 第二产程停滞

（5~8 题共用备选答案）
A. 低张性宫缩乏力
B. 高张性宫缩乏力
C. 原发性宫缩乏力
D. 正常子宫收缩乏力
E. 继发性宫缩乏力

5. 子宫收缩失去正常特性，间歇时子宫不放松
6. 子宫收缩保持正常特性，仅间歇长，持续短，弱而无力
7. 产程进展到一定阶段后宫缩减弱，出现宫缩乏力
8. 临产后子宫收缩一直短而弱，间歇长，产程进展慢

（9~11 题共用备选答案）
A. 第二产程延长
B. 活跃期延长

C. 第二产程停滞　　D. 潜伏期延长

E. 活跃期停滞

9. 白女士，25岁。初产妇，宫口开全超过2小时尚未分娩，此时应诊断为

10. 王女士，28岁。初产妇，妊娠40周，于晨5时临产，14时宫口开大4cm，23时宫口开大7cm，此时应诊断为

11. 左女士，29岁。初产妇，妊娠39周，晨4时出现规律宫缩，10时自然破膜，20时30分查宫口开大2cm，此时应诊断为

（12～13题共用备选答案）

A. 胎头外旋转　　B. 胎头俯屈

C. 胎头内旋转　　D. 胎头衔接

E. 胎头仰伸

12. 双顶径通过骨盆入口，胎头颅骨最低点达坐骨棘水平为

13. 胎头矢状缝适应中骨盆与出口前后径一致的动作为

（14～15题共用备选答案）

A. 肩左前位　　B. 骶左前位

C. 枕左前位　　D. 枕左后位

E. 枕左横位

14. 横产式的胎方位有

15. 臀先露的胎方位有

（16～17题共用备选答案）

A. 骨盆入口右斜径　　B. 骨盆入口横径

C. 骨盆入口前后径　　D. 中骨盆横径

E. 骨盆入口左斜径

16. 枕右前位衔接时，胎头矢状缝在骨盆哪条径线上

17. 枕左前位衔接时，胎头矢状缝在骨盆哪条径线上

五 X型题

1. 出现宫缩乏力，行人工破膜加速产程进展不适用于

A. 臀位，宫口开大3cm以上　　B. 胎头浮，跨耻征（+）

C. 横位，宫口开大3cm　　D. 头先露，已衔接，宫口开3cm

E. 头盆不称

2. 下列哪项是人工破膜效果最好的时期

A. 宫口扩张5~6cm

B. 宫缩间歇期

C. 初产妇，胎头高浮

D. 无明显头盆不称

E. 胎头已衔接，甚至达S+1、S+2

3. 治疗原发性宫缩乏力，以下处理错误的是

A. 积极行剖宫产术结束分娩

B. 禁忌使用哌替啶

C. 温肥皂水灌肠，小剂量缩宫素静脉滴注

D. 缩宫素肌内注射加强产力

E. 首选人工破膜，如胎头未衔接，可将床脚抬高后再破膜

4. 下列说法正确的是

A. 病理性缩复环是子宫破裂先兆

B. 妊娠28周前臀位处理最好是等待自动转为头位

C. 子宫颈水肿导致宫缩乏力时，可用缩宫素处理

D. 遇可疑头盆不称孕妇，进行试产的时间应是2~4小时

E. 骶岬前突与中骨盆狭窄无关

5. 胎头跨耻征阳性的初产妇，临产后检查可出现

A. 病理缩复环

B. 胎位异常

C. 胎头衔接

D. 子宫收缩力异常

E. 胎膜早破

6. 下列哪项不是不协调性子宫收缩乏力的临床表现

A. 子宫腔压力高，宫口扩张快

B. 此种宫缩乏力对胎儿影响不大

C. 宫缩具有正常的节律性、对称性、极性

D. 宫缩时子宫底部不硬，宫缩间歇期子宫壁也不放松

E. 子宫收缩的极性倒置，宫缩的兴奋点来自子宫的一处或多处冲动

7. 关于协调性宫缩乏力下列说法正确的是

A. 多属继发性宫缩乏力

B. 胎儿窘迫出现晚

C. 常见于中部、出口骨盆狭窄

D. 具有正常宫缩的特点

E. 宫缩间歇子宫放松

8. 下列说法错误的是

A. 急产总产程在5小时内

B. 急产子宫收缩失去正常节律性、极性

C. 初产妇潜伏期超过12小时为潜伏期延长

D. 总产程超过24小时为滞产

E. 急产易发生新生儿窒息或颅内出血

9. 下列说法正确的是

A. 骨盆各径线比正常值 <1cm 为均小骨盆

B. 骨盆径线小于正常可诊断为单纯扁平骨盆的是坐骨棘间径
C. 妊娠26周发现该孕妇为臀先露，应采取的措施是外转胎位术
D. 孕妇坐骨结节外翻，骨盆出口横径变宽，常见于佝偻病性扁平骨盆
E. 持续性枕后位的特点是产妇过早感觉肛门坠胀而使用腹压

10. 下列可能发生于急产患者的是
A. 产褥感染
B. 胎儿窘迫
C. 产后出血
D. 软产道损伤
E. 高张性子宫收缩乏力

11. 下列说法错误的是
A. 分娩时允许进行“试产”的条件是头先露，骨盆出口轻度狭窄
B. 妊娠期及分娩期发现横位，胎心正常，可从阴道分娩
C. 治疗宫缩乏力，应用缩宫素出现胎儿窘迫立即停药
D. 治疗不协调性宫缩乏力，禁用缩宫素
E. 外转胎位术适用于胎膜未破有适量的羊水者

12. 为改善胎儿窘迫的缺氧状态，正确的护理措施是
A. 给予碱性药纠正酸中毒
B. 给予孕妇氧气吸入
C. 继续静脉滴注缩宫素
D. 嘱孕妇取左侧卧位
E. 严密监测胎心音变化

13. 对于过期妊娠孕妇，选择适当的分娩方式应依据
A. 羊水量
B. 胎儿大小
C. 胎盘功能
D. 子宫颈成熟度
E. 胎儿宫内生长发育

14. 关于肩难产，下列说法正确的是
A. 较大的胎头娩出后胎颈回缩，胎儿颏部紧压在会阴
B. 娩出前往往先有产程中胎头下降迟缓，第二产程延长
C. 易致母亲和婴儿损伤
D. 胎儿双肩阻于骨盆入口横径
E. 产妇双手抱膝，使双腿向上尽量屈曲，紧贴腹部，有利于胎肩娩出

15. 有关新生儿头皮血肿，下列描述中哪些是错误的
A. 可由于胎头长时间受压引起
B. 血肿多位于枕骨
C. 一般在出生时出现
D. 不越过颅缝
E. 患儿活动障碍

16. 有关均小骨盆，说法正确的是
A. 多见于身材矮小、体型相称的妇女
B. 形态属正常女性骨盆

C. 必须做剖宫产
D. 胎儿较大者应及早剖宫产
E. 估计胎儿不大，头盆相称者可给试产机会

17. 新生儿重度窒息，复苏后护理是
A. 延迟哺乳
B. 观察心率、体温
C. 观察面色
D. 保持呼吸道通畅
E. 预防感染

18. 下列说法正确的是
A. 妊娠期发现臀位24周时进行胸膝卧位
B. 软产道异常是臀位剖宫产的指征
C. 骨盆外测量坐骨结节间径<8cm，应进一步测量坐骨棘间径
D. 臀位胎儿病死率比枕前位高3~8倍
E. 臀位必须在妊娠28周左右行外转胎位术

19. 关于持续性枕后位，下列说法正确的是
A. 临产后产妇感肛门坠胀及过早屏气
B. 常致活跃期及第二产程延长
C. 阴道检查盆腔后方空虚
D. 常发生于男型骨盆
E. 难产机会增加

20. 引起子宫收缩乏力的原因是
A. 子宫过度膨胀
B. 产妇体力衰竭
C. 过度使用镇静药
D. 精神紧张
E. 产后尿潴留

六 案例分析题

（1~4题共用题干）

钱女士，28岁。初产妇，妊娠40周，规律宫缩16小时，现宫口开大3cm半小时，胎膜未破，先露头，S=0，宫缩20~30秒/5~6分、弱、规律。

1. 下列诊断恰当的是
A. 活跃期停滞
B. 滞产
C. 第二产程停滞
D. 潜伏期延长
E. 第二产程延长

2. 目前钱女士的子宫收缩情况是
A. 病理性缩复环
B. 生理性缩复环
C. 子宫痉挛性狭窄环
D. 低张性子宫收缩乏力
E. 高张性子宫收缩乏力

3. 此种情况正确的处理是

A. 卧床休息，顺其自然

B. 口服沙丁胺醇

C. 静脉滴注缩宫素加强宫缩

D. 消除紧张，鼓励多进食

E. 人工破膜，观察宫缩，必要时静脉滴注缩宫素

4. 若出现频繁晚期减速，最佳处理方法是

A. 继续监测，明确原因

B. 补充能量，加强产力

C. 抑制子宫收缩

D. 静脉滴注硫酸镁

E. 行剖宫产术终止妊娠

（5~11 题共用题干）

王女士，29 岁。第一胎，妊娠 40 周，今晨自觉阴道持续流液，经试纸测定流出液呈弱碱性，经详细检查无头盆不称、骨盆狭窄等情况。查体：胎心率 140 次/分，无宫缩，宫口未开，胎头未入盆。

5. 此孕妇护理上应注意

A. 绝对卧床休息

B. 使用消毒会阴垫

C. 抬高床尾

D. 清洁灌肠

E. 保持会阴清洁

6. 入院后第二天，规律宫缩已 19 小时，宫口扩张 2cm，胎心音好，羊水清，产妇一般情况好，宫缩较初期间歇时间长，10~15 分钟 1 次，持续 30 秒，宫缩高峰时，子宫不硬。该产妇的不正确处理是

A. 即行剖宫产术

B. 肌内注射哌替啶 100mg 或静脉推注地西泮 10mg 观察

C. 待其自然分娩

D. 缩宫素静脉滴注，加强宫缩

E. 严密观察产程进展，常规每半小时肛查 1 次

7. 静脉滴注缩宫素引产，其注意事项包括

A. 必须专人看护

B. 用药时密切观察宫缩等情况，控制宫缩 1 分钟 <60 秒

C. 滴速先调为 40~60 滴/分，不可过快

D. 第一次失败，如无宫内缺氧情况，可第二天重复使用

E. 缩宫素静脉滴注浓度一般为 0.5%

8. 子宫破裂可能原因不包含

A. 前置胎盘

B. 胎位异常

C. 子宫先天畸形
D. 骨盆狭窄
E. 子宫收缩药使用不当

9. 胎儿发生急性宫内窘迫，不正确的处理是
A. 立即给产妇面罩吸氧
B. 侧卧位改为仰卧位
C. 严重胎儿宫内窘迫应迅速结束分娩
D. 给产妇喂食，补充体能
E. 准备新生儿窒息抢救用物

10. 在抢救过程中，护士执行医嘱正确做法是
A. 口头医嘱向医生复述一遍，双方确认无误方可执行
B. 抢救完毕，护士应及时补写医嘱及处方
C. 用过的针剂安瓿，经两人核对后方可丢弃
D. 为防差错发生，不能执行口头医嘱
E. 抢救后马上补充抢救车内所缺药物

11. 关于手术后患者护理，不正确的是
A. 术后早期每0.5~1小时测量血压1次
B. 术后早期腹部可敷热水袋解痉镇痛
C. 子宫体大而软，阴道出血多，应用手掌按摩子宫底
D. 硬膜外和腰麻患者术后去枕平卧6小时
E. 术后尿潴留处理首选在严格无菌操作下导尿

（12~15题共用题干）

白女士，30岁。初产妇，足月临产18小时，宫口扩大停滞已3小时，宫缩25秒/(7~8)分，子宫底32cm，胎头矢状缝在右斜径上，小囟门在7点处（仰卧位），S+1，骶骨平直，坐骨棘较突，坐骨切迹略小于2横指。

12. 此患者胎位应为
A. 枕左前位
B. 枕右前位
C. 枕左后位
D. 枕右后位
E. 枕右横位

13. 产褥期的时间一般是
A. 4周
B. 5周
C. 6周
D. 7周
E. 8周

14. 产褥期腹部扪不到子宫底的时间是在产后
A. 7天左右
B. 8天左右

C. 10天左右　　D. 12天左右

E. 14天左右

15. 活跃期超过多长时间才可能有难产危险的存在

A. 6小时　　B. 8小时

C. 10小时　　D. 12小时

E. 16小时

(16~21题共用题干)

郝女士，29岁。初产妇，宫内孕39周，见红并阵发性腹痛10小时。检查：子宫高35cm，腹围92cm，右枕前，胎心率140次/分，宫缩30秒/(4~5)分，强度中等，阴道检查宫口开大1cm，S-1。

16. 超声提示：胎儿双顶径91cm，股骨长7.0cm，羊水指数10.1cm。骨盆外测量，髂棘间径23cm，髂嵴间径26cm，骶耻外径19cm，坐骨结节间径7.0cm，出口后矢状径8cm，耻骨弓角度90°。首要处理的是

A. 温肥皂水灌肠　　B. 胎儿电子监护

C. 静脉滴注缩宫素　　D. 行剖宫产术

E. 注射哌替啶100mg

17. 近2小时产妇腹痛较前减轻，间隔时间延长，于下午2时查胎心率140次/分，宫缩30秒/(7~8)分，强度弱，阴道检查宫口开大2cm，S=0。正确的诊断是

A. 活跃期停滞　　B. 潜伏期延长

C. 胎头下降延缓　　D. 协调性宫缩乏力

E. 潜伏期停滞

18. 产妇紧张，疲倦，进食少，宫缩30秒/(7~8)分，强度弱，阴道检查宫口开大2cm，S=0。二氧化碳结合力19mmol/L。下列处理恰当的是

A. 10%葡萄糖酸钙静脉推注　　B. 25%硫酸镁30ml入液静脉滴注

C. 静脉滴注葡萄糖+维生素C　　D. 地西泮10mg静脉推注

E. 人工破膜

19. 静脉推注地西泮10mg后，患者安静入睡，经输液治疗，患者腹痛间隔时间较前缩短，宫缩30~40秒/(4~5)分，强度弱，胎心率128次/分，不规则，阴道检查宫口开大6cm，S+1，可触及前羊膜囊。下列做法恰当的有

A. 立即行剖宫产术　　B. 人工破膜

C. 吸氧　　D. OCT试验

E. 不干预

20. 人工破膜，前羊水60ml，色清，胎心监护有早期减速，患者向下屏气，胎心率150次/分，阴道检查：宫口开大9cm，S+3，胎儿矢状缝在右斜径上，小囟门在7~8点位处。正确的胎方位诊断是

A. 枕右前位
B. 枕右后位
C. 枕右横位
D. 枕左前位
E. 枕左后位

21. 宫缩40秒/(1~2)分，肛门松弛，胎心率170次/分，可见羊水Ⅱ度粪染，宫口开全，S+4。恰当的处理是

A. 协助胎头顺时针转135°助产
B. 协助胎头逆时针转135°助产
C. 等待自然分娩
D. 静脉滴注缩宫素
E. 剖宫产

(22~24题共用题干)

罗女士，28岁。初产妇，足月临产10小时，破水7小时，宫缩20秒/(8~10)分，胎心率180次/分，羊水Ⅱ度污染，阴道检查：宫口开大5cm，S=0，矢状缝在右斜径上，小囟门在7点处，坐骨棘突，坐骨切迹<2横指，骶骨浅弧。

22. 下列哪项诊断是正确的

A. 中骨盆狭窄
B. 继发性宫缩乏力
C. 持续性枕后位
D. 枕右后位
E. 胎儿窘迫

23. 应立即采取的措施为

A. 持续吸氧
B. 立即剖宫产
C. 严密观察产程；等待自然分娩
D. 手法转胎位，产钳助产
E. 小剂量滴注缩宫素

24. 患者立即行剖宫产结束分娩，下列哪项是本例的手术适应证

A. 持续性枕后位
B. 中骨盆狭窄
C. 胎膜早破
D. 宫缩乏力
E. 头盆不称

(25~30题共用题干)

李女士，28岁。妊娠34^{+2}周，出现不规则下腹痛，伴见红，无阴道流液。

25. 经观察，60分钟出现8次宫缩，阴道检查发现，子宫颈展平，伴宫口扩张。目前的诊断是

A. 晚期流产
B. 先兆临产

C. 早产临产
D. 早产
E. 妊娠晚期生理性子宫收缩

26. 引起早产的常见原因是
A. 胎膜早破
B. 子宫过度膨胀
C. 子宫畸形
D. 泌尿系统感染
E. 下生殖道感染

27. 关于预测早产的方法，下列说法正确的是
A. 超声检测子宫颈扩张及子宫颈内口有无开大，首先经阴道测量
B. 子宫颈长度 >3.0cm 排除早产
C. 怀疑前置胎盘、胎膜早破、生殖道感染，选择经会阴或经腹测量子宫颈长度
D. 正常妊娠 20 周以前，阴道后穹隆分泌物中提出胎儿纤维连接蛋白是正常现象
E. 妊娠 36 周后胎儿纤维连接蛋白可以为阳性

28. 入院观察宫缩渐加强，下列处理正确的是
A. 应用抑制宫缩药物
B. 控制感染
C. 立即点滴缩宫素引产
D. 尽早剖宫产终止妊娠
E. 卧床休息，左侧卧位

29. 抑制宫缩的药物可选择下列哪些
A. 硫酸镁
B. 欣母沛
C. 利托君
D. 倍他米松
E. 吲哚美辛

30. 预防早产很重要，下列说法正确的是
A. 预防胎膜早破
B. 重视引起可能早产的因素
C. 定期产前检查，指导孕期卫生
D. 应进行产前遗传咨询
E. 预防亚临床感染

（31～37 题共用题干）

张女士，30 岁。初产妇，妊娠 34 周，检查为臀位，子宫敏感，胎心率 140 次/分。患者收住院观察时，突然阴道流水，检查阴道液 pH≥6.5，胎心率 140 次/分。

31. 正确的处理是
A. 抬高床尾
B. 立即剖宫产
C. B 超检查
D. 地塞米松促胎肺成熟
E. 抗生素预防感染

32. 3 天后，仍有少量阴道流水，检查：脉搏 102 次/分，体温 37.8℃，白细胞 $15\times10^9/L$，中性粒细胞 0.82，胎心率 156 次/分。合适的处理为
A. 行剖宫产
B. 缩宫素静脉滴注引产

C. 监测体温、脉搏
D. 继续使用抗生素
E. 吸氧

33. 目前的诊断可能是
A. 先兆早产
B. 臀位
C. 胎儿窘迫
D. 宫内感染
E. 胎膜早破

34. 进一步处理是
A. 继续期待治疗
B. 提高胎儿供氧
C. 立即剖宫产
D. 缩宫素引产
E. 继续抗生素治疗

35. 胎儿娩出后的处理是
A. 肌内注射维生素 K_1
B. 注意保暖
C. 清理呼吸道
D. 吸氧
E. 上述都不是

36. 胎儿娩出后，有一阵阴道流血，约200ml，应立即给予产妇哪项处理
A. 按摩子宫底部
B. 肌内注射麦角新碱
C. 测血压
D. 人工徒手剥离胎盘
E. 静脉滴注缩宫素

37. 胎儿胎盘娩出后，以下哪些处理正确
A. 仔细检查脐带是否正常，以寻找胎儿窘迫的原因
B. 给予抗生素防止感染
C. 肌内注射缩宫素促进子宫收缩
D. 不必观察产妇一般情况
E. 仔细检查胎盘胎膜是否完整

参考答案与解析

一、A1 型题

1. A【解析】软产道是由子宫下段、子宫颈、阴道和骨盆底软组织构成的弯曲管道。

2. E【解析】臀位是最常见的异常胎位，胎儿出现臀位的原因包括：①胎儿在子宫腔内活动过大，如孕妇腹壁松弛、羊水过多或胎儿较小等。②胎儿在子宫腔活动受限，如初次妊娠的女性腹壁紧张，双胎，羊水过少以及子宫畸形等，都会影响胎儿头部不能够自然下转而造成臀位现象。③胎头衔接受阻，比如骨盆狭窄，头盆不称，软产道阻塞等原因造成。④胎

儿畸形，比如脑积水，无脑儿等，都不容易让胎头衔接入骨盆。

3. B【解析】胎先露指最先进入骨盆入口平面的胎儿部分。

4. B【解析】若以枕后位衔接，胎儿脊柱与母体脊柱接近，不利于胎头俯屈，胎头前囟成为胎头下降的最低部位。

5. C【解析】选项 C“分娩阻滞，剧烈疼痛，宫缩停止，病情恶化”是子宫破裂的征象。子宫破裂表现为继先兆子宫破裂症状后，产妇突感下腹部撕裂样剧痛，子宫收缩骤然停止，腹痛稍缓解后不久又出现全腹持续性疼痛，伴有面色苍白、出冷汗、脉搏细数、呼吸急促、血压下降等休克征象。选项 A“少量阴道流血，伴轻微下腹痛，宫口未开”符合先兆流产的征象。胎盘早剥的隐性剥离可形成胎盘后血肿，其阴道流血量和贫血程度不一致，伴腹痛。所以，选项 B 符合胎盘早剥的征象。选项 D“妊娠晚期或临产时，无痛性反复阴道流血”是前置胎盘的典型表现。选项 E“妊娠产物完全排出，阴道流血停止”符合完全流产的征象。

6. B【解析】影响分娩的因素包括产力、产道、胎儿及精神心理因素，四者相互协调才会顺利完成分娩全过程。头盆不称会导致产力异常，产力异常会出现胎位异常或影响胎先露下降，影响产程进展。故选项 B 错误。

7. B【解析】协调性子宫收缩乏力表现为子宫收缩力较弱、产程进展缓慢，可使产程延长甚至停滞。

8. A【解析】继发性宫缩乏力即产程开始时子宫收缩正常，产程进行到某一阶段（多在活跃期或第二产程时）宫缩减弱。此类子宫收缩乏力常见于中骨盆与骨盆出口平面狭窄、持续性枕横位或枕后位等，因使胎先露部下降受阻，表现为子宫收缩力较弱、产程进展缓慢，可使产程延长甚至停滞。

9. C【解析】早产是指妊娠满 28 周至不满 37 足周之间分娩者。此时娩出的新生儿称早产儿，出生体重多小于 2500g，各器官发育尚不够成熟。5 个选项中只有选项 C 符合条件，属于早产儿。出生体重大部分在 2500g 以下，头围在 33cm 以下。

10. D【解析】胎头围绕骨盆纵轴向前旋转，使胎头矢状缝与中骨盆及骨盆出口前后径相一致的动作称为内旋转。

11. E【解析】纠正臀先露时可于妊娠 32~34 周时，行外转胎位术，因有发生胎盘早剥、脐带缠绕等严重并发症的可能，应用时要慎重。

12. B【解析】髂嵴是髂骨翼的上缘，其前端的突起称髂前上棘，其后端的突起称髂后上棘，左右髂嵴的最高点连线平第 4 腰椎棘突。孕妇骨盆外测量数值最大的是髂嵴间径。

13. C【解析】胎儿一手脱出阴道，能与检查者右手相握，胎头位于母体腹部左侧，其胎位是肩左前。

14. C【解析】唐氏综合征，即 21-三体综合征，又称先天愚型或 Down 综合征，是由染色体异常（多了一条 21 号染色体）而导致的疾病。60% 患儿在妊娠早期即流产，存活者有明显的智力低下、特殊面容、生长发育障碍和多发畸形。

15. D【解析】随着宫缩不断加强、胎肩及胸廓一部分被挤入盆腔内，胎体折叠弯曲，胎颈被拉长，上肢脱出于阴道口外，胎头和胎臀仍被阻于骨盆入口上方，形成嵌顿性或称忽略性肩先露。子宫收缩继续增强，子宫上段越来越厚，子宫下段被动扩张越来越薄，由于子宫上下段肌壁厚薄相差悬殊，形成环状凹陷，并随宫缩逐渐升高，甚至可以高达脐上，形成病理缩复环，是子宫破裂的先兆。

16. C【解析】胎儿宫内缺氧可能促发胎儿排出胎粪，故头先露的胎儿宫内窘迫时可存在的征象是羊水胎粪污染。

17. E【解析】持续性枕后位的原因包括：骨盆异常、胎头俯屈不良、子宫收缩乏力、头盆不称及其他。

18. A【解析】从宫口开大3cm开始至宫口开全称为活跃期。初产妇活跃期正常约需4小时，最大时限8小时，超过8小时称为活跃期延长。

19. A【解析】巨大胎儿与遗传因素、孕期糖尿病、过期妊娠有关；B超可估计胎儿体重、排除畸形等；一经诊断，不宜试产过久，估计胎儿体重>4000克，应剖宫产；巨大胎儿头盆不称的发生率上升，增加剖宫产率，经阴道分娩主要的危险是肩难产，肩难产的发生率与胎儿的体重呈正比，如果处理不当，可以发生严重的软产道损伤，甚至是子宫破裂。子宫过度扩张容易发生子宫收缩乏力导致产后出血，胎先露长时间压迫产道很容易发生尿瘘或者是粪瘘。

20. D【解析】新生儿Apgar评分4~7分属轻度窒息，又称青紫窒息。评分法参见表7-1。

表7-1　新生儿Apgar评分法

体征	0	1分	2分
每分钟心率	0	<100次	≥100次
每分钟呼吸	0	浅、慢，不规则	佳
肌张力	松弛	四肢稍屈曲	四肢屈曲，活动好
喉反射	无反射	有些动作	咳嗽，恶心
皮肤颜色	全身苍白	躯干红，四肢青紫	全身粉红

21. E【解析】参见A1型题第20题解析。新生儿窒息指胎儿娩出后1分钟，仅有心跳而无呼吸或未建立规律呼吸的缺氧状态，为新生儿死亡或伤残的主要原因之一。Apgar评分用于判断有无新生儿窒息及窒息的严重程度。以出生后1分钟内的心率、呼吸、肌张力、喉反射及皮肤颜色5项体征为依据，每项为0~2分，满分为10分。若评分为8~10分，属正常新生儿；4~7分属轻度窒息，又称青紫窒息；0~3分属重度窒息，又称苍白窒息。A-B-

C-D-E 五步复苏原则：A（airway），尽量吸净呼吸道黏液；B（breathing），建立呼吸，增加通气；C（circulation），维持正常循环，保证足够心输出量；D（drug），药物治疗。E（evaluation），评价。前三项最为重要，其中 A 是根本，B 是关键。

22. B【解析】如用电子胎心监护测胎心率，晚期减速提示胎儿缺氧。

23. D【解析】纠正臀位的方法包括激光照射或艾灸至阴穴，近年多用激光照射两侧至阴穴，也可用艾条灸；让孕妇排空膀胱，松解裤带，做胸膝卧位姿势；应用上述矫正方法无效者，于妊娠 32~34 周时，可行外转胎位术，因有发生胎盘早剥、脐带缠绕等严重并发症的可能，应用时要慎重。因此，选项 D 不是纠正臀位的方法。

24. A【解析】胎头下降的程度以颅骨最低点与坐骨棘平面的关系为标志。胎头颅骨最低点在坐骨棘平面时，以“0”表示；在坐骨棘平面上 1cm 时，以“-1”表示；在坐骨棘平面下 1cm 时，以“+1”表示。故胎先露下降至坐骨棘平面下 2cm，应记录为 S+2。

25. C【解析】骨盆异常可造成持续性枕后位、枕横位，这类骨盆常伴有中骨盆平面及骨盆出口平面狭窄，影响胎头在中骨盆平面向前旋转，为适应骨盆形态而成为持续性枕后位或持续性枕横位。

26. D【解析】临床上，枕先露衔接占 95.55%~97.55%，其中以枕左前（LOA）最多见。

27. D【解析】持续性颏后位时，难以经阴道分娩，应行剖宫产术结束分娩。

28. B【解析】早产儿呼吸浅快而不规则，常出现呼吸暂停或青紫，应仔细观察，及早发现、及早处理。注意及时清理口鼻黏液及分泌物，保持呼吸道通畅，给予间断的高流量面罩吸氧，给氧时间不宜过长。因给氧过多影响视力，给氧至青紫消失和症状好转即应停止。所以，早产儿不能快速高浓度给氧气吸入，选项 B 错误。

29. A【解析】胎儿急性宫内缺氧最早期的特点是胎动频繁，继而转弱，胎动次数减少，直到消失。所以胎动减少是胎儿窘迫的重要指标。

二、A2 型题

1. C【解析】子宫收缩乏力是产后出血最常见的原因，胎盘剥离后因子宫收缩乏力使子宫出血不止，流出的血液能凝固，按摩子宫及使用子宫收缩药后子宫收缩变硬，阴道流血停止或减少。检查腹部时常感到子宫轮廓不清，松软如袋状，摸不到子宫底或子宫底升高。

2. E【解析】臀先露是最常见的异常胎位，以骶骨为指示点，有骶左前、骶左横、骶左后、骶右前、骶右横、骶右后 6 种胎位。依据题干信息所述，该孕妇的胎方位是骶右前。

3. C【解析】产程已达 21 小时，进展较缓慢，宫口开全，胎头 S+4，应尽快结束分娩。因胎头较低，可行胎头吸引器助娩，以减少产钳助娩的损伤。

4. C【解析】若在阴道口虽已见到胎发，历经多次宫缩时屏气却不见胎头继续顺利下降且大囟门在前方时，可能是持续性枕后位。

5. C【解析】若子宫收缩过强而无胎儿窘迫征象，可遵医嘱给予镇静药如哌替啶

100mg、吗啡10mg肌内注射，也可给予宫缩抑制药如沙丁胺醇4.8mg口服、静脉注射硫酸镁。当宫缩恢复正常时，可行阴道助产或等待自然分娩。

6. C【解析】此时宫缩乏力是最关键的护理诊断，所以，选项C是优选的护理诊断；依据题干信息，无法判断胎儿宫内缺氧、水电解质紊乱。

7. E【解析】子宫颈和子宫颈管活组织检查是确诊子宫颈癌及其癌前病变的依据。

8. C【解析】由于子宫蜕膜发育不良等因素，影响胎盘绒毛植入子宫肌层者称为胎盘植入。根据植入面积大小，分为完全性与部分性两类。前者因胎盘未剥离不出血，后者往往发生大量出血。题中可判断为胎盘部分植入。

9. E【解析】依据题干内容所述，第二产程进展缓慢或延长，应及时行阴道检查，胎先露在坐骨棘下3cm以下，手转胎头至枕前位，自然分娩或阴道助产。此时，应手转胎头，同时静脉点滴缩宫素加强宫缩，如有必要，可产钳助产。

10. B【解析】医院以淋浴为主，家中以盆浴为主。沐浴时室温26~28℃，水温38~42℃。根据新生儿皮肤清洁程度决定沐浴的频率，沐浴前不要喂奶。

11. E【解析】依据题干信息，该产妇宫缩乏力，首选的处理可选择缩宫素小剂量静脉点滴，严密监测产程进展，会阴切开，阴道助产。

12. D【解析】宫口开全，S+3，胎儿手靠近左顶骨，即胎先露部伴有肢体同时进入骨盆入口，称复合先露。

13. D【解析】胎儿娩出后立即发生阴道流血，血液鲜红，能自凝，这就是软产道裂伤的症状。

14. C【解析】依据题干信息所述，“腹部呈膨隆状，叩诊为浊音”可判断是膀胱充盈，从暗红色的血液判断出血是由于子宫收缩乏力，可能是充盈的膀胱抑制了子宫收缩而导致的产后出血，应立即采取的措施是导尿。

15. E【解析】该产妇滞产最可能的原因是骨产道异常。胎头下降至中骨盆时，因为内旋转受阻，胎头双顶径被阻于中骨盆狭窄部位之上，形成持续性枕横位或枕后位，引起继发性宫缩乏力、活跃晚期及第二产程延长，甚至第二产程停滞。

16. C【解析】依据题干内容所述，可以诊断白女士为输卵管妊娠破裂，且已有休克症状，此时最恰当的紧急处理措施是边纠正休克边开腹手术。

17. C【解析】依据题干内容所述，胎头位置较高，疑有头盆不称，需行剖宫产术。

18. C【解析】此时产妇处于活跃期的加速期，“胎心率110次/分”提示胎儿宫内缺氧，不可静脉滴注缩宫素。活跃期延长，胎先露已通过坐骨棘水平，胎儿存在缺氧，因此首选的处理方法是阴道助产分娩。

19. C【解析】骶岬是骨盆内测量的重要指示点，对产程无影响。

三、A3/A4型题

1. C【解析】依据题干信息所述，秦女士目前为正常产程状况。

2. D【解析】胎心良好，宫口开大 4cm，胎膜膨出，先露 S+1 时，可人工破膜及时了解羊水性状和监测胎儿宫内安危，部分孕妇破膜后，产程进展较快，应避免使用药物促宫缩。

3. C【解析】宫缩逐渐增强，产程 12 小时，胎心率 169 次/分，代表胎儿在宫内有缺氧，宫口开全，先露 S+4，先露已经下降，侧切，此时应产钳助产。

4. B【解析】B 超示胎儿发育未见异常，腹部触诊示子宫底部触及圆而硬、有浮球感的胎儿部分，可诊断为臀位。

5. B【解析】臀先露若未衔接，在耻骨联合上方触到不规则、软而宽的胎臀，胎心在脐左（或右）上方听得最清楚。衔接后，胎臀位于耻骨联合之下，胎心听诊以脐下最明显。

6. E【解析】若矫正胎位失败，临产前提前 1 周住院治疗。所以，选项 E 错误。

7. B【解析】子宫横椭圆形，胎头位于右侧腹，于右脐旁可闻及胎心，子宫下段拉长，压痛明显，宫缩时脐下可见环形凹陷，由此可知胎儿的胎位是横位。

8. E【解析】妊娠 30 周以后胎位仍异常者及时给予矫治。若矫治失败，临产前提前 1 周住院治疗。临产后应综合分析，以对产妇和胎儿损伤最少为原则选择适宜的分娩方式。该孕妇应选择剖宫产术。

9. D【解析】胎位是横位，这类骨盆常伴有中骨盆平面及骨盆出口平面狭窄，影响胎头在中骨盆平面向前旋转，为适应骨盆形态而成为持续性枕后位或持续性枕横位。

10. E【解析】胎儿头位就是胎方位的一种，胎儿头位是指在孕晚期，胎儿头部已经转为向下的位置。该产妇临产后发现胎儿纵轴与母体纵轴相互垂直，不可能是头位。

11. D【解析】临产后检查发现下腹脐耻之间出现一凹陷，并随宫缩逐渐升高，最可能的原因可能出现了病理性缩复环。因为若有头盆不称、胎位异常或瘢痕子宫，有可能出现病理性缩复环或发生子宫破裂。

12. C【解析】该产妇已出现病理性缩复环，为防止子宫破裂，应立即给予抑制宫缩的药物，肌内注射哌替啶 100mg 或静脉全身麻醉，并立即行剖宫产术。

13. D【解析】产妇突感呼吸困难、烦躁不安、呛咳、发绀，血压 80/50mmHg，脉搏 50 次/分，双肺听诊有湿啰音。这是羊水栓塞的心肺功能衰竭的典型症状。

14. C【解析】及时确诊羊水栓塞后应立即抢救产妇，主要原则是抗过敏、纠正呼吸循环功能衰竭和改善低氧血症；抗休克，纠正凝血障碍，防治肾衰竭及感染。所以，选项 C 处理不正确，其他选项的处理都是正确的。

15. E【解析】先兆子宫破裂的四大主要临床表现是子宫形成病理性缩复环、下腹部压痛、胎心率改变及血尿。依据题干信息所述，该患者表现不符合先兆子宫破裂的临床表现，符合感染、胎膜早破、胎儿窘迫的临床表现。

16. E【解析】急性胎儿窘迫者，如宫口开全，胎先露部已达坐骨棘平面以下 3cm 者，应尽快阴道助产娩出胎儿；子宫颈未完全扩张，胎儿窘迫情况不严重者，给予吸氧，嘱孕妇左侧卧位，观察10分钟，如胎心率变为正常，可继续观察。病情紧迫或经上述处理无效者，立即剖宫产结束分娩。依据题干信息，该患者显然病情紧迫，应抗休克抗感染的同时剖宫产。

17. E【解析】参见A1型题第20题解析。该女婴其皮肤颜色苍白、肌张力松弛、反射消失。根据评分，0~3分属重度窒息，又称苍白窒息。

18. D【解析】参见A3/A4型题第15题解析。该患者感染、胎膜早破、胎儿窘迫。胎儿出生后，遵医嘱使用抗生素预防感染，应做好新生儿的抢救准备工作。对于该女婴应立即用气管插管吸出羊水，并进行心内注射抢救。

四、B型题

1. C【解析】总产程<3小时结束分娩称为急产，经产妇多见。

2. A【解析】从宫口开大3cm开始至宫口开全称为活跃期。初产妇活跃期正常约需4小时，最大时限8小时，超过8小时称为活跃期延长。

3. E【解析】从临产规律宫缩开始至宫口开大3cm称为潜伏期。初产妇潜伏期正常约需8小时，最大时限16小时，超过16小时称为潜伏期延长。

4. D【解析】第二产程达1小时胎头下降无进展，称为第二产程停滞。

5. B　6. A　7. E　8. C

5~8【解析】高张性宫缩乏力时，子宫收缩失去正常特性，间歇时子宫不放松；低张性宫缩乏力时，子宫收缩保持正常特性，仅间歇长，持续短，弱而无力；继发性宫缩乏力时，产程进展到一定阶段后宫缩减弱，出现宫缩乏力；原发性宫缩乏力时，临产后子宫收缩一直短而弱，间歇长，产程进展慢。

9. A【解析】第二产程初产妇超过2小时，称为第二产程延长。

10. B【解析】参见B型题第2题解析。

11. D【解析】参见B型题第3题解析。

12. D【解析】双顶径通过骨盆入口，胎头颅骨最低点达坐骨棘水平为胎头衔接。

13. C【解析】胎头内旋转：指胎头通过中骨盆时，为适应盆腔形态而使胎头矢状缝与中骨盆及出口前后径相一致。所以，选项B正确。易混淆的是选项E，胎头仰伸：完成内旋转后，胎头继续下降，直至阴道口时，宫缩和腹压迫使胎头下降，肛提肌反射性收缩，迫使胎头向前，两者合力使其发生仰伸。

14. A【解析】胎儿纵轴与母体纵轴相垂直为横产式，根据胎头在母体左侧或右侧和胎儿肩胛朝向母体前方或后方，有肩左前、肩左后、肩右前、肩右后4种胎方位。

15. B【解析】臀先露以骶骨为指示点，有骶左前、骶左横、骶左后、骶右前、骶右横、骶右后6种胎方位。

16. E　17. A

16~17【解析】胎头双顶径进入骨盆入口平面，胎头颅骨最低点接近或达到坐骨棘水平，称为衔接。胎头以半俯屈状态以枕额径进入骨盆入口，由于枕额径大于骨盆入口前后径，胎头矢状缝坐落在骨盆入口右斜径上，胎头枕骨在骨盆的左前方。因此，枕左前位衔接时，胎头矢状缝在骨盆入口右斜径上；枕右前位衔接时，胎头矢状缝在骨盆入口左斜径上。

五、X 型题

1. ABCE【解析】宫口扩张≥3cm，无头盆不称，胎头已衔接者可在宫缩间歇、下次宫缩将开始时进行人工破膜。有明显头盆不称、产道阻塞、横位、初产妇臀位估计经阴道分娩有困难是人工破膜禁忌证。

2. ABDE【解析】参见 X 型题第 1 题解析。

3. ABDE【解析】治疗原发性宫缩乏力原则是：消除精神紧张，多休息，可用镇静药，如哌替啶；可应用肥皂水灌肠，刺激子宫收缩；可应用缩宫素静脉滴注，不能肌内注射。不是剖宫产指征；人工破膜后，胎头直接紧贴子宫下段及子宫颈内口，引起反射性子宫收缩，加强产程进展。人工破膜不是原发性宫缩乏力的首选治疗方法。所以，选项 A、B、D、E 均错误。

4. ABDE【解析】对于子宫颈水肿、坚韧者，可于子宫颈两侧各静脉注射 0.5% 利多卡因 5~10ml 或地西泮 10mg；子宫颈瘢痕虽然于妊娠后软化，但若宫缩很强，宫口仍不扩张，需行剖宫产术结束分娩。因此，选项 C 的说法是错误的，其余选项说法均是正确的。

5. ABDE【解析】子宫收缩力异常、胎位异常、胎膜早破、出现病理性缩复环都会出现跨耻征阳性。跨耻征阳性是指胎头高于耻骨联合前面，表示头盆明显不称。跨耻征阳性时胎头衔接受阻。

6. ABC【解析】不协调性子宫收缩乏力可表现为宫缩时子宫底部不硬，宫缩间歇期子宫壁也不放松，子宫收缩的极性倒置，宫缩的兴奋点来自子宫的一处或多处冲动。所以，选项 A、B、C 都不是不协调性子宫收缩乏力的临床表现。

7. ABCDE【解析】协调性宫缩乏力的特点为子宫收缩具有正常的节律性、对称性和极性，但收缩力弱。此种宫缩乏力多属继发性宫缩乏力，常见于中骨盆与骨盆出口平面狭窄、持续性枕横位或枕后位等，因使胎先露部下降受阻，表现为子宫收缩力较弱、产程进展缓慢，可使产程延长甚至停滞。

8. ABC【解析】从有规律宫缩到完成分娩，只要少于 3 小时就称为急产。从临产规律宫缩开始至宫口开大 3cm 称为潜伏期。初产妇潜伏期正常约需 8 小时，最大时限 16 小时，超过 16 小时称为潜伏期延长。总产程超过 24 小时为滞产。急产毕竟属于非正常的分娩，它对于胎儿和产妇都会造成不同程度的伤害。胎儿出生过快，由于宫内和外界压力的变化，很容易造成胎儿皮肤下的毛细血管破裂，表现为胎儿面部红紫，有细小的出血点，而严重的还会造成头部血管破裂，发生颅内出血。同时，胎儿还会有呛羊水的情形，造成胎儿窒息或引发新生儿肺炎。

9. DE【解析】骨盆 3 个平面的各径线均小于正常值 2cm 或更多，称为均小骨盆。所以，选项A错误。骨盆径线小于正常可诊断为单纯扁平骨盆的是骶耻外径，骶耻外径间接表示骨盆入口前后径值。所以，选项B错误。臀先露是最常见的异常胎位，妊娠30周以前较多见，妊娠30周以后多能自然转成头先露。所以，选项C错误。选项D、E是正确的。

10. ABCD【解析】子宫收缩乏力表现为子宫收缩力较弱、产程进展缓慢，可使产程延长甚至停滞。所以，选项E不可能发生急产的患者。

11. AB【解析】持续性枕后位、枕横位在骨盆无异常、胎儿不大时，可以试产。若宫口开大 >1cm/h，伴胎先露部下降，多能经阴道分娩。在试产过程中，出现胎儿窘迫征象，应行剖宫产术结束分娩。所以，选项A、B错误。其余选项内容是正确的。

12. ABDE【解析】胎儿窘迫时应降低宫缩的频率和强度，如因缩宫素使宫缩过强造成胎心率减慢者，应立即停止静脉滴注，必要时使用宫缩抑制药。所以，选项C错误。

13. ABCDE【解析】对于过期妊娠孕妇，选择适当的分娩方式应依据：胎儿宫内生长发育、子宫颈成熟度、胎盘功能、胎儿大小和羊水量。

14. ABCE【解析】胎先露部胎肩不能紧贴子宫下段及子宫颈内口，缺乏直接刺激。随着宫缩不断加强，胎肩及胸廓一部分被挤入盆腔内，胎体折叠弯曲，胎颈被拉长，上肢脱出于阴道口外，胎头和胎臀仍被阻于骨盆入口上方，形成忽略性肩先露。

15. BCE【解析】胎儿在宫内缺氧，导致胎儿血氧浓度降低，引起脑及脑膜充血、水肿。血肿多位于顶骨，偶见于枕骨和额骨。分娩过程中的机械性损伤，如产钳术、胎头吸引、臀位娩出胎头困难等，头颅被挤压，导致颅内血管破裂。此外，如分娩过速，由于外界压力的迅速变化亦可引起新生儿颅内出血，致使多数新生儿出生后就有程度不同的窒息或呼吸障碍，阵发性青紫，主要以苍白窒息为特征。兴奋期，新生儿窒息经过复苏后数小时，出现呕吐、高声尖叫、呼吸不规则（缓慢或暂停）等。抑制期，若病情继续加重，则由兴奋转入抑制。但某些严重出血者，出生时呈苍白窒息，可以不出现兴奋期，而呈嗜睡状态，甚至昏迷、不食等。

16. ABE【解析】均小骨盆多见于身材矮小、体形匀称的女性。若估计胎儿不大、胎位正常、头盆相称、产力好，可以试产。若估计胎儿在中等大小以上经阴道分娩有困难，应尽早行剖宫产术。

17. ABCDE【解析】新生儿重度窒息，复苏后需加强新生儿护理，保证呼吸道通畅，密切观察面色、呼吸、心率、体温，预防感染，做好重症记录。窒息的新生儿应延迟哺乳，以静脉补液维持营养，预防肺部的感染。

18. BD【解析】胎位不正应较早纠正胎位，一般在妊娠28周后发现臀位可采用膝胸卧位纠正。所以，选项A错误。臀先露择期剖宫产的指征：狭窄骨盆、软产道异常、胎儿体重 >3500g、胎儿窘迫、高龄初产、有难产史、不完全臀先露等，均应行剖宫产术结束分娩。因此B选项正确。骨盆外测量坐骨结节间径 <8cm 时应进一步测量的径线是骨盆出口后矢状径。所以，选项C错误。臀先露是最常见的异常胎位，围生儿死亡率增高，是枕先露的3~8倍。

因此 D 选项正确。臀先露妊娠 30 周以后多能自然转成头先露。所以，选项 E 错误。

19. ABCDE【解析】持续性枕后位常发生于男型骨盆，增加难产机会。临产后胎头衔接较晚及俯屈不良，由于枕后位的胎先露部不易紧贴子宫下段及子宫颈内口，常导致协调性宫缩乏力及宫口扩张缓慢。因枕骨持续位于骨盆后方压迫直肠，产妇自觉肛门坠胀及排便感，致使宫口尚未开全时过早使用腹压，容易导致子宫颈前唇水肿和产妇疲劳，影响产程进展。持续性枕后位常致活跃期晚期及第二产程延长。阴道检查若为枕后位，感到盆腔后部空虚。

20. ABCDE【解析】子宫收缩乏力的病因包括精神因素、产道与胎儿因素、子宫因素、内分泌失调、药物影响及其他因素。

六、案例分析题

1. D【解析】从临产规律宫缩开始至宫口开大 3cm 称为潜伏期，初产妇潜伏期正常约需 8 小时，最大时限 16 小时，超过 16 小时称为潜伏期延长。钱女士此时为潜伏期延长。

2. D【解析】钱女士产程开始时子宫收缩正常，产程进行到某一阶段（多在活跃期或第二产程时）宫缩减弱。目前，钱女士子宫收缩情况是低张性子宫收缩乏力。

3. DE【解析】钱女士低张性子宫收缩乏力，是继发性宫缩乏力，可能会导致产程延长，影响胎儿的胎盘循环，导致胎儿缺氧。产妇不要过度紧张，尽量避免剧烈运动，鼓励多进食，保持心情舒畅。在分娩时要时刻观察产妇身体变化，如果出现异常，人工破膜，观察宫缩，必要时静脉滴注缩宫素。

4. E【解析】若钱女士出现频繁晚期减速，应行剖宫产术终止妊娠，以免威胁到胎儿以及产妇的生命安全，这是最佳的处理方式。

5. ABE【解析】孕妇应卧床保证充分休息，取左侧卧位。保持会阴清洁，勤换消毒会阴垫，每日会阴护理。

6. ACE【解析】可哌替啶 100mg 肌内注射，在镇痛的同时可调整宫缩协调性，主要用于潜伏期。地西泮 10mg 静脉缓慢注射，可缓解产妇的精神紧张，当产妇疲劳时静脉注射后，可迅速进入睡眠状态。地西泮可有效松弛子宫颈平滑肌，主要用于活跃期。或遵医嘱静脉滴注催产素促进宫缩，产程过程中应严密观察。

7. ABDE【解析】因缩宫素个体敏感度差异极大，静脉滴注缩宫素应从小剂量开始循序增量，起始剂量为 2.5U 缩宫素溶于 5% 葡萄糖注射液 500ml 中，即 0.5% 缩宫素浓度。从每分钟 8 滴开始，根据宫缩及胎心情况调整滴速，一般每隔 15~20 分钟调节一次，直至出现有效宫缩。应用缩宫素的注意事项包括：①专人监护。每 15~30 分钟记录一次血压、脉搏、呼吸、宫缩的频率、强度及持续时间，胎心的频率、节律，羊水的色、质、量等，按监护结果，随时调节缩宫素的用量。宫缩一般以 10 分钟有 3 次为适度，宫缩强度以持续 45~60 秒为强，30~45 秒为中，<30 秒为弱。在潜伏期为 3~4 分钟有一次宫缩，活跃期为 2~3 分钟一次宫缩，宫口近开全或进入第二产程以 1~2 分钟一次宫缩为宜，一定要防止宫缩过强或过频。②警惕变态反应。即使是常用量，甚至于小剂量缩宫素也可能发生变态反应。当出现

血压下降、全身水肿、荨麻疹的变态反应时给予对症处理。

8. A【解析】子宫破裂多发生于难产、高龄多产和子宫曾经手术或有过损伤的产妇。原因包括：①梗阻性难产，是引起子宫破裂最常见的原因。骨盆狭窄、头盆不称、胎位异常、胎儿异常、软产道阻塞（子宫颈瘢痕、肿瘤或阴道横隔等）等。②瘢痕子宫，是较常见的原因。③子宫收缩药使用不当。④手术创伤。

9. BD【解析】急性胎儿窘迫时，孕妇应左侧卧位，避免平卧，持续吸氧30分钟，观察胎心变化。如因缩宫素使宫缩过强造成胎心率减慢者，应立即停止静脉滴注，必要时使用宫缩抑制药。如孕妇有脱水、血容量不足的情况，应予补液、补血，纠正低血压状态。纠正酸中毒和电解质紊乱。病情紧迫应立即剖宫产结束分娩，同时准备好新生儿窒息的抢救用品，做好新生儿抢救和复苏的准备。

10. ACE【解析】在抢救过程中，应口头复述医生的医嘱，待医生确认后执行医嘱。抢救过程中使用过的针剂安瓿，需经两人核对后方可丢弃。抢救结束后，应马上补充抢救车内所缺药物等用品。

11. BE【解析】术后早期不能用热水袋热敷腹部。因为术后早期麻醉尚未完全解除，皮肤对各种刺激不敏感，用热水袋热敷易出现低温烫伤；同时热敷会影响子宫收缩，使子宫内膜血窦开放，导致术后大出血。如果患者术后出现尿潴留，多数是术后早期麻醉还没有完全苏醒，导致膀胱平滑肌还处于松弛状态所致。如果尿潴留不是很严重，可以先观察一段时间，或者是局部按摩、热敷等来刺激膀胱，促进排尿。如果是由于使用了某些药物，如术后使用了某些解痉药物，也会引起尿潴留。这种情况下，一般待药效解除后，患者就可以恢复排尿。也有由于下腹部手术，伤口疼痛害怕排尿而引起的尿潴留，也可通过局部的刺激、按摩、热敷等来促进患者排尿。如果通过以上方法仍不能改善尿潴留的情况，建议尽早地留置导尿管，先将患者膀胱内的尿液引出体外，缓解患者的疼痛。

12. D【解析】胎儿头矢状缝在右斜径上，小囟门在7点处（仰卧位），S+1，骶骨平直，坐骨棘略突，坐骨切迹略小于2横指。可判断胎位是枕右后位。

13. C【解析】枕右后位，产褥期的时间一般是6周。

14. C【解析】产褥期10天左右，腹部扪不到子宫底。

15. B【解析】该产妇为初产妇，初产妇活跃期正常约需4小时，最大时限8小时，超过8小时称为活跃期延长，有可能有难产危险的存在。

16. AB【解析】依据题干内容所述，孕足月，胎儿发育符合孕周，胎盘功能较好，胎儿发育较好。根据超声信息提示，髂棘间径23cm，髂嵴间径26cm，骶耻外径19cm均正常，提示骨盆入口平面正常。坐骨结节间径8cm，耻骨弓角度<90°，说明出口横径小于正常，此时应测出口后矢状径，若出口横径与出口后矢状径之和>15，正常大小的胎儿可通过出口；若出口横径与出口后矢状径之和<15，提示骨盆出口狭窄，应选择剖宫产。此时，应用温肥皂水灌肠，促进产程的进展，同时做好胎儿电子监护。

17. BD【解析】从临产规律宫缩开始至宫口开大 3cm 称为潜伏期，依据题干信息所述，该患者明显潜伏期延长，子宫收缩具有正常的节律性、对称性和极性，但收缩力弱即为协调性子宫收缩乏力。

18. ACD【解析】产妇紧张，疲倦，进食少，宫缩 30 秒/(7~8)分，强度弱等，在使用缩宫素加强宫缩前，常规静脉缓慢推注 10% 葡萄糖酸钙。产妇过度疲劳或烦躁不安者可遵医嘱给予镇静药，如地西泮 10mg 缓慢静脉推注或哌替啶 100mg 肌内注射。鼓励产妇多进食易消化、高热量饮食，对入量不足者遵医嘱静脉补充营养。可静脉滴注葡萄糖和维生素 C。

19. B【解析】若产力异常可先行人工破膜，及时了解羊水性状和监测胎儿宫内安危，部分孕妇破膜后，产程进展较快，应避免使用药物促宫缩。

20. B【解析】依据题干内容所述，胎儿矢状缝在右斜径上，小囟门在 7~8 点位处，可以判断胎儿的正确方位应该是枕右后位。

21. A【解析】胎儿是枕右后位，在“宫缩 40 秒/(1~2)分，胎心率 170 次/分，肛门松弛，可见羊水Ⅱ度粪染，宫口开全，S+4”的情况下，恰当的处理是协助胎头顺时针转 135°助产。

22. ABDE【解析】依据题干信息所述，“坐骨棘突，坐骨切迹 <2 横指”提示中骨盆狭窄；“胎心率 180 次/分”提示有胎儿宫内缺氧的状况；“矢状缝在右斜径上，小囟门在 7 点处”提示枕右后位；产程开始时子宫收缩正常，产程进行到活跃期时宫缩减弱，提示继发性宫缩乏力。

23. AB【解析】由前一题可知，该产妇中骨盆狭窄、继发性宫缩乏力且胎儿窘迫，产妇宫口未完全扩张，胎儿窘迫情况不严重时，可给予吸氧，嘱孕妇左侧卧位，观察 10 分钟，如胎心率变为正常，可继续观察。病情紧迫或经上述处理无效者，立即剖宫产结束分娩。

24. ABCDE【解析】持续性枕后位、中骨盆狭窄、胎膜早破、宫缩乏力、头盆不称都是剖宫产手术的适应证。

25. C【解析】早产指妊娠满 28 周至不满 37 足周之间分娩者。早产临产需要符合下列条件：①出现规律宫缩（20 分钟≥4 次，或 60 分钟≥8 次），伴子宫颈进行性改变。②子宫颈扩张 1cm 以上。③子宫颈展平≥80%。根据题干内容所述，该孕妇为早产临产。

26. ABCDE【解析】引起早产的常见原因有孕妇、胎儿和胎盘方面的因素。所有选项内容均属于早产的常见原因。

27. ABCDE【解析】预测早产的方法：①检测孕妇子宫颈后方的阴道分泌物。一旦孕妇出现宫缩、子宫颈变短等情况，就必须警惕是否有早产的可能。②测胎儿纤维连接蛋白。一般在妊娠 22 周后检测。如无，说明孕妇在近两周内不会发生早产；如有，说明早产可能性很大。③B 超检测子宫颈长度。通常在妊娠 22~24 周，通过 B 超了解子宫颈长度。如果子宫颈长度≥30mm，经保胎治疗一般不会发生早产；但如果 <30mm，尤其 <25mm 者，提示

早产的可能性较小，即使可能出现早产，大部分孕妇经过保胎治疗，也一样能取得满意的效果。所以，题中所有选项均可作为预测早产的方法。

28. ABE【解析】入院观察宫缩逐渐加强，而此时胎膜未破，胎儿存活、无胎儿窘迫、无严重妊娠并发症，应设法抑制宫缩，尽可能延长孕周。嘱孕妇卧床休息，左侧卧位，注意营养。应用抗生素控制感染。

29. ACE【解析】抑制宫缩的药物可选择硫酸镁、利托君、吲哚美辛等。

30. ABCE【解析】预防早产应做好孕期保健工作、指导孕妇加强营养，保持平静的心情。避免诱发宫缩的活动，如抬举重物、性生活等。高危孕妇必须多卧床休息，以左侧卧位为宜，慎做肛查和阴道检查等，积极治疗合并症，子宫颈内口松弛者应于妊娠 14~16 周或更早些时间行子宫颈内口环扎术。预防胎膜早破和抗感染的药物治疗。

31. ACDE【解析】为预防早产，孕妇应多卧床休息，以左侧卧位为宜，休息时抬高床尾。阴道 B 超检查子宫颈长度及子宫颈内口漏斗形成情况，判断早产可能性。对妊娠 35 周前的早产者，在分娩前按医嘱给孕妇糖皮质激素如地塞米松、倍他米松等，可促胎肺成熟，明显降低新生儿呼吸窘迫综合征的发病率。应用抗生素预防感染。

32. C【解析】胎心率 156 次/分，属于正常范围内，此时重点监测体温、脉搏。

33. ABDE【解析】根据前面两题的信息所述，目前有先兆早产、胎膜早破的可能性，“体温 37.8℃，白细胞 $15\times10^9/L$，中性粒细胞 0.82”提示已有宫内感染，题干信息给出检查为臀位。

34. D【解析】早产不可避免时，应设法提高早产儿的存活率。此时应静脉滴注缩宫素，促使妊娠产物排出。

35. ABCD【解析】新生儿娩出后，首先要为新生儿清理呼吸道，然后轻拍足底，促其啼哭。然后为新生儿结扎脐带，对新生儿进行评分，以判断新生儿有无窒息及窒息的严重程度。处理新生儿时，要注意给新生儿保温。可以肌内注射维生素 K_1 预防出现一些黄疸性肝炎症状。给予吸氧，增加体内的氧含量，以达到脑部的供血供氧。

36. E【解析】胎儿娩出后，有 200ml 阴道流血，应立即给予产妇缩宫素静脉滴注，促进子宫收缩。

37. ABCE【解析】胎儿以及胎盘娩出后，应观察产妇一般情况，及时发现产后出血。所以，选项 D 错误，其余选项做法都是正确的。

子宫破裂

第八章　分娩期并发症妇女的护理

羊水栓塞

一　A1 型题

1. 先兆子宫破裂的表现不包括
   A. 排尿困难、血尿
   B. 子宫下段膨隆，压痛明显
   C. 胎心改变
   D. 病理缩复环
   E. 痉挛性狭窄环
2. 产后出血的处理原则为
   A. 输血、抗凝、抗感染、抗休克
   B. 切除子宫、扩容、抗感染
   C. 止血、扩容、抗休克、抗感染
   D. 纠酸、扩容、抗感染
   E. 病情观察、不急于处理
3. 关于子宫收缩乏力产后出血，首选的处理方式是
   A. 按摩子宫并注射缩宫素
   B. 双手压迫腹部按摩子宫
   C. 压迫腹主动脉
   D. 子宫动脉结扎
   E. 子宫切除
4. 关于产后出血应急护理，下列哪项不妥
   A. 宫缩乏力引起的出血应立即按摩子宫
   B. 应迅速而又有条不紊地抢救
   C. 注射子宫收缩剂
   D. 清除子宫腔积血可促进宫缩
   E. 医生到后，方可采取止血措施
5. 下述哪项不是产后出血的病因
   A. 胎儿窘迫
   B. 软产道裂伤
   C. 产后宫缩乏力
   D. 凝血功能障碍
   E. 胎盘滞留
6. 下列哪项为先兆子宫破裂的主要临床表现
   A. 剧烈腹痛
   B. 突然休克
   C. 病理性缩复环
   D. 低张性宫缩乏力
   E. 产程进展缓慢
7. 产后出血最常见的原因是
   A. 胎盘残留
   B. 弥散性血管内凝血

C. 胎盘嵌顿
D. 子宫收缩乏力
E. 软产道损伤

8. 关于产褥感染护理，下列哪项不妥
A. 防止交叉感染，进行床边隔离
B. 体温超过38℃应停止哺乳
C. 产妇平卧，臀部抬高
D. 保持外阴清洁
E. 保证营养摄入

9. 预防产后出血，下列做法正确的是
A. 应在宫缩较强时娩出胎头
B. 宫口开全时肌内注射缩宫素10U
C. 产后在产房密切观察宫缩及阴道流血情况2小时
D. 胎儿娩出后，应用手按摩子宫帮助胎盘娩出
E. 双胎妊娠，在第一胎肩部娩出后肌内注射缩宫素

10. 产妇产后异常的表现是
A. 产后1周，耻骨联合上方可触及子宫底
B. 产后12小时，体温37.8℃
C. 产后第6天，为浆液性恶露
D. 产后4周，子宫颈外口呈“一字形”横裂
E. 产后4天，双腋下出现肿、胀、痛

11. 下列说法正确的是
A. 导致孕产妇发生右心衰竭的疾病是产褥感染
B. 发生羊水栓塞时紧急处理，进行下腔静脉保留插管，其目的是输液
C. 脐带过长是指脐带长度越过30cm
D. 胎儿窘迫是指胎儿在宫内发生缺氧
E. 容易引起子宫破裂的软产道阻塞有宫颈水肿

12. 关于雌激素的作用，下列说法正确的是
A. 对下丘脑和垂体仅产生负反馈作用
B. 使子宫颈黏液分泌增多而稀薄
C. 抑制输卵管蠕动
D. 促进水钠排泄
E. 使阴道上皮角化现象消失

13. 抢救羊水栓塞的首要措施是
A. 纠正肾衰竭
B. 纠正呼吸循环衰竭
C. 纠正DIC及继发纤溶
D. 立即终止妊娠
E. 切除子宫

14. 产后出血是指
A. 胎盘娩出后24小时内阴道出血量超过500ml

B. 产后阴道出血量超过500ml
C. 胎儿娩出后24小时内阴道出血量超过500ml
D. 胎儿娩出后2小时内阴道出血量超过500ml
E. 胎盘娩出后2小时内阴道出血量超过500ml

15. 下列不属于羊水栓塞诱因的是
A. 前置胎盘
B. 人工破膜
C. 子宫破裂
D. 胎盘早剥
E. 母儿血型不合

16. 关于羊水栓塞时，羊水进入母血的途径，下列说法错误的是
A. 羊水经胎盘附着处的静脉窦进入母体血循环
B. 羊水也可经子宫壁静脉进入母体血循环
C. 羊水可经剖宫产术中子宫切口处血窦进入母血循环
D. 羊水经子宫颈黏膜静脉进入母体血循环
E. 羊水可经阴道壁裂伤的静脉进入母体血循环

17. 临床上的病理性缩复环，最多见于
A. 臀位
B. 前置胎盘
C. 软产道损伤
D. 头盆不称
E. 低张性宫缩乏力

18. 与子宫破裂关系密切的胎位是
A. 枕横位
B. 横位
C. 枕后位
D. 额前位
E. 单臀位

19. 产后出血原因当中，下列哪项首先考虑切除子宫止血
A. 胎盘嵌顿
B. 胎盘粘连
C. 胎盘植入
D. 凝血功能障碍
E. 宫缩乏力

20. 如果正常分娩、胎盘附着于子宫底，则脐带的长度至少是
A. 32cm
B. 33cm
C. 34cm
D. 35cm
E. 36cm

21. 先兆子宫破裂与胎盘早剥所共有的临床表现是
A. 有外伤史
B. 头盆不称
C. 剧烈腹痛
D. 多量阴道流血
E. 子宫呈板状硬，不放松

22. 羊水栓塞引起肺动脉高压的原因不包括
A. 羊水成分引起迷走神经兴奋，使肺小血管痉挛
B. 羊水内抗原成分引起Ⅰ型变态反应
C. 羊水内含有大量激活凝血系统的物质，使小血管内形成血栓阻塞肺小血管
D. 羊水成分引起交感神经兴奋，使肺小血管痉挛
E. 羊水内有形成分进入肺循环阻塞小血管

23. 产后出血应用无菌纱条止血，取出时应
A. 先按摩子宫
B. 给予止血药物
C. 结扎血管
D. 肌内注射子宫收缩药
E. 给予静脉抗炎药物

二 A2 型题

1. 闫女士，28 岁。经产妇，既往无心脏病。急产分娩出一男婴，分娩后 5 分钟，产妇突然出现烦躁不安、呛咳、呼吸困难、寒战、发绀、气急，首先考虑发生了
A. 急性左心衰竭
B. 羊水栓塞
C. 癫痫
D. 妊娠期高血压疾病
E. 急性肾衰竭

2. 王女士，28 岁。初次妊娠，妊娠 36 周，2 天来阴道持续流液，阴道检查触不到前羊水囊，液体不断从宫口流出，临床诊断为胎膜早破。此孕妇不可能出现的并发症是
A. 流产
B. 胎儿窘迫
C. 脐带脱垂
D. 宫腔感染
E. 早产

3. 吴女士，30 岁。初产妇，临产后静脉滴注缩宫素，破膜后不久突然出现烦躁不安、呛咳、呼吸困难、发绀，数分钟后死亡。最可能的诊断是
A. Ⅲ度胎盘早剥
B. 子宫破裂
C. 羊水栓塞
D. 重度子痫前期
E. 低纤维蛋白原血症

4. 白女士，30 岁。初产妇，以产钳助娩一活婴，产后 4 小时伤口疼痛，里急后重，解大便 1 次，黄稀，镜检无红细胞，血压 90/60mmHg，阴道流血不多，贫血貌，其诊断哪一项可能性最大
A. 软产道裂伤
B. 阴道壁血肿
C. 子宫破裂
D. 子宫收缩不良
E. 产褥感染

5. 于女士，28 岁。初产妇，因宫缩乏力致第二产程延长行产钳助产，产后阴道流血量约

800ml，诊断为宫缩乏力所致，其主要临床表现应为

A. 胎盘娩出后出血无血块
B. 胎儿娩出后立即出血不止
C. 胎盘未娩出时出血不止
D. 胎盘娩出后出血量时多时少
E. 胎盘剥离延缓致出血

6. 王女士，25 岁。初产妇，妊娠 39 周，宫缩强，第二产程 20 分钟，总产程 3 小时，胎儿娩出后即开始有鲜红血流出。5 分钟后胎盘自然娩出，阴道出血仍多，色鲜红，有血块，估计出血的可能原因是

A. 凝血功能障碍
B. 血管损伤
C. 子宫颈裂伤
D. 宫缩乏力
E. 胎盘残留

7. 秦女士，30 岁。第一胎足月自娩，胎盘 30 分钟未娩出。检查子宫下段有一狭窄环，使胎盘嵌顿子宫腔内，此时，应采用的适宜方法是

A. 肌内注射镇痛剂徒手取胎盘
B. 大号刮匙刮取胎盘
C. 按摩子宫底压出胎盘
D. 行子宫切除术
E. 麻醉下手取胎盘

8. 刘女士，28 岁。妊娠 32 周。2 年前曾行剖宫产术，因下腹部阵发性胀痛 10 小时而入院，现宫缩 5~50 秒/(1~3) 分钟，胎心率 148 次/分，阴道检查：先露头，S-3，宫口开 4cm，排尿困难，经导尿后尿常规示：红细胞 10/HP。首先应考虑

A. 妊娠合并尿路感染
B. 不完全性前置胎盘
C. 先兆子宫破裂
D. 胎盘早剥
E. 子宫破裂

9. 李女士，28 岁。初产妇，妊娠 41 周，头浮，试产 4 小时，胎心率 132 次/分，突然阴道多量流水，清亮，胎儿头仍高浮，胎心率 90 次/分，考虑可能为

A. 脐带过短
B. 脐带受压
C. 脐带脱垂
D. 胎头受压
E. 胎盘功能老化

三 A3/A4 型题

(1~2 题共用题干)

白女士，36 岁。初产妇，在家中经阴道分娩，当胎儿及胎盘娩出后，出现时多时少的阴道持续流血已 2 小时，送来急诊。

1. 最有价值的病史是

A. 高龄初产妇
B. 臀先露经阴道分娩
C. 产程时间
D. 新生儿体重
E. 贫血史

2. 仔细检查见产妇流出的血液有凝血块。此时首选处置应是
   A. 静脉注射麦角新碱
   B. 迅速静脉注射纤维蛋白原
   C. 消毒纱条填塞宫腔
   D. 静脉滴注缩宫素
   E. 输液输血，补充血容量

（3~4 题共用题干）

周女士，26 岁。初产妇，妊娠 38 周，临产 16 小时，伴排尿困难，宫缩间歇时，患者亦呼痛不已。检查：子宫底剑突下 2 指，拒按，ROP 位，宫口开大 4cm，并于脐下 2 横指处可见一凹陷，其随宫缩逐渐上升，导尿发现为肉眼血尿，胎心监护发现晚期减速。

3. 此时应做何种诊断
   A. 低张性宫缩乏力，胎儿宫内窘迫
   B. 先兆子宫破裂，胎儿宫内窘迫
   C. 子宫破裂，胎儿宫内窘迫
   D. 高张性宫缩乏力，胎儿宫内窘迫
   E. 子宫痉挛性狭窄环，胎儿宫内窘迫
4. 下一步处理最合适的是
   A. 高位产钳助产
   B. 胎头吸引器助产
   C. 立即行剖宫产
   D. 镇静药，毁胎术
   E. 吸氧，给镇静药，观察进展

（5~6 题共用题干）

乔女士，26 岁。初产妇，因第二产程延长，行会阴后侧切开及低位产钳助产，娩出 3900g 活婴。产后 2 小时伤口疼痛，肛门坠胀并有便意，阴道流血量不多。体检：贫血貌，血压 96/66mmHg。

5. 本例的诊断可能是
   A. 子宫颈撕裂
   B. 肠炎
   C. 会阴Ⅳ度裂伤
   D. 阴道后壁血肿
   E. 子宫收缩乏力致宫腔积血
6. 对诊断有帮助的处理或检查是
   A. 直肠镜检查
   B. 阴道镜检查
   C. 肛门指诊
   D. 肌内注射子宫收缩药
   E. 静脉滴注止血药

（7~8 题共用题干）

卢女士，29 岁。初孕妇，妊娠 34 周，睡眠中突然出现阴道大量流液，此后起床活动时有持续流液，因胎膜早破收入院。

7. 确诊该孕妇为胎膜早破的方法有
A. 肛门检查
B. 阴道检查
C. B超观察羊水池深度
D. 阴道液 pH 不变
E. 取阴道后穹隆黏液涂片观察到羊齿状结晶
8. 此时最重要的处理是
A. 注意预防感染
B. 吸氧，左侧卧位
C. B超了解胎儿大小
D. 绝对卧床，抬高臀部
E. 剖宫产结束妊娠

（9~10题共用题干）
李女士，30岁。1年前自然分娩一男婴，体重4500g，产后2小时内出血2500ml。产后至今未来月经，伴性欲减退、毛发脱落、畏寒、嗜睡、低血压等症状。
9. 该患者可能的诊断是
A. 生长激素腺瘤
B. 肾上腺皮质肿瘤
C. 泌乳激素肿瘤
D. 希恩（Sheehan）综合征
E. 空蝶鞍综合征
10. 下列辅助性检查与该患者不符的是
A. HMG 刺激试验阳性
B. 多次 GnRH 刺激试验，LH 无升高
C. 孕激素试验阴性
D. 雌孕激素序贯试验阳性
E. 放免检测血 FSH、LH 均 >5U/L

四 B型题

（1~2题共用备选答案）
A. 突然发生烦躁、呼吸困难症状
B. 弥散性血管内凝血
C. 胎儿娩出后
D. 肺水肿和肺泡出血
E. 急性肾衰竭
1. 分娩过程中，发生羊水栓塞。产妇最可能出现的是
2. 若患者死亡，尸检可能发现死者有

（3~6题共用备选答案）
A. 胎盘剥离不全
B. 胎盘粘连
C. 胎盘剥离后滞留
D. 胎盘嵌顿
E. 胎盘植入
3. 胎盘绒毛植入子宫肌层者
4. 胎盘部分自子宫壁剥离

5. 胎盘从子宫壁全部剥离后未能排出而潴留在子宫腔内
6. 胎盘全部或部分粘连于子宫壁不能自行剥离

（7～11 题共用备选答案）

A. 胎盘粘连
B. 软产道裂伤
C. 凝血功能障碍
D. 胎盘嵌顿
E. 胎盘剥离后滞留

7. 子宫收缩乏力可导致
8. 重度胎盘早剥可出现
9. 粗暴按摩子宫可导致
10. 多次人工终止妊娠可导致
11. 子宫收缩过强可导致

五 X 型题

1. 下列哪项是产后出血的原因
   A. 多次人工终止妊娠刮宫术后
   B. 子宫畸形
   C. 双胎妊娠
   D. 骨盆狭窄
   E. 滞产
2. 胎盘因素所致产后出血的特点包括
   A. 血液不易凝固
   B. 不易止血
   C. 血液易凝固
   D. 常为间歇性阴道流血
   E. 胎盘娩出，宫缩改善后出血减少
3. 下列哪项为产后出血的处理原则
   A. 抗休克
   B. 预防感染
   C. 抗过敏治疗
   D. 制止出血
   E. 针对病因学的处理
4. 关于羊水栓塞的病理生理表现，下列正确的是
   A. 变应性休克
   B. 急性肾衰竭
   C. 肺动脉高压
   D. 弥散性血管内凝血（DIC）
   E. 全身小动脉痉挛
5. 关于子宫下段破裂的临床表现，下列正确的是
   A. 胎心消失
   B. 胎体触及不清
   C. 休克
   D. 全腹压痛及反跳痛
   E. 产妇疼痛难忍、呼叫、烦躁不安

6. 关于胎儿窘迫时的病理生理表现，下列正确的是
   A. 肠蠕动亢进
   B. 酸中毒
   C. 肛门括约肌收缩
   D. 慢性缺氧可致胎儿生长受限
   E. 早期急性缺氧表现为胎心增快
7. 下列说法正确的是
   A. 会阴Ⅰ度裂伤仅为会阴皮肤及阴道黏膜损伤
   B. 不完全性子宫破裂时子宫肌层部分性破裂，子宫腔与腹腔相通
   C. 胎盘植入的常见病因是子宫蜕膜发育不良
   D. 引起产后出血常见的胎盘因素不包括胎盘钙化
   E. 胎盘和/或胎膜残留可出现隐性出血
8. 关于完全性子宫破裂的临床表现，下列不恰当的是
   A. 出现凝血功能障碍
   B. 胎心无变化
   C. 产妇突然感到宫缩停止
   D. 病理性缩复环上升
   E. 子宫出现强直性收缩
9. 下列说法正确的是
   A. 羊水栓塞时羊水进入母体的途径是子宫颈黏膜静脉
   B. 宫缩乏力性出血的诊断要点包括子宫体呈袋状
   C. 正常脐带生理性扭转的周数是7~12周
   D. 胎儿电子监测提示脐带受压是变异减速
   E. 脐带绕颈圈数多是脐带缠绕的剖宫产指征
10. 关于先兆子宫破裂的体征错误的是
   A. 子宫体变薄
   B. 迅速出现贫血
   C. 阴道出血突然增多
   D. 子宫下段逐渐变厚
   E. 子宫出现病理性缩复环
11. 脐带缠绕对胎儿的影响，下列说法正确的是
   A. 可无任何症状，只是在接产时发现
   B. 不会引起第二产程延长
   C. 严重者可致胎儿窘迫，甚至死亡
   D. 个别引起胎盘早剥
   E. 可出现变异减速
12. 脐带缠绕的处理，下列说法正确的是
   A. 若确诊脐带绕颈圈数多，缠结紧者应及早行剖宫产术
   B. 娩出时若绕颈脐带牵拉过紧，应立即钳夹，剪断脐带
   C. 经产妇不能很快分娩者也应助产
   D. 彩超发现脐带绕颈，一律剖宫产终止妊娠
   E. 初产妇，宫口开全，胎头位置低，可做会阴后斜切开，迅速结束分娩

13. 胎盘早剥易发生产后大出血，常见原因有
A. 子宫胎盘卒中
B. 子宫下段收缩力弱
C. 凝血功能障碍
D. 子宫下段易撕裂
E. 胎盘植入
14. 导致晚期产后出血的原因包括
A. 胎盘、胎膜残留
B. 蜕膜残留
C. 子宫胎盘附着部位复旧不全
D. 剖宫产术后子宫伤口裂开
E. 产褥感染
15. 脐带缠绕对胎儿的影响与下列哪些因素无关
A. 脐带缠绕松紧
B. 胎儿大小
C. 缠绕周数
D. 羊水多少
E. 脐带长短

六 案例分析题

(1~4 题共用题干)

刘女士，27 岁。初产妇，妊娠 40 周，规律宫缩 8 小时入院。查体：髂棘间径 25cm，骶耻外径 20cm，坐骨结节间径 7.5cm。枕右前位，胎心率 134 次/分。宫口开大 4cm，胎头为 S=0。3 小时后产妇呼叫腹痛难忍，检查：宫缩 1~2 分钟 1 次，持续 45 秒，胎心率 102 次/分，子宫下段压痛明显。宫口开大 5cm。

1. 最可能的诊断是
A. 不协调性子宫收缩过强
B. 先兆子宫破裂
C. 协调性子宫收缩过强
D. 重型胎盘早剥
E. 子宫破裂
2. 进一步应
A. 停止静脉滴注缩宫素，继续观察产程
B. 立即肌内注射哌替啶或地西泮
C. 等待宫口开全行产钳术
D. 行外倒转术
E. 立即行剖宫产术
3. 完全性子宫破裂体征，下列说法正确的是
A. 胎心消失
B. 拨露或下降中的胎先露部消失
C. 曾扩张的宫口可缩回
D. 阴道可能有鲜血，流出量可多可少
E. 子宫收缩突然停止
4. 先兆子宫破裂的主要表现有
A. 下腹部压痛
B. 宫口开全
C. 子宫下段痉挛性狭窄环
D. 子宫病理性缩复环形成
E. 血尿出现

参考答案与解析

一、A1 型题

1. E【解析】子宫肌壁局部肌肉痉挛性收缩，于胎体的某一狭窄部，如胎颈、胎腰，或在胎儿头前形成一狭窄环，称为子宫痉挛性狭窄环。环的位置并不随宫缩而上升，因此不至于发生子宫破裂。所以，痉挛性狭窄环不是先兆子宫破裂的表现。

2. C【解析】产后出血的治疗要点是针对原因迅速止血，补充血容量，纠正失血性休克，防治感染。

3. A【解析】产后子宫收缩乏力造成的大出血可以通过使用子宫收缩药、按摩子宫、宫腔内填塞纱布条或结扎血管等方法达到止血的目的。其中，按摩子宫为常用的有效方法。

4. E【解析】在识别产后大出血时，应迅速而又有条不紊地进行抢救，立即止血，快速建立静脉通道，尽快补充血容量。出血时，立即边压迫、边按摩子宫，压出子宫腔积血可使子宫收缩；注射子宫收缩药，使子宫收缩，防止出血。本题 A、B、C、D 均为产后出血的急救措施，而 E 错误，一旦发生产后出血，要先进行抢救，同时通知医生。

5. A【解析】临床上引起产后出血的主要原因有子宫收缩乏力、胎盘因素、软产道损伤及凝血功能障碍等，产后出血既可由以上单一因素所致，也可由以上因素相互影响、互为因果并存。其中子宫收缩乏力局部因素包括：①子宫过度膨胀，如多胎妊娠、巨大胎儿、羊水过多，使子宫肌纤维过度伸展失去弹性。②子宫肌纤维发育不良，如妊娠合并子宫肌瘤或子宫畸形，影响子宫肌正常收缩。③子宫肌壁损伤，如剖宫产史、子宫肌瘤剔除术后、产次过多、急产等均可造成子宫肌纤维损伤。④子宫肌水肿或渗血，如妊娠期高血压疾病、严重贫血、宫腔感染等产科并发症可使子宫平滑肌层水肿或渗血，引起子宫收缩乏力。⑤胎盘早剥所致子宫胎盘卒中以及前置胎盘等均可引起产后出血。

6. C【解析】先兆子宫破裂的四大主要临床表现是子宫形成病理性缩复环、下腹部压痛、胎心率改变及血尿出现。病理性缩复环是先兆子宫破裂的主要临床表现。

7. D【解析】子宫收缩乏力是产后出血最常见的原因，占产后出血总数的 70%~80% 。

8. C【解析】产褥感染时，应指导产妇取半卧位，有利于恶露引流及促进炎症局限于盆腔。

9. C【解析】在我国，产后出血居产妇死亡原因首位，其发生率占分娩总数的 2%~3% ，其中 80% 以上发生在产后 2 小时之内。应对产妇进行产后 2 小时的严密观察，观察的目的是早发现异常情况早处理，减少产妇的死亡率。所以，选项 C 正确。应在宫缩较强时娩出胎头的做法是错误的。所以，选项 A 错误。预防产后出血时，可在胎儿前肩娩出后静脉注射麦角新碱 0. 2mg，或缩宫素 10U 加于 25% 葡萄糖液 20ml 内静脉注射。所以，选项 B 错误。接产者切忌在胎盘尚未完全剥离时用手按揉、下压宫底，以免引起胎盘部分剥离而出血。所以，选项D错误。双胎妊娠时，第二个胎儿娩出后应立即肌内注射或静脉滴注缩宫素，腹部放置沙袋，并以腹带紧裹腹部，防止腹压骤降引起休克。所以，选项E错误。

10. E【解析】肿胀是先兆子痫的症状，多发生在产后7天内，较少见。产妇产后会出现严重的全身肿胀，尤其是面部和手指，还会出现头痛和视物模糊。必须及时医治，否则可能会造成产妇死亡。

11. D【解析】胎儿窘迫是指胎儿在宫内有缺氧征象，危及胎儿健康和生命。所以，选项D正确。导致孕产妇发生右心衰竭的疾病是羊水栓塞。所以，选项A错误。发生羊水栓塞时紧急处理，进行下腔静脉保留插管，其目的为测量静脉压、抽血检测羊水成分，而不是输液。所以，选项B错误。脐带一般长度为50cm左右，短于30cm为脐带过短，长于70cm为脐带过长。所以，选项C错误。容易引起子宫破裂的软产道阻塞有阴道壁囊肿及肿瘤，而不是子宫颈水肿。所以，选项E错误。

12. B【解析】雌激素对子宫内膜和平滑肌的代谢有明显促进作用。使子宫颈口松弛扩张，子宫颈黏液分泌增加，性状变稀薄，富有弹性，易拉成丝状。

13. B【解析】羊水栓塞及时确诊后应立即抢救产妇，主要原则是抗过敏、纠正呼吸循环功能衰竭和改善低氧血症；抗休克，纠正凝血障碍，防治肾衰竭及感染。

14. C【解析】产后出血是指胎儿娩出后24小时内出血量超过500ml者，是分娩期的严重并发症。

15. E【解析】高龄初产、经产妇、子宫收缩过强、急产、胎膜早破、前置胎盘、子宫破裂、剖宫产等都是羊水栓塞的诱发因素。

16. E【解析】羊水栓塞的病因及发病机制：①羊膜腔内压力过高，临产后，尤其是第二产程子宫收缩时，羊膜腔压力升高可达100～175mmHg，羊水被挤入破损的微血管而进入母体血液循环。②血窦开放，分娩过程中，胎膜与子宫颈壁分离或子宫颈口扩张引起子宫颈黏膜损伤时静脉血窦开放，羊水进入母体血液循环；子宫颈撕伤、子宫破裂、前置胎盘、胎盘早剥或剖宫产术中羊水通过病理性开放的子宫血窦进入母体血液循环。③胎膜破裂，大部分羊水栓塞发生于胎膜破裂之后，羊水可从子宫蜕膜或子宫颈管破损的小血管进入母体血液循环；羊膜腔穿刺或钳刮术时，子宫壁损伤处静脉窦亦可成为羊水进入母体的通道。

17. D【解析】病理性缩复环出现在先兆子宫破裂时，最易在梗阻性难产时出现，头盆不称可导致梗阻性难产，故答案为D。

18. B【解析】如胎儿横位，有可能造成子宫破裂。

19. C【解析】产后出血的主要原因有子宫收缩乏力、胎盘因素、软产道损伤及凝血功能障碍。在胎盘因素中，胎盘植入是指胎盘绒毛穿入宫壁肌层，可为部分性或完全性，如为部分性胎盘植入，因胎盘部分剥离，部分未剥离，导致子宫收缩不良，已剥离面血窦开放发生致命性出血，切忌强行剥离，以手术切除子宫为宜。

20. A【解析】一般妊娠足月胎儿的脐带长 30~70cm，平均约为 55cm。脐带的安全长度须超过从胎盘附着处达母体外阴的距离。若胎盘附着于子宫底，脐带长度至少 32cm 方能正常分娩。

21. C【解析】先兆子宫破裂的四大主要临床表现是子宫形成病理性缩复环、下腹部压痛、胎心率改变及血尿出现。胎盘早剥主要症状为孕妇突然发生持续性腹痛、腰酸或腰背痛，疼痛程度与胎盘后积血量成正比。所以，先兆子宫破裂与胎盘早剥所共有的临床表现是剧烈腹痛。

22. D【解析】由于羊水进入母体血液循环后，其中的有形成分如上皮细胞、胎脂、胎粪及毳毛在肺内形成栓子。羊水内含有大量激活凝血系统物质，能使小血管内形成广泛的血栓进一步阻塞肺小血管，反射性引起迷走神经兴奋，引起小支气管痉挛和支气管分泌物增多，使肺通气、换气量减少。肺小血管阻塞引起的肺动脉高压导致急性右心衰竭，继而呼吸循环功能衰竭、休克，甚至死亡。

23. D【解析】产后出血可用无菌纱布条填塞子宫腔，有明显局部止血作用。填塞后 24 小时取出纱布条，取出前应先肌内注射子宫收缩药。宫腔填塞纱布条后应密切观察生命体征及宫底高度和大小。

二、A2 型题

1. B【解析】产妇产后突然出现烦躁不安、呛咳、呼吸困难、寒战、气急，这是羊水栓塞的心肺功能衰竭的典型症状。

2. A【解析】流产是指妊娠不足 28 周、胎儿体重不足 1000g 而终止者。题中孕妇妊娠 36 周，不可能出现流产。所以，选项 A 符合题意。胎膜早破是产科常见的产前并发症，胎膜早破后可并发脐带脱垂和早产，破膜后羊水减少，子宫收缩不协调可导致胎儿窘迫，母体也可发生宫腔内逆行感染，严重危害母婴生命安全。

3. C【解析】产妇破膜后不久突然出现烦躁不安、呛咳、呼吸困难、发绀，数分钟后死亡。这是羊水栓塞的心肺功能衰竭的典型症状。

4. B【解析】根据题干信息所述，产后伤口疼痛，已正常排便，有里急后重及阴道流血不多症状，产妇出现贫血貌，提示阴道壁出血较多，形成较大血肿，且压迫直肠壁出现相关症状，故 B 选项正确。

5. D【解析】子宫收缩乏力性产后出血，出血量多，其特点是子宫收缩时出血量少，子宫弛缓时出血量多。

6. C【解析】软产道裂伤常见于会阴、阴道、子宫颈裂伤，严重者裂伤可达阴道穹隆、子宫下段甚至盆壁，形成腹膜后血肿、阔韧带内血肿而致大量出血。依据题干信息所述，王女士出血的最可能原因是子宫颈裂伤。止血的有效措施是及时、准确地修复缝合伤口。

7. E【解析】若胎盘嵌顿在狭窄环以上，手取有困难时，可在全麻下，用手指扩张取出。若为植入性胎盘，行子宫切除是最安全的，切不可用手勉强剥离挖取，以免引起子宫穿孔及致命性出血。胎盘取出后应仔细检查胎盘、胎膜是否完整。有胎盘、胎膜残留时应行刮宫术或钳夹清除。

8. C【解析】依据题干内容所述，刘女士出现下腹部阵发性胀痛、出现排尿困难，甚至形成血尿等症状，可以考虑为先兆子宫破裂。

9. C【解析】依据题干内容所述，胎心率由132次/分降为90次/分，胎心率发生改变。胎膜破裂后出现胎心率异常，可以考虑是脐带脱垂。应立即做阴道检查，如在胎先露前方触及搏动的条索状物（脐带），则可确诊脐带脱垂。

三、A3/A4型题

1. C【解析】病史采集应重点询问分娩时的具体经过，如产程是否顺利、第三产程胎盘剥离情况，阴道流血发生的时间、量等相关表现，初步判断和逐一排除产后出血的主要原因，如子宫收缩乏力、胎盘因素、软产道损伤或凝血功能障碍。

2. D【解析】青年初产妇，胎儿及胎盘娩出后，出现时多时少的阴道持续流血已1小时，考虑为子宫收缩乏力引起的产后出血。产后出血先针对出血原因，迅速止血，再输液输血，补充血容量。所以，选项E错误。该产妇流出的血液中有凝血块，排除凝血功能障碍引起产后出血的可能，不需迅速补给纤维蛋白原。所以，选项B错误。静脉滴注缩宫素可加强宫缩迅速止血。所以，选项D正确。静脉滴注麦角新碱用于治疗产后子宫出血、产后子宫复旧不全（加速子宫复原）、月经过多等，但不如缩宫素常用。所以，选项A错误。消毒纱条填塞子宫腔也可用于宫缩乏力造成的产后出血，但一般不推荐使用。所以，选项C错误。

3. B【解析】依据题干内容所述，“脐下2横指处可见一凹陷，其随宫缩逐渐上升”为病理性缩复环，是子宫破裂的先兆，若不及时处理，将发生子宫破裂。“胎心监护发现晚期减速”提示胎儿在宫内有缺氧的表现。符合胎儿宫内窘迫和先兆子宫破裂的临床表现。

4. C【解析】胎儿宫内窘迫并先兆子宫破裂，立即给予抑制宫缩的药物，肌内注射哌替啶100mg或静脉全身麻醉，并立即行剖宫产术。

5. D【解析】产妇肛门坠胀并有便意，阴道流血量不多，多有阴道后壁血肿。

6. C【解析】该产妇最可能的诊断是阴道后壁血肿，为明确诊断，应进一步做肛门指诊。

7. E【解析】阴道液涂片检查有羊齿状结晶出现，胎膜早破的确诊准确率达95%。

8. D【解析】胎膜早破时，若妊娠28~35周、无感染征象、羊水池深度≥3cm者可采用期待疗法。该孕妇妊娠34周，无感染征象。应绝对卧床，保持外阴清洁，避免不必要的肛诊及阴道检查，密切观察产妇的体温、宫缩、阴道流液的性状和血白细胞计数。

9. D【解析】依据题干信息所述，该产妇产后大出血，产后至今未来月经，伴性欲减退、毛发脱落、畏寒、嗜睡、低血压等症状，符合希恩（Sheehan，旧译席汉）综合征的临床表现。希恩综合征可典型表现为：在产后大出血休克后产褥期，长期衰弱乏力，最早为无乳汁分泌，然后继发闭经，即使月经恢复，也很稀少，继发不孕。性欲减退，阴道干燥。阴毛、腋毛脱落，头发、眉毛稀疏，乳房、生殖器萎缩，精神淡漠、嗜睡、不喜活动、反应迟钝，畏寒、无汗、皮肤干燥粗糙，食欲缺乏、便秘，体温偏低、脉搏缓慢、血压降低、面色苍白、贫血。多数有水肿、体重下降，少数有消瘦、恶病质。

10. E【解析】该患者可能诊断为希恩综合征，为明确诊断，应进一步做以下检查。①垂体激素检测：GH、FSH、LH、ACTH、PRL 降低。②甲状腺激素检测：TT_3、TT_4、T_3、T_4、TSH 减低。③肾上腺激素检测：血皮质醇、尿皮质醇下降，空腹血糖降低。④性激素检测：雌激素、孕激素、睾酮均降低。⑤血常规：常有血红蛋白、红细胞减少，血细胞比容下降。⑥免疫学检测：至今未证实希恩综合征的发生与自身免疫有关，免疫学检测表明患者血液检测抗垂体抗体阴性、垂体过氧化物酶抗体阴性。⑦超声检测：可见子宫萎缩，卵巢变小、无卵泡发育，亦无排卵。颅部 X 线显示蝶鞍无明显变化，头颅 CT、MRI 显示垂体萎缩变小，MRI 显示 83% 的患者虽然垂体影像可辨，但其密度显著减低，甚至在蝶鞍区显示空腔回声，称为“空状蝶鞍”。所以，选项 E 的检查不必做。

四、B 型题

1. A【解析】参见 A2 型题第 3 题解析。

2. D【解析】肺水肿和肺泡出血是病理所见。

3. E　4. A　5. C　6. B

3~6【解析】胎盘绒毛穿透子宫壁表层而植入子宫肌层者称为胎盘植入；胎盘部分自宫壁剥离称为胎盘剥离不全；胎盘从宫壁全部剥离后未能排出而潴留在宫腔内称为胎盘剥离后滞留；胎盘绒毛全部或部分仅穿入子宫壁表层不能自行剥离者称为胎盘粘连。

7. E　8. C　9. D　10. A　11. B

7~11【解析】子宫收缩乏力可导致胎盘剥离后滞留；重度胎盘早剥可出现凝血功能障碍；粗暴按摩子宫可导致胎盘嵌顿；多次人工流产可导致胎盘粘连；子宫收缩过强可导致软产道裂伤。

五、X 型题

1. ABCE【解析】参见 A1 型题第 5 题解析。

2. ABDE【解析】胎盘因素所致的产后出血血液不易凝固，不易止血，阴道间歇性出血，一般在胎盘娩出后宫缩恢复，出血量减少。

3. ABDE【解析】产后出血的治疗要点是针对原因迅速止血，补充血容量，纠正失血性休克，防治感染。

4. ABCD【解析】羊水栓塞的核心问题是变态反应。由于羊水进入母体血液循环后，通过阻塞肺小动脉引起变态反应和凝血机制异常而导致机体发生一系列复杂而严重的病理生理变化。包括肺动脉高压、过敏性休克、弥散性血管内凝血（DIC）、急性肾衰竭。

5. ACDE【解析】如子宫下段破裂，临床可表现为胎心消失、产妇疼痛难忍、呼叫、烦躁不安。全腹压痛及反跳痛，极有可能休克。

6. ABDE【解析】由于缺氧时肠蠕动加快，肛门括约肌松弛引起胎粪排出。所以，选项 C 错误，其余选项均正确。

7. ACDE【解析】不完全性子宫破裂指子宫肌层全部或部分破裂，浆膜层尚未穿破，子宫腔与腹腔未相通，胎儿及其附属物仍在子宫腔内。所以，选项 B 错误，其余选项均正确。

8. ABDE【解析】完全性子宫破裂指子宫壁全层破裂，使子宫腔与腹腔相通。子宫完全破裂瞬间，产妇常感撕裂样剧烈腹痛，随之子宫阵缩消失，疼痛缓解，但随着血液、羊水及胎儿进入腹腔，很快又感到全腹疼痛，脉搏加快、微弱，呼吸急促，血压下降。检查时有全腹压痛及反跳痛，在腹壁下可清楚扪及胎体，子宫缩小位于胎儿侧方，胎心消失，阴道可能有鲜血流出，量可多可少。拨露或下降中的胎先露部消失（胎儿进入腹腔内），曾扩张的宫口可回缩。子宫前壁破裂时裂口可向前延伸致膀胱破裂。若已确诊为子宫破裂，则不必再经阴道检查子宫破裂口。若因缩宫素注射所致子宫破裂者，产妇在药物注射后感到子宫强烈收缩，突然剧痛，先露部随即上升、消失，腹部检查如上所述。

9. ABDE【解析】正常脐带生理性扭转的周数是 6~11 周。所以，选项 C 错误，其余选项均正确。

10. ABCD【解析】先兆子宫破裂阶段子宫呈强直性收缩，胎心表现为先加快后减慢或听不清，胎动频繁。由于子宫收缩过频，胎儿供血受阻，表现为胎儿宫内窘迫。强有力的宫缩使子宫下段拉长变薄，而子宫体增厚变短，两者间形成明显的环状凹陷，此凹陷逐渐上升达脐部或脐部以上，称为病理性缩复环。子宫下段压痛明显，甚至出现血尿。这种情况若不及时排除，子宫将很快在病理性缩复环处及其下方发生破裂。

11. ACDE【解析】脐带缠绕过紧可影响脐血流，出现变异减速，严重者可致胎儿窘迫，甚至胎儿死亡。脐带缠绕易发生在分娩期，特别是第二产程，因胎儿下降使脐血管受压，还可引起第二产程延长，胎头迟迟不衔接，个别引起胎盘早剥。但也可无任何症状，只是在接产时发现。所以，选项 A、C、D、E 说法正确。

12. ABCE【解析】脐带缠绕的处理主要根据产程进展以及缠绕对胎儿的影响程度决定。产程刚开始时胎儿已有缺氧表现，应立即剖宫产。到了第二产程才发现异常则应迅速娩出胎儿，娩出时发现脐带缠绕过紧，应立即钳夹，剪断脐带。

13. AC【解析】胎盘早剥大量内出血时，血液积聚于胎盘与子宫壁之间，局部压力不断增大，使血液向子宫肌层内浸润，引起肌纤维分离、断裂、变性，当血液浸入子宫浆膜层时，子宫表面出现紫蓝色瘀斑，在胎盘附着处更为明显，称为子宫胎盘卒中，又称库弗莱尔子宫。严重的胎盘早剥者，从剥离处的胎盘绒毛和蜕膜中释放大量的组织凝血活酶进入母体循环，激活凝血系统而发生弥散性血管内凝血（DIC），最终导致凝血功能障碍。

14. ABCDE【解析】晚期产后出血的原因：①剖宫产术问题。剖宫产术处理不当，致子宫切口裂开是引起晚期产后出血的重要原因之一。②子宫收缩乏力。产妇精神过度紧张，临产后过多使用镇静药或麻醉药等；产程过长或难产，产妇体力衰弱；产科并发症，如前置胎盘、胎盘早剥、妊娠高血压病、合并急慢性全身性疾病等。③子宫过度膨胀，如双胎妊娠、巨大胎儿、羊水过多。④胎盘因素，如前置胎盘、胎盘滞留、胎盘粘连、胎盘和/或胎膜残留均可影响子宫收缩，导致产后出血。⑤软产道裂伤。子宫收缩力过强，产程进展过快，胎儿过大，接产时未保护好会阴或阴道，手术助产操作不当，软产道组织弹性差均可造成软产道损伤至失血过多。⑥凝血功能障碍，原发或继发凝血功能异常可引起产后出血。

15. BD【解析】通常情况下，脐带绕颈的危害并不大，因为脐带本身存在一定的伸缩性，在一定的范围内，不会发生临床症状。脐带绕颈与脐带本身的长短、绕颈的圈数及程度等诸多因素有关，要看胎儿绕颈的松紧，一般对胎儿是没有太大影响的，如果绕颈过紧，那么容易出现胎儿窘迫，胎儿窒息等。脐带绕颈可致相对性脐带过短，胎头下降时过度牵拉，致胎儿或新生儿死亡。

六、案例分析题

1. B【解析】依据题干信息所述，符合先兆子宫破裂的临床表现。先兆子宫破裂的四大主要临床表现是子宫病理性缩复环、下腹部压痛、胎心率改变及血尿出现。在临产过程中，当子宫收缩加强、胎儿下降受阻时，产妇烦躁不安、疼痛难忍、下腹部拒按、表情极其痛苦、呼吸急促、脉搏加快。由于胎先露部紧压膀胱使之充血，出现排尿困难，甚至形成血尿。

2. E【解析】先兆子宫破裂确诊后，立即给予抑制宫缩的药物，肌内注射哌替啶 100mg 或静脉全身麻醉，并立即行剖宫产术。

3. ABCDE【解析】参见 X 型题第 8 题解析。

4. ADE【解析】参见 A1 型题第 6 题解析。强有力的宫缩使子宫下段拉长变薄，而宫体更加增厚变短，两者间形成明显的环状凹陷，此凹陷逐渐上升达脐部或脐部以上，称为病理性缩复环。

第九章　产褥期疾病妇女的护理

一 A1 型题

1. “冰冻骨盆”是由（　　）引起的
   A. 产后物理降温过度
   B. 严重的急性盆腔结缔组织炎、急性输卵管炎
   C. 分娩时产妇发生大出血，导致血容量急剧减少而休克
   D. 外界环境温度低
   E. 产时忽略为产妇保暖，分娩时消耗大量能量，分娩后未能及时补足导致体温降低
2. 不属于产褥期生理的是
   A. 子宫体 6~8 周恢复到正常大小　　B. 分娩后 2~3 天乳汁开始分泌
   C. 产褥期白细胞 $15\times10^9/L$　　D. 产后 24 小时内体温为 38.5℃
   E. 产后脉搏为 60~70 次/分
3. 诊断非剖宫产产妇晚期产后出血的原因，最好的方法是
   A. B 超检查　　B. 阴道检查
   C. 诊断性刮宫　　D. 腹腔镜
   E. CT 检查
4. 产褥感染的产妇，宜取的体位是
   A. 侧卧位　　B. 头低足高位
   C. 平卧位　　D. 半卧位
   E. 俯卧位
5. 产后抑郁症状最常见于
   A. 产后 3 天　　B. 产后 1 周
   C. 产后 10 天　　D. 产后 2 周
   E. 产后 3 周
6. 产褥期生理变化中哪项不正确
   A. 常发生排尿不畅或尿潴留　　B. 尿量减少
   C. 肠蠕动减弱，易发生便秘　　D. 出汗较多
   E. 白细胞可暂时增多

7. 在产褥感染中，最易发生感染性休克的细菌是
A. β溶血性链球菌
B. 肺炎球菌
C. 厌氧性链球菌
D. 大肠埃希菌
E. 葡萄球菌

8. 产后抑郁的原因不包括
A. 产后心理压力大
B. 生产过程疲乏
C. 产妇体内雌激素、孕激素水平急剧下降
D. 家属对新生儿的高关注带来的失落感
E. 生产过程中缩宫素的使用

9. 剖宫产手术后3周，突然阴道大量流血，最可能的是
A. 凝血机制障碍
B. 胎盘附着部位，子宫内膜修复不良
C. 子宫复旧不良
D. 胎盘残留
E. 子宫切口感染、出血

10. 关于产褥感染的护理，下述哪项不妥
A. 产妇体温达38℃时，应暂停哺乳
B. 高热患者，可物理降温
C. 产妇出院后严格消毒所用卧具和用具
D. 进行床边隔离
E. 产妇取平卧位

11. 最常见的产褥感染是
A. 血栓性静脉炎
B. 急性盆腔腹膜炎
C. 急性子宫内膜炎
D. 急性输卵管炎
E. 急性盆腔结缔组织炎

12. 产褥感染的产妇应采取
A. 头低足高位
B. 半卧位
C. 中凹卧位
D. 平卧位，头偏向一侧
E. 侧卧位

13. 剖宫产患者术后大出血首先考虑的原因是切口出血，如果患者有生育要求，选择的最佳治疗方案是
A. 开腹探查，行子宫切除术
B. 宫腔镜检查并止血
C. 清宫术
D. 数字显影，并行子宫动脉及髂内动脉栓塞
E. 开腹探查，行双侧髂内动脉或子宫动脉结扎

14. 产褥感染的病因，错误的是
A. 妊娠末期性交、盆浴
B. 缩宫素的使用
C. 产道本身存在细菌
D. 产程延长及手术助产
E. 医务人员的手、呼吸道以及各种手术器械的接触

15. 外源性产褥感染的主要致病菌是

A. 金黄色葡萄球菌
B. 消化链球菌和消化球菌
C. 厌氧芽胞梭菌
D. 类杆菌属
E. 需氧性链球菌

16. 关于产褥感染的描述，正确的是

A. 多为单种细菌感染
B. 产褥病率是指产后 24 小时内两次体温≥38℃
C. 指分娩时或分娩后由生殖道感染所引起的
D. 指分娩时及产褥期生殖道受病原体感染引起局部和全身炎性变化
E. 完全是由于生产过程中各种被污染的手术诊疗器械接触产妇后造成的感染

17. 关于产褥感染的正确表达是

A. 多为某一种细菌感染所致
B. 感染来源多为产妇自体感染
C. 产后 24 小时后的 4~5 天内，两次体温达到或超过 38℃
D. 指产前、产时、产后致病菌侵入生殖道感染引起的疾病
E. 以上都不对

18. 产褥感染体温过高的护理措施，错误的是

A. 病房要定时通风
B. 鼓励患者多饮水
C. 给予易消化的半流质饮食
D. 体温超过 39℃不予物理降温
E. 嘱患者卧床休息

19. 引起产褥感染最常见的病原菌是

A. 厌氧性链球菌
B. 大肠埃希菌
C. 金黄色葡萄球菌
D. 阴道杆菌
E. 产气荚膜梭菌

20. 产褥感染，最常见的病变是

A. 急性子宫内膜炎
B. 血栓性下肢静脉炎
C. 急性盆腔结缔组织炎
D. 盆腔腹膜炎
E. 急性输卵管炎

21. 晚期产后出血是指

A. 胎儿娩出后 24 小时内出血量超过 500ml
B. 临床表现为阴道流血，而子宫无明显改变
C. 在产后 1~2 周内，出现子宫大量出血
D. 分娩 24 小时内，出现子宫大量出血
E. 分娩 24 小时后，产褥期内发生的子宫大量出血

22. 胎盘娩出后，产妇阴道持续流血，检查发现胎盘不完整，首选措施是
A. 监测生命体征，记录出入液量
B. 阴道内填塞纱布止血
C. 宫腔探查
D. 肌内注射缩宫素
E. 按摩子宫

二 A2 型题

1. 房女士，28 岁。初产妇，产钳助产，产后 4 天，产妇自述发热，下腹微痛。查：体温 38℃，双乳稍胀，无明显压痛，子宫脐下 2 指，轻压痛，恶露多而混浊，有臭味。余无异常发现。首先考虑的疾病为
A. 急性胃肠炎
B. 乳腺炎
C. 慢性盆腔炎
D. 急性子宫内膜炎
E. 肾盂肾炎
2. 白女士，26 岁。自然分娩，产后第 3 天突然畏寒，体温 40℃，下腹部压痛（+）、反跳痛（+），腹肌紧张如板状。此时最可能的诊断是
A. 急性感冒
B. 急性盆腔腹膜炎
C. 急性子宫内膜炎
D. 急性十二指肠穿孔
E. 急性肾盂肾炎
3. 秦女士，26 岁。初产妇，产后 5 天出现下腹痛、低热，恶露量多、臭味明显，子宫平脐。本例的诊断应是
A. 急性盆腔结缔组织炎
B. 急性输卵管炎
C. 急性子宫肌炎
D. 急性子宫内膜炎
E. 盆腔腹膜炎
4. 田女士，30 岁。产后第 3 天突然出现畏寒、高热，体温 40℃，伴有恶心、呕吐，下腹剧痛、压痛、反跳痛，腹肌紧张感明显。最可能的诊断是
A. 急性盆腔结缔组织炎
B. 产后宫缩
C. 子宫内膜炎
D. 下肢血栓性静脉炎
E. 急性盆腔腹膜炎
5. 王女士，28 岁。产后第 6 天发热达 40℃，恶露多而混浊，有臭味，子宫复旧不佳，有压痛。下述哪一项护理不妥
A. 半卧位
B. 物理降温
C. 床边隔离
D. 抗感染治疗
E. 坐浴 1~2 次/天
6. 刘女士，31 岁。妊娠 39 周，因胎膜早破 29 小时，相对性头盆不称行剖宫产术。术中出血 300ml，术后 4 天连续体温 38~39℃，诊断为产褥感染，出现下列哪种体征支持此诊断

A. 乳腺肿胀，可及硬结
B. 尿频尿痛，一侧肾区叩击痛
C. 腹壁伤口红肿有压痛
D. 咳嗽、咳痰
E. 子宫底平脐有压痛，恶露血性混浊

7. 王女士，28岁。自然分娩，产后第3天突然畏寒，体温40℃，下腹部压痛（+）、反跳痛（+），腹肌紧张如板状。此时首选的护理诊断是
A. 焦虑
B. 水电解质紊乱
C. 知识缺乏
D. 体温过高
E. 潜在并发症

8. 白女士，26岁。行刮宫术后3天体温升高39℃，下腹疼痛，白带混浊，应
A. 全身抗生素治疗
B. 抗生素治疗3天后再行清宫术
C. 静脉注射阿托品1mg
D. 停止手术，给予缩宫素和抗生素
E. 5%的 $NaHCO_3$，静脉滴注

9. 左女士，28岁。产后2周，阴道突然大量流血，检查子宫大而软，宫口松，有血块堵塞，胎盘附着部位子宫内膜完全修复需到产后
A. 3周
B. 4周
C. 5周
D. 6周
E. 8周

10. 赵女士，28岁。产后3天后开始发热、腹痛，持续5天。体温39.2℃，血压90/60mmHg。急性痛苦病容，下腹压痛。妇科检查：子宫如妊娠4个月大，触痛明显。子宫左侧触及如手拳大、有压痛实性肿块。本例应诊断为
A. 急性盆腔腹膜炎
B. 弥漫性腹膜炎
C. 急性子宫肌炎
D. 急性盆腔结缔组织炎
E. 急性子宫内膜炎

11. 李女士，26岁。初产妇，产钳助娩一女婴，重3500g。现产妇产后第4天发热，双乳胀痛，检查体温38.2℃，双乳红肿，血管淋巴充盈，有硬结。此时最可能的诊断为
A. 上呼吸道感染
B. 子宫内膜炎
C. 乳汁淤积
D. 乳腺炎
E. 会阴伤口感染

12. 秦女士，29岁。产妇足月顺产后第3天，母乳喂养，乳房胀痛、无红肿，乳汁排流不畅，体温38.2℃。合理的处理方法是
A. 生麦芽煎服
B. 抗生素治疗
C. 让新生儿多吸吮双乳
D. 吸奶器吸吮
E. 少喝水

13. 初产妇，从分娩后第 2 天起，持续 3 天体温在 37.5℃左右，子宫收缩好，无压痛，会阴伤口红肿、疼痛，恶露淡红色、无臭味，双乳软、无硬结。发热的原因

A. 乳腺炎　　B. 会阴伤口感染

C. 上呼吸道感染　　D. 乳头皲裂

E. 产褥感染

三　A3/A4 型题

(1~2 题共用题干)

李女士，26 岁。4 天前在家分娩，手取胎盘完整娩出，阴道流血约 400ml。术后口服磺胺甲噁唑。自昨天晨起，寒战后高热达 39.4℃，呈弛张热型，恶露量多且臭味明显。检查下腹压痛明显，盆腔触及边缘不整形肿块。

1. 初步判断该患者的病原体是

A. 以金黄色葡萄球菌为主　　B. 以 β 溶血性链球菌为主

C. 以沙眼衣原体为主　　D. 以厌氧链球菌及大肠埃希菌为主

E. 以大肠埃希菌为主

2. 本例最可能的诊断为

A. 急性子宫肌炎　　B. 急性输卵管炎

C. 急性盆腔结缔组织炎　　D. 急性盆腔腹膜炎

E. 急性子宫内膜炎

(3~4 题共用题干)

白女士，26 岁。初产妇，10 天前在家分娩，产后出现持续血性恶露、无异味，1 天前出现阴道流血量增多，约 500ml，无寒战、高热，查体子宫如妊娠 4 个月大、质软、压痛不明显，宫口容 2 指。

3. 本例患者晚期产后出血的最可能原因是

A. 子宫内膜炎　　B. 蜕膜残留

C. 胎盘胎膜残留　　D. 子宫黏膜下肌瘤

E. 子宫复旧不良

4. 不恰当的处理是

A. 广谱抗生素预防感染　　B. 积极准备下行清宫术

C. 支持治疗　　D. 加用子宫收缩药

E. 子宫切除术

(5~6 题共用题干)

周女士，25 岁。孕 1 产 1，产钳助产，产后第 4 天，产妇自述发热，下腹微痛。检查：

体温38℃，双乳稍胀、无明显压痛，子宫脐下2指、轻压痛，恶露多而混浊、有臭味，余无异常发现。

5. 首先考虑的疾病是

A. 慢性盆腔炎
B. 急性胃肠炎
C. 乳腺炎
D. 急性子宫内膜炎
E. 肾盂肾炎

6. 产妇取哪一种卧位最为恰当

A. 俯卧位
B. 平卧位
C. 侧卧位
D. 半卧位
E. 头低足高位

（7~8题共用题干）

张女士，26岁。10天前经阴道分娩，产后出血约650ml，未输血。现低热，恶露多有臭味，查子宫增大变软、有明显压痛，双合诊触及子宫左侧6cm×7cm×8cm有明显压痛、质软包块，界限不清。

7. 本例最主要的病原菌应是

A. 沙眼衣原体
B. 厌氧革兰阳性球菌
C. β溶血性链球菌
D. 类杆菌属
E. 金黄色葡萄球菌

8. 不恰当的处理是

A. 取宫腔分泌物行细菌培养
B. 静脉滴注广谱抗生素
C. 立即刮宫清除残留胎盘
D. 肌内注射缩宫素增强宫缩
E. B超检查盆腔

（9~10题共用题干）

吴女士，27岁。初产妇。产下一名男婴后，第18天出现寒战、发热；下肢出现肿胀、疼痛，皮肤紧张、发白。

9. 首先考虑下列哪种诊断

A. 盆腔内血栓性静脉炎
B. 弥漫性腹膜炎
C. 急性盆腔结缔组织炎
D. 子宫肌炎
E. 下肢血栓性静脉炎

10. 关于本病的治疗，错误的是

A. 应用广谱抗生素
B. 可加用肝素
C. 尿激酶
D. 止血药
E. 中药活血化瘀

四 B型题

（1~4题共用备选答案）

A. 在产后7~14天出现症状

B. 一般在产后3~7天出现症状

C. 又称为股白肿

D. 产后1~2周内出现弛张热、下腹疼痛和压痛

E. 最为常见的感染

1. 急性子宫内膜炎、子宫肌炎
2. 盆腔血栓性静脉炎
3. 血栓性静脉炎
4. 下肢血栓性静脉炎

（5~8题共用备选答案）

A. 产后子宫恢复正常大小的过程

B. 胎盘娩出至生殖器官完全恢复

C. 产妇经皮肤排出的大量汗液

D. 产褥期子宫收缩引起的疼痛

E. 产后经阴道排出的血性分泌物

5. 子宫复旧
6. 产后痛
7. 褥汗
8. 产褥期

（9~11题共用备选答案）

A. 乳汁淤积

B. 产后尿潴留

C. 急性乳腺炎

D. 阴道壁血肿

E. 产后子宫内膜炎

9. 产后第3天，体温37.5℃，恶露淡红色、无臭，双乳肿胀有硬结
10. 产后6小时，因会阴伤口疼痛，不敢排尿阴道出血不多，子宫底脐上2横指，按压下腹部有排尿感
11. 初产妇，产钳助产一活婴，产后4小时自觉会阴部疼痛，便意感明显

（12~13题共用备选答案）

A. 急性盆腔腹膜炎

B. 急性子宫内膜炎、子宫肌炎

C. 脓毒血症

D. 血栓性静脉炎

E. 急性盆腔结缔组织炎

12. 产后5天，体温37.7℃，恶露增多且有臭味，下腹疼痛及压痛，应为
13. 产后10天，寒战后高热，左下肢持续性疼痛伴水肿，皮肤发白，应为

（14~16题共用备选答案）

A. 盆腔内血栓性静脉炎
B. 轻型子宫内膜炎、子宫肌炎
C. 产后下肢血栓性静脉炎
D. 急性盆腔结缔组织炎
E. 产褥病

14. 胎盘滞留患者，行人工剥离胎盘术，产后4天，体温38℃，子宫轻压痛，恶露量多、味臭。最可能的诊断为
15. 产后1~2周，寒战、发热，下肢出现肿胀、疼痛，皮肤紧张、发白。最可能的诊断为
16. 产后寒战、高热39℃以上，下腹压痛，子宫稍大、压痛，一侧子宫旁组织增厚，压痛明显，最可能的诊断为

五 X型题

1. 下列哪项为产褥感染的诱发因素
   A. 妊娠合并贫血
   B. 早产
   C. 产钳助娩
   D. 胎膜早破
   E. 妊娠期糖尿病
2. 王女士，30岁。初产妇，会阴侧切术后4天，阴道流血不多，自觉会阴胀痛，发热。检查见局部红肿、硬结，体温38℃。下列恰当的处理是
   A. 会阴局部理疗
   B. 保持会阴部清洁干燥
   C. 会阴局部切口拆线
   D. 延缓会阴切口拆线时间
   E. 抗生素治疗
3. 产后抑郁描述恰当的是
   A. 分娩后出现的抑郁症状
   B. 通常在产后1周内出现症状
   C. 通常需要心理治疗和药物治疗
   D. 通常预后良好，多数患者1年内治愈，再次妊娠，少数复发
   E. 产褥期精神综合征的最常见类型
4. 关于剖宫产与产褥感染的关系，描述恰当的是
   A. 剖宫产产褥感染的发生率低于阴道分娩
   B. 剖宫产产褥感染的严重程度低于阴道分娩
   C. 剖宫产产褥感染的发生率和严重程度与阴道分娩相当

D. 剖宫产产褥感染的严重程度高于阴道分娩

E. 剖宫产产褥感染的发生率高于阴道分娩

5. 关于产褥感染预防，下列说法正确的是

A. 及时治疗外阴阴道炎及宫颈炎等慢性疾病

B. 消毒产妇用物，接产严格无菌操作

C. 加强营养，增强体质

D. 临产前1个月避免性生活及盆浴

E. 加强孕期卫生宣传

6. 下列关于产褥期急性乳腺炎说法正确的是

A. 病菌由婴儿鼻咽部直接侵入乳管开口

B. 病菌由血液循环至乳腺内，引起乳腺炎

C. 乳汁淤积是易感因素

D. 以链球菌感染多见

E. 细菌自乳头破损处侵入

7. 下面对产褥感染描述不恰当的是

A. 产褥感染的患者一定伴有发热

B. 产褥感染的患者一定超过37℃

C. 产褥感染患者体温一定超过37.3℃

D. 产褥感染患者体温一定超过38℃

E. 产褥感染的患者不一定伴有发热

8. 下列哪项是晚期产后出血的主要原因

A. 蜕膜残留

B. 子宫复旧不全

C. 胎盘、胎膜残留

D. 凝血功能障碍

E. 剖宫术后子宫伤口裂开

9. 下列因素中，哪项是造成剖宫产术后子宫切口出血的原因

A. 切口过低或过高

B. 切口缝合过紧或过密

C. 切口缝合过松

D. 切口延裂

E. 子宫右旋明显，做切口前子宫先复位

10. 产褥期会引起产妇发热的情况有

A. 产褥期中暑

B. 产褥期糖尿病酮症

C. 乳汁淤积

D. 产褥期甲亢合并甲状腺危象

E. 产褥期糖尿病酮症酸中毒

11. 病原体鉴定方法有

A. 病原体抗原

B. 病原体培养

C. 病原体特异性抗体检测

D. 血清C反应蛋白测定

E. 分泌物涂片检查

12. 关于产后出血应急护理，下列正确的操作是

A. 评估出血量及全身情况

B. 宫缩乏力引起的出血应立即按摩子宫

C. 医生到后，遵医嘱采取止血措施
D. 注射抗生素抗感染
E. 清出宫腔积血可促进宫缩

13. 产钳术的术前物品准备包括
A. 麻醉药
B. 子宫探针
C. 子宫颈钳
D. 无菌产钳1副
E. 会阴切开包1个

14. 产褥感染确定病原体的方法不包含
A. 微生物培养
B. 分泌物涂片检查
C. 查血C反应蛋白
D. 病原体抗原和特异性抗体检测
E. 分泌物性质

15. 产后出血应急护理，护士操作正确的是
A. 应先找医生
B. 医生到后，方可采取止血措施
C. 宫缩乏力引起的出血立即按摩子宫
D. 清出宫腔积血可促进宫缩
E. 注射子宫收缩药

16. 产后盆腔血栓性静脉炎的临床表现是
A. 高热可持续数周不退
B. 盆腔检查可无特殊体征
C. 常在产后1~2周发生
D. 下腹痛向脊肋角放射
E. 以上都不是

17. 有关产褥感染的处理原则正确的是
A. 选用有效的抗生素，依据细菌培养和药敏试验结果
B. 支持疗法
C. 半卧位以利引流
D. 会阴水肿，局部用50%硫酸镁湿热敷
E. 禁用糖皮质激素，避免感染扩散

18. 对于产褥中暑的临床表现，描述不当的是
A. 产褥中暑通常发病缓慢
B. 产褥中暑通常发病急骤
C. 产褥中暑在发病前常有时间较长的先兆症状
D. 产褥中暑在发病前常有时间短暂的先兆症状
E. 以上都不是

19. 一旦发生产后出血，应做好哪些应急处理
A. 软产道裂伤者，及时做好缝合
B. 宫缩乏力者，立即按摩子宫并注射子宫收缩药
C. 胎盘滞留者，立即徒手剥离胎盘

D. 凝血功能障碍者，立即去除原因并止血

E. 有休克征象者及早补充血容量

六 案例分析题

（1~5 题共用题干）

刘女士，28 岁。剖宫产术后 30 天，突然阴道大量流血 3 小时，入院时血压 70/60mmHg，心率 130 次/分，血红蛋白 60g/L。

1. 给予患者的第一项处理是

A. 应用缩宫素　B. 抗生素防治感染

C. 清宫术　D. B 超

E. 建立有效的静脉通道，大量补液、输血

2. 患者出血的原因首先考虑

A. 胎盘附着面复旧不全　B. 胎盘附着面血栓脱落

C. 胎盘胎膜残留　D. 凝血功能障碍

E. 剖宫产后子宫切口裂开出血

3. 如患者有继续生育的要求，可以选择的治疗方案是

A. 剖腹探查，行双侧髂内动脉或子宫动脉结扎

B. 剖腹探查，行子宫切除术

C. 清宫术

D. 麦角新碱肌内注射

E. 数字显影，并行子宫动脉栓塞

4. 该病出血的特点是

A. 突然发生　B. 可以反复发生

C. 患者多合并贫血和休克　D. 无痛性

E. 大量出血

5. 下面选项中容易造成该患者出血的因素有

A. 产程延长者剖宫产　B. 贫血患者剖宫产

C. 绒毛膜羊膜炎患者剖宫产　D. 胎膜早破患者剖宫产

E. 临产宫口开全后因、头盆不称行剖宫产

（6~8 题共用题干）

白女士，28 岁。胎膜破 2 天临产入院，入院当天自然分娩，产后第 3 天侧切伤口红、肿、疼痛，压之有稀淡脓液流出，体温 38℃。

6. 产褥病率的定义是

A. 产褥期内两次体温达到或超过 38℃者

B. 产后 24 小时至 10 天内每 6 小时测口腔体温 1 次，有连续两次达到或超过 38℃者
C. 产后 10 天每 6 小时量体温 1 次，有两次达到或超过 38℃者
D. 产后 24 小时至 10 天内，每 6 小时测口腔体温 1 次，有连续两次达到或超过 39℃者
E. 产后 24 小时后每 6 小时测口腔体温 1 次，体温两次达到或超过 38℃

7. 关于产褥感染的细菌及病况，下列哪项是正确的
A. β 溶血性链球菌致病力最强，可致败血症
B. 大肠埃希菌产生内毒素引起失血性休克
C. 淋病奈瑟菌不会引起产褥感染
D. 葡萄球菌感染子宫腔引起产后出血
E. 厌氧链球菌不是产褥感染常见致病菌

8. 对该产妇的护理，下列哪些是错误的
A. 卧床休息，产妇取半卧位，有利于恶露排出
B. 即予 1 : 5000 高锰酸钾溶液坐浴
C. 保持外阴清洁，用消毒液擦洗外阴，每天 2 次
D. 防止交叉感染，严密隔离
E. 产妇体温 38℃以上时应暂停哺乳

（9~13 题共用题干）

刘女士，30 岁。服药 2 天时阴道排出一肉样组织，阴道少量流血 2 天，自认为流干净并未就诊，1 周后突然大量阴道流血，查体：体温 37.5℃，脉搏 112 次/分，呼吸 23 次/分，血压 100/70mmHg，阴道分泌物有臭味，子宫颈光滑，宫口可容一指，子宫颈管内可扪及组织，子宫如妊娠 2 个月大小，有压痛，血红蛋白 90g/L，白细胞 19×10^9/L，中性粒细胞 0.85。

9. 目前的诊断是
A. 宫腔息肉并感染
B. 失血性贫血
C. 完全流产合并感染
D. 子宫内膜炎
E. 不全流产合并感染

10. 处理原则
A. 大量输液、输血
B. 抗生素抗感染治疗
C. 抗感染的同时，夹出子宫腔内组织
D. 立即彻底清宫
E. 静脉应用止血药

11. 建立静脉通路，补液抗感染的同时，夹出子宫腔内组织，未见胎儿组织，手术顺利，术中出血 100ml，术后 1 小时有持续阴道流血，术后 2 小时大量阴道流血，约有 600ml，色鲜红，不凝，并仍有持续阴道流血。查体：体温 37.9℃，脉搏 125 次/分，呼吸 23 次/分，

血压 90/60mmHg。则正确的处理包括

A. 监测生命体征　　B. 凝血功能检查

C. 加快补液速度　　D. 氧气吸入

E. 以上都是

12. 患者仍有持续阴道流血。查体：体温 37.9℃，脉搏 135 次/分，呼吸 24 次/分，血压 85/55mmHg。超声子宫回声均匀，宫腔线清楚，沿宫腔线可见液性暗区，观察过程中液性暗区逐渐增大，后又逐渐减少，子宫底有 0.6cm × 0.4cm × 0.4cm 强回声，提示子宫内出血，子宫腔少量强回声。血红蛋白 75g/L，红细胞 2.34×10^{12}/L，白细胞 21×10^{9}/L，中性粒细胞 0.87，血小板 74×10^{9}/L，凝血酶原时间 25 秒，活化的部分凝血活酶时间 62 秒，凝血酶时间 39 秒，纤维蛋白原 0.8g/L，3P 试验阳性。此种情况的诊断是

A. 凝血功能障碍　　B. 感染性休克

C. 失血性贫血　　D. 子宫缩复不良

E. 失血性休克

13. 患者诉口渴，仍有持续阴道流血，色鲜红，稀薄，不凝。查体：体温 37.9℃，脉搏 130 次/分，呼吸 24 次/分，血压 80/52mmHg。则正确的处理措施包括

A. 输血浆补充凝血因子　　B. 建立双静脉通道，加快补液速度

C. 阴道填塞纱布　　D. 立即切除子宫

E. 输血补充血容量

(14~17 题共用题干)

王女士，26 岁。G_1P_0，妊娠 39 周，入院前 1 天阴道大量流水，24 小时后行缩宫素引产，第一产程 5 小时，第二产程 10 分钟，胎儿娩出后，患者阴道流血约 300ml，不凝。

14. 进一步辅助检查是

A. 血常规　　B. 母体下腔静脉血找羊水成分

C. 床旁胸部 X 线片　　D. 心电图

E. 凝血四项 +3P

15. 患者突然寒战，呛咳，发绀及血压下降到 80/60mmHg，最可能的诊断是

A. 急性肺梗死　　B. 产后子宫收缩乏力性出血

C. 羊水栓塞　　D. 缩宫素过敏

E. 心源性休克

16. 确诊的依据是

A. 有休克表现　　B. 早破水史

C. 产后阴道大量流血　　D. 使用过缩宫素

E. 母体下腔静脉血中检查出毳毛

17. 该例产后出血的主要原因是
A. 未给予药物预防产后出血
B. 第二产程过短
C. 胎膜早破，宫内感染
D. 凝血功能障碍
E. 宫缩乏力

参考答案与解析

一、A1 型题

1. B【解析】产褥感染可表现为急性盆腔结缔组织炎、急性输卵管炎。产妇表现为高热、寒战、脉速、头痛等全身症状，下腹明显压痛、反跳痛、肌紧张及肛门坠胀感，宫旁一侧或两侧结缔组织增厚，触及炎性包块，子宫复旧差，严重者侵及整个盆腔形成“冰冻骨盆”。

2. D【解析】产褥期体温可在产后 24 小时内略有升高，一般不超过 38℃，可能与产程中过度消耗有关。所以，选项 D 不属于产褥期生理。

3. C【解析】引起非剖宫产产妇晚期产后出血的原因主要是胎盘、胎膜及蜕膜残留，子宫胎盘附着部位复旧不全及感染。诊断此种产后出血的原因，最好的方法是诊断性刮宫。

4. D【解析】产褥感染的产妇，卧床休息时应采取半卧位，能活动时经常坐起，有利于恶露排出，使炎症局限，避免感染扩散。

5. D【解析】产后抑郁多在产后 2 周内发病，产后 4～6 周症状明显，病程可持续 3～6 个月。

6. B【解析】妊娠期体内潴留大量的水分在产褥早期主要由肾排出，故产后最初 1 周尿量增多。所以，选项 B 错误。

7. D【解析】大肠埃希菌及与其相关的革兰阴性杆菌、变形杆菌，是外源性感染的主要菌种，也是菌血症和感染性休克最常见的病原菌。

8. E【解析】产后抑郁病因不明，可能与下列因素有关：分娩因素、心理因素、内分泌因素、社会因素和遗传因素。

9. E【解析】剖宫产手术后 3 周，突然阴道大量流血，最可能的是子宫切口感染、出血。

10. E【解析】参见 A1 型题第 4 题解析。

11. C【解析】急性子宫内膜炎是产褥感染最常见的一种，细菌由胎盘剥离创面侵入，炎症可扩散到整个子宫内膜层；当感染严重时，细菌可由内膜扩散到子宫全层而达盆腔腹膜，形成盆腔腹膜炎；细菌沿淋巴管与血管扩散到盆腔结缔组织，引起盆腔结缔组织炎；急性盆腔腹膜炎及盆腔结缔组织炎尚可进一步扩展到输卵管，引起输卵管周围炎；胎盘剥离面的血栓感染，感染沿静脉扩展至子宫静脉、卵巢静脉以及下肢静脉等处，引起血栓性静脉炎。

12. B【解析】参见 A1 型题第 4 题解析。

13. D【解析】剖宫产患者术后大出血首先考虑的原因是切口出血，如果患者有生育要求，选择的最佳治疗方案是数字显影，并行子宫动脉及髂内动脉栓塞。近年采用经皮双髂内动脉栓塞术，对晚期产后出血保守治疗无效病例显示出确切疗效。

14. B【解析】产褥期感染的细菌有时来自产道本身，称为内源性感染。多发生于产程延长、组织损伤、手术助产或妊娠末期性交、盆浴者。由医务人员的手、呼吸道、被污染的衣物、用具、各种手术器械、物品等接触后造成的感染，称外源性感染。

15. E【解析】需氧性链球菌是外源性感染的主要致病菌。与产褥感染关系密切，可引起严重感染。

16. D【解析】产褥期内生殖道受病原体侵袭而引起局部或全身的感染称为产褥感染。所以，选项 C 错误，选项 D 正确。产褥期感染可为单一细菌感染，也可由多种细菌混合感染，以厌氧性链球菌和杆菌最为常见（约占 70%）。所以，选项 A 错误。产褥病率是指分娩 24 小时以后的 10 天内，每天测量 4 次体温，凡体温有 2 次达到或超过 38℃者。所以，选项 B 错误。产褥感染来源有时为产妇自体感染，多发生于产程延长、组织损伤、手术助产或妊娠末期性交、盆浴者，还可来源于医务人员的手、呼吸道、被污染的衣物、用具、各种手术器械、物品等接触患者后造成的感染等外来感染。所以，选项 E 错误。

17. E【解析】参见 A1 型题第 16 题解析。

18. D【解析】体温超过 39℃者应给予物理降温，鼓励产妇多饮水，摄入高热量、高蛋白、高维生素、易消化的饮食。必要时遵医嘱静脉补充液体，注意加强口腔、皮肤的清洁护理。所以，选项 D 错误。

19. E【解析】引起产褥感染最常见的病原菌主要是产气荚膜梭菌，产生外毒素，毒素可溶解蛋白质而能产气及溶血。产气荚膜梭菌引起感染，轻者为子宫内膜炎、腹膜炎、脓毒血症，重者引起溶血、黄疸、血红蛋白尿、急性肾衰竭、循环衰竭、气性坏疽，甚至死亡。

20. A【解析】产褥感染最常见的病理变化是急性子宫内膜炎、子宫肌炎。

21. E【解析】晚期产后出血是指分娩 24 小时后，在产褥期内发生的子宫大量出血。以产后 1~2 周发病最常见，也有延至产后 2 个月余发病者。

22. C【解析】胎盘娩出后，产妇阴道持续流血，检查发现胎盘不完整，在无法排除胎盘残留时，以进行宫腔探查为宜。

二、A2 型题

1. D【解析】急性子宫内膜炎，可表现为子宫内膜充血、坏死，阴道内有大量脓性分泌物且伴有臭味。

2. B【解析】依据题干内容所述，产妇出现畏寒、高热、下腹部压痛、反跳痛、腹肌紧张如板状症状，符合急性盆腔腹膜炎的表现。高热、腹痛、腹肌紧张如板状是急性腹膜炎的指征。

3. D【解析】依据题干内容所述，符合急性子宫内膜炎的临床表现。急性子宫内膜炎的主要表现为起病较急，发热、下腹痛，有时恶露量多，有恶臭，有时子宫略大、有触痛。

4. E【解析】依据题干内容所述，符合急性盆腔腹膜炎的临床表现。产妇出现全身中毒症状，如高热、恶心、呕吐、腹胀，检查时下腹部有明显压痛、反跳痛、肌紧张。

5. E【解析】产褥感染，只能淋浴而不能坐浴，防止病原体进一步入侵其他部位，引起产褥感染的病变程度加重。

6. E【解析】产褥感染体征可表现为子宫底平脐有压痛，恶露血性混浊。

7. D【解析】依据题干信息所述，“突然畏寒，体温40℃”此时首选的护理诊断是体温过高。

8. B【解析】考虑为吸宫不全，经B超确诊后需服用抗生素3天后再行清宫术，术后继续抗感染。

9. D【解析】约产后3周，除胎盘附着部位外，宫腔表面均由新生的内膜修复。胎盘附着部位全部修复至产后6周。

10. D【解析】依据题干内容所述，该患者符合急性盆腔结缔组织炎的临床表现。产妇表现为高热、寒战、脉速、头痛等全身症状，下腹明显压痛、反跳痛、肌紧张及肛门坠胀感，宫旁一侧或两侧结缔组织增厚，触及炎性包块，子宫复旧差，严重者侵及整个盆腔形成“冰冻骨盆”。

11. D【解析】依据题干信息所述，该产妇产后发热，双乳胀痛、红肿，血管淋巴充盈，有硬结，符合乳腺炎的表现。

12. C【解析】依据题干信息所述，产后母乳喂养，乳房胀痛，无红肿，乳汁排流不畅时，应让新生儿多吸吮，吸吮是保持不断泌乳的关键，不断排空乳房，也是维持泌乳的重要条件。

13. B【解析】依据题干信息所述，“会阴伤口红肿、疼痛，恶露淡红色、无臭味，双乳软、无硬结”发热的最可能原因是会阴伤口感染，因为产妇没有乳腺炎、上呼吸道感染、产褥感染的临床症状，也没有乳头皲裂。

三、A3/A4型题

1. D【解析】厌氧链球菌以消化链球菌和消化球菌多见，存在于正常阴道中。当产道损伤时残留组织坏死，细菌迅速繁殖，与大肠埃希菌混合感染，释放异常恶臭气味。

2. C【解析】参见A2型题第10题解析。

3. C【解析】依据题干内容所述，该患者分娩10天后出现阴道流血量增多，约500ml，属晚期产后出血，胎膜残留原因引起的晚期产后出血的主要表现是持续性血性恶露时间过长，大出血少见。

4. E【解析】疑有胎盘、胎膜或蜕膜残留者，可在开放静脉通道、备血及准备手术的条件下刮宫，操作应轻柔，以防子宫穿孔，刮出物送病理检查。术后继续抗感染及促子宫收缩治疗。只有在子宫切口周围组织坏死范围大、炎性反应严重、有盆腔严重感染或全身感染时，才酌情选择低位子宫次全切除术或子宫全切除术。

5. D【解析】依据题干内容所述，周女士起病较急，发热、下腹微痛，恶露多而混浊、有恶臭，子宫脐下 2 指、轻压痛。符合急性子宫内膜炎的临床表现。

6. D【解析】急性子宫内膜炎应卧床休息，宜采取半卧位，以有利于炎症的局限及宫腔分泌物的引流。

7. B【解析】产褥期感染可为单一细菌感染，也可由多种细菌混合感染，以厌氧性链球菌和杆菌最为常见（约占 70%）。感染的细菌有时来自产道本身，称为内源性感染。

8. C【解析】处理原则为积极控制感染，并改善全身状况。胎盘胎膜残留时应及时清除宫腔内容物，若患者急性感染伴高热，应先控制感染再行刮宫。感染严重经积极治疗无效时，应及时行子宫切开术。

9. E【解析】依据题干信息所述，首先考虑下肢血栓性静脉炎。由于血栓形成迅速而广泛，下肢水肿在数小时内就达到最高程度，肿胀严重，张力很高。下肢动脉痉挛发生的较早，表现为全下肢的肿胀、皮肤苍白及皮下小静脉的网状扩张，这种情况称之为疼痛性股白肿。

10. D【解析】下肢血栓性静脉炎应采取积极的治疗措施：①卧床，抬高患肢超过心脏水平，直至水肿及压痛消失。②使用抗凝剂防止血栓增大，并可启动内源性溶栓过程，可用肝素静脉注射。③如因出血倾向而不宜用抗凝治疗者，预防肺栓塞可用机械性阻隔方法。近年来已有用经皮穿刺法在下腔静脉内置入滤器的措施替代过去的下静脉折叠手术治疗。④溶栓治疗。早期应用尿激酶可加速血栓溶解，有利于保护静脉瓣，减少静脉功能不全的后遗症。⑤中药治疗。可根据病变属性治疗，如属阳性，加减四妙勇安汤治疗；如属阴性，加减阳和汤治疗。

四、B 型题

1. E　2. D　3. A　4. C

1~4【解析】急性子宫内膜炎、子宫肌炎是最为常见的感染。盆腔血栓性静脉炎在产后 1~2 周内出现弛张热、下腹疼痛和压痛。血栓性静脉炎简称静脉炎，在产后 7~14 天出现症状。下肢血栓性静脉炎时，由于血栓形成迅速而广泛，下肢水肿在数小时内就达到最高程度，肿胀严重，张力很高。下肢动脉痉挛发生的较早，表现为全下肢的肿胀、皮肤苍白及皮下小静脉的网状扩张，这种情况称之为疼痛性股白肿。

5. A【解析】子宫是产褥期变化最大的器官。子宫在胎盘娩出后逐渐恢复至未孕状态的全过程，称为子宫复旧。

6. D【解析】产后痛是在分娩后 2~3 天，子宫不规则的收缩所产生的疼痛，此时的子宫收缩有助于产后子宫复旧，恶露的排出。

7. C【解析】产褥早期，产妇皮肤排泄功能旺盛，排出大量汗液，以夜间睡眠和初醒时更加明显，称为褥汗，属于正常现象，产后 1 周内会慢慢好转。

8. B【解析】产褥期是指从胎盘娩出至产妇全身除乳腺以外各生殖器官完全恢复至正常未孕状态所需的时间，通常为 6 周。

9. A【解析】产后第3天，体温37.5℃，恶露淡红色、无臭，双乳肿胀有硬结，这是乳汁淤积的临床表现。

10. B【解析】产后6小时，因会阴伤口疼痛，不敢排尿，阴道流血不多，子宫底脐上2横指，按压下腹部有排尿感，这是产后尿潴留的临床表现。

11. D【解析】初产妇，产钳助产一活婴，产后4小时觉会阴部疼痛，便意感明显，这是阴道壁血肿压迫直肠引起的临床表现。

12. B【解析】若为子宫内膜炎，可表现为子宫内膜充血、坏死，阴道内有大量脓性分泌物且伴有臭味。若为子宫肌炎，腹痛，恶露增多呈脓性，子宫压痛明显，尤其是子宫底部，子宫复旧不良，产妇可出现高热、寒战、头痛、心率加快，白细胞明显增多等全身感染征象。

13. D【解析】参见A3/A4型题第9题解析。

14. B【解析】胎盘滞留患者，行人工剥离胎盘术，产后4天，体温38℃，子宫轻压痛，恶露量多、味臭。符合子宫内膜炎、子宫肌炎的临床表现。

15. C【解析】参见A3/A4型题第9题解析。

16. D【解析】产后寒战、高热39℃以上，下腹压痛，子宫稍大、压痛，一侧子宫旁组织增厚，压痛明显，符合急性盆腔结缔组织炎的临床表现。

五、X型题

1. ACDE【解析】贫血、营养不良、慢性疾病、胎膜早破（羊水中的溶菌酶有杀菌作用，当羊水流失后杀菌作用减弱）、羊膜腔感染、各种产科手术操作、产道损伤、产前产后出血，宫腔填纱、产道异物、产程延长、胎盘残留等，均可成为产褥感染的诱因。

2. ABCE【解析】阴道分娩者产后会阴有轻度水肿，一般在产后2~3天自行消退。会阴部有缝线者，出现疼痛加重、局部红肿、硬结及分泌物应考虑会阴伤口感染。会阴伤口感染者，应提前拆线引流，并定时换药。所以，选项D错误，其余选项的处理措施都是正确的。

3. ACDE【解析】产后抑郁是指产妇在产褥期出现的抑郁症状，不止是产后1周。所以，选项B错误，其余选项的描述都是正确的。

4. DE【解析】剖宫产产褥感染的发生率和严重程度高于阴道分娩，合并胎膜早破患者剖宫产产褥感染的发生率高于无胎膜早破者。

5. ABCE【解析】临产前2个月避免性生活、盆浴。所以，选项D的说法是错误的，其余选项说法均是正确的。

6. ABCE【解析】急性乳腺炎主要的病原菌是金黄色葡萄球菌，链球菌少见。所以，选项D错误，其余选项都是正确的。

7. ABCD【解析】产褥感染：①急性外阴、阴道、子宫颈炎，体温不高或不超过38℃。②急性子宫内膜炎、子宫肌炎，轻者表现为低热，重者出现高热。③急性盆腔结缔组织炎、急性输卵管炎，高热不退。

8. ABCE【解析】晚期产后出血发生原因主要是胎盘、胎膜及蜕膜残留，子宫胎盘附着部位复旧不全，感染，剖宫产术后子宫切口裂开等。

9. ABCD【解析】剖宫产术后子宫切口出血的原因如下。①切口选择不当：当切口过低时，由于接近子宫颈外口，此处组织结构以结缔组织居多，愈合能力差；而切口位置过高时，位于解剖学内口处，切口上缘为子宫体组织，收缩力和缩复力强，胎儿娩出后变厚、变短，下缘为子宫颈组织，缩复力差，薄而长，缝合时创面对合不良易导致愈合不佳，易缺血、坏死、切口裂开出血。由于妊娠子宫多右旋，切开时易偏左容易损伤左侧子宫血管，引起出血。②缝合技巧因素：a. 缝合肌层穿透蜕膜致缝线裸露于子宫腔，增加感染机会使切口裂开。b. 缝线松紧度不适宜。缝扎过紧、过多、过密，造成子宫切口血循环障碍。缝扎过松，止血不彻底形成血肿，易合并感染、血管炎症性溃烂出血。c. 操作粗暴，切口缘乱加钳夹，压迫致组织缺血坏死出血。d. 子宫切口活动出血时，盲目多次缝合止血，致使较小动脉被结扎，局部供血不足或切口角部撕裂漏缝，而形成死腔或血肿，日后坏死裂开出血。③感染因素：产时或产褥感染导致切口感染裂开出血，多见于术前有胎膜早破、滞产、多次阴道检查、肛查或阴道手术产失败后行剖宫产病例。

10. ACDE【解析】产褥期，产妇如果处于高温环境，不能及时将体内的余热散发，可出现中暑；或者有妊娠合并症如甲亢、糖尿病，产后没有及时予以纠正，会使病情加重，出现产褥期甲亢危象或产褥期糖尿病酮症酸中毒，都会出现体温增高的表现；产后没有及时母乳喂养，造成乳汁淤积，也会出现体温升高或腋窝淋巴结肿大。

11. ABCE【解析】血清 C 反应蛋白（CRP）是反映机体各种感染和非感染性炎症的较敏感的指标，是一种全身炎症的非特异性标志。对于许多疾病的诊断、辅助诊断、疗效观察和判断预后均有着较好的临床意义。所以，选项 D 错误，其余选项均为病原体鉴定方法。

12. ABE【解析】产后出血应迅速评估出血量及全身情况。产后子宫收缩乏力造成的大出血可以通过使用子宫收缩药、按摩子宫、宫腔内填塞纱布条或结扎血管等方法达到促进子宫收缩、止血的目的。一旦发生产后出血，要先抢救，同时通知医生。

13. ADE【解析】产钳术的术前物品准备：会阴切开包 1 个，无菌产钳 1 副，吸氧面罩 1 个，麻醉药、抢救药品等。

14. CE【解析】参见 X 型题第 11 题解析。

15. CD【解析】参见 X 型题第 12 题解析。

16. ABCD【解析】参见 A3/A4 型题第 9 题解析。

17. ABCD【解析】产褥感染的处理原则为积极控制感染，并改善全身状况。①支持疗法：加强营养，增强全身抵抗力，纠正水、电解质失衡。病情严重或严重贫血者，可多次少量输新鲜血或血浆，以增加抵抗力。所以，选项 B 正确。②患者取半卧位以利于引流或促使炎症局限于盆腔。所以，选项 C 正确。③未确定病原体时应选用广谱高效抗生素，然后根据细菌培养和药敏试验结果选择抗生素种类和剂量，中毒症状严重者，短期选用糖皮质激素，提高机体应激能力。所以，选项 A 正确，选项 E 错误。④会阴部有水肿者，可用 50% 硫酸镁湿热敷，产后 24 小时内用红外线照射外阴。所以，选项 D 正确。

18. ACE【解析】产褥中暑可表现为高热，水、电解质紊乱，循环衰竭和神经系统功能损害等。发病急骤，发病前有短暂的先兆症状称中暑先兆。出现口渴、多汗、心悸、恶心、胸闷、四肢无力。发展迅速，处理不当可遗留严重的后遗症，甚至死亡。

19. ABCDE【解析】一旦发生产后出血，应立即针对原因迅速止血，补充血容量，纠正失血性休克，防治感染。治疗要点如下。①因产后子宫收缩乏力造成的大出血：常用的有效方法是按摩子宫，并可根据产妇情况采用肌内注射、静脉滴注或子宫体直接注射子宫收缩药。②软产道撕裂伤造成的大出血：止血的有效措施是及时、准确地修复缝合伤口。若为阴道血肿所致，要先切开血肿，清除血块，缝合止血，同时注意补充血容量。③胎盘因素导致的大出血：要及时将胎盘取出，并做好必要的刮宫准备。④凝血功能障碍所致出血：应针对不同病因、疾病种类进行治疗。⑤失血性休克的处理：产妇因血容量急剧下降而发生低血容量性休克，对于失血较多尚未有休克征象者，应及时补充血容量；对于发生失血性休克者，应立即输血，以补充同等血量为原则。

六、案例分析题

1. E【解析】患者阴道突然大量流血，入院时血压70/60mmHg，心率130次/分，血红蛋白60g/L，提示患者已处于失血性休克状态，迅速建立静脉通道，采取输液、输血等一系列抗休克抢救措施。

2. E【解析】子宫切口裂开的阴道流血多是突然、大量，首先应考虑该患者是剖宫产后子宫切口裂开出血。

3. AE【解析】参见A1型题第13题解析。

4. ABCDE【解析】各种原因引起的晚期产后出血均无特定的出血形式和出血量。或是阴道少量持续不断流血，或是阴道突然大量流血。①胎盘残留：常是多次反复阴道少量流血，恶露经久不净，也可以是突然大量阴道流血。②子宫胎盘附着部位复旧不全：多为突然、多量出血且持续不断。③子宫内膜息肉：间歇性出血或持续不断出血，后者更常见。④子宫切口裂开：多是突然、大量出血，患者可在短时间内处于失血性休克状态。

5. ABCDE【解析】参见X型题第8题解析。

6. B【解析】产褥病率是指产后24小时至10天内每6小时测口腔体温一次，有连续两次达到或超过38℃者。

7. A【解析】β溶血性链球菌产生外毒素与溶组织酶，使其致病力、毒力、播散能力较强，与产褥感染关系密切，可引起严重感染，致败血症。所以，选项A正确。大肠埃希菌是外源性感染的主要菌种，也是菌血症和感染性休克最常见的病原菌。所以，选项B错误。淋病奈瑟菌会引起产褥感染。所以，选项C错误。葡萄球菌的主要致病菌是金黄色葡萄球菌和表皮葡萄球菌。金黄色葡萄球菌多为外源性感染，很容易引起严重的伤口感染；表皮葡萄球菌存在于阴道菌群内，引起的感染较轻。两者都不会感染子宫腔引起产褥感染。所以，选项D错误。厌氧性链球菌也是产褥感染的常见致病菌。所以，选项E错误。

8. BD【解析】产妇取半卧位，有利于恶露引流及促进炎症局限于盆腔。保持外阴清洁，用消毒液擦洗外阴，每天2次。如有败血症、菌血症则立即停止哺乳，教会产妇排空乳房及人工喂养的方法。所以，选项 A、C、E 均正确。产妇应做好会阴部护理，及时更换会阴垫，外阴伤口每天 2 次用 1∶5000 高锰酸钾温水溶液擦洗，如伤口有红肿，可用红外线照射会阴部进行伤口理疗。所以，选项 B 错误。产褥感染不需要严密隔离。所以，选项 D 错误。

9. BE【解析】依据题干内容所述，妊娠产物部分排出子宫腔，且部分残留子宫腔内或嵌顿于子宫颈口处，或胎儿排出后胎盘滞留子宫腔或嵌顿于子宫颈口，影响子宫收缩，使阴道流血持续不止，严重时可引起失血性休克。妇科检查：子宫小于停经周数，宫口已扩张，宫口有妊娠物堵塞及持续性血液流出。可诊断患者为不全流产合并感染。且患者因为大量阴道流血已有贫血征象。

10. BC【解析】不全流产的治疗要点：①一经确诊，尽快行刮宫术或钳刮术，清除子宫腔内残留组织。②阴道大量流血伴休克者，及时输血、输液。③给予抗生素预防感染。

11. ABC【解析】患者术后仍有持续性大量流血，色鲜红，不凝，血压下降，应重点监测生命体征，及早补充血容量，加快补液速度，做凝血功能检查；同时严密观察并详细记录患者的意识状态、皮肤颜色、血压、脉搏、呼吸及尿量；观察子宫收缩情况及阴道流血量等。

12. ACE【解析】依据题干信息所述，患者仍有持续阴道流血，凝血功能检查提示凝血功能障碍；患者已出现脉细弱及血压下降等失血性休克表现；血常规检查结果失血性贫血。

13. ABE【解析】依据题干信息所述，此时应抗休克，纠正凝血障碍，扩充血容量，补充新鲜血液和血浆用来补充凝血因子；迅速建立双静脉通道，加快补液速度。

14. ABCDE【解析】依据题干信息所述，初步怀疑患者羊水栓塞，为明确诊断，进一步的辅助检查包括血常规、心电图、床旁胸部 X 线片、母体下腔静脉血检查（是否能检查出毳毛）、抽血检查凝血 4 项（可以知道血液凝固的具体时间、血液里面的凝血因子是否正常）、血浆鱼精蛋白副凝试验（又称 3P 试验，检测纤维蛋白降解产物）。

15. C【解析】患者突然寒战，呛咳，发绀及血压下降到 80/60mmHg，这是羊水栓塞心肺功能衰竭的典型表现。

16. E【解析】羊水栓塞是由羊水中的有形物质（胎儿毳毛、角化上皮、胎脂、胎粪）进入母体血液循环引起，因此，母体下腔静脉血中检查出毳毛即可确认为羊水栓塞。

17. D【解析】患者阴道出血约 300ml，不凝，说明产后出血的主要原因是凝血功能障碍。

第十章　生殖系统炎症妇女的护理

一 A1 型题

1. 某妇女主诉外阴部瘙痒，护士应建议她
   A. 局部涂抹抗生素软膏
   B. 用碱性溶液清洗外阴
   C. 用 1∶5000 高锰酸钾溶液坐浴
   D. 口服氯苯那敏（扑尔敏）等药物
   E. 到医院检查
2. 治疗萎缩性阴道炎的药物是
   A. 克霉唑栓每晚 1 粒塞入阴道
   B. 制霉菌素 10 万单位每晚塞入阴道
   C. 1% 甲紫涂擦阴道
   D. 雌激素制剂阴道局部应用
   E. 咪康唑栓剂每晚塞入阴道
3. 子宫颈刮片细胞学检查，报告为巴氏Ⅱ级，考虑为
   A. 可疑癌
   B. 正常
   C. 癌症
   D. 高度可疑癌
   E. 炎症
4. 下列说法正确的是
   A. 滴虫阴道炎是豆渣样阴道分泌物
   B. 萎缩性阴道炎是匀质、稀薄的阴道分泌物
   C. 婴幼儿阴道炎与不良卫生习惯关系密切
   D. 维持阴道正常生态平衡的菌种为肠球菌
   E. 维持正常阴道生态平衡的激素主要是孕激素
5. 关于滴虫阴道炎的治疗，下列说法不正确的是
   A. 常用 2%~4% 碳酸氢钠溶液冲洗阴道
   B. 哺乳期不宜口服甲硝唑
   C. 夫妇双方应同时治疗
   D. 治疗后复查转阴，仍需治疗一疗程
   E. 局部治疗与全身治疗相结合
6. 真菌性阴道炎的白带特点是
   A. 黄色水样
   B. 脓性白带
   C. 豆渣样
   D. 泡沫状
   E. 血性白带

7. 下列说法错误的是
   A. 衣原体不是阴道正常微生物群的微生物
   B. 输卵管结核最主要的传染途径是淋巴传播
   C. 女性生殖器结核最常表现为输卵管结核
   D. 盆腔炎的并发症或后遗症极少见的是弥漫性腹膜炎
   E. 女性生殖器结核最先侵犯的部位是输卵管
8. 滴虫阴道炎直接传染的方式是
   A. 妇科检查器具
   B. 公共浴池
   C. 坐式马桶
   D. 性交
   E. 游泳池
9. 输卵管通液术的手术时间通常选择在月经干净后
   A. 1~5 天
   B. 2~6 天
   C. 3~7 天
   D. 4~8 天
   E. 5~9 天
10. 滴虫阴道炎的治愈标准为
   A. 每次月经干净后复查，连续 3 次为阴性
   B. 月经干净后复查 1 次为阴性
   C. 每次月经干净后复查，连续 5 次为阴性
   D. 每次月经干净后复查，连续 4 次为阴性
   E. 每次月经干净后复查，连续 2 次为阴性
11. 豆渣样白带常见于
   A. 萎缩性阴道炎
   B. 阿米巴阴道炎
   C. 婴幼儿阴道炎
   D. 滴虫阴道炎
   E. 真菌性阴道炎
12. 下列与滴虫阴道炎发病原因有直接关系的是
   A. 月经中期最易发病
   B. 滴虫寄生于阴道内
   C. 阴道细胞内糖原合成增加
   D. 阴道内 pH 改变
   E. 阴道内湿度改变
13. 关于外阴炎，下列说法错误的是
   A. 与体液的长期刺激，局部潮湿有关
   B. 表现为外阴瘙痒、红肿
   C. 严重者可出现外阴溃疡
   D. 慢性患者外阴皮肤或黏膜增厚、粗糙、皲裂
   E. 可使用 1∶5000 高锰酸钾液坐浴

14. 下列说法正确的是
    A. 急性淋病的首选药物为链霉素
    B. 正常女性阴道内正常寄生菌主要为大肠埃希菌
    C. 滴虫阴道炎见典型白带即可确诊
    D. 顽固难治性外阴阴道假丝酵母菌病的治疗应使用免疫增强剂
    E. 诊断子宫内膜结核最可靠的依据是子宫内膜病理检查
15. 关于萎缩性阴道炎，下列说法错误的是
    A. 常见于自然绝经及卵巢去势后妇女
    B. 显微镜下可见大量滴虫及假丝酵母菌
    C. 体征检查见阴道呈老年性改变
    D. 症状表现为阴道分泌物增多，白带呈稀薄淡黄色或血性白带
    E. 局部用药可用甲硝唑 200mg 阴道内放药，共用 7 天
16. 关于外阴阴道假丝酵母菌病，下述哪项正确
    A. 长期应用广谱抗生素者不易发病
    B. 多见于长期应用孕激素者
    C. 妊娠与非妊娠妇女发病率相同
    D. 可用酸性溶液灌洗阴道
    E. 主要症状是外阴奇痒，白带呈豆渣样
17. 慢性子宫颈炎与子宫颈癌早期肉眼难以鉴别，为确诊应考虑诊断方法是
    A. 子宫颈及子宫颈管活组织检查
    B. 氮激光肿瘤固有荧光
    C. 阴道镜检查
    D. 子宫颈刮片细胞学检查
    E. 子宫颈碘试验
18. 慢性子宫颈炎的典型临床表现是
    A. 白带增多
    B. 外阴瘙痒
    C. 外阴疼痛
    D. 外阴灼热感
    E. 外阴湿疹
19. 子宫颈刮片的结果为鳞状上皮化生时，诊断为
    A. 上皮细胞瘤样病变
    B. 柱状细胞代替鳞状细胞的结果
    C. 上皮细胞排列紊乱
    D. 上皮细胞轻度异型性
    E. 子宫颈柱状上皮异位在愈合过程中出现的变化，不属于异常增生
20. 萎缩性阴道炎进行阴道灌洗常用的药液是
    A. 0.1% 苯扎溴铵
    B. 生理盐水
    C. 0.1% 呋喃西林
    D. 2%~4% 碳酸氢钠
    E. 1% 乳酸
21. 下列说法正确的是
    A. 子宫颈息肉的最佳治疗方法是电熨

B. 冷冻治疗不适合慢性子宫颈炎的治疗

C. 直接影响阴道上皮细胞自净作用的激素是雌激素

D. 前庭大腺炎最常发生于青春期女性

E. 前庭大腺囊肿常用的治疗方法为红外线局部照射

22. 对前庭大腺炎患者正确的护理措施是

A. 急性期卧床休息

B. 外阴冲洗每天 1 次

C. 术后 1∶8000 呋喃西林溶液坐浴每天 2 次

D. 外阴擦洗每天 1 次

E. 切开引流处每 2 天换药 1 次

23. 对于慢性盆腔炎性疾病患者，下列哪种情况考虑手术治疗

A. 痛经　　B. 不孕

C. 月经量过多　　D. 炎性肿块，久治无效

E. 双侧输卵管增粗

24. 子宫内膜脱落不全患者诊刮取内膜活检的时间为

A. 两次月经之间　　B. 月经第 5 天

C. 月经第 8 天　　D. 月经干净后 3 天

E. 月经来潮 6 小时内

25. 有关慢性子宫颈炎的治疗，不妥的是

A. 柱状上皮异位面小，可用硝酸银局部腐蚀

B. 物理疗法是目前疗效好、疗程短的方法

C. 治疗原则是使柱状上皮异位面柱状上皮脱落，由新生鳞状上皮替代

D. 子宫颈锥形切除是常用方法

E. 子宫颈息肉可用手术治疗

26. 女性生殖器结核发病率最高的部位是

A. 子宫内膜结核　　B. 卵巢结核

C. 盆腔腹膜结核　　D. 输卵管结核

E. 子宫颈结核

27. 有关妇科双合诊检查，哪项是错的

A. 用具消毒，防止交叉感染　　B. 适于所有妇科患者

C. 取膀胱截石位　　D. 先排空膀胱

E. 是妇科最常用检查方法

28. 下列说法正确的是

A. 感染淋病奈瑟菌 3~7 天均有症状

B. 对单纯急性淋菌性子宫颈炎，主张大剂量、单次给药
C. 子宫颈淋病奈瑟菌感染常伴有肺炎双球菌感染
D. 沙眼衣原体感染时首先出现前庭大腺炎感染症状
E. 慢性子宫颈炎不宜用酸性溶液冲洗阴道

29. 子宫颈活检的护理要点，正确的是
A. 月经期不宜检查，月经前期可行检查
B. 术后24小时后患者自行取出棉球
C. 生殖器急性炎症在积极抗感染下行检查
D. 在碘着色区域钳取宫颈组织留检
E. 术后禁性生活和盆浴2周

30. 真菌性阴道炎患者外阴、阴道可见
A. 边缘不规则突起的溃疡
B. 小阴唇阴道粘连
C. 阴道分泌物黄色水样
D. 白色膜状物
E. 散在红色斑点

31. 阴道有大量稀薄的泡沫状白带，最可能的疾病是
A. 淋病
B. 滴虫阴道炎
C. 萎缩性阴道炎
D. 前庭大腺炎
E. 外阴阴道假丝酵母菌病

32. 下列说法错误的是
A. 子宫颈息肉的形成是由于黏膜增生
B. 盆腔结缔组织炎是指盆腔、腹膜的炎症
C. 子宫颈正常防御功能不包括生殖免疫
D. 最常见的盆腔炎症是输卵管炎及输卵管卵巢炎
E. 生殖器结核好发年龄是青壮年

33. 关于阴道及子宫颈细胞学检查，错误的是
A. 子宫颈刮片是筛查早期子宫颈癌的重要方法
B. 阴道涂片一般在阴道后穹隆处取分泌物
C. 子宫腔吸片适用于怀疑子宫腔内有恶性病变
D. 阴道涂片用于了解卵巢或胎盘功能
E. 子宫颈管吸片用于了解子宫颈管内情况

34. 盆腔炎性疾病的感染途径正确的是
A. 产后及流产感染是血行播散
B. 结核分枝杆菌是沿生殖器黏膜上行蔓延
C. 阑尾炎症通过淋巴系统蔓延至内生殖器
D. 淋病奈瑟菌通过性接触侵及泌尿系统后再蔓延至生殖道
E. 沙眼衣原体是沿生殖器黏膜上行蔓延

35. 通过外阴检查不能发现的疾病是

A. 子宫脱垂
B. 前庭大腺囊肿
C. 外阴溃疡
D. 阴道炎
E. 阴道前壁、后壁膨出

36. 女性生殖系统的防御机制，哪一项最重要

A. 子宫内膜周期性脱落
B. 阴道口闭口，阴道前后壁紧贴
C. 阴道自净作用
D. 子宫颈黏液栓
E. 双大阴唇自然合拢

37. 关于外阴阴道假丝酵母菌的特性，正确的是

A. 多数通过性交直接传染
B. 最适宜环境的 pH 为 5.2~6.6
C. 此菌为条件致病菌
D. 此菌能耐受 80℃持续 1 小时
E. 是阴道炎的首发原因

38. 下列哪种病原体感染脓液呈黄色、稠厚、不臭

A. 厌氧菌
B. 衣原体
C. 大肠埃希菌
D. 金黄色葡萄球菌
E. 链球菌

39. 治疗急性淋病应首选

A. 青霉素
B. 氯霉素
C. 诺氟沙星
D. 庆大霉素
E. 链霉素

40. 下列说法正确的是

A. 经淋巴系统蔓延的病原体是沙眼衣原体
B. 淋病奈瑟菌感染经淋巴系统蔓延
C. 早期梅毒指孕期半年内的梅毒
D. 诊断子宫内膜结核的可靠依据是诊断性刮宫
E. 三期梅毒的传染性最强

41. 不属于慢性子宫颈炎病理表现的是

A. 子宫颈腺体囊肿
B. 子宫颈柱状上皮异位
C. 子宫颈肥大
D. 子宫颈陈旧裂伤
E. 子宫颈息肉

42. 为了解患者阴道、子宫颈及分泌物等情况，应做的检查是

A. 阴道窥器检查
B. 双合诊检查
C. 肛腹诊检查
D. 外阴检查
E. 三合诊检查

43. 关于滴虫阴道炎治疗期间的注意事项，下列哪项不对

A. 哺乳期禁用甲硝唑口服
B. 治疗期间避免性交
C. 白带检查阴性为治愈
D. 已婚男女同时治疗
E. 被褥、内裤勤洗晒

44. 测定输卵管是否通畅的检查是

A. 子宫颈黏液检查
B. B超检查
C. 子宫颈刮片检查
D. 阴道分泌物悬滴检查
E. 子宫输卵管碘油造影

45. 阴道有大量白色、稠厚、豆渣样白带，最可能的疾病是

A. 子宫内膜炎
B. 输卵管炎
C. 慢性子宫颈炎
D. 外阴阴道假丝酵母菌病
E. 滴虫阴道炎

46. 泡沫状白带常见于

A. 萎缩性阴道炎
B. 阿米巴阴道炎
C. 滴虫阴道炎
D. 婴幼儿阴道炎
E. 真菌性阴道炎

47. 滴虫阴道炎的传播方式，下列哪项是错误的

A. 不洁器械传播
B. 宫内传播
C. 性交传播
D. 游泳池传播
E. 公共浴池传播

48. 预防滴虫阴道炎，下列哪项不妥

A. 做好保护性隔离
B. 注意消毒隔离
C. 切断传染途径
D. 消灭传染源
E. 及时发现和治疗带虫者

49. 外阴阴道假丝酵母菌病典型的阴道分泌物特点为

A. 米汤样白带
B. 匀质稀薄白带
C. 血性白带
D. 黄白色泡沫状白带
E. 凝乳或豆渣样白带

50. 外阴阴道假丝酵母菌病患者，外阴阴道可见

A. 边缘有不规则凸起的溃疡
B. 散在红色斑点
C. 白色膜状物
D. 小阴唇及阴道粘连
E. 黄色水样分泌物

51. 慢性盆腔炎可考虑手术治疗的情况是

A. 痛经
B. 不孕

C. 两侧输卵管增粗
D. 月经过多
E. 输卵管卵巢囊肿

52. 适宜阴道毛滴虫生长、繁殖的阴道 pH 为
A. 4.0~5.0
B. 5.5~6.0
C. 7.5~8.0
D. 6.0~6.5
E. 6.5~7.5

二 A2 型题

1. 牛女士，28 岁。患者诉说在单位妇科普查时确诊“子宫颈柱状上皮异位Ⅱ度”，护士应告知她疗效较好、疗程最短的治疗方法是
A. 手术治疗
B. 局部用硝酸银
C. 物理疗法
D. 子宫颈上药
E. 阴道冲洗

2. 王女士，29 岁。产后 2 周出现弛张热，下腹疼痛并且压痛明显，下肢肿胀、疼痛，皮肤紧张发白。最可能的诊断是
A. 急性盆腔结缔组织炎
B. 急性盆腔腹膜炎
C. 产后关节炎
D. 子宫肌炎
E. 血栓性静脉炎

3. 侯女士，33 岁。平日月经规律，末次月经 39 天后出现下腹痛，伴肛门坠胀感，最无诊断价值的阳性体征是
A. 腹部包块
B. 子宫稍大变软
C. 子宫颈举痛
D. 子宫颈柱状上皮异位中度
E. 移动性浊音（+）

4. 陆某，33 岁。孕 1 产 0，12 岁来月经，28~30 天 1 次，每次 5 天，量中等，无痛经。但自人工终止妊娠后出现痛经，且逐渐加重。妇科检查：子宫后倾固定，阴道后穹隆处可见紫褐色结节，触痛明显。该患者最可能的诊断为
A. 子宫内膜异位症
B. 功能失调性子宫出血
C. 阴道炎
D. 原发性痛经
E. 盆腔炎

5. 秦女士，30 岁。白带增多 2 月余。检查：子宫颈阴道部外观呈细颗粒状凹凸不平，占整个子宫颈面积的 2/3，子宫颈刮片未见癌细胞。该患者的正确处理是
A. 子宫颈锥切术
B. 阴道置药
C. 子宫全切术
D. 子宫颈微波治疗
E. 定期随访

6. 白女士，28 岁。足月产后 3 天，出现下腹痛，体温不高，恶露多、有臭味，子宫底脐上 1 指，子宫体软。考虑其最可能的病变是

A. 子宫肌炎　　B. 子宫内膜炎
C. 急性输卵管炎　　D. 腹膜炎
E. 盆腔结缔组织炎

7. 李女士，40 岁。性生活后阴道点滴流血 1 周。妇科检查：阴道分泌物量中，子宫颈充血明显，子宫颈表面呈乳头状重度柱状上皮异位。此种情况首要处理的是

A. 阴道置药　　B. 子宫颈刮片
C. 全身应用抗生素　　D. 子宫颈微波治疗
E. 子宫全切术

8. 安女士，34 岁。白带多呈脓性伴腰痛，清洁度Ⅲ。妇检：子宫颈表面平坦，柱状上皮异位面占子宫颈 2/3 以上，应诊断为

A. 单纯型重度柱状上皮异位　　B. 单纯型中度柱状上皮异位
C. 乳突型重度柱状上皮异位　　D. 乳突型中度柱状上皮异位
E. 颗粒型中度柱状上皮异位

9. 王女士，26 岁。初产妇，产后 3 天出现低热、下腹痛、恶露量多、臭味明显，子宫平脐。此种情况恰当的诊断是

A. 急性子宫肌炎　　B. 急性输卵管炎
C. 盆腔腹膜炎　　D. 急性子宫内膜炎
E. 急性盆腔结缔组织炎

10. 王女士，26 岁。2 年前开始痛经，进行性加重，伴性交痛，为

A. 排卵性异常子宫出血　　B. 子宫内膜异位症
C. 原发性闭经　　D. 围绝经期综合征
E. 继发性闭经

11. 于女士，30 岁。婚后 3 年未孕，上半年开始出现低热、食欲缺乏、乏力。检查：子宫略小，活动受限，双侧附件结节样增厚。最可能的诊断为

A. 子宫内膜异位症　　B. 生殖器结核
C. 多囊卵巢综合征　　D. 慢性盆腔炎
E. 子宫发育不良

12. 于女士，30 岁。产后 4 天，体温 38℃，双乳稍胀，无明显压痛，子宫脐下 2 指，轻压痛，恶露多而混浊，有臭味。余无异常发现，首先考虑的疾病为

A. 乳腺炎　　B. 慢性盆腔炎
C. 子宫内膜炎　　D. 急性盆腔结缔组织炎
E. 产后宫缩痛

13. 王女士，26 岁。于产后第 4 天寒战出现高温 39.4℃。检查：下腹压痛明显，恶露量多且臭味明显，子宫复旧不良。初步判断其病原体是

A. 以厌氧链球菌及大肠埃希菌为主　　B. 以 β 溶血性链球菌为主

C. 以金黄色葡萄球菌为主　　D. 以沙眼衣原体为主

E. 以大肠埃希菌为主

14. 王女士，28 岁。急性子宫颈炎患者，下列对她的护理措施错误的是

A. 给予高蛋白、高维生素饮食　　B. 及时更换衣物，保持外阴及阴道清洁

C. 密切观察病情变化　　D. 对病原体给予全身抗生素治疗

E. 体温增高者不能物理降温

15. 李女士，27 岁。白带增多伴外阴瘙痒 2 天。妇科检查：阴道黏膜充血，分泌物增多，呈豆渣样，子宫颈光滑，子宫颈及附件区正常。该患者最可能的诊断是

A. 细菌性阴道病　　B. 非特异性阴道炎

C. 外阴阴道假丝酵母菌病　　D. 阿米巴性阴道炎

E. 滴虫阴道炎

16. 白女士，32 岁。主诉外阴瘙痒难忍、伴尿急、尿痛 3 天。妇科检查：外阴红肿有抓痕，小阴唇内侧和阴道黏膜红肿，阴道黏膜附着有白色膜状物，剥离后见小糜烂面。为该患者行阴道冲洗的溶液应选择

A. 1∶2000 苯扎溴铵　　B. 1∶5000 呋喃西林

C. 0.5% 醋酸　　D. 2%~4% 碳酸氢钠

E. 1∶5000 高锰酸钾

17. 付女士，34 岁。婚后 4 年不孕，1 年来月经量少，近 2 个月闭经，经常低热。检查：子宫小，欠活动，两侧宫旁组织增厚，左侧有 3cm×3cm×2cm 的肿物，轻度压痛。红细胞沉降率 30mm/h。取子宫内膜时发现子宫腔不规则，刮出组织少，子宫输卵管碘油造影显示输卵管不通，有串珠样改变。应考虑为

A. 慢性盆腔炎　　B. 宫腔粘连

C. 生殖器结核　　D. 化脓性输卵管炎

E. 子宫内膜异位症

18. 王女士，24 岁。未婚，诊断为慢性子宫颈炎，护士为其行子宫颈棉球上药时，正确的是

A. 用棉球蘸药涂擦子宫颈　　B. 在窥阴器辅助下观察病变部位

C. 2 周为一个疗程　　D. 月经来潮时停止上药

E. 一般每天上药 2 次

19. 王女士，26 岁。患慢性盆腔炎性疾病 1 年，反复发作，近 3 天高热，伴有下腹痛。检查：子宫大小正常，左侧可及 5cm×6cm×7cm 包块，不活动压痛明显。最恰当的处理

原则为

A. 给予足量抗生素下行开腹术
B. 后穹隆切开引流术
C. 中药治疗
D. 中药及抗生素治疗
E. 抗生素及物理治疗

20. 王女士，55岁。主诉外阴痒疹、烧灼感，白带增多。妇科检查：阴道老年性改变，黏膜充血，淡黄色稀薄分泌物。为该患者行阴道冲洗首选液体为

A. 5%碳酸氢钠
B. 生理盐水
C. 0.5%醋酸溶液
D. 1∶5000高锰酸钾
E. 1%乳酸溶液

21. 张女士，28岁。发热入院，前5天做人工终止妊娠，体温38.3℃。查体：外阴（－）。阴道内少许血性分泌物，子宫颈充血，子宫正常大，压痛明显。双侧附件区未触及明显增厚，无压痛。本病应首先考虑为

A. 不全流产
B. 吸宫不全
C. 盆腔腹膜炎
D. 输卵管卵巢炎
E. 子宫内膜炎及子宫肌炎

22. 有关内生殖器，下述哪项是错误的

A. 阴道黏膜表面有较多腺体
B. 子宫内膜受卵巢激素影响发生周期性变化
C. 卵巢为性腺器官
D. 阴道黏膜表面由复层鳞状上皮覆盖
E. 子宫腔容量约5ml

23. 刘女士，37岁。既往有结核病史。检查：子宫颈有乳头状增生，0.5cm小溃疡，为明确诊断应行

A. 血常规
B. 结核菌素试验
C. 妇科查体
D. 子宫颈病理检查
E. 输卵管碘油造影

24. 张女士，30岁。患滴虫阴道炎准备用自助冲洗器灌洗阴道，护士应告知她冲洗的醋酸溶液浓度为

A. 1%
B. 3%
C. 0.5%
D. 4%
E. 2%

25. 张女士，26岁。原发不孕，月经少，消瘦。考虑为子宫内膜结核，欲取子宫内膜时间为

A. 月经期第3天
B. 月经期第5天
C. 月经干净后3~7天
D. 月经前1周或月经来潮12小时内
E. 月经后1周或月经来潮前1天内

26. 左女士，29 岁。初产妇，产钳助产，产后 4 天，产妇自述发热，下腹微痛。查：体温 38℃，双乳稍胀，无明显压痛，子宫脐下 2 指，轻压痛，恶露多而混浊、有臭味。余无异常发现。在护理中，应采取哪种隔离

A. 呼吸道　　B. 严密
C. 消化道　　D. 床边
E. 保护

27. 张女士，33 岁。1 年前行人工终止妊娠后出现月经失调，拟诊为黄体萎缩不全。为支持诊断，下一步首先应行

A. 子宫颈活检　　B. 输卵管畅通术
C. 诊断性刮宫　　D. 宫腔镜检查
E. 阴道子宫颈细胞学检查

28. 于女士，30 岁。妊娠 6 个月。因外阴瘙痒、白带增多 10 余天来院就诊，经检查确诊为滴虫阴道炎，正确的处理为

A. 0.5% 醋酸溶液阴道灌洗共 3 次　　B. 1 个月后复查滴虫阴性为治愈
C. 注意性生活卫生，丈夫不需同治　　D. 口服甲硝唑 400mg，3 次/天，连用 7 天
E. 阴道灌洗后甲硝唑塞入阴道连用 10 天

29. 白女士，32 岁。主诉外阴瘙痒难忍、伴尿急、尿痛 3 天。妇科检查：外阴红肿有抓痕，小阴唇内侧和阴道黏膜红肿，阴道黏膜附着有白色膜状物，剥离后见小糜烂面。针对该患者的护理措施，错误的是

A. 正确使用抗生素　　B. 性伴侣应进行假丝酵母菌的检查及治疗
C. 合理使用雌激素　　D. 积极治疗糖尿病
E. 治疗后月经后复查白带

30. 李女士，29 岁。流产后出现月经不调，表现为月经周期正常，经期延长，伴下腹坠胀、乏力，考虑为黄体萎缩不全。子宫内膜活检报告支持该诊断的是

A. 内膜呈囊性增生　　B. 增殖期内膜
C. 增生期、分泌期内膜共存　　D. 大量分泌期内膜
E. 蜕膜变化

31. 罗女士，30 岁。产后 4 天，体温 38℃，双乳稍胀，无明显压痛，子宫脐下 2 指，轻压痛，恶露多而混浊，有臭味。余无异常发现。在护理中，告知产妇取哪种卧位最为恰当

A. 侧卧位　　B. 头低足高位
C. 俯卧位　　D. 半卧位
E. 平卧位

32. 吴女士，51 岁。近 3 个月有阴道接触性出血，偶有血性白带。妇科检查：子宫颈轻度柱状上皮异位、有接触性出血，子宫、附件（－）。患者担心自己患子宫颈癌，咨询早期

发现该病的有效方法，护士的回答是

A. 子宫颈刮片细胞学检查
B. 子宫颈锥切病检
C. 三合诊检查
D. 分段诊断性刮宫
E. 双合诊检查

33. 吴女士，28岁。产后3天，出现下腹痛，体温偏高，恶露多且有臭味，子宫底位于脐下一指，子宫体软，最有可能的诊断是

A. 急性外阴炎
B. 急性腹膜炎
C. 急性盆腔炎
D. 子宫内膜炎
E. 急性输卵管炎

34. 韩女士，58岁，已绝经，近来白带增多，黄色，偶有点滴出血，外阴灼热感，检查阴道黏膜皱襞消失，有小出血点，子宫颈光滑，子宫体稍小，附件（－）。该患者最大可能是

A. 滴虫阴道炎
B. 子宫颈癌
C. 真菌性阴道炎
D. 萎缩性阴道炎
E. 子宫颈炎

三 A3/A4型题

（1～2题共用题干）

李女士，28岁，阴道分泌物增多6天，伴外阴瘙痒，查外阴黏膜无明显异常，阴道黏膜无充血，阴道分泌物稀薄、灰白色、均匀一致，子宫颈光滑、无充血。

1. 为确诊，最重要的辅助检查为

A. 阴道分泌物查找线索细胞
B. 阴道分泌物悬滴法查滴虫
C. 阴道分泌物检查真菌
D. 阴道细胞学检查
E. 阴道分泌物细菌培养

2. 若诊断为细菌性阴道病，恰当的治疗方法为

A. 甲硝唑0.4g口服，每天2次，连用7天
B. 伊曲康唑每次200mg，每月1次，连用3～5天
C. 咪康唑栓剂200mg，阴道放置，连用7天
D. 局部或口服雌激素制剂
E. 甲硝唑2g，单次口服

（3～4题共用题干）

张女士，30岁。自然分娩后第5天，体温39.5℃，恶心、呕吐，下腹部胀痛（＋），反跳痛（＋）。

3. 此患者最可能的诊断是
   A. 急性肾盂肾炎　　B. 急性子宫内膜炎
   C. 急性乳腺炎　　D. 急性盆腔腹膜炎
   E. 肠梗阻
4. 对于该患者，正确的处理是
   A. 立即手术，做好术前准备
   B. 立即腹部理疗，以减轻疼痛
   C. 宜取半卧位，使炎症局限
   D. 细菌培养及药敏试验结果回报后再选用抗生素治疗
   E. 口服解热镇痛药

(5~7 题共用题干)

白女士，26 岁。因阴道分泌物增多、尿频、尿急、尿痛 3 天就诊，有不洁性生活史。妇科检查：外阴充血、阴道内有大量脓性分泌物，双侧前庭大腺脓肿，挤压阴道前壁有脓液从阴道口流出，子宫颈充血水肿，余无异常发现。

5. 首先考虑的疾病是
   A. 前庭大腺炎　　B. 尿路感染
   C. 急性子宫颈炎　　D. 急性外阴炎
   E. 淋病
6. 有助于诊断的辅助检查是
   A. 阴道分泌物常规检查
   B. 取阴道分泌物查滴虫
   C. 取阴道分泌物查白色假丝酵母菌孢子和菌丝
   D. 子宫颈管分泌物涂片及淋病奈瑟菌培养
   E. 阴道细胞学检查
7. 确诊后，对该患者进行的处理不包括
   A. 第三代头孢菌素及时、足量治疗　　B. 卧床休息，严密床旁隔离
   C. 患者衣物、用具不用煮沸消毒　　D. 性伴侣同时治疗
   E. 治疗期间禁止性生活

(8~9 题共用题干)

赵女士，27 岁。1 周前开始外阴肿痛。检查：外阴左侧红肿，大阴唇下部有约直径 3cm 的囊性包块，压痛。

8. 该患者最可能的诊断是
   A. 前庭大腺囊肿　　B. 前庭大腺脓肿

C. 阴道囊肿
D. 外阴癌
E. 外阴淋巴结肿大

9. 最佳处理方案是
A. 高锰酸钾坐浴
B. 物理治疗
C. 应用抗生素后，切开引流
D. 静脉应用抗生素
E. 观察治疗

（10~11 题共用题干）

刘女士，29 岁。自然分娩，产后第 3 天突然畏寒，体温 40℃，下腹部压痛（+）、反跳痛（+），腹肌紧张如板状。

10. 此时最可能的诊断是
A. 急性肾盂肾炎
B. 急性盆腔腹膜炎
C. 急性十二指肠穿孔
D. 急性子宫内膜炎
E. 急性感冒

11. 此时首要的护理诊断是
A. 知识缺乏
B. 水电解质紊乱
C. 体温过高
D. 焦虑
E. 潜在并发症

（12~13 题共用题干）

高女士，24 岁。1 周前有不洁性生活史，高热 2 天，伴右下腹疼痛，查体右下腹压痛。妇科检查可见子宫颈口有脓性分泌物流出，子宫压痛，右附件区压痛，未触及包块。

12. 最有可能的诊断是
A. 子宫颈炎症
B. 阑尾炎
C. 异位妊娠
D. 盆腔炎性疾病
E. 梅毒

13. 应用的抗生素是
A. 克林霉素
B. 三代头孢菌素
C. 阿奇霉素
D. 甲硝唑
E. 喹诺酮类

（14~16 题共用题干）

白女士，33 岁。孕 1 产 0，妊娠 9 周，早孕反应较重，恶心、呕吐，进食不良，精神不佳，心理忧虑。尿频、尿急，经检查排除真菌、滴虫、衣原体等感染，晚间睡眠不佳。

14. 关于患者恶心、呕吐症状，可给予的护理措施是

A. 食用重口味食物，刺激食欲
B. 可选用有特殊气味的食物
C. 多吃肉类
D. 清淡饮食
E. 可吃些平日爱吃的油炸食品

15. 关于患者尿频、尿急、睡眠不佳，给予的护理措施不包括

A. 抗生素治疗
B. 放松情绪
C. 睡前用梳子梳头
D. 喝热牛奶
E. 每日坚持户外活动

16. 患者精神不佳，可给予的护理措施不包括

A. 了解该患者对妊娠的心理适应程度
B. 保持心情愉快
C. 鼓励该患者抒发内心感受
D. 暂时回避未解决的问题
E. 给予精神鼓励支持

(17~19 题共用题干)

罗女士，28 岁。结婚 3 年未孕，低热数月，近 5 个月月经稀少，查体子宫略小、轻压痛，双附件轻压痛，右附件区触及 5cm 包块，质硬、表面不平、活动度差。

17. 能明确诊断的辅助检查是

A. 尿妊娠试验
B. 血 C 反应蛋白
C. 诊断性刮宫
D. 红细胞沉降率
E. 血常规

18. 诊断可能性最大的是

A. 盆腔炎性疾病
B. 卵巢肿瘤
C. 异位妊娠
D. 阑尾炎
E. 生殖器结核

19. 主要治疗措施是

A. 中药活血化瘀 + 理疗
B. 中药活血化瘀
C. 抗生素
D. 抗结核药物治疗
E. 理疗

(20~22 题共用题干)

白女士，33 岁。主诉外阴瘙痒难忍、伴尿急、尿痛 3 天。妇科检查：外阴红肿有抓痕，小阴唇内侧和阴道黏膜红肿，阴道黏膜附着有白色膜状物，剥离后见小糜烂面。

20. 为该患者行阴道冲洗的溶液应选择

A. 0.5% 醋酸
B. 2%~4% 碳酸氢钠

C. 1∶2000 苯扎溴铵　　D. 1∶5000 高锰酸钾

E. 1∶5000 呋喃西林

21. 支持该患者可能有混合感染的阴道 pH 为

A. 3.0　　B. 3.5

C. 4.0　　D. 4.5

E. 5.0

22. 针对该患者的护理措施，错误的是

A. 积极治疗糖尿病　　B. 正确使用抗生素

C. 合理使用雌激素　　D. 治疗后月经后复查白带

E. 性伴侣应进行假丝酵母菌的检查及治疗

（23~25 题共用题干）

周女士，24 岁。5 天前做人工终止妊娠术，现高热，阴道有大量脓性分泌物。查体：体温 39℃，下腹部压痛、反跳痛明显，子宫颈举痛，宫体压痛明显，双附件增厚感、压痛。

23. 最可能的诊断是

A. 急性胃肠炎　　B. 急性子宫颈炎

C. 急性盆腔炎　　D. 卵巢囊肿蒂扭转

E. 异位妊娠

24. 进一步的检查为

A. 血 hCG　　B. 盆腔 CT

C. 宫腔镜　　D. 盆腔 B 超

E. 阴道分泌物细菌培养

25. 治疗措施为

A. 物理治疗　　B. 剖腹探查

C. 镇痛治疗　　D. 应用激素治疗

E. 应用抗生素

（26~28 题共用题干）

赵女士，27 岁。人工终止妊娠术后 25 天，仍有少量阴道流血。查体：子宫饱满、质中、轻压痛，宫口闭，双附件（ - ）。

26. 首先考虑

A. 子宫内膜炎　　B. 人工终止妊娠不全

C. 子宫穿孔　　D. 异位妊娠

E. 子宫复旧不良

27. 最不合适的辅助检查是

A. 血 hCG 测定　　B. 尿妊娠免疫

C. B 超检查　　D. 宫腔探查

E. 血常规化验

28. 如体温为 37.5℃，血白细胞计数增多，血 hCG 为 25U/L，应做何处理

A. 先消炎，后刮宫　　B. 仅用止血药即可

C. 边抗炎边用缩宫素　　D. 仅用缩宫素肌内注射即可

E. 立即刮宫

（29～30 题共用题干）

左女士，26 岁。因肺炎长期应用抗生素，近 5 天出现外阴瘙痒，妇科检查见阴道黏膜覆盖白色膜状物，擦除后露出红肿黏膜面。

29. 根据症状和体征，诊断考虑为

A. 细菌性阴道病　　B. 萎缩性阴道炎

C. 淋球菌性阴道炎　　D. 外阴阴道假丝酵母菌病

E. 滴虫阴道炎

30. 正确治疗措施是

A. 局部放置甲硝唑片　　B. 局部用克林霉素软膏

C. 局部用咪康唑栓剂　　D. 局部用 0.5% 醋酸冲洗

E. 局部放置尼尔雌醇片

（31～33 题共用题干）

王女士，30 岁。外阴瘙痒伴多量阴道分泌物 4～5 天，妇科检查：阴道黏膜散在红色斑点，阴道内多量脓性、泡沫状分泌物，有臭味。

31. 在对此患者进行检查时，不正确的操作是

A. 取分泌物行悬滴法检查　　B. 检查标本应注意保暖

C. 可疑患者多次悬滴法阴性时应做培养　　D. 取分泌物前应先行碱性液体冲洗阴道

E. 取分泌物前不能做双合诊

32. 此患者确切的诊断是

A. 淋球菌性阴道炎　　B. 滴虫阴道炎

C. 细菌性阴道病　　D. 外阴瘙痒症

E. 外阴阴道假丝酵母菌病

33. 此患者治疗原则中应首选

A. 使用碱性液冲洗阴道可提高疗效　　B. 男方不易感染，无须用药治疗

C. 局部用药即可达到治愈　　D. 全身及局部同时用药效果最佳
E. 症状消失者复查分泌物转阴应立即停止用药

（34～36 题共用题干）

刘女士，30 岁。白带增多，外阴瘙痒伴灼热感 1 周。查体：阴道黏膜充血（++），有散在红色斑点，白带呈泡沫状、灰黄色、质稀薄、有腥臭味。

34. 给此患者做阴道灌洗选择的溶液为
A. 4% 碳酸氢钠　　B. 生理盐水
C. 1∶1000 呋喃西林　　D. 0.5% 醋酸
E. 1∶2000 新洁尔灭

35. 告知患者该病治愈的标准是治疗后
A. 在 2 次月经后复查白带，连续 2 次阴性
B. 在 1 次月经后复查白带阴性
C. 无自觉症状，白带量不多
D. 在每次月经后复查白带，连续 3 次阴性
E. 1 个疗程后复查白带阴性

36. 在本病的预防中，不正确的是
A. 消灭传染源，及时发现和治疗患者
B. 改善公共卫生设施，切断传染途径
C. 被褥、内裤等要勤换，用开水烫或煮沸
D. 医疗单位注意消毒隔离，防止交叉感染
E. 应注意合理使用抗生素和雌激素

四 B 型题

（1～4 题共用备选答案）
A. 单层高柱状上皮　　B. 单层立方上皮
C. 复层鳞状上皮　　D. 单层鳞状上皮
E. 有纤毛的高柱状上皮

1. 子宫颈管黏膜上皮为
2. 卵巢表面的生发上皮为
3. 输卵管内膜上皮为
4. 阴道黏膜上皮为

（5～8 题共用备选答案）
A. 克霉唑　　B. 雌激素

C. 青霉素　　D. 甲硝唑
E. 红霉素

5. 治疗萎缩性阴道炎
6. 治疗外阴阴道假丝酵母菌病
7. 治疗急性淋病首选
8. 治疗细菌性阴道病首选

(9~12 题共用备选答案)
A. 中西药综合治疗　　B. 抗生素治疗
C. 中药治疗　　D. 抗结核治疗
E. 手术治疗

9. 慢性盆腔炎性疾病
10. 闭经、不孕、输卵管碘油造影呈串珠状
11. 脓肿破裂
12. 急性盆腔炎性疾病药物治疗 48~72 小时，体温不下降，肿块增大

(13~15 题共用备选答案)
A. 输卵管充血、肿胀、增粗，有纤维素样渗出物
B. 输卵管伞端闭锁，宫腔内含液体形如腊肠
C. 输卵管峡部黏膜上皮增生，呈多发性、结节状增厚
D. 输卵管僵直变粗，子宫腔内见到干酪样物质
E. 输卵管伞端与卵巢粘连贯通形成囊性肿块

13. 结节性输卵管炎
14. 急性输卵管炎
15. 输卵管结核

(16~19 题共用备选答案)
A. 外阴阴道假丝酵母菌病　　B. 萎缩性阴道炎
C. 婴幼儿阴道炎　　D. 细菌性阴道病
E. 滴虫阴道炎

16. 白带胺试验阳性见于
17. 恶性肿瘤化疗患者易发生
18. 绝经后妇女常见
19. 阴道黏膜无炎症改变见于

（20~21 题共用备选答案）

A. 炎性反应　　B. 高度可疑癌

C. 癌症　　D. 可疑癌

E. 正常

20. 子宫颈刮片细胞学检查，报告为巴氏Ⅱ级，应考虑为

21. 子宫颈刮片细胞学检查，报告为巴氏Ⅳ级，应考虑为

（22~23 题共用备选答案）

A. 萎缩性阴道炎　　B. 真菌性阴道炎

C. 淋球菌性阴道炎　　D. 婴幼儿阴道炎

E. 滴虫阴道炎

22. 白带呈脓性泡沫状，用酸性液体冲洗阴道可提高疗效

23. 妊娠、糖尿病患者及接受大量雌激素治疗者易发生

（24~26 题共用备选答案）

A. 子宫颈腺囊肿　　B. 子宫颈柱状上皮异位

C. 子宫颈肥大　　D. 子宫颈息肉

E. 子宫颈黏膜炎

24. 子宫颈柱状上皮异位愈合过程中新生鳞状上皮阻塞腺管形成

25. 慢性子宫颈炎最常见的病理改变是

26. 在慢性炎性反应刺激下，增生的子宫颈黏膜向宫口外突出形成

（27~28 题共用备选答案）

A. 子宫内膜分泌反应不良　　B. 子宫内膜囊腺型增生过长

C. 萎缩性子宫内膜　　D. 子宫内膜脱落不全

E. 增长期子宫内膜

27. 李女士，46 岁。既往月经规律，停经 3 个月后阴道流血 10 余天，B 超检查除外妊娠，此时诊刮，其最可能的子宫内膜病理变化是

28. 高女士，25 岁。月经规律，周期 23~25 天，经期 3~4 天，曾有 2 次早期流产史，基础体温双相，月经来潮 6 小时诊刮，其最可能的子宫内膜变化是

五 X 型题

1. 滴虫阴道炎的临床表现包括

A. 稀薄泡沫状白带　　B. 外阴瘙痒

C. 性交痛
D. 阴道壁皱褶消失
E. 阴道黏膜附有白色块状薄膜

2. 关于盆腔炎性疾病的传播途径，下列说法恰当的是
A. 淋病奈瑟菌主要通过生殖道黏膜上行蔓延
B. 产褥感染主要经淋巴系统蔓延
C. 结核性盆腔炎主要经血循环传播
D. 放置宫内节育器后，感染的主要途径是经淋巴系统蔓延
E. 子宫内膜感染通过淋巴管侵入盆腔组织

3. 关于真菌性阴道炎，下列描述正确的是
A. 致病的白假丝酵母菌主要来自于手足癣，因为交叉感染而致病
B. 典型的白带为稠厚豆渣样
C. 用 1∶5000 的高锰酸钾冲洗阴道可以提高疗效
D. 顽固病例要注意并发糖尿病的可能
E. 患真菌性阴道炎的孕妇可以暂时不治疗

4. 关于外阴阴道假丝酵母菌病的易发人群，包括
A. 糖尿病患者
B. 长期使用抗生素者
C. 长期口服避孕药者
D. 孕妇
E. 月经期妇女

5. 对于外阴阴道假丝酵母菌病，下列说法恰当的是
A. 局部用碱性液冲洗后，用制霉菌素或咪康唑（达克宁栓）治疗
B. 多见于孕妇、糖尿病患者，接受雌激素治疗或长期使用抗生素者
C. 与滴虫的生存条件不同，不同时感染
D. 为避免感染新生儿，孕期应进行局部治疗
E. 假丝酵母菌寄居于口腔、肠道及阴道黏膜三部位可相互感染

6. 对于尖锐湿疣，下列说法不恰当的是
A. 病原体为 HPV 病毒，以 HPV16、HPV18 型为主
B. 细胞学见到挖空细胞或电镜见到感染细胞内病毒颗粒，方可确诊
C. 通过产道感染可引起新生儿喉头瘤
D. 与子宫颈癌、外阴癌发病无关
E. 由性接触传播，在 STD 中占首位

7. 下列说法错误的是
A. 淋病的病原体为革兰阳性双球菌
B. 外阴尖锐湿疣即使反复发生也不会恶变
C. 诊断淋病的金标准是淋病奈瑟菌培养
D. 尖锐湿疣的治疗，物理疗法疗效不佳
E. 滴虫阴道炎主要是直接传染

8. 对于生殖器结核的诊断不恰当的是
   A. 红细胞沉降率正常者可排除结核
   B. 白细胞计数增多
   C. 月经血培养阴性可排除结核
   D. 胸部 X 线未见肺内结核灶可排除生殖器结核
   E. 子宫颈活检是鉴别子宫颈结核与宫颈癌的重要方法
9. 下列说法正确的是
   A. 激光治疗不适合慢性子宫颈炎的治疗
   B. 前庭大腺囊肿是由腺管堵塞分泌物积聚形成
   C. 慢性子宫颈炎最常见的病变类型是子宫颈柱状上皮异位
   D. 脓肿破裂不是盆腔炎开腹手术指征
   E. 正常阴道菌群中，优势菌是肠球菌
10. 下列哪项是老年人患阴道炎的主要病因
    A. 阴道内乳杆菌减少而其他细菌大量繁殖
    B. 卵巢功能衰退，雌激素水平降低
    C. 阴道内 pH 升高，局部抵抗力降低
    D. 上皮细胞内糖原含量减少
    E. 阴道壁萎缩、黏膜变薄
11. 关于前庭大腺炎，正确的是
    A. 多见于育龄妇女
    B. 腺口堵塞形成前庭大腺脓肿
    C. 性交、分娩时易发生
    D. 炎症好发于两侧
    E. 分泌物行细菌培养确定病原体
12. 阴道正常菌群包括
    A. 肠球菌
    B. 消化球菌
    C. 衣原体
    D. 乳杆菌
    E. 支原体
13. 下列说法错误的是
    A. 外阴白色病变见于外阴皮炎
    B. 急性盆腔腹膜炎应采取的体位是侧卧位
    C. 萎缩性阴道炎，阴道塞药最好用皮质醇
    D. 甲硝唑 2g，单次口服用于细菌性阴道病的治疗
    E. 细菌性阴道炎最主要的病原体是加特纳菌以及厌氧菌
14. 关于急性盆腔炎性疾病的治疗，下列哪项是正确的
    A. 根据药敏试验合理选用抗生素
    B. 应合理配伍应用抗生素

C. 高热时采用物理降温　　D. 卧床休息、半卧位

E. 为了解病情，需随时行妇科检查

15. 下列哪种情况是急性内生殖器炎症的后遗症

A. 输卵管卵巢囊肿　　B. 输卵管卵巢炎

C. 卵巢巧克力囊肿　　D. 输卵管积水

E. 峡部结节性输卵管炎

16. 关于急性盆腔炎性疾病的预防，正确的是

A. 治疗急性盆腔炎应及时、彻底

B. 宫腔操作选择在月经干净后 15 天

C. 严格掌握产科、妇科手术指征，注意无菌操作

D. 注意性生活卫生

E. 做好经期、孕期及产褥期的卫生宣传

17. 关于淋病奈瑟菌，下列说法不恰当的是

A. 通常存在于淋巴细胞内　　B. 为革兰阳性双球菌

C. 在厕所座板上可存活 1~2 个小时　　D. 以侵犯鳞状上皮为主

E. 喜潮湿，怕干燥

18. 白假丝酵母菌感染治疗中，恰当的是

A. 内裤、盆及毛巾开水烫洗　　B. 用抗真菌药全身或局部用药

C. 合并妊娠时应行局部治疗　　D. 用 0.5% 醋酸液阴道灌洗

E. 常与糖尿病并发，应同时治疗糖尿病

19. 下列哪项是生殖器结核手术治疗的指征

A. 盆腔包块经药物治疗后缩小，但不能完全消退

B. 治疗无效或治疗后又反复发作者

C. 子宫内膜结核药物治疗无效者

D. 包裹性积液

E. 不能排除恶性肿瘤者

20. 关于子宫输卵管碘油造影，哪项符合结核

A. 子宫腔内有肿物突起　　B. 输卵管子宫腔呈典型串珠状

C. 输卵管子宫腔细小而僵直　　D. 盆腔有孤立的钙化点

E. 子宫腔狭窄，边缘呈锯齿状

21. 关于外阴阴道假丝酵母菌病正确的是

A. 由白假丝酵母菌感染所致　　B. 白带呈稠厚豆渣样

C. 可用抗真菌药物治疗　　D. 多见于糖尿病患者

E. 白假丝酵母菌在弱碱性环境下易繁殖

22. 萎缩性阴道炎病因正确的是

A. 阴道黏膜变薄　　B. 上皮细胞内糖原含量上升

C. 阴道内 pH 上升　　D. 局部抵抗力低

E. 雌激素水平下降

23. 下列哪些是慢性盆腔炎性疾病的病理表现

A. 盆腔结缔组织炎　　B. 输卵管卵巢囊肿

C. 输卵管炎及积水　　D. 输卵管卵巢脓肿

E. 输卵管卵巢炎

24. 下列说法正确的是

A. 目前子宫颈炎最常见的病原体是淋病奈瑟菌

B. 诊断子宫颈炎的关键是子宫颈管有黏液脓性分泌物

C. 治疗沙眼衣原体的常用药物是干扰素

D. 非典型增生重度属于子宫颈炎愈合过程

E. 子宫颈柱状上皮异位分度的依据是柱状上皮异位的程度

25. 关于萎缩性阴道炎，正确的是

A. 主要护理问题是舒适的改变　　B. 阴道上皮糖原含量减少

C. 用碱性溶液冲洗阴道　　D. 可加用己烯雌酚局部治疗

E. 伴血性分泌物时应做防癌普查

26. 阴道后穹隆穿刺术的适应证包括

A. 疑有盆腔积液者　　B. 疑有腹腔内出血者

C. 疑有异位妊娠患者　　D. 腹水原因待查者

E. 疑有盆腔积脓者

27. 急性输卵管炎的病理变化，下述说法正确的有

A. 主要由化脓菌引起

B. 继发于宫旁结缔组织炎者，首先侵及浆膜层

C. 多形成输卵管周围炎

D. 输卵管黏膜层可不受累或受累极轻

E. 病变一般不侵犯输卵管间质

28. 观察阴道壁、子宫颈情况所用的检查方法不包括

A. 阴道窥器检查　　B. 三合诊检查

C. 外阴检查　　D. 双合诊检查

E. 肛腹诊检查

29. 尖锐湿疣的辅助检查方法有

A. 细胞学涂片检查　　B. 醋酸发白试验

C. 阴道镜检查
D. 病理检查
E. 核酸检查

30. 引起盆腔炎性疾病的常见病原体，下列正确的是
A. 大肠埃希菌
B. 葡萄球菌
C. 寄生虫
D. 厌氧菌
E. 链球菌

31. 预防子宫内膜异位症的措施，哪些是正确的
A. 尽早发现和治疗生殖道异常
B. 剖宫手术时注意保护切口
C. 经期避免不必要盆腔检查
D. 月经干净后 3~7 天内行输卵管通畅实验
E. 人工终止妊娠术时吸管应缓慢拔出

32. 下列属于外阴炎临床表现的是
A. 排尿时外阴灼痛
B. 白带增多呈脓性
C. 外阴皮肤瘙痒
D. 外阴皮肤充血、肿胀
E. 外阴皮肤溃疡或湿疹

33. 输卵管积水的病理特点不包括
A. 双侧性，伞端与卵巢相通
B. 形如腊肠或曲颈蒸馏瓶状
C. 炎症刺激输卵管壁肥厚粘连
D. 多数为结核分枝杆菌感染所致
E. 管内为脓性黏稠液体

34. 下列临床表现中，哪些符合多囊卵巢综合征的诊断
A. 主要症状是月经不规律
B. 多毛、不孕、肥胖
C. B 超见两侧卵巢增大
D. 月经经期正常经量偏多
E. 基础体温测定呈双相型

35. 下列哪项检查结果支持细菌性阴道病的诊断
A. 阴道 pH >4.5
B. 白带胺试验阳性
C. 线索细胞阳性
D. 阴道分泌物为匀质稀薄的白带
E. 小阴唇内侧和阴道黏膜上附着白色膜状物

36. 关于萎缩性阴道炎的临床表现，下列说法正确的是
A. 可出现血样脓性白带
B. 阴道黏膜变薄充血
C. 外阴瘙痒
D. 阴道分泌物增多
E. 阴道黏膜上可见白色膜状物

37. 关于输卵管卵巢囊肿，下述说法正确的是
A. 输卵管伞端及峡部粘连闭锁
B. 囊肿内液体可为渗出液
C. 囊肿内液体可为脓液被吸收而成
D. 妇科检查时它与子宫分离且活动
E. 输卵管和卵巢囊肿是慢性盆腔炎一种后果

六 案例分析题

（1~6 题共用题干）

王女士，30 岁。5 天前到公共浴池盆浴，浴后外阴痒、灼热、疼痛。妇科检查：白带多、稀薄黄色、呈泡沫状，阴道壁充血，子宫颈光滑。

1. 临床上应考虑以下疾病
   A. 真菌性阴道炎
   B. 滴虫阴道炎
   C. 子宫颈柱状上皮异位
   D. 急性盆腔炎
   E. 淋病
2. 为确定诊断，进一步检查是
   A. 双合诊
   B. 三合诊
   C. 阴道窥镜检查
   D. 白带悬滴镜检
   E. 血培养
3. 镜检白带滴虫（+），首选药物是
   A. 广谱抗生素
   B. 甲硝唑
   C. 青霉素
   D. 制霉菌素
   E. 达克宁软膏
4. 局部用哪种溶液冲洗为佳
   A. 1∶5000 新洁尔灭
   B. 1∶5000 高锰酸钾
   C. 1% 乳酸
   D. 5% 碳酸氢钠
   E. 生理盐水
5. 滴虫阴道炎，治疗期间注意事项包括
   A. 被褥、内裤勤洗晒
   B. 白带检查阴性为治愈
   C. 治疗期间避免性交
   D. 已婚男女同时治疗
   E. 哺乳期妇女禁用甲硝唑
6. 在女工较多、滴虫阴道炎发病率较高的工厂，为预防其传播，应采取的措施为
   A. 做好卫生宣传，说明重要意义
   B. 积极治疗患者及带虫者
   C. 改坐厕为蹲厕
   D. 改盆浴为淋浴
   E. 预防性服甲硝唑

（7~11 题共用题干）

王女士，28 岁。已婚，近一周做人工终止妊娠术，4 天前开始持续发热，3 天前开始右下持续腹痛，有术后性交史。查体：体温 39℃，血压 90/60mmHg，心率 104 次/分，右下腹有压痛、反跳痛；检查：阴道有粉红色少量液体。子宫颈举痛（+），宫口闭，子宫正常

大。压痛明显，双附件稍增厚、压痛轻度，白细胞 $16 \times 10^9/L$，中性粒细胞 0.90。

7. 最可能的诊断是
   A. 急性盆腔炎　　B. 急性肾盂肾炎
   C. 急性阑尾炎　　D. 子宫穿孔
   E. 急性肠炎
8. 最有价值的辅助检查是
   A. 尿常规　　B. 妇科超声
   C. 尿妊娠试验　　D. 血常规
   E. 病原体检查
9. 紧急处理应选用
   A. 少量输新鲜血　　B. 后穹隆穿刺注药
   C. 腹腔镜检查　　D. 静脉滴注广谱抗生素
   E. 理疗
10. 此种情况感染途径主要为
    A. 血循环传播　　B. 直接蔓延
    C. 上行蔓延　　D. 经淋巴系统蔓延
    E. 以上都是
11. 若治疗不及时，可能的后遗症是
    A. 慢性盆腔痛　　B. 异位妊娠
    C. 输卵管积水、积脓　　D. 不孕
    E. 输卵管卵巢囊肿

（12~15 题共用题干）

吴女士，21 岁。未婚，因白带多、外阴疼痛、尿痛 2 天就诊。过去体健，月经正常，孕 0 产 0，1 周来与一商人同居。妇科检查：前庭充血，阴道有大量绿色脓性分泌物，挤压阴道前庭、尿道口有脓性分泌物流出，子宫前位、大小正常、活动好，附件（-）。

12. 以下何项检查与本病无关
    A. 尿常规　　B. 子宫颈细胞学涂片防癌检查
    C. 子宫颈分泌物涂片革兰染色及淋菌培养　　D. 滴虫、霉菌检查
    E. 红细胞沉降率测定
13. 下列何项治疗有效
    A. 青霉素 480 万单位肌内注射，每天 1 次，连用 3 天，每次注射前服丙磺舒 1g
    B. 头孢曲松 4g 肌内注射，每天 1 次，连用 3 天
    C. 头孢呋辛酯 1.5g 静脉滴注，每天 2 次，连用 3 天

D. 红霉素0.5g口服，每天4次，连用7天

E. 甲硝唑0.2g，每天3次，连服3天

14. 青霉素引起血清病型反应的表现是

A. 面色苍白、脉细弱、血压下降

B. 发热、关节肿痛、淋巴结肿大

C. 胸闷气促

D. 头晕眼花、四肢麻木

E. 腹痛、便血

15. 青霉素过敏引起的消化道症状主要是

A. 恶心、呕吐、腹胀

B. 腹胀、腹痛、腹泻

C. 腹胀、便秘

D. 腹泻与便秘交替出现

E. 腹痛、腹泻

（16~21题共用题干）

黄女士，44岁。白带多，性交后出血已3个月，检查子宫颈呈糜粒状外观，接触性出血。

16. 采取何种检查以明确诊断最适宜

A. 阴道镜检查

B. 子宫颈活检

C. 子宫颈涂片细胞检查

D. 子宫颈锥切检查

E. 子宫颈上皮的染色体检查

17. 子宫颈刮片的结果为鳞状上皮化生时，诊断为

A. 上皮细胞轻度异型性。

B. 子宫颈柱状上皮异位在愈合过程中出现的变化，不属于异常增生

C. 上皮细胞瘤样病变

D. 上皮细胞排列紊乱

E. 柱状细胞代替鳞状细胞的结果

18. 盆腔炎的合并症和后遗症极少是

A. 输卵管妊娠

B. 输卵管积水

C. 弥漫性腹膜炎

D. 粘连性子宫后屈

E. 继发性不孕

19. 关于急性盆腔炎的预防，正确的是

A. 做好经期、孕期及产褥期的卫生宣传

B. 严格掌握产科、妇科手术指征，注意无菌操作

C. 治疗急性盆腔炎应及时、彻底

D. 宫腔操作选择在月经干净后15天

E. 注意性生活卫生

20. 关于子宫颈柱状上皮异位电熨治疗，哪些是正确的
A. 治疗前无须子宫颈刮片性细胞学检查　B. 有急性生殖器炎症时不能做电熨
C. 治疗时间在月经干净后 3~7 天内进行　D. 术后阴道可有大量排液
E. 术后 2 周脱痂时可有少许出血
21. 关于盆腔腹膜炎的描述哪些是正确的
A. 盆腔内器官发生严重感染，常蔓延到盆腔腹膜
B. 发炎的腹膜充血、水肿
C. 可形成盆腔脏器粘连
D. 很少形成散在小脓肿
E. 较易形成盆腔肿块

（22~25 题共用题干）
张女士，45 岁。孕 3 产 2，月经正常，近 3 月内发现性交后少量阴道流血或白带夹血。妇科检查：外阴、阴道正常，子宫颈稍肥大、中度柱状上皮异位，子宫体前位、大小正常，阴道穹隆双侧未发现明显异常。
22. 为进一步确诊，下述哪项检查是有意义的
A. B 超检查　B. 子宫颈刮片细胞学检查
C. 阴道镜指引下子宫颈或子颈管活检　D. 子宫颈多点活检
E. 碘试验 + 活检
23. 经阴道镜下子宫颈活检，发现上皮全层极性消失，细胞显著异型，核大深染、染色质分布不均、有核分裂象，个别地区并有泪滴状突破基底膜，深度约 4mm，且有侵犯至间质内脉管表现。下述诊断应为
A. 子宫颈重度非典型增生　B. 子宫颈原位癌
C. 阴道早期浸润癌　D. 子宫颈癌ⅠB 期
E. 子宫颈腺癌
24. 诊断确定后患者要求及时治疗，下述治疗最恰当的是
A. 子宫全切除术　B. 子宫及双附件切除术
C. 扩大性子宫全切除术　D. 根治性子宫切除术和盆腔淋巴结清除术
E. ^{60}Co 线型加速器或电子回旋加速
25. 如患者有肝功能不正常，心电图亦有心肌供血不足表现。其处理错误的是
A. 子宫颈锥形切除术　B. 广泛性子宫切除术和盆腔淋巴结清除术
C. 子宫颈激光治疗　D. 冷冻治疗
E. 腔内外照射结合的放疗

（26~33题共用题干）

孙女士，49岁。近4天白带增加伴外阴瘙痒，体型肥胖，妇科检查外阴部充血，阴道黏膜充血，分泌物呈黄色泡沫状，子宫颈充血、轻度柱状上皮异位，附件未及包块等异常。

26. 首选的辅助检查是

A. 阴道分泌物细菌培养
B. 宫颈刮诊找癌细胞
C. 阴道分泌物涂片细胞学检查
D. 血培养
E. 血常规

27. 初步的诊断是

A. 阿米巴性阴道炎
B. 滴虫阴道炎
C. 淋菌性阴道炎
D. 真菌性阴道炎
E. 萎缩性阴道炎

28. 已确诊的治疗方法为

A. 甲硝唑口服及阴道塞药
B. 制霉菌素片阻道塞药
C. 其丈夫同服甲硝唑片
D. 喹碘片口服
E. 青霉素肌内注射

29. 阴道毛滴虫的特点

A. 能在3~5℃生存达21天
B. 在干燥环境中生存10小时
C. 在普通肥皂水中能生存到45~120分钟
D. 阴道毛滴虫能在25~40℃条件下生长繁殖
E. 阴道毛滴虫的适宜pH >7.5

30. 查滴虫的正确取材及检测方法

A. 滴虫阴道炎或可同时有尿道、前庭大腺滴虫感染
B. 在阴道分泌物中找到滴虫即可确诊
C. 取分泌物时注意保暖、及时送检
D. 最简便的方法是生理盐水悬滴法
E. 取分泌物时窥器不涂润滑剂

31. 下列属于滴虫阴道炎的传播方式及其特征的是

A. 污染器械、辅料的传播
B. 经游泳池传播
C. 坐式便器传播
D. 经公共浴池、浴盆、浴巾传播
E. 男性感染滴虫后常无症状，易成感染源

32. 阴道镜检滴虫（+）治疗失败时，应采用的治疗方案是

A. 不能耐受药物或不宜全身用药者，可选择阴道局部用药
B. 滴虫阴道炎可于月经后复发，治疗后需随诊至症状消失

C. 复发病例多数为重复感染，内裤及洗涤用的毛巾煮沸 5~10 分钟
D. 治疗期间可性交
E. 单独局部用药能物疗效比全身用药好

33. 关于用甲硝唑治疗滴虫阴道炎，下列错误的是
A. 口服药物的治愈率为 90%~95%
B. 口服药物常见胃肠反应：食欲减退、恶心、呕吐
C. 甲硝唑可通过乳汁排泄，若在哺乳期用药，用药期间不宜哺乳
D. 可见头痛、皮疹、白细胞减少
E. 首次治疗选择甲硝唑单次日服 0.2g

（34~38 题共用题干）

高女士，31 岁。孕足月，产后 3 天，发热 38.4℃，伴寒战。

34. 分娩时为胎膜早破，总产程 24 小时，会阴切开，低位产钳助产。子宫底平脐，左宫旁压痛明显，恶露血性、混浊有味。最有助于诊断的项目是
A. 尿常规　　B. 血常规
C. 血培养　　D. 阴道分泌物培养
E. 盆腔 B 超

35. 血白细胞 $23 \times 10^9/L$，中性粒细胞 0.86。最可能的诊断是
A. 急性子宫颈炎　　B. 脓毒血症
C. 急性子宫内膜炎及子宫肌炎　　D. 败血症
E. 急性输卵管炎

36. 入院后出现左下肢肿胀疼痛，检查：左下肢肿胀明显。此时最可能出现
A. 急性输卵管炎　　B. 急性子宫颈炎
C. 脓毒血症　　D. 急性盆腔腹膜炎
E. 左下肢血栓性静脉炎

37. 最恰当的治疗是
A. 中药清热解毒　　B. 大剂量抗生素 + 肝素
C. 抗生素 + 糖皮质激素　　D. 静脉滴注抗生素
E. 中西医结合治疗

38. 产褥感染的预防措施有
A. 及时治疗外阴阴道炎　　B. 接产严格无菌操作
C. 必要时应用广谱抗生素　　D. 临产前 2 个月避免性生活及盆浴
E. 避免胎膜早剥

（39~42题共用题干）

白女士，47岁。因白带多、间有阴道少量流血4个月，于2009年5月15日入院。既往月经规律，LMP 2009年5月10日。妇科检查：子宫颈重度柱状上皮异位，子宫体正常大小，双侧附件未扪及异常。

39. 为明确诊断，患者应首先做哪些检查

A. 血常规　　B. 白带培养

C. 子宫颈刮片细胞学检查　　D. 腹部CT

E. 尿妊娠试验

40. 入院后行妇科B超检查，发现子宫正常大小，子宫内膜厚2cm，左侧附件区可见一个3cm×2cm混合回声块影，右附件区未见异常。为了明确诊断结果，患者应进一步做哪些检查最有临床意义

A. 血清CA125测定　　B. 子宫颈活检

C. 子宫腔镜检查　　D. 腹部CT

E. 诊断性刮宫

41. 患者子宫颈刮片细胞学检查提示，腺上皮高度可疑病变。首先做的检查是

A. 在B超引导下细针穿刺活检　　B. 诊断性刮宫

C. 宫腔镜检查　　D. 腹部CT

E. 血清性激素测定

42. 宫腔镜检查示：子宫颈管光滑，子宫腔深7cm，子宫内膜厚，子宫底近左侧壁可见多个直径0.3~0.5cm大小、菜花样新生物。病理检查提示：腺癌。下列有关该患者的叙述哪些是正确的

A. 诊断子宫内膜腺癌ⅠA期

B. 诊断子宫内膜腺癌ⅠB期

C. 应行筋膜外子宫切除+盆腔淋巴结清扫术

D. 应行广泛子宫切除+盆腔淋巴结清扫术

E. 应先行子宫颈活检，再决定是否手术

参考答案与解析

一、A1型题

1. E【解析】外阴部瘙痒是妇女常见而又不可忽视的症状，应当及时查明原因，及时治疗。

2. D【解析】萎缩性阴道炎的治疗原则为抑制细菌生长，补充雌激素，增强阴道抵抗

力。针对病因，补充雌激素是萎缩性阴道炎的主要治疗方法（乳癌或子宫内膜癌患者慎用）。雌激素制剂可局部给药，也可全身用药。

3. E【解析】巴氏涂片检查法是传统的子宫颈细胞学检查方法，其分级标准为巴氏Ⅰ~Ⅴ级，其中巴氏Ⅱ级为子宫颈炎症。

4. C【解析】滴虫阴道炎是稀薄的泡沫状阴道分泌物；萎缩性阴道炎是稀薄、呈淡黄色的阴道分泌物；婴幼儿阴道炎与不良卫生习惯关系密切；维持阴道正常生态平衡的菌种为乳杆菌，激素主要是雌激素。

5. A【解析】滴虫阴道炎的治疗要点是切断传染途径，杀灭阴道毛滴虫，恢复阴道正常pH，保持阴道自净功能。①全身用药：甲硝唑400mg，每天2次，7天为一疗程；初期患者单次口服甲硝唑2g或替硝唑2g，可收到同样效果。口服吸收好，疗效高，治愈率为90%~95%，药物毒性小，应用方便。性伴侣应同时治疗。孕早期及哺乳期妇女慎用。②局部用药：不能耐受口服药物或不适宜全身用药者可以局部单独给药，也可全身及局部联合用药，以联合用药效果佳。甲硝唑阴道泡腾片200mg每晚塞入阴道1次，7天为一疗程。

6. C【解析】真菌性阴道炎的主要表现就是分泌物增多，白带呈豆腐渣样，外阴出现分泌物，且伴有严重的瘙痒症状。

7. B【解析】输卵管结核最主要的传染途径就是血行传播，也就是经血液运行传播，其次还有直接蔓延、淋巴传播和性交传播。在临床上几乎所有的生殖器结核均累及输卵管，而且双侧性多见。所以，选项B错误，其余选项都是正确的。

8. D【解析】滴虫阴道炎主要通过性生活传播。性生活时，如果女性有滴虫阴道炎，就会传染给性伴侣，也有可能接触到感染者的分泌物或者衣物而被传染。性伴侣应同时进行治疗，治疗期间禁止性交。

9. C【解析】输卵管通液术应于月经后3~7天开始，6次为一疗程，每月一疗程。

10. A【解析】滴虫阴道炎常于月经后复发，故治疗后检查滴虫阴性时，仍应每次月经后复查阴道分泌物，若经3次检查均阴性，方可称为治愈。

11. E【解析】参见A1型题第6题解析。

12. D【解析】滴虫阴道炎患者的阴道pH通常在5.0~6.5，多数>6.0。月经前后阴道pH发生变化，经期后接近中性，因此隐藏在腺体阴道皱襞中的滴虫于月经前后常得以繁殖，引起炎症的发作。

13. E【解析】外阴炎是由于病原体感染或受到各种不良刺激引起的外阴皮肤或黏膜的炎症，临床表现为外阴皮肤瘙痒、疼痛、烧灼感甚至肿胀、红疹、糜烂、溃疡，病久皮肤可增厚、粗糙、皲裂甚至苔藓样变。非特异性外阴炎可用0.1%聚维酮碘或1∶5000高锰酸钾液坐浴，坐浴后涂抗生素软膏。

14. E【解析】急性淋病的首选治疗药物是青霉素。所以，选项A错误。正常女性阴道内正常寄生菌主要为阴道杆菌。所以，选项B错误。典型的滴虫阴道炎诊断较易，若能在阴道分泌物中找到滴虫即可确诊。所以，选项C错误。顽固难治性外阴阴道假丝酵母菌病的治疗应使用口服广谱抗真菌药。所以，选项D错误。子宫内膜病理检查是诊断子宫内膜结核最可靠的依据。所以，选项E正确。

15. B【解析】萎缩性阴道炎分泌物涂片检查时显微镜下可见大量基底细胞及白细胞，无滴虫及假丝酵母菌。

16. E【解析】外阴阴道假丝酵母菌病多见于幼女、孕妇、糖尿病患者，绝经后曾用较大剂量雌激素治疗的患者以及长期使用抗生素治疗者。所以，选项A、B错误；孕妇比非孕期妇女更容易患病，发病率大约是非妊娠妇女的3倍。所以，选项C错误；可用2%苏打水冲洗阴道、外阴，每天1次，10次为1疗程。所以，选项D错误；外阴阴道假丝酵母菌病的主要症状是外阴瘙痒、灼痛症状严重时坐卧不宁，痛苦异常；可有尿频、尿痛及性交痛；白带增多，典型的白带呈白色稠厚豆渣样。所以，选项E正确。

17. A【解析】慢性子宫颈炎与子宫颈癌早期肉眼难以鉴别，为确诊应考虑诊断方法是子宫颈及子宫颈管活组织检查。阴道镜检查可从视觉和组织学上确定子宫颈和下生殖道的状况，全面观察鳞-柱状细胞交界处，评定其病变，确定并取活体组织，做出组织学诊断，为进一步处理提供依据。

18. A【解析】慢性子宫颈炎多无症状，少数患者可有阴道分泌物增多、淡黄色或脓性，性交后出血或月经间期出血，偶有分泌物刺激，引起外阴瘙痒或不适。因此，典型临床表现是白带增多。

19. E【解析】子宫颈刮片的结果为鳞状上皮化生时，是子宫颈柱状上皮异位在愈合过程中出现的变化，不属于异常增生。

20. E【解析】萎缩性阴道炎进行阴道灌洗前可用1%乳酸或0.5%醋酸冲洗阴道，每天1次，以增加阴道酸度，抑制细菌生长繁殖。

21. C【解析】子宫颈息肉以手术切除为主，以防因治疗不彻底而复发。药物只是辅助治疗。所以，选项A错误。对子宫颈柱状上皮异位伴有分泌物增多、乳头状增生或接触性出血的慢性子宫颈炎患者，常给予物理治疗，包括激光、冷冻和微波治疗，也可辅以保妇康栓等中药治疗。所以，选项B错误。生理情况下，雌激素使阴道上皮增生变厚，并增加细胞内糖原含量，阴道上皮细胞分解糖原为单糖，阴道乳杆菌将单糖转化为乳酸，维持阴道正常的酸性环境（pH≤4.5，多为3.8~4.4），抑制其他病原体生长，称为阴道自净作用。所以，选项C正确。前庭大腺炎以育龄女性多见，婴幼儿及绝经后女性少见。所以，选项D错误。由于前庭大腺囊肿可以长期存在，多年不变，定期观察，无须治疗。如果囊肿逐渐长大，影响生活，或反复感染，经常形成脓肿，可行巴氏腺囊肿造口术。所以，选项E错误。

22. A【解析】对前庭大腺炎患者的护理措施包括急性期卧床休息，故选项A正确。切开引流术和造口术引流，每天换药1次，故E错误。外阴擦洗，每天2次，故选项D错误。伤口愈合后1∶8000呋喃西林溶液坐浴，每天2次，观察伤口情况，故选项C错误。一般不做外阴冲洗，故选项 B 错误。

23. D【解析】慢性盆腔炎患者，由于长期的炎症刺激，导致器官周围粘连，抗炎药物已经不容易进入，致使病情反复发作时，可采用手术治疗。

24. B【解析】子宫内膜脱落不全患者诊断性刮宫取内膜活检在月经期第 5~6 天进行，内膜切片检查仍能见到呈分泌期反应的内膜，且与出血期及增生期内膜并存。

25. A【解析】慢性子宫颈炎子宫颈柱状上皮异位若无临床症状，不需治疗，仅需要做细胞学筛查。对柱状上皮异位伴有分泌物增多、乳头状增生或接触性出血者，常给予物理治疗。

26. D【解析】女性生殖器结核发病率最高的部位是输卵管结核，占女性生殖器结核的 90%~100% 。

27. B【解析】妇科双合诊是盆腔检查中最重要的一项检查。检查方法：检查者一手的两指或一指放入阴道，另一手在腹部配合检查。目的在于检查阴道、子宫颈、子宫体、输卵管、卵巢及宫旁结缔组织以及骨盆腔有无异常。只对已婚妇女或者有性生活且经本人同意以后的女性进行检查。另外，患者取截石位，做妇科双合诊前要排空膀胱。

28. B【解析】对于单纯急性淋菌性子宫颈炎主张大剂量、单次给药，常用的药物有第三代头孢菌素（如头孢曲松、头孢克肟）、喹诺酮类（环丙沙星、氧氟沙星）及大观霉素。所以，选项 B 正确。感染淋病奈瑟菌 3~7 天可无症状。所以，选项 A 错误。子宫颈淋病奈瑟菌感染，常伴有衣原体感染。所以，选项 C 错误。沙眼衣原体感染时并不是首先出现前庭大腺炎感染症状。所以，选项 D 错误。慢性子宫颈炎可以使用酸性溶液冲洗阴道。所以，选项 E 错误。

29. B【解析】子宫颈活检的时间不宜在月经期和月经前期，以防感染和出血过多。生殖器急性炎症者，应治愈后方可活检，以免炎症扩散。活检时于可疑病灶即碘不着色区钳取子宫颈组织留检，嘱患者术后 24 小时后自行取出棉球，术后 1 个月禁性生活和盆浴。

30. D【解析】真菌性阴道炎体征：检查见外阴肿胀，表皮可剥脱，可有抓痕。小阴唇内侧及阴道黏膜附有白色膜状物，擦除后可见阴道黏膜红肿或糜烂面及浅表溃疡。典型的白带为白色、凝块状和豆渣样，略带臭味。

31. B【解析】滴虫阴道炎的典型症状是稀薄的泡沫状阴道分泌物增多及外阴瘙痒。分泌物可呈脓性、黄绿色，有臭味。

32. B【解析】急性盆腔结缔组织炎是病原体经淋巴管进入盆腔结缔组织而引起结缔组织充血、水肿及中性粒细胞浸润，以宫旁结缔组织炎最常见。

33. B【解析】阴道及子宫颈细胞学检查时，对已婚妇女，一般在阴道侧壁上 1/3 处轻刮黏液及细胞做涂片，避免将深层细胞混入而影响诊断，薄而匀地涂片于玻片上，置 95% 的乙醇中固定。

34. E【解析】经淋巴系统蔓延是产褥感染及流产后感染的主要途径；结核分枝杆菌以

血行播散为主；阑尾炎症通过直接蔓延至内生殖器；淋病奈瑟菌通过性接触可直接感染生殖道，而非先侵及泌尿系统后再蔓延至生殖道；沙眼衣原体是沿生殖器黏膜上行蔓延。

35. D【解析】外阴检查不能发现阴道炎，阴道炎的检查要通过阴道检查。

36. D【解析】子宫颈内口紧闭，子宫颈管黏膜为分泌黏液的高柱状上皮所覆盖，分泌大量黏液形成胶冻状黏液栓，为上生殖道感染的机械屏障。

37. C【解析】假丝酵母菌是外阴阴道假丝酵母菌病的主要病原体，为条件致病菌，可存在于口腔、肠道、阴道黏膜而不致病。当阴道内糖原增多、酸度增加、局部免疫力下降时，最适合假丝酵母菌繁殖而致病。此菌不耐热，加热至 60℃ 并持续 1 小时即死亡。酸性环境适宜假丝酵母菌生长，假丝酵母菌感染的患者阴道 pH 多在 4.0~4.7，通常 <4.5。所以，选项 A、B、D 错误。滴虫阴道炎（而不是外阴阴道假丝酵母菌病）是最常见的阴道炎，所以选项 E 错误。

38. D【解析】葡萄球菌为革兰阳性球菌，是产后、手术后生殖器炎症及伤口感染常见的病原菌，金黄色葡萄球菌致病力最强。金黄色葡萄球菌呈黄色、稠厚、不臭。

39. A【解析】淋病的治疗以及时、足量、规范应用抗生素为治疗原则，首选青霉素。急性期以药物治疗为主，性伴侣同时治疗。慢性淋病需要采用综合治疗方案。

40. D【解析】参见 A1 型题第 14 题解析。

41. D【解析】慢性子宫颈炎常有以下几种病理表现：子宫颈柱状上皮异位、子宫颈息肉、子宫颈肥大、子宫颈腺体囊肿、子宫颈内膜炎。子宫颈管裂伤和子宫破裂一样，在娩出力过强时容易发生的是子宫颈管撕裂，是由于高龄初产妇子宫颈管阻力过强、胎儿过大、胎儿的位置有异常时，子宫颈管遭受强力而致伤。所以，本题正确答案是选项 D，子宫颈陈旧裂伤是一种机械性损伤。

42. A【解析】阴道窥器检查用于阴道窥阴检查，妇女的阴道很深，它的外端是大小阴唇，内端是子宫颈口，它们经常处于闭合状态。若要检查阴道内和子宫颈口有无病变，就必须用窥阴器把大小阴唇和阴道撑开，直到暴露出子宫颈口及其周围的阴道穹隆，自内向外边退边查。

43. C【解析】参见 A1 型题第 10 题解析。

44. E【解析】子宫输卵管碘油造影现已少用于子宫肌瘤的诊断，主要用于不孕症患者，可以显示子宫腔是否变形、有无占位性病变、输卵管是否通畅及阻塞的部位。

45. D【解析】外阴瘙痒，有较多的白色、豆渣样白带是外阴阴道假丝酵母菌病的主要症状。可伴有外阴烧灼感、尿急、尿痛和性交痛。症状严重时坐卧不宁，痛苦异常。

46. C【解析】参见 A1 型题第 31 题解析。

47. B【解析】滴虫可以通过性生活传播，也可以通过间接接触传播，游泳池、浴池尤其是盆塘可以成为滴虫的传播场所。母亲患滴虫后也可能传染给新生儿。

48. A【解析】滴虫阴道炎不需隔离。所以，选项 A 不正确。

49. E【解析】外阴阴道假丝酵母菌病的阴道分泌物由脱落上皮细胞和菌丝体、酵母菌和假丝菌组成，其特征是白色稠厚呈凝乳或豆腐渣样。

50. C【解析】参见 A1 型题第 30 题解析。

51. E【解析】慢性盆腔炎的治疗可采用中药治疗、物理疗法、其他药物治疗和手术治疗等。其中输卵管积水和输卵管卵巢囊肿可手术治疗。

52. B【解析】阴道毛滴虫，适宜在阴道酸性减弱的环境中（pH 5.5~6.0）生长繁殖。

二、A2 型题

1. C【解析】对柱状上皮异位伴有分泌物增多、乳头状增生或接触性出血者，常给予物理治疗，包括激光、冷冻和微波治疗，也可辅以保妇康栓等中药治疗。

2. E【解析】血栓静脉炎时，产妇表现为寒战、高热并反复发作，持续数周。临床表现随静脉血栓形成的部位不同而有所不同，下肢血栓静脉炎，病变多在股静脉、腘静脉及大隐静脉，表现弛张热，下肢持续性疼痛，局部静脉压痛或触及硬索状，使血液回流受阻，引起下肢水肿，皮肤发白，称“股白肿”。小腿深静脉血栓时可出现腓肠肌及足底部疼痛和压痛。小腿浅静脉炎症时，可出现水肿和压痛。

3. D【解析】子宫颈柱状上皮异位是子宫颈的正常表现，是子宫颈柱状上皮外翻，对侯女士的诊断无价值。

4. A【解析】痛经是子宫内膜异位症最典型的症状，呈继发性伴进行性加重，常于月经来潮前 1~2 天开始，经期第 1 天最重，以后逐渐减轻，至月经干净时消失。妇科检查时可在子宫直肠陷凹、子宫骶韧带或子宫颈后壁触及一个或多个硬性小结节，如绿豆或黄豆大小，触痛明显。阴道的异位病灶多位于后穹隆，检查可见在后穹隆处有触痛结节，严重者呈黑紫色。依据题干信息所述，该患者最可能的诊断是子宫内膜异位症。

5. D【解析】依据题干信息所述，符合慢性子宫颈炎的临床表现，子宫颈柱状上皮异位若无临床症状，不需治疗，仅需要做细胞学筛查。对柱状上皮异位伴有分泌物增多、乳头状增生或接触性出血者，常给予物理治疗，包括激光、冷冻和微波治疗，也可辅以保妇康栓等中药治疗。

6. B【解析】子宫感染包括急性子宫内膜炎、子宫肌炎。病原体经胎盘剥离面侵入，扩散到子宫蜕膜层称为子宫内膜炎，侵及子宫肌层称为子宫肌炎。两者常伴发。若为子宫内膜炎，可表现为子宫内膜充血、坏死，阴道内有大量脓性分泌物且伴有臭味。若为子宫肌炎，可表现为腹痛、恶露增多呈脓性、子宫压痛明显（尤其是子宫底部）、子宫复旧不良，产妇可出现高热、寒战、头痛、心率加快，白细胞明显增多等全身感染征象。

7. B【解析】对有血性白带者，应与子宫恶性肿瘤相鉴别，需常规做子宫颈刮片，必要时行分段诊刮术。

8. A【解析】子宫颈柱状上皮异位是慢性子宫颈炎炎性病变过程中最多见的局部特征。子宫颈表面呈红色病损，是鳞状上皮脱落被柱状上皮代替，上皮下血管显露的结果。依炎症的程度和柱状上皮生长的速度，子宫颈柱状上皮异位可表现为 3 种类型。①单纯型：在炎症初期，柱状上皮异位处为单层柱状上皮所覆盖，表面平坦，外表光滑。②颗粒型：由于子宫颈腺上皮过度增生和间质的增生，柱状上皮异位处凹凸不平，而呈颗粒状。③乳突型：腺上皮及间质增生显著，表面凹凸不平更明显，形成乳突状突起。临床常根据柱状上皮异位程度将其分成轻、中、重度。凡柱状上皮异位程度小于子宫颈总面积 1/3 者为轻度（Ⅰ°），占 1/3~1/2 者为中度（Ⅱ°），超过 1/2 总面积者为重度（Ⅲ°）。

9. D【解析】依据题干信息所述，最恰当的诊断是急性子宫内膜炎。急性子宫内膜炎的主要表现为起病较急，发热、下腹痛、白带增多，有时为血性或有恶臭、有时子宫略大、子宫有触痛。

10. B【解析】生育期女性有继发性痛经且进行性加重、不孕或慢性盆腔痛，妇科检查扪及与子宫相连的囊性包块或盆腔内有触痛性结节，即可初步诊断为子宫内膜异位症。但临床上常需借助经腹腔镜检查盆腔，可见病灶和病灶的活组织病理检查是确诊依据。

11. B【解析】患有生殖器结核时，多数患者缺乏明显症状，阳性体征不多，诊断时易被忽略。为提高确诊率，应详细询问病史，尤其当患者有原发不孕、月经稀少或闭经，未婚女性有低热、盗汗、盆腔炎性疾病或腹火，既往有结核病接触史或本人曾患肺结核、胸膜炎、肠结核时，均应考虑有生殖器结核的可能。

12. C【解析】依据题干信息所述，患者轻度发热，子宫增大，有触痛，恶露多而混浊，有臭味，符合子宫内膜炎的临床表现。

13. A【解析】厌氧性链球菌以消化链球菌和消化球菌多见，存在于正常阴道中。当产道损伤时残留组织坏死，细菌迅速繁殖，与大肠埃希菌混合感染，释放异常恶臭气味。

14. E【解析】急性子宫颈炎的护理措施如下。①一般护理：做好生活护理，保证患者充分休息；嘱患者及时更换衣物，保持外阴及阴道清洁；给予高蛋白、高维生素饮食；密切观察病情变化并及时给予心理关怀。②疾病护理：积极治疗急性子宫颈炎，预防慢性子宫颈炎；遵医嘱针对病原体给予全身抗生素治疗；注意观察病情变化及用药后反应；体温增高者给予物理降温。所以，选项 E 错误。

15. C【解析】根据白带增多伴外阴瘙痒，阴道黏膜充血，分泌物增多，呈豆渣样，子宫颈光滑，子宫颈及附件区正常。该患者最可能的诊断是外阴阴道假丝酵母菌病。

16. D【解析】经诊断为外阴阴道假丝酵母菌病。为该患者行阴道冲洗的溶液应选择用 2%~4% 碳酸氢钠，每天 1 次，10 次为一疗程。

17. C【解析】多数生殖器结核因不孕而就诊，患者表现月经失调，下腹坠痛。“经常低热”提示为活动期，已有结核病的一般症状。子宫输卵管碘油造影显示输卵管不通，呈典型串珠状或显示管腔细小而僵直。患者各项表现符合生殖器结核的诊断。

18. D【解析】子宫颈上药的护理要点包括月经期或阴道流血者停止上药，以免引起逆行感染。患者为未婚女性，不宜用窥阴器，可用长棉签涂药。一般每天上药 1 次，7~10 天为一疗程。

19. A【解析】慢性盆腔炎性疾病患者，由于长期的炎症刺激，导致器官周围粘连，抗炎药物已经不容易进入，致使病情反复发作时，可采用手术治疗。

20. E【解析】依据题干信息所述，该患者为萎缩性阴道炎，为该患者行阴道冲洗首选液体为1%乳酸溶液或0.5%醋酸冲洗阴道，每天1次，以增加阴道酸度，抑制细菌生长繁殖。

21. E【解析】患者有宫腔操作史，有诱发盆腔炎性疾病的高危因素，子宫颈充血，子宫压痛明显，加上发热，提示有盆腔炎性疾病的可能性。查体附件区无阳性发现，提示无输卵管卵巢炎；子宫颈无举痛，提示无腹膜刺激征，故子宫内膜炎及子宫肌炎可能性大。若为不全流产，阴道流血较多，查体子宫往往较大，若未合并感染，压痛不明显，超声检查能进一步排除诊断。

22. A【解析】阴道有前壁和后壁，阴道壁从内向外由黏膜、基层、纤维组织膜构成。黏膜层由复层鳞状上皮覆盖，无腺体，有很多横行皱襞，伸展性较大。所以，选项A错误。

23. D【解析】病变表现为乳头状增生或为溃疡，外观易与子宫颈癌混淆，怀疑患者为子宫颈结核，为明确诊断应做子宫颈病理检查，这是诊断子宫颈结核最可靠的依据，在病理切片上找到典型结核结节，诊断即可成立。

24. C【解析】滴虫阴道炎应先用肥皂棉球擦洗阴道壁，并用0.02%高锰酸钾溶液或温开水冲洗阴道，再用1%乳酸或0.5%醋酸洗后擦干。

25. D【解析】由于经前子宫内膜较厚，若有结核菌，此时阳性率高，故应选择在经前1周或月经来潮12小时内行刮宫术。术前3天及术后4天应每天肌内注射链霉素0.75g及口服异烟肼0.3g，以预防刮宫引起结核病灶扩散。

26. D【解析】急性子宫内膜炎：轻型者表现为恶露量多，混浊有臭味；下腹疼痛、宫底压痛、质软伴低热。重型者表现高热、头痛、寒战、心率增快、白细胞增多，下腹压痛，恶露增多有臭味。有些产妇全身症状重，而局部症状和体征不明显。护理中，为避免交叉感染，应采取床边隔离。

27. C【解析】为支持诊断，首先应行诊断性刮宫。于月经前3~7天或月经来潮12小时内刮宫，以确定排卵或黄体功能。为确定是否子宫内膜不规则脱落，应在月经期第5~6天进行诊刮。不规则流血者可随时进行刮宫。

28. D【解析】对滴虫阴道炎的治疗原则包括局部治疗，用0.5%醋酸溶液阴道灌洗，每天1次，7~10天为一个疗程；阴道灌洗后甲硝唑塞入阴道，10天为一个疗程；全身治疗为口服甲硝唑400mg，每天3次连用7天，但妊娠期、哺乳期妇女慎用；坚持随访，连续3次滴虫阴性方为治愈。丈夫应同时治疗。

29. E【解析】依据题干信息所述，符合外阴阴道假丝酵母菌病的临床表现。护理措施为加强健康教育，积极治疗糖尿病，正确使用抗生素、雌激素，避免诱发外阴阴道假丝酵母菌病。外阴阴道假丝酵母菌病常在月经前复发，治疗后在月经前复查白带。对有症状的性伴侣应同时进行治疗，无症状者无须治疗。选项 E 的叙述是错误的。

30. C【解析】正常月经第 3~4 天时，分泌期子宫内膜已全部脱落。黄体萎缩不全时，月经期第 5~6 天仍能见到呈分泌反应的子宫内膜。常表现为混合型子宫内膜，即残留的分泌期内膜与出血坏死组织及新增生的内膜混合共存。

31. D【解析】依据题干内容所述，该产妇表现符合急性子宫内膜炎的临床表现。在护理中，应告知患者取半卧位，以利于引流或促使炎症局限于盆腔。

32. A【解析】子宫颈癌筛查的主要方法是子宫颈刮片细胞学检查，应在子宫颈移行带区取材，行染色和镜检。

33. D【解析】子宫感染扩散到子宫蜕膜层称为子宫内膜炎，若为子宫内膜炎，可表现为子宫内膜充血、坏死，阴道内有大量脓性分泌物且伴有臭味。

34. D【解析】依据题干信息所述，该患者最大可能是萎缩性阴道炎。主要症状为外阴灼热不适、瘙痒及阴道分泌物增多。阴道分泌物稀薄、呈淡黄色，感染严重者呈血样脓性白带。由于阴道黏膜萎缩，可伴有性交痛。妇科检查可见阴道呈萎缩性改变，上皮皱襞消失、萎缩、菲薄。阴道黏膜充血，常伴有散在小出血点或点状出血斑，有时见浅表溃疡。

三、A3/A4 型题

1. A【解析】依据题干信息所述，符合细菌性阴道病的临床表现，为进一步确认，应做涂片镜检。即取分泌物做涂片可找到线索细胞。线索细胞是表面附着有大量加特纳细菌的上皮细胞，特点是上皮细胞表面毛糙或有细小的颗粒，细菌为革兰染色阴性的球状杆菌。

2. A【解析】若诊断为细菌性阴道病，目前认为甲硝唑有可靠疗效，每天 2 次，连服 7 天。

3. D【解析】急性盆腔腹膜炎时，产妇出现全身中毒症状，如高热、恶心、呕吐、腹胀，检查时下腹部有明显压痛、反跳痛、肌紧张。此患者最可能的诊断是急性盆腔腹膜炎。

4. C【解析】急性盆腔腹膜炎时，应指导产妇取半卧位，有利于恶露引流及促进炎症局限于盆腔。

5. E【解析】在感染淋病后 1~14 天出现尿频、尿急、尿痛等急性尿道炎的症状，白带增多呈现黄色、脓性，外阴部红肿、有烧灼样痛，继而出现前庭大腺炎、急性子宫颈炎的表现。

6. D【解析】考虑为淋病后，为进一步确诊，应做以下辅助检查。①分泌物涂片检查：是淋病确诊最常用的检查方式，子宫颈管分泌物涂片并行革兰染色。如在镜下发现涂片中存在一定量的淋病奈瑟菌，就可以确诊为淋病。②淋病奈瑟菌培养：阳性率为 80%~90.5%，同时可做药物敏感试验。

7. C【解析】淋病确诊后，应选择对淋病奈瑟菌最敏感的药物进行治疗。药量要充足，疗程要正规，用药方法要正确。患者夫妻或性伴侣双方应同时接受检查和治疗。注意阴部局部卫生。嘱患者卧床休息，做好严密的床边隔离。将患者接触过的生活用品进行严格的消毒灭菌，污染的手需经消毒液浸泡消毒。治疗期间严禁性行为。同时监测阴道滴虫、梅毒血清反应。教会患者自行消毒隔离的方法，患者的内裤、浴盆、毛巾需煮沸消毒 5~10 分钟，患者所接触的物品及器具用 1% 苯酚溶液浸泡。

8. B【解析】前庭大腺脓肿表现为阴唇肿胀疼痛、阴道前庭下外侧出现疼痛，波动感肿块；局部发热，红斑。囊性包块位于大阴唇后部下方，向大阴唇外侧方向突出。发病多为单侧，也可双侧。在较长时间内可不出现任何症状，常在妇科检查时被发现。

9. C【解析】前庭大腺脓肿急性发作，脓肿尚未形成时需卧床休息，减少摩擦，可取前庭大腺开口处的分泌物做细菌培养，根据病原体及药物敏感情况，选用合适的抗生素静脉滴注及口服，脓肿形成后可切开引流行造口术。

10. B【解析】急性盆腔腹膜炎可有下腹痛伴发热，重症者可有高热、寒战、头痛、食欲缺乏、膀胱刺激症状或直肠刺激症状；还可出现急性病容，心率加快，下腹有压痛、反跳痛，子宫颈充血、有抬举痛，子宫体增大、有压痛、活动受限，双侧附件压痛显著。

11. C【解析】该产妇体温 40℃，此时首要的护理诊断是体温过高。应采用物理降温，若有腹胀应行胃肠减压。

12. D【解析】盆腔炎性疾病可因炎症轻重及范围大小而有不同的临床表现。①轻者无症状或症状轻微。常见症状为下腹痛、发热、阴道分泌物增多。若病情严重可有寒战、高热、头痛、食欲缺乏。②患者体征差异较大，轻者无明显异常发现或妇科检查仅发现子宫颈举痛或子宫体压痛或附件区压痛。重者呈急性病容，体温升高、心率加快，下腹部有压痛、反跳痛及肌紧张，甚至出现腹胀，肠鸣音减弱或消失。③盆腔检查：阴道可见脓性臭味分泌物；子宫颈充血、水肿，将子宫颈表明分泌物拭净，若见脓性分泌物从子宫颈口流出，说明子宫颈口黏膜或子宫腔有急性炎症。依据题干信息所述，该患者最有可能的诊断是盆腔炎性疾病。

13. B【解析】盆腔炎性疾病的抗生素治疗：给药途径以静脉滴注收效快，常用的配伍方案为：头孢西丁钠（或头孢替坦二钠）+多西环素。

14. D【解析】产妇早孕反应严重，恶心、呕吐，进食不良。因此，在饮食方面，应鼓励产妇适量进食易消化、清淡可口、高热量的食物，可少食多餐，多吃蔬菜、水果，注意补充水分。提醒产妇定时排尿、排便。

15. A【解析】由于子宫增大，刺激膀胱，孕妇容易出现尿频、尿急的症状，虽然说这些症状都是比较正常和常见的，但也会造成孕妇睡眠质量下降，可以适当增加白天的活动量，减少白天的睡眠时间。晚上睡前洗热水澡、热水泡脚或喝一杯热牛奶均有助于改善睡眠质量。避免在夜晚或者下午喝茶。

16. D【解析】早孕反应严重导致精神不佳，应帮助其解除心理负担，心情保持轻松愉快。早孕反应在一段时间内会自动的消失，因此应了解该患者对妊娠的心理适应程度，给予精神鼓励支持，鼓励患者抒发内心感受，放松心情尽可能地去面对，这样可以缓解早孕带来的难受情况。

17. C【解析】诊断性刮宫可通过刮宫取子宫内膜做病理协助诊断。早期子宫内膜结核多局限在近输卵管开口处的两侧子宫角部，且以在月经来潮前子宫内膜最厚时病变最明显，故应在经前数天进行刮宫，并注意刮取两侧子宫角部内膜送检，以提高诊断阳性率。对可疑患者一次刮宫阴性并不能完全排除结核的存在。有时需间隔 2~3 月反复刮宫送检方能最后确诊。

18. E【解析】患者缺乏明显症状，阳性体征不多，为提高确诊率，应详细询问病史，该患者有 3 年未孕、近 5 个月月经稀少，结合查体结果，应考虑有生殖器结核的可能。

19. D【解析】生殖器结核的治疗原则是采用抗结核药物治疗为主，休息营养为辅。抗结核药物治疗对 90% 女性生殖器结核有效。药物治疗应遵循早期、联合、规律、适量、全程的原则。

20. B【解析】依据题干内容所述，怀疑患者为外阴阴道假丝酵母菌病，为提高用药效果，可用 2%~4% 碳酸氢钠液坐浴或阴道冲洗后用药。

21. E【解析】依据题干信息所述，符合外阴阴道假丝酵母菌病的临床表现，主要为外阴瘙痒、灼痛、性交痛以及尿痛，部分患者阴道分泌物增多。尿痛特点是排尿时尿液刺激水肿的外阴及前庭导致疼痛。妇科检查可见外阴红斑、水肿，常伴有皮肤抓痕，严重者可见皮肤皲裂、表皮脱落。阴道黏膜红肿，小阴唇内侧及阴道黏膜附有白色膜状物，擦除后露出红肿黏膜面。pH 测定对外阴阴道假丝酵母菌病具有重要鉴定意义，$pH < 4.5$ 可能为单纯假丝酵母菌感染，$pH > 4.5$ 可能为混合感染。

22. D【解析】外阴阴道假丝酵母菌病（VVC）的治疗要点：消除诱因，根据患者具体情况选择局部或全身用药。①消除诱因：积极治疗糖尿病，及时停用广谱抗生素、雌激素及糖皮质激素。②局部用药：单纯性 VVC 主要以局部短程抗真菌药物为主，唑类药物药效高于制霉菌素。③全身用药：若不能耐受局部用药者、未婚妇女及不愿采用局部用药者，可选用口服药物。单纯性 VVC 患者也可全身用药，全身用药与局部用药的疗效相似，治愈率 80%~90% 。此外，有症状的男性伴侣应进行相应检查及治疗，预防女性重复感染。

23. C【解析】依据题干信息所述，患者人流术后已出现高热等重症表现，查体下腹有明显的压痛、反跳痛，子宫颈举痛，子宫体压痛明显，双附件增厚感、压痛，这都是急性盆腔炎的临床表现。

24. E【解析】为明确急性盆腔炎的诊断，应进一步做子宫颈或阴道分泌物检查，确认是否有淋病奈瑟菌或和结核菌感染。凡在中性粒细胞内见到革兰阴性双球菌者，则为淋病奈瑟菌感染。

25. E【解析】急性盆腔炎的治疗主要是及时足量的抗生素治疗，必要时手术治疗。

26. A【解析】根据题干，人流术后 25 天，少量阴道流血，宫口闭合，子宫体饱满轻压痛，基本符合子宫内膜炎症表现。而人流不全患者一般是子宫增大变软，宫口松弛不闭合。

27. D【解析】当考虑子宫内膜炎症时，禁止探查子宫腔，防止炎症扩散，需要在充分彻底的抗炎治疗后才可以进行宫腔检查。A、B、C、E 可以用来辅助鉴别诊断。

28. A【解析】子宫内膜炎时，以抗生素治疗为主，选择抗生素应覆盖所有可能的病原体，或根据病原培养及药敏的结果选择抗生素治疗。发生于分娩或流产后的子宫内膜炎，如疑有胎盘组织残留，应在使用抗生素的同时，立即予以清除，待抗生素达到一定剂量、炎症得以控制时，方可行刮宫术，以防炎症扩散。如果子宫有活动性出血时，可在应用大量抗生素的情况下清理子宫腔。立即刮宫容易使炎症扩散，其他非手术治疗无效。

29. D【解析】外阴瘙痒，有较多的白色豆渣样白带是外阴阴道假丝酵母菌病的主要症状。可伴有外阴烧灼感，尿急、尿痛和性交痛。症状严重时坐卧不宁，痛苦异常。

30. C【解析】外阴阴道假丝酵母菌病可外涂咪唑类抗真菌制剂，如克霉唑霜、咪康唑霜、益康唑霜、酮康唑霜或联苯苄唑霜等。

31. D【解析】该患者的典型症状是外阴瘙痒以及阴道内泡沫状分泌物，分泌物有臭味。妇科检查时患者阴道黏膜充血，严重者有散在出血斑点。这些都符合滴虫阴道炎的临床表现。应指导患者正确阴道用药，应用酸性药液冲洗阴道后再塞药。所以，选项 D 的操作是不正确的。

32. B【解析】参见 A3/A4 型题第 31 题解析。

33. D【解析】参见 A1 型题第 5 题、第 10 题解析。

34. D【解析】患者可诊断为“滴虫阴道炎”。滴虫阴道炎的典型症状是稀薄的泡沫状阴道分泌物增多及外阴瘙痒。先用 0.5% 醋酸或 1% 乳酸或 1∶5000 高锰酸钾溶液阴道灌洗，每天 1 次，7～10 天为一疗程。然后阴道用药，如甲硝唑等，置阴道穹隆部，10 天为一疗程。

35. D【解析】依据题干信息所述，患者可初步诊断为滴虫阴道炎。滴虫阴道炎常于月经后复发，故治疗后检查滴虫阴性时，仍应每次月经后复查阴道分泌物，若经 3 次检查均阴性，方可称为治愈。

36. E【解析】依据题干内容所述，符合“滴虫阴道炎”的临床表现。本病的预防措施有：做好卫生宣传，说明重要意义；消灭传染源，积极治疗患者及带虫者。治愈前避免去游泳池、浴池；改坐厕为蹲厕；改盆浴为淋浴；改善公共卫生设施，切断传染途径。注意个人卫生，保持外阴部清洁、干燥，尽量避免搔抓外阴部致皮肤破损。治疗期间禁止性生活、勤换内裤。内裤、坐浴及洗涤用物应煮沸消毒 5～10 分钟以消灭病原体，避免交叉和重复感染的机会。本病发生与滥用抗生素和雌激素无关。所以，选项 E 错误。

四、B 型题

1. A【解析】子宫颈管黏膜为单层高柱状上皮，黏膜内腺体能分泌碱性黏液，形成黏液栓，堵塞子宫颈管。

2. B【解析】卵巢表面无腹膜，由单层立方上皮覆盖，称生发上皮；其内有一层纤维组织，称卵巢白膜。

3. E【解析】输卵管内膜为单层高柱状上皮，有纤毛。

4. C【解析】阴道黏膜由复层鳞状上皮覆盖，无腺体，受性激素影响有周期性变化。

5. B【解析】治疗萎缩性阴道炎首选雌激素。治疗原则为抑制细菌生长，补充雌激素，增强阴道抵抗力。

6. A【解析】治疗外阴阴道假丝酵母菌病首选克霉唑栓剂，每次 500mg 纳入阴道，每天 3~4 次，连用 2 周。

7. C【解析】治疗急性淋病以药物治疗为主，以及时、足量、规范应用抗生素为治疗原则，首选青霉素。性伴侣应同时治疗。

8. D【解析】治疗细菌性阴道病首选甲硝唑，目前认为有可靠疗效，每天 2 次，连服 7 天。

9. A【解析】慢性盆腔炎性疾病适合中西药综合治疗。中药治疗，结合患者特点，通过清热利湿、活血化瘀或温经散寒、行气活血达到治疗目的。西药治疗，针对病原菌选择有效抗生素控制炎症，还可采用透明质酸酶等使炎症吸收。

10. D【解析】闭经、不孕、输卵管碘油造影呈串珠状是生殖器结核的表现，应做抗结核治疗。

11. E【解析】脓肿破裂需要手术切除病灶，根据患者情况选择经腹手术或腹腔镜手术。需要手术治疗者，应为其提供相应的护理措施。

12. E【解析】急性盆腔炎性疾病药物治疗 48~72 小时，体温不下降，肿块增大时，应选择手术治疗。如果急性盆腔炎性疾病治疗不及时，可引起弥漫性腹膜炎、败血症、感染性休克，甚至危及生命。

13. C　14. A　15. D

13~15【解析】结节性输卵管炎可表现为输卵管峡部黏膜上皮增生，呈多发性、结节状增厚。急性输卵管炎主要由化脓菌引起，轻者输卵管仅有轻度充血、肿胀、略增粗；重者输卵管明显增粗、弯曲，纤维素性脓性渗出物增多，造成与周围组织粘连。输卵管结核时输卵管增粗肥大，其伞端外翻如烟斗嘴状是输卵管结核的特有表现。也可表现为伞端封闭，管腔内充满干酪样物质。

16. D【解析】胺试验产生一种烂鱼样腥臭味即为阳性，可诊断为细菌性阴道病。

17. A【解析】口服避孕药、使用皮质激素、免疫抑制剂、抗生素、偏嗜甜食、穿紧身化纤内裤等可影响假丝酵母菌的繁殖和生长并导致外阴阴道假丝酵母菌病。因此，恶性肿瘤化疗患者易发生此病。

18. B【解析】萎缩性阴道炎常见于绝经后的老年妇女，因卵巢功能衰退，雌激素水平降低，阴道壁萎缩、黏膜变薄，上皮细胞内糖原含量减少，阴道内 pH 上升，局部抵抗力降低，致病菌易入侵繁殖引起炎症。

19. D【解析】细菌性阴道病检查时，可见白带为均匀一致的量较多的稀薄白带，阴道黏膜无红肿或充血等炎症表现，无滴虫、假丝酵母菌或淋菌感染。清洁度多为Ⅰ度。

20. A　21. B

20~21【解析】阴道细胞学诊断的报告形式临床上常用巴氏5级分类法。①巴氏Ⅰ级：正常。为正常阴道细胞涂片。②巴氏Ⅱ级：炎症。细胞核增大，核染色质较粗，但染色质分布尚均匀。③巴氏Ⅲ级：可疑癌。主要是核异质，表现为核大深染，核形不规则或双核。④巴氏Ⅳ级：高度可疑癌。细胞有恶性特征，但在涂片中恶性细胞较少。⑤巴氏Ⅴ级：癌。具有典型的多量癌细胞。

22. E【解析】滴虫阴道炎的典型症状是稀薄的泡沫状阴道分泌物增多及外阴瘙痒。分泌物可呈脓性、黄绿色，有臭味。用酸性液体冲洗阴道可提高疗效。

23. B【解析】假丝酵母菌平时可存在于口腔、肠道、阴道中，但在环境条件适宜时才迅速繁殖，引起感染。幼女、孕妇、糖尿病妇女、长期应用抗生素、肾上腺皮质激素和雌激素的妇女易发生假丝酵母菌感染。

24. A【解析】子宫颈腺囊肿又称子宫颈纳氏囊肿，与子宫颈柱状上皮异位、子宫颈息肉一样，是慢性子宫颈炎常见的一种表现。子宫颈柱状上皮异位愈合过程中，新生的鳞状上皮覆盖子宫颈腺管口或伸入腺管，将腺管口阻塞；腺管周围的结缔组织增生或瘢痕形成压迫腺管，使腺管变窄甚至阻塞，腺体分泌物引流受阻，滞留形成的囊肿即子宫颈腺囊肿，该囊肿炎症而非肿瘤。

25. B【解析】慢性子宫颈炎在局部可有多种表现，子宫颈柱状上皮异位是最常见的一种，即子宫颈柱状上皮异位。参见A2型题第8题解析。

26. D【解析】慢性炎症刺激，增生的子宫颈黏膜向宫口外突出形成子宫颈息肉。

27. B【解析】子宫内膜在月经周期期间呈周期性变化，月经干净后子宫内膜呈增生期，排卵后子宫内膜进入分泌期。既往月经规律，停经3个月后阴道流血10余天，B超检查除外妊娠，此时诊刮，其最可能的子宫内膜病理变化是子宫内膜囊腺型增生过长。

28. A【解析】月经周期中，有卵泡发育及排卵，但黄体期孕激素分泌不足或黄体过早衰退，导致子宫内膜分泌反应不良。月经规律，周期23~25天，经期3~4天，曾有2次早期流产史，基础体温双相，月经来潮6小时诊刮，其最可能的子宫内膜变化是子宫内膜分泌反应不良。

五、X型题

1. ABC【解析】滴虫阴道炎的典型症状是稀薄的泡沫状阴道分泌物增多及外阴瘙痒，瘙痒部位主要为阴道口及外阴，间或有灼热、疼痛、性交痛等。

2. ABCD【解析】盆腔炎性疾病的感染途径如下。①沿生殖道黏膜上行蔓延：病原体侵入外阴、阴道后，或阴道内的病原体沿子宫颈黏膜、子宫内膜、输卵管黏膜蔓延至卵巢及腹腔，是非妊娠期、非产褥期盆腔炎性疾病的主要感染途径。淋病奈瑟菌、沙眼衣原体及葡萄球菌等，常沿此途径扩散。②经淋巴系统蔓延：病原体经外阴、阴道、子宫颈及子宫体创伤处的淋巴管侵入盆腔结缔组织及内生殖器其他部分，是产褥感染、流产后感染及放置宫内节育器后感染的主要感染途径。链球菌、大肠埃希菌、厌氧菌多沿此途径蔓延。③经血液循环传播：病原体先侵入人体的其他系统，再经血液循环感染生殖器，为结核分枝杆菌感染的主要途径。④直接蔓延：腹腔其他脏器感染后，直接蔓延到内生殖器，如阑尾炎可引起右侧输卵管炎。

3. BD【解析】假丝酵母菌为条件致病菌，10%~20% 的非孕妇女及 30% 的孕妇阴道中有此菌寄生，但菌量少，不引起症状。只有当全身及阴道局部免疫能力下降，尤其是局部细胞免疫力下降，假丝酵母菌大量繁殖，才会引发阴道炎症状。所以，选项 A 错误。白带增多是真菌性阴道炎的另一主要症状，白带一般很稠，呈豆渣样或乳凝块状。所以，选项 B 正确。可用 3% 碳酸氢钠溶液冲洗外阴、阴道，每天 1~2 次，或用 2% 苏打水冲洗阴道、外阴，每天 1 次，10 次为 1 疗程。所以，选项 C 错误。复杂性外阴阴道假丝酵母菌病易复发，顽固病例要注意并发糖尿病的可能。所以，选项 D 正确。妊娠期外阴阴道假丝酵母菌病治疗时必须考虑的首要问题是药物对胎儿有无损害，治疗以局部用药为主，不予全身用药，仅限于有症状和体征的孕妇。所以，选项 E 错误。

4. ABCD【解析】外阴阴道假丝酵母菌病是由阴道假丝酵母菌感染引起的。当阴道内糖原增加或阴道菌群失衡时，假丝酵母菌就适合繁殖并引起炎症。故多见于孕妇、糖尿病患者及接受大量雌激素治疗者，长期应用抗生素、皮质类固醇或免疫缺陷综合征、穿紧身化纤内裤、肥胖可使会阴局部的温度及湿度增加，也易使假丝酵母菌得以繁殖而引起感染。

5. ABDE【解析】外阴阴道假丝念珠菌病（VVC），是由假丝酵母菌引起的一种常见多发的外阴阴道炎症性疾病。“与滴虫的生存条件不同，不同时感染”此种说法不准确。

6. ABDE【解析】尖锐湿疣由性接触传播，在性传播疾病中占第 2 位，仅次于淋病，引起尖锐湿疣的人乳头瘤病毒（HPV）以 HPV6、11 型为主，HPV16、18 型次之。有关研究表明，尖锐湿疣与子宫颈癌、外阴癌的发病有关，但常见于 HPV16、18 型病毒感染，临床病理检查可见到挖空细胞，电镜下感染的细胞内可见到病毒颗粒即可做出诊断。产妇临产后，胎儿经阴道分娩可感染引起新生儿喉乳头瘤。所以，选项 A、B、D、E 均错误。

7. ABDE【解析】淋病是由淋病奈瑟菌（简称淋菌，为革兰阴性双球菌）引起的以泌尿生殖系统化脓性感染为主要表现的性传播疾病。淋病奈瑟菌培养是诊断淋病的金标准方法。对于反复发作的外阴尖锐湿疣顽固病例，应及时取活检，以排除恶变。物理治疗适合于任何部位的病灶，有微波、激光、冷冻。对数量多、面积广及对其他治疗失败的尖锐湿疣可用微波刀或手术切除。滴虫阴道炎是一种主要通过性交传播的寄生虫疾病，具有传染性。

8. ABCD【解析】由结核分枝杆菌引起女性生殖器炎症称为生殖器结核，又称结核性盆腔炎。白细胞计数不高，分类中淋巴细胞增多，不同于化脓性盆腔炎性疾病；活动期红细胞沉降率增快，但正常不能除外结核病变，这些化验检查均为非特异性，可作为诊断参考。胸部 X 线片，必要时行消化道或泌尿系统 X 线检查，有利于发现原发病灶。将宫腔刮出物或月经血做结核菌培养或动物接种，也可协助诊断。但无论细菌培养或动物接种，每检查 1 次至少需时 8 周以上，且有时需反复多次培养或接种，方能确诊，故以上两种细菌学检查方法一般仅作为诊刮阴性时的一种补充诊断手段。子宫颈活检是鉴别子宫颈结核与子宫颈癌的重要方法。

9. BC【解析】对柱状上皮异位伴有分泌物增多、乳头状增生或接触性出血的慢性子宫颈炎患者，常给予物理治疗，包括激光、冷冻和微波治疗。所以，选项 A 错误。对于药物治疗无效、脓肿持续存在、脓肿破裂者需要手术切除病灶，根据患者情况选择经腹手术或腹腔镜手术。所以，选项 D 错误。正常阴道菌群中，优势菌是乳杆菌，所以，选项 E 错误。选项 B、C 是正确的。

10. BCDE【解析】萎缩性阴道炎常见于自然绝经、卵巢去势后、产后闭经或药物假绝经治疗的妇女。因为卵巢功能衰退，雌激素水平降低，阴道壁萎缩，黏膜变薄，上皮细胞内糖原含量减少，阴道内 pH 升高，多为 5.0~7.0，嗜酸性乳杆菌不再是优势菌，局部抵抗力降低，其他致病菌过度繁殖或容易侵入引起炎症。

11. ABCE【解析】前庭大腺位于两侧大阴唇后 1/3 深部，腺管开口于处女膜与小阴唇之间，在性交、分娩等情况污染外阴部时易发生炎症，炎症多见于一侧。所以，选项 D 是错误的，其余选项内容是正确的。

12. ABDE【解析】肠球菌、消化球菌、乳杆菌、支原体均属于阴道正常菌群。衣原体不属于阴道正常菌群。

13. ABCD【解析】外阴白色病变包括外阴白色病损、外阴白斑或外阴营养不良，是外阴皮肤和黏膜组织发生色素改变和变性的病变。所以，选项 A 错误。急性盆腔腹膜炎时，应指导产妇取半卧位，有利于恶露引流及促进炎症局限于盆腔。所以，选项 B 错误。萎缩性阴道炎，针对病因给予雌激素制剂，可局部用药，也可全身给药。应用 1% 乳酸或 0.5% 醋酸液冲洗阴道，增加阴道酸度，抑制细菌生长繁殖。所以，选项 C 错误。滴虫阴道炎治疗后无症状者不需随访，但对甲硝唑 2g 单次口服，治疗失败且排除再次感染者，按医嘱增加甲硝唑疗程及剂量仍有效。所以，选项 D 错误。细菌性阴道病（BV）是由阴道加特纳菌和一些厌氧菌的混合感染。所以，选项 E 正确。

14. ABCD【解析】急性盆腔炎患者应卧床休息，采取半卧位，有利于恶露引流及促进炎症局限于盆腔。高热时采用物理降温，若有腹胀应行胃肠减压。每日消毒外阴 2 次，保持外阴清洁，减少不必要的盆腔检查，以避免炎症扩散。根据药敏试验合理配伍应用抗生素，绝大多数盆腔炎性疾病患者能彻底治愈。

15. ABDE【解析】急性内生殖器炎症的后遗症包括输卵管卵巢炎、输卵管积水、输卵管卵巢囊肿、峡部结节性输卵管炎。子宫内膜异位于卵巢深部，经血潴留形成的囊肿是卵巢巧克力囊肿，它不是急性内生殖器炎症的后遗症。

16. ACDE【解析】急性盆腔炎的预防，应该注意以下几点。①做好经期、孕期及产褥期的卫生宣传：保持会阴部清洁、干燥，每晚用清水清洗外阴，专人专盆专用。如无外阴阴道的炎症，忌用各种消毒剂、清洁剂清洗外阴。应选择棉质、宽松内裤，紧身内裤不易长久穿着。②严格掌握产科、妇科手术指征，做好术前准备：术时注意无菌操作，包括人工流产、放置宫内节育器、诊断性刮宫术等常用手术或者侵入性检查后，阴道有流血，一定要禁止性生活，严禁游泳和盆浴。术后做好护理，预防感染。③注意性生活卫生：减少性传播疾病，经期禁止性交。④及时就医：如有外阴、阴道不适，白带异常，应及时就诊，遵医嘱治疗。⑤彻底治疗：要及时治疗、彻底治愈，防止转为慢性盆腔炎。

17. ABCD【解析】淋病奈瑟球菌是人体寄生菌，常存在于急性尿道炎与阴道炎的脓性分泌物的白细胞中，形态染色类似于脑膜炎球菌。所以，选项A错误。典型革兰阴性双球菌表明可能为淋病奈瑟菌，但必须进一步做试验鉴定。所以，选项B错误。淋病奈瑟菌在微湿的衣裤、毛巾、被褥中可生存10~17小时，离体后在完全干燥的情况下1~2小时即死亡，一般消毒剂或肥皂液均能使其迅速灭活。所以，选项C错误。淋病奈瑟菌感染可引起泌尿生殖系统的化脓性感染，临床表现以尿道炎、子宫颈炎多见，也可侵犯眼睛、咽部、直肠和盆腔等处以及血行播散性感染引起关节炎、肝周炎、败血症、心内膜炎或脑膜炎等。所以，选项D错误。淋菌喜潮湿，怕干燥，最适宜的培养温度为35~36℃。所以，选项E正确。

18. ABCE【解析】白假丝酵母菌感染治疗中，建议用碳酸氢钠溶液清洗外阴后，阴道上药克霉唑，每晚一次，7天一个疗程，或口服氟康唑，每晚一次，7天一个疗程。治疗期间内裤煮沸消毒，避免感染和刺激性食物。所以，选项D错误，其余选项均是正确的。

19. ABCD【解析】生殖器结核出现以下情况应考虑手术治疗：①盆腔包块经药物治疗后缩小，但不能完全消退。②治疗无效或治疗后又反复发作者，或难以与盆腹腔恶性肿瘤鉴别者。③盆腔结核形成较大的包块或较大的包裹性积液者。④子宫内膜结核严重，内膜破坏广泛，药物治疗无效者。为避免手术时感染扩散，提高手术后治疗效果，手术前后需应用抗结核药物治疗。手术范围根据患者年龄、病变部位而定。

20. BCDE【解析】子宫输卵管碘油造影可能见到下列征象：①子宫腔呈不同形态和不同程度狭窄或变形，边缘呈锯齿状。②输卵管管腔有多个狭窄部分，呈典型串珠状或显示管腔细小而僵直。③在相当于盆腔淋巴结、输卵管、卵巢部位有钙化灶。④若碘油进入子宫一侧或两侧静脉丛，应考虑有子宫内膜结核的可能。子宫输卵管造影对生殖器结核的诊断帮助较大，但也有可能将输卵管管腔中的干酪样物质及结核分枝杆菌带到腹腔，故造影前后应肌内注射链霉素及口服异烟肼等抗结核药物。

21. ABCD【解析】白假丝酵母菌通常存在于正常人口腔、上呼吸道、肠道及阴道，阴道内酸度增加，假丝酵母菌宜于生长繁殖。所以，选项E错误，其余选项正确。

22. ACDE【解析】萎缩性阴道炎的病因：①因卵巢功能衰退，雌激素水平降低，阴道壁萎缩，黏膜变薄，上皮细胞内糖原含量减少，阴道内 pH 增高，局部抵抗力降低，致病菌容易入侵繁殖引起炎症。②由于阴道黏膜萎缩，上皮菲薄，血运不足，使阴道抵抗力降低，便于细菌侵入繁殖引起炎症病变。③个人卫生习惯不良，营养缺乏，尤其是 B 族维生素缺乏，可能与发病有关。④手术切除双侧卵巢、卵巢早衰、盆腔放疗后、长期闭经、长期哺乳等均可引起本病发生。

23. ABCE【解析】慢性盆腔炎病理表现如下。①慢性输卵管炎与输卵管积水：慢性输卵管炎双侧居多，输卵管呈轻度或中度肿大，伞端可部分或完全闭锁，并与周围组织粘连。有时输卵管峡部黏膜上皮和纤维组织增生粘连，使输卵管呈多发性、结节状增厚，称峡部结节性输卵管炎。输卵管炎症较轻时，伞端及峡部粘连闭锁，浆液性渗出物积聚形成输卵管积水；有时输卵管积脓变为慢性，脓液渐被吸收，浆液性液体继续自管壁渗出充满管腔，亦可形成输卵管积水。②输卵管卵巢炎及输卵管卵巢囊肿：输卵管发炎时波及卵巢，输卵管与卵巢相互粘连形成炎性肿块，或输卵管伞端与卵巢粘连并贯通，液体渗出形成输卵管卵巢囊肿，也可由输卵管卵巢脓肿的脓液被吸收后由渗出物替代而形成。③慢性盆腔结缔组织炎：炎症蔓延至子宫骶韧带处，使纤维组织增生、变硬。若蔓延范围广泛，可使子宫固定，子宫颈旁组织也增厚。

24. AB【解析】沙眼衣原体感染是可以使用口服抗生素、阿奇霉素或者药物敏感进行试验治疗达到效果。也可以选择敏感抗生素进行治疗。所以，选项 C 错误。鳞状上皮化生属于子宫颈炎愈合过程，所以，选项 D 错误。子宫颈柱状上皮异位分度主要根据柱状上皮异位程度大小来分度，所以，选项 E 错误。其余选项是正确的。

25. ABDE【解析】萎缩性阴道炎，用药前可用 1% 乳酸或 0.5% 醋酸冲洗阴道，每天 1 次，以增加阴道酸度，抑制细菌生长繁殖。所以，选项 C 错误，其余选项是正确的。

26. ABCE【解析】阴道后穹隆穿刺术的适应证：疑是腹腔内出血时，如异位妊娠、卵巢黄体破裂等；疑是盆腔内有积液、积脓时，以及盆腔脓肿的穿刺引流及局部注射药物。

27. ABCD【解析】化脓性输卵管炎主要由化脓菌引起，继发于宫旁结缔组织者，首先侵及浆膜层，多形成输卵管周围炎，输卵管黏膜层可不受累或受累极轻。病变可侵犯输卵管间质。所以选项 E 错误。

28. BCDE【解析】观察阴道壁、子宫颈情况所用的检查方法是阴道窥器检查。

29. ABCDE【解析】尖锐湿疣的辅助检查方法有细胞学涂片检查、醋酸发白试验、阴道镜检查、病理检查和核酸检查。

30. ABDE【解析】引起盆腔炎性疾病的常见病原体包括内源性和外源性 2 类。①内源性病原体包括需氧菌（金黄色葡萄球菌、溶血性链球菌等）和厌氧菌（脆弱类杆菌、消化球菌等）。②外源性病原体如淋病奈瑟菌、沙眼衣原体、支原体等。

31. ABCDE【解析】预防子宫内膜异位症的措施：适龄婚育；药物避孕；防止经血逆流；防止医源性子宫内膜异位症的发生：剖宫手术时注意保护好伤口，避免将子宫内膜带至切口内种植。人工流产时，避免突然降低负压，以防子宫内膜逆流入盆腔。输卵管通气、通水，子宫输卵管造影要在月经干净后3~7天进行。故以上都正确。

32. ACDE【解析】外阴炎时，正常白带呈白色稀糊状或蛋清样、高度黏稠、无腥臭味、量少，对妇女健康无不良影响，称为生理性阴道分泌物。但若生殖道出现炎症，特别是阴道炎和子宫颈炎时，白带量显著增多、有臭味，且性状亦有改变，称为病理性阴道分泌物。所以，选项B错误。

33. ACDE【解析】输卵管感染后呈轻度或中度肿大，伞端可部分或完全闭锁，并与周围组织粘连。所以，选项A错误。若输卵管伞端及峡部因炎症粘连闭锁，浆液性渗出物积聚形成输卵管积液；有时输卵管积脓中的脓液渐被吸收，浆液性液体继续自管壁渗出充满管腔，也可形成输卵管积液。所以，选项C、E错误。积液输卵管表面光滑，管壁甚薄，由于输卵管系膜不能随积液输卵管囊壁的增长扩大而相应延长，故积液输卵管向系膜侧弯曲，形似腊肠或呈曲颈的蒸馏瓶状，卷曲向后，可游离或与周围组织有膜样粘连。所以，选项B正确。黏膜皱襞减少，固有膜内少量淋巴细胞浸润。所以，选项D错误。

34. ABC【解析】多囊卵巢综合征的临床表现如下。①月经紊乱：主要的临床表现形式为闭经、月经稀发和异常子宫出血。②高雄激素相关临床表现：多毛、高雄激素性痤疮、女性型脱发（FPA）、皮脂溢出、男性化表现。③卵巢多囊样改变（PCO）。④其他：肥胖、不孕、阻塞性睡眠窒息、抑郁。

35. ABCD【解析】外阴阴道假丝酵母菌病时，阴道黏膜红肿，小阴唇内侧及阴道黏膜附有白色膜状物，擦除后露出红肿黏膜面，急性期还可见到糜烂及浅表溃疡。所以，选项E不是细菌性阴道病的诊断检查结果，其余选项均是。

36. ABCD【解析】萎缩性阴道炎的主要症状为外阴灼热不适、瘙痒及阴道分泌物增多。阴道分泌物稀薄，呈淡黄色，感染严重者呈血样脓性白带。由于阴道黏膜萎缩，可伴有性交痛。妇科检查可见阴道呈萎缩性改变，上皮皱襞消失、萎缩、菲薄。阴道黏膜充血，常伴有散在小出血点或点状出血斑，有时见浅表溃疡。溃疡面可与对侧粘连，严重时造成狭窄甚至闭锁，炎症分泌物引流不畅形成阴道积脓或宫腔积脓。选项E“阴道黏膜上可见白色膜状物”是外阴阴道假丝酵母菌病的临床表现。

37. ABCE【解析】输卵管卵巢囊肿是附件囊肿的一种，多由炎症刺激引起输卵管卵巢囊肿的症状。妇科检查：可发现子宫后位活动受限，子宫一侧或双侧可扪及囊性肿物，欠活动，轻压痛。

六、案例分析题

1. B【解析】依据题干内容所述，符合“滴虫阴道炎”的临床表现。典型症状是稀薄的泡沫状阴道分泌物增多及外阴瘙痒。分泌物可呈脓性、黄绿色，有臭味。瘙痒部位主要为阴道口及外阴，间或有灼热、疼痛、性交痛等。妇科检查时见患者阴道黏膜充血，严重者有散在出血斑点，甚至子宫颈有出血斑点，形成“草莓样”子宫颈，阴道后穹隆有多量白带，呈灰黄色、黄白色稀薄液体或黄绿色脓性分泌物，常呈泡沫状。

2. CD【解析】为确定“滴虫阴道炎”的诊断，可进一步做白带悬滴镜检和阴道窥镜检查。在阴道分泌物中寻找病原体，分泌物涂片镜检可见滴虫即可确诊。

3. B【解析】镜检白带滴虫（+），首选药物是甲硝唑，口服吸收好，疗效高，治愈率为 90%~95%，药物毒性小，应用方便。

4. BC【解析】滴虫阴道炎局部冲洗溶液可选用 1∶5000 高锰酸钾或 1% 乳酸。

5. ACDE【解析】滴虫阴道炎患者治疗期间应注意个人卫生，保持外阴部清洁、干燥，尽量避免搔抓外阴部致皮肤破损。治疗期间禁止性生活、勤换内裤。内裤、坐浴及洗涤用物应煮沸消毒 5~10 分钟以消灭病原体，避免交叉和重复感染的机会。甲硝唑可透过胎盘到达胎儿体内，亦可从乳汁中排泄，故妊娠 20 周前禁用，哺乳期不宜用药。滴虫阴道炎常于月经后复发，故治疗后检查滴虫阴性时，仍应每次月经后复查阴道分泌物，若经 3 次检查均阴性，方可称为治愈。

6. ABCD【解析】参见 A3/A4 型题第 36 题解析。

7. A【解析】依据题干内容所述，患者符合“急性盆腔炎”的临床表现。

8. E【解析】为明确“急性盆腔炎”的诊断，病原体检查是最有价值的辅助检查。

9. D【解析】急性盆腔炎确认后，主要为及时足量的抗生素治疗，必要时手术治疗。

10. D【解析】参见 X 型题第 2 题解析。

11. ABCDE【解析】盆腔炎性疾病未得到及时正确的治疗，可能会发生的一系列后遗症。主要病理改变为组织破坏、广泛粘连、增生及瘢痕形成，导致输卵管阻塞、输卵管增粗、输卵管卵巢肿块、输卵管积水或输卵管卵巢囊肿，盆腔结缔组织炎的遗留改变表现为主韧带、骶韧带增生、变厚，若病变广泛可使子宫固定。

12. B【解析】依据题干信息所述，该患者表现符合“淋菌性前庭大腺炎”的临床表现。淋病的主要症状有尿频、尿急、尿痛、尿道口流脓或子宫颈口、阴道口有脓性分泌物等。前庭大腺开口处红肿、向外突出，有明显压痛及脓性分泌物。淋病的诊断依据如下。①有性病接触史及发病经过。②分泌物涂片检查。③分泌物培养：取尿道口、子宫颈管等处的分泌物涂片，做革兰染色，查找淋球菌。急性期可见中性粒细胞内、外均有革兰染色阴性双球菌。④B 超检查：急性输卵管炎可见输卵管增粗，若有附件脓肿可见包块，若有盆腔积液可见液性暗区。⑤后穹隆穿刺：对疑有盆腔积液者，可做后穹隆穿刺。若抽出脓液，送培养及涂片查找淋球菌，涂片阳性，可立即确诊。

13. ABCD【解析】淋病由淋病奈瑟菌感染引起，治疗时首选头孢曲松。患者在用药的时候药量务必要保证充足，疗程也要正规。比较常用的治疗淋病的药物还包括青霉素、四环素等。急性淋病的治疗，首选治疗药物是头孢曲松钠＋红霉素。

14. B【解析】血清病型反应一般于用药后7~12天发生，临床表现和血清病相似，有发热、关节肿痛、皮肤发痒、荨麻疹、全身淋巴结肿大、腹痛等。只要停用药物，多能自行缓解，必要时可用抗组胺类药。

15. E【解析】青霉素过敏引起的消化道症状：腹痛、腹泻、恶心、呕吐等。

16. A【解析】阴道镜检查可从视觉和组织学上确定子宫颈和下生殖道的状况，全面观察鳞-柱状细胞交界处，评定其病变，确定并取活体组织，做出组织学诊断，为进一步处理提供依据。

17. B【解析】子宫颈刮片的结果为鳞状上皮化生时，是子宫颈柱状上皮异位在愈合过程中出现的变化，不属于异常增生。

18. C【解析】盆腔炎性疾病如未得到及时、正确的治疗，可能会发生的一系列后遗症。参见X型题第11题解析。

19. ABCE【解析】参见X型题第16题解析。

20. BCDE【解析】电熨治疗：①一般在月经干净后3~7天内进行。②治疗后患者2~3天内阴道分泌物较多，2周内阴道可能有少量流血，2~3周后创面脱痂。③2~3周鳞状上皮开始修复，6~8周创面开始愈合。④电熨法会造成大面积创伤，一般适用于生育后的女性，不建议未婚女性使用。⑤急性生殖器炎症时不能做电熨或激光治疗。

21. ABCE【解析】盆腔内器官发生严重感染时往往蔓延到盆腔腹膜，发炎的腹膜充血、水肿，并有少量含纤维素的渗出液，形成盆腔脏器粘连。当有大量脓性渗出液积聚于粘连的间隙内，可形成散在小脓肿，多积聚于直肠子宫陷凹处，形成盆腔脓肿，脓肿前面为子宫，后方为直肠，顶部为粘连的肠管及大网膜，脓肿可破入直肠而使症状突然减轻，也可破入腹腔引起弥漫性腹膜炎。所以，选项D错误，其余选项都是正确的。

22. BCDE【解析】以下检查均有意义。①子宫颈刮片细胞学检查：用于宫颈癌筛查的主要方法，应在子宫颈移行带区取材，行染色和镜检。②子宫颈碘试验：正常宫颈阴道部鳞状上皮含丰富糖原，碘溶液涂染后呈棕色或深褐色，不染色区说明该处上皮缺乏糖原，可能有病变。在碘不染色区行活组织检查可提高诊断率。③阴道镜检查：子宫颈刮片细胞学检查巴氏Ⅲ级及Ⅲ级以上，TBS分类为鳞状上皮内瘤变，均应在阴道镜观察下。选择可疑癌变区行活组织检查。④子宫颈和子宫颈管活组织检查：为确诊子宫颈癌及其癌前病变的依据。子宫颈无明显癌变可疑区时，可在鳞-柱状细胞交接部的3、6、9、12点4处取材或在碘试验、阴道镜下取材做病理检查。所取组织应包括间质及邻近正常组织。若子宫颈有明显病灶，可直接在癌变区取材。⑤子宫颈锥切术：子宫颈刮片检查多次阳性而子宫颈活检阴性，或活检为原位癌需确诊者，均应做子宫颈锥切送病理组织学检查。

23. D【解析】子宫颈癌分期见表10-1。

表10-1　子宫颈癌分期

分　期	病　理
Ⅰ期	癌变局限于子宫颈（包括累及子宫体）
ⅠA期	仅显微镜下可见浸润癌，间质浸润≤5mm，水平扩散≤7mm
ⅠA1期	间质浸润深度≤3mm，水平浸润≤7mm
ⅠA2期	间质浸润深度为3~5mm，水平浸润≤7mm
ⅠB期	肉眼可见癌灶局限于子宫颈，或显微镜下病灶＞ⅠA2期
ⅠB1期	肉眼可见癌灶最大径≤4cm，或显微镜下可见浸润范围超过上述标准
ⅠB2期	肉眼可见癌灶最大径＞4cm
Ⅱ期	肿瘤超越子宫颈，但未达骨盆壁或未达阴道下1/3
ⅡA期	癌灶累及阴道2/3，无宫旁浸润
ⅡA1期	肉眼可见癌灶最大径≤4cm，无宫旁浸润
ⅡA2期	肉眼可见癌灶最大径＞4cm，无宫旁浸润
ⅡB期	有宫旁组织浸润，但未扩散至盆壁
Ⅲ期	肿瘤扩散到骨盆壁，癌灶累及阴道下1/3
ⅢA期	肿瘤累及阴道下1/3，没有扩展到骨盆壁
ⅢB期	肿瘤扩展到骨盆壁，或引起肾盂积水或无功能肾（除外其他原因所致）
Ⅳ期	癌播散超出真骨盆或癌浸润膀胱黏膜或直肠黏膜
ⅣA期	肿瘤侵犯邻近的盆腔器官
ⅣB期	肿瘤播散至远处器官（包括腹膜播散、远处淋巴结转移）

24. D【解析】手术治疗主要适用于早期、无手术禁忌证的子宫颈癌患者。ⅠA~ⅡB期患者多采用根治性子宫切除术及盆腔淋巴结切除术。由于子宫颈癌较少发生卵巢转移，因此卵巢无病变的年轻患者可保留双侧或单侧卵巢。

25. ABCD【解析】放射治疗（简称放疗）可用于子宫颈癌各期患者。临床上主要用于有手术禁忌证、年老或晚期不能手术以及术后需做补充治疗的患者。如患者有肝功能不正常、心电图亦有心肌供血不足表现时，可选择腔内外照射结合的放疗。

26. C【解析】在阴道分泌物中寻找病原体。阴道分泌物涂片镜检时，滴虫阴道炎可见滴虫，外阴阴道假丝酵母菌病可见假丝酵母菌的芽生孢子或假菌丝，萎缩性阴道炎可见大量基底层细胞及白细胞。

27. B【解析】依据题干内容所述，符合“滴虫阴道炎”的临床表现。

28. AC【解析】参见A1型题第5题解析。

29. AD【解析】毛滴虫对不同的环境适应力很强，能在25~42℃条件下生长繁殖，3~5℃的低温可生存21天，在46℃时仍能生存20~60分钟，脱离人体后，在半干燥的条件下也可生存数小时。毛滴虫不但寄生于缺氧的阴道内，并可侵入尿道和尿道旁腺，甚至于上行至输尿管及肾盂。最适宜于毛滴虫生长的pH是5.5~6.0，如pH<5.0或pH>7.5则毛滴虫的生长会受到抑制。

30. BCDE【解析】A选项不属于查滴虫的取材及检测方法。

31. ABCDE【解析】滴虫阴道炎主要由阴道毛滴虫感染引起，阴道炎可通过性交直接传播，也可通过公共浴池、浴具、游泳池、坐便器、污染的衣物和器械等间接传播。滴虫阴道炎可单独存在，也可与其他的性传播疾病同时存在。男性感染滴虫后，毛滴虫仅仅侵犯前尿道，患者多无症状，因此，常常不被发现而漏诊易成感染源。

32. ABC【解析】不能耐受口服药物或不适宜全身用药者可以局部单独给药，也可全身及局部联合用药，以联合用药效果佳。滴虫阴道炎常于月经后复发，故治疗后检查滴虫阴性时，仍应每次月经后复查阴道分泌物，若经3次检查均阴性，方可称为治愈。复发病例多数为重复感染，内裤及洗涤用的毛巾煮沸5~10分钟，嘱患者保持外阴清洁、干燥，用物煮沸消毒。治愈前避免去游泳池、浴池，治疗期间避免性生活。夫妻双方同时治疗，切断直接传播途径。

33. E【解析】甲硝唑治疗滴虫阴道炎时，甲硝唑400mg，每天3次，7天为一疗程；初期治疗患者可单次口服甲硝唑2g或替硝唑2g。甲硝唑口服吸收好、疗效高，治愈率为90%~95%，药物毒性小，应用方便。口服期间可见头痛、皮疹、白细胞减少，食欲减退、恶心、呕吐等胃肠道反应也常见。性伴侣应同时治疗。甲硝唑服用后通过乳汁排泄，建议暂停哺乳。

34. BD【解析】①血常规检查：红细胞沉降率增快，白细胞计数增高，C反应蛋白增高。②阴道分泌物培养：做直接薄层涂片，干燥后以亚甲蓝或革兰染色。凡在中性粒细胞内见到革兰阴性双球菌者，则为淋病感染；涂片阴性并不能除外淋病存在，而阳性涂片是特异的。沙眼衣原体的镜检可采用荧光素单克隆抗体染料，凡在荧光显微镜下观察到一片星状闪烁的荧光点即为阳性。

35. C【解析】患者已有发热、寒战症状，血常规检查提示有严重的感染，最可能的诊断是急性子宫内膜炎及子宫肌炎。

36. E【解析】参见A2型题第2题解析。

37. C【解析】患者有急性子宫内膜炎及子宫肌炎，且可能出现了左下肢血栓性静脉炎，此时，抗生素为急性盆腔炎的主要治疗措施，包括静脉输液、肌内注射或口服等多种给药途径。应使用广谱抗生素并联合抗厌氧菌药物，要注意疗程足够。并且可以联合中药治疗，以期取得更好的疗效。必要时短期加用糖皮质激素，以提高机体应激能力。

38. ABCDE【解析】产褥感染的预防措施包括：①加强围产期卫生宣教，保持全身及外阴清洁。②妊娠晚期避免性交，加强营养，孕期适当活动，增强体质，有外阴阴道炎和子宫颈炎者应及早治疗。③临产前注意避免胎膜早破，产程异常者要及早处理，避免滞产、产道损伤、产后出血等引起感染的诱因。④接产中严格无菌操作，正确掌握手术指征。⑤产后严密观察，对可能发生产褥感染者，应预防应用抗生素。

39. AC 40. ACE 41. BC 42. AC

39~42【解析】依据题干信息所述，为了解有无贫血应行血常规检查，为排除宫颈病变可行子宫颈刮片细胞学检查。诊断性刮宫是最常用、最有价值的诊断子宫内膜癌的方法，同时还能鉴别子宫内膜癌和子宫颈管腺癌。宫腔镜检查可直接观察子宫腔及子宫颈管内有无癌灶存在，大小及部位，减少对早期子宫内膜癌的漏诊。血清 CA125 测定可协助判断病变范围。该患者可诊断为子宫内膜腺癌ⅠA 期，应行筋膜外子宫切除 + 盆腔淋巴结清扫术。

第十一章　性传播疾病妇女的护理

一 A1 型题

1. 下列说法正确的是
   A. 妊娠合并尖锐湿疣剖宫产指征是胎膜早破
   B. 先天性梅毒脑脊液正常者治疗首选苄星青霉素
   C. 新生儿主要通过羊水感染尖锐湿疣
   D. 妊娠合并早期梅毒治疗首选红霉素
   E. 妊娠早期淋菌感染对胎儿的影响是皮疹
2. 二期梅毒的主要表现为
   A. 梅毒性心脏病　　B. 口腔溃疡
   C. 关节强直　　D. 神经系统功能障碍
   E. 皮肤黏膜损害
3. 筛查淋病的标准是
   A. 分泌物 PCR 检查　　B. 分泌物培养
   C. 尿培养　　D. 血培养
   E. 血清学培养
4. 淋病的潜伏期平均为
   A. 24 小时　　B. 1~2 天
   C. 3~5 天　　D. 10~15 天
   E. 1~2 个月
5. 患者欲了解有关梅毒的知识，正确解释是
   A. 主要由性行为传播，不能通过污染衣物间接传染
   B. 病原体抵抗力较强，对化学消毒剂不敏感
   C. 一种全身病变的性传播疾病
   D. 病原体不耐热，50℃ 1 分钟内死亡
   E. 可经产道传播，但不能通过胎盘
6. 关于获得性免疫缺陷综合征的临床表现，下列说法正确的是
   A. 发病前少数患者有前驱期症状

B. 胸腹腔及四肢皮肤有典型的玫瑰疹
C. 前驱期有发热、消瘦及淋巴结增大的症状，极易诊断
D. 潜伏期短，一般为 2 个月
E. 其特点为细胞免疫功能严重低下，为各种严重的条件性感染创造机会，如卡波西肉瘤及肺孢子菌病

7. 关于梅毒的实验室诊断，下列说法正确的是
A. 血清学实验在感染后出现阳性，到二期时为阴性
B. 血清学试验敏感性高，在感染后即为阳性
C. 性病研究实验室试验（VDRL）可做定量、定性实验，易于操作，敏感性高，结果快，目前应用最广泛
D. 暗视野显微镜检查找螺旋体已废用
E. 一期梅毒时硬下疳表面的渗出物中含大量梅毒螺旋体，但到二期梅毒时肿大的淋巴结抽出液中已找不到梅毒螺旋体

8. 淋病孕妇的治愈标准为
A. 临床症状完全消失后 2 周分泌物培养，连续 3 次阴性
B. 临床症状完全消失后 3 周分泌物培养，连续 3 次阴性
C. 用药后 2 周分泌物检查，连续 3 次阴性
D. 用药后 1 周分泌物检查，连续 2 次阴性
E. 临床症状完全消失后，治疗结束后 4~7 天子宫颈分泌物涂片和细菌培养连续 3 次阴性

9. 关于性传播疾病发病率，近年来在我国居首位的是
A. 生殖器疱疹　　B. 淋病
C. 巨细胞病毒感染　　D. 尖锐湿疣
E. 梅毒

10. 关于妊娠期间治疗淋病，下列说法正确的是
A. 多合并支原体感染，应给予抗支原体药物
B. 用药必须足量、及时
C. 肌内注射青霉素效果佳
D. 临床症状消失为治愈
E. 青霉素过敏可选用喹诺酮类药物

11. 导致尖锐湿疣的病原体是
A. HSV　　B. HBV
C. HIV　　D. HPV
E. VIN

12. 梅毒早期主要表现为
A. 神经系统功能障碍　　B. 皮肤黏膜损害

C. 梅毒性心脏病　　D. 口腔溃疡

E. 脱发

13. 下列说法正确的是

A. 孕妇晚期梅毒治疗应首选甲硝唑　　B. 弓形虫病在人体内仅有滋养体一种形态

C. 女性尖锐湿疣最常见的好发部位是阴道　　D. 梅毒经充分治疗后应随访1~2年

E. 单纯疱疹病毒的急性型主要通过性交传播

14. 下列说法错误的是

A. 淋病孕妇娩出的新生儿滴眼应用1%硝酸银滴眼液

B. 关于妊娠合并生殖器疱疹，原发型生殖道疱疹对胎儿危害小

C. 梅毒是一种全身病变的性传染病

D. 妊娠合并淋菌感染易发生胎儿宫内感染

E. 淋病感染最早期表现为阴道炎

15. 下列哪项不是孕妇子宫颈沙眼衣原体感染的危险因素

A. 开始性生活年龄小　　B. 重度子宫颈柱状上皮异位

C. 多个性伙伴　　D. 安置宫内节育器

E. 患沙眼

16. 下列不适宜用于衣原体检测的是

A. 鸡胚卵黄囊接种分离衣原体　　B. 血培养

C. 细胞培养　　D. 衣原体抗原检测

E. 衣原体抗体检测

二 A2型题

1. 张女士，26岁。白带呈黄色脓性，伴尿急、尿痛和排尿困难。妇科检查：外阴、阴道及尿道口红肿、充血，从阴道前壁压迫尿道及尿道旁腺有脓液外溢。患者最可能患了

A. 前庭大腺炎　　B. 淋病

C. 尖锐湿疣　　D. 急性子宫颈炎

E. 非特异性外阴炎

2. 王女士，23岁。未婚，妊娠17周，外阴瘙痒，白带增多5天，有不洁性生活史。检查：外阴皮肤、黏膜潮红，阴唇后联合见呈簇状增生粉色小乳头状疣，质软，有细的指样突起。最可能的诊断是

A. 滴虫阴道炎　　B. 梅毒

C. 尖锐湿疣　　D. 淋病

E. 外阴阴道假丝酵母菌病

3. 吴女士，33 岁。妊娠 19 周，3 天前开始白带多，脓性，色黄，伴尿频、尿急、尿烧灼感。检查：阴道内见大量黄色脓性分泌物，子宫颈光滑、充血、水肿，子宫（－）。子宫颈分泌物涂片在中性粒细胞内找到革兰阴性双球菌。该患者最可能的诊断是

A. 妊娠合并外阴化脓性感染
B. 妊娠合并巨细胞病毒感染
C. 妊娠合并梅毒
D. 妊娠合并滴虫阴道炎
E. 妊娠合并淋病

4. 武女士，29 岁。孕 6 个月余，产前检查时发现其有生殖道沙眼衣原体感染。此种情况，下列说法恰当的是

A. 沙眼衣原体感染可引起胎儿畸形，必须终止妊娠
B. 药物对胎儿有不利影响，孕期暂不治疗
C. 为预防新生儿感染，在孕期间必须积极治疗
D. 沙眼衣原体感染临床症状明显，诊断并不困难
E. 衣原体感染是性传播疾病中较少见的一类疾病

5. 赵女士，25 岁。妊娠 32 周。1 周前出现头痛、四肢乏力。6 天前发现下腹部散在多个大小不一的圆形红斑，淡红色、压之褪色、界清。2 天前红斑遍布全身，红斑间不相互融合，无服药史。该患者最可能的诊断是

A. 妊娠合并滴虫阴道炎
B. 妊娠合并淋病
C. 妊娠合并玫瑰疹
D. 妊娠合并巨细胞病毒感染
E. 妊娠合并外阴化脓性感染

6. 华女士，30 岁。妊娠 39 周，外阴、阴道较多鸡冠状乳头赘生物 2 周，增殖迅速，接触易出血。最有可能的诊断是

A. 妊娠合并巨细胞病毒感染
B. 妊娠合并梅毒
C. 妊娠合并外阴癌
D. 妊娠合并尖锐湿疣
E. 妊娠合并结核

7. 梅女士，26 岁。妊娠 34 周，性交后外阴瘙痒、灼痛。妇科检查：前庭潮红，小阴唇内侧见数个小菜花赘生物。50% 三氯醋酸病灶涂抹后呈灰白色。本例最可能的诊断是

A. 妊娠合并梅毒
B. 滴虫阴道炎
C. 尖锐湿疣
D. 淋病
E. 外阴阴道假丝酵母菌病

8. 罗女士，33 岁。停经 2 个月，发现右侧外阴有一个直径约 1cm 大小的圆形浅表性溃疡，界清，呈堤状隆起，不痛，软骨样硬度，周围绕有暗红色浸润，无脓液。最可能的诊断是

A. 妊娠合并滴虫阴道炎
B. 妊娠合并巨细胞病毒感染

C. 妊娠合并硬下疳

D. 妊娠合并外阴化脓性感染

E. 妊娠合并淋病

三 A3/A4型题

（1~3题共用题干）

闫女士，28岁。主诉外阴瘙痒、剧痛2天，影响走路，自觉头痛、发热、全身乏力。10天前有不洁性交史。查体：外阴、肛周及大腿根部可见小红丘疹及小水疱，个别有溃疡。

1. 进一步的检查为

A. 阴道脱落细胞检查

B. 子宫内膜活检

C. 子宫颈刮片

D. B超检查

E. 水疱液培养

2. 最可能的诊断是

A. 梅毒

B. 艾滋病

C. 尖锐湿疣

D. 淋病

E. 生殖器疱疹

3. 首选的治疗方法是

A. 足叶草毒素酊

B. 冷冻

C. 阿昔洛韦

D. 青霉素

E. 尚无有效治疗方法

（4~6题共用题干）

高女士，22岁。因尿频、尿痛、白带增多5天入院。妇科检查：外阴充血，阴道有脓性白带，子宫颈充血，子宫颈管有脓性分泌物，挤压尿道旁腺时有脓性分泌物流出，怀疑为淋菌性外阴阴道炎及淋菌性尿道炎。

4. 诊断淋病的金标准方法为

A. 阴道分泌物培养

B. 血培养

C. 尿道口、子宫颈管内分泌物培养

D. 尿道口分泌物培养

E. 尿道口分泌物涂片行革兰染色镜检

5. 本病好发于哪个部位

A. 尿道旁腺

B. 前庭大腺

C. 子宫内膜

D. 阴道黏膜

E. 子宫颈管

6. 淋病奈瑟菌感染的潜伏期为

A. 1~7天

B. 2~10天

C. 1~14 天
D. 1~20 天
E. 1 个月

(7~10 题共用题干)

曲女士，22 岁。未婚，有多个性伴侣，停经 2 个月，近 4 天外阴红肿、白带臭、尿频、尿痛。查体：外阴红肿充血，阴道内有大量脓性白带伴臭味，子宫颈充血水肿，子宫如妊娠 2 月大小，双侧附件正常，挤压尿道口有脓性物流出。B 超提示宫内早孕活胎。

7. 最可能的诊断是
   A. 妊娠合并衣原体感染
   B. 妊娠合并淋菌性尿道炎
   C. 妊娠合并淋菌性外阴阴道炎及淋菌性尿道炎
   D. 妊娠合并滴虫阴道炎
   E. 妊娠合并非淋菌性尿道炎
8. 首选的检查为
   A. 血培养
   B. 尿培养
   C. 尿常规
   D. 子宫颈管内分泌物支原体培养
   E. 子宫颈管内分泌物革兰染色及淋菌培养
9. 确诊为淋菌感染，首选治疗药物为
   A. 喹诺酮类
   B. 青霉素
   C. 甲硝唑
   D. 头孢曲松钠
   E. 红霉素
10. 本病主要的传播途径是
   A. 输血
   B. 吸毒
   C. 医源性
   D. 性交经黏膜传播
   E. 接吻

四 B 型题

(1~3 题共用备选答案)

A. 无痛性红色硬结，表面呈表浅溃疡，边缘整齐隆起
B. 病灶呈鸡冠或菜花状生长
C. 尿频、尿痛等急性尿道炎表现
D. 侵犯机体多种组织器官
E. 全身皮肤黏膜出现多样皮疹

1. 一期梅毒临床表现为

2. 二期梅毒临床表现为
3. 三期梅毒临床表现为

五 X 型题

1. 孕妇感染淋病奈瑟菌对胎儿的影响正确的是
   A. 胎儿窘迫　B. 死产
   C. 胎儿宫内生长受限　D. 黏膜炎
   E. 死胎
2. 关于淋病下列说法正确的是
   A. 新生儿可发生播散性淋病　B. 居中国性传播疾病首位
   C. 在高发区孕妇于产前常规筛查淋病奈瑟菌　D. 淋病奈瑟菌为革兰阳性双球菌
   E. 分泌物培养是目前筛查的金标准
3. 关于沙眼衣原体感染，下列说法正确的是
   A. 泌尿生殖道沙眼衣原体感染是卫生健康委员会要求严格控制的传播疾病
   B. 衣原体感染新生儿最常侵犯眼结膜
   C. 可用细胞培养分离衣原体
   D. 孕妇生殖道衣原体感染不会发生垂直传播
   E. 沙眼衣原体不仅是沙眼的病原体，也是引起女性生殖道感染的常见病原体
4. 关于梅毒的治疗，下列说法正确的是
   A. 孕妇对青霉素过敏可选用红霉素
   B. 青霉素是首选药物
   C. 因药物不足治疗不彻底，可转为潜伏梅毒，亦无传染性
   D. 母亲患有梅毒可经过胎盘传给胎儿而引起流产、早产、死胎，因此孕期应积极治疗
   E. 对青霉素过敏者可用多西环素、红霉素
5. 关于妊娠合并生殖器疱疹对胎儿的影响，下列说法正确的是
   A. 妊娠 20 周后患病，感染胎儿以低体重儿居多
   B. 产道感染常见，占 80% 以上
   C. 妊娠 20 周后患病，宫内感染和严重病例多
   D. 妊娠 20 周前患病，可感染胎儿，易流产
   E. 妊娠 20 周后患病，极少发生先天发育异常
6. 关于治疗梅毒的原则，下列说法正确的是
   A. 及时治疗　B. 短期用药
   C. 疗程规范　D. 早期明确诊断
   E. 用药足量

7. 对于妊娠合并梅毒，下列说法恰当的是
A. 妊娠合并梅毒引起死胎、早产与胎盘病变有关
B. 梅毒病原体不会在胎儿内脏和组织中繁殖
C. 非梅毒螺旋体抗原血清试验是梅毒常规筛查方法
D. 早期表现为皮肤损害，晚期能侵犯心血管等重要脏器
E. 孕妇患早期梅毒时可通过胎盘传给胎儿
8. 关于感染衣原体的表现，说法正确的是
A. 通过性交传给女性
B. 表现为子宫颈炎、阴道炎、盆腔炎
C. 首先是男性感染，表现为非淋菌性尿道炎
D. 子宫颈炎、子宫附件炎治疗效果不佳时，应想到可能是衣原体感染
E. 孕妇衣原体生殖道感染较少见
9. 关于单纯疱疹病毒感染的治疗，下列说法正确的是
A. 首选阿昔洛韦口服或局部用药
B. 若软产道病变已治愈，距初次感染发病 >1 周者可经阴道分娩
C. 软产道有疱疹病变的产妇行剖宫产
D. 复发型发病 1 周以上可经阴道分娩
E. 治疗原则是抑制病毒增殖和控制局部感染
10. 孕妇患尖锐湿疣，下列说法正确的是
A. 一旦妊娠足月，均应择期剖宫产
B. 妊娠结束后，部分尖锐湿疣有可能自然消失
C. 配偶或性伴侣同时治疗
D. 经阴道分娩可发生软产道裂伤，大出血
E. 妊娠 36 周以前，病灶小且少，局部治疗可望痊愈
11. 关于淋病的治疗，下列说法正确的是
A. 要同时应用抗衣原体的药物
B. 性伴侣应同时治疗
C. 临床症状完全消失后，4~7 天应再次做分泌物培养
D. 淋病孕妇如无症状可不必治疗
E. 首选药物为第三代头孢菌素
12. 有关弓形虫病，下列说法正确的是
A. 先天感染多病情严重，有神经系统　　B. 是人畜共患病
C. 妊娠期一旦确诊，应选用青霉素治疗　　D. 后天感染一般病情轻微，多无明显症状
E. 应于妊娠早期做酶联免疫吸附试验，检测弓形虫 IgM

13. 关于梅毒的传播感染途径，下列说法正确的是
A. 通过输入患者的血也可以感染
B. 病期超过4年的梅毒孕妇不会感染胎儿
C. 未经治疗的患者在感染后1年内最具传染性
D. 性接触是最主要的传播途径
E. 新生儿可以在分娩通过软产道时感染

14. 关于晚期潜伏梅毒，下列说法正确的是
A. 临床无梅毒性损害表现
B. 性接触有传染性
C. 性接触无传染性
D. 梅毒血清学试验阳性
E. 感染超过2年

15. 下列说法正确的是
A. 沙眼衣原体感染不属于性传播性疾病
B. 孕妇生殖道衣原体感染会发生垂直传播
C. 喹诺酮类不能在妊娠合并淋菌感染时使用
D. 淋菌感染的潜伏期为1个月
E. 尖锐湿疣的治疗激光、冷冻等物理疗法疗效不佳

16. 下列说法错误的是
A. 沙眼衣原体患者感染新生儿的最常见途径是哺乳感染
B. 弓形虫 IgG（－）、IgM（－）提示未感染过弓形虫
C. 弓形虫 IgG（－）、IgM（＋）提示孕妇近期感染弓形虫
D. 水疱组织病理切片不适合用来进行疱疹病毒感染的诊断
E. 妊娠合并巨细胞病毒感染可垂直传播给胎儿

17. 关于孕妇感染 HIV，下列说法正确的是
A. 可以哺乳
B. 感染 HIV 的孕妇产前、产时、产后正规治疗可以减少其新生儿的感染率
C. 孕母在妊娠期间进行了治疗，新生儿出生后不用服药干预
D. 可以通过母婴间垂直传播
E. 新生儿出生1年后查血清 HIV 抗体确定是否被感染

18. 关于尖锐湿疣，下列说法错误的是
A. 妊娠期尖锐湿疣生长快，分娩后可自然消退
B. 病理检查病灶，见棘层高度增生，有空泡细胞
C. 病原体主要侵犯柱状上皮和移行上皮
D. 孕妇患尖锐湿疣胎儿宫内感染较常见
E. 为性传播疾病，病原体为人乳头状病毒

19. 下列哪些疾病是性传播疾病
    A. 尖锐湿疣
    B. 外阴硬化性苔藓
    C. 梅毒
    D. 子宫颈柱状上皮异位
    E. 淋病
20. 巨细胞病毒感染对新生儿的影响有
    A. 视网膜脉络膜炎
    B. 小头症
    C. 先天性耳聋
    D. 先天性白内障
    E. 智力低下
21. 梅毒对胎儿的影响包括
    A. 死胎
    B. 死产
    C. 流产
    D. 早产
    E. 先天性梅毒儿

参考答案与解析

一、A1 型题

1. B【解析】妊娠合并尖锐湿疣剖宫产指征是孕妇病灶过大影响阴道分娩者。所以，选项 A 错误。先天性梅毒脑脊液正常者治疗首选苄星青霉素。所以，选项 B 正确。新生儿主要是在生产过程中接触疣体以及皮损而感染尖锐湿疣。所以，选项 C 错误。妊娠合并早期梅毒治疗首选青霉素，用药应尽早、足量、规范。所以，选项 D 错误。妊娠早期感染淋菌可导致感染性流产与流产后感染。所以，选项 E 错误。

2. E【解析】梅毒的潜伏期 2~4 周。不同期别的梅毒临床表现不同。①一期梅毒主要表现为硬下疳。②二期梅毒主要表现为梅毒疹。③三期梅毒主要表现为永久性皮肤黏膜损害，愈后留有瘢痕。

3. B【解析】在淋病高发地区，孕妇应在产前常规筛查淋病奈瑟菌，最好在妊娠早、中、晚期各做一次子宫颈分泌物涂片，镜检淋病奈瑟菌，进行淋病奈瑟菌培养。

4. C【解析】淋病为我国常见的性传播疾病，潜伏期一般为 2~10 天，平均为 3~5 天。

5. C【解析】梅毒是由梅毒螺旋体（又称苍白密螺旋体）引起的慢性全身性的性传播疾病。所以，选项 C 正确。病原体苍白密螺旋体在体外干燥条件下不易生存，一般消毒剂和肥皂水均可杀灭。若加热 50℃，5 分钟死亡。其耐寒力强，4℃存活 3 天。90% 的梅毒患者是通过性交经皮肤黏膜破损处被传染，但孕妇仍可通过胎盘感染给胎儿。孕妇软产道有梅毒病灶时，新生儿也可以通过软产道而被感染。偶有经过哺乳、输血、衣物等间接传播。所以，选项 A、B、D、E 均错误。

6. E【解析】人类免疫缺陷病毒（HIV）感染后，最开始的数年至10余年可无任何临床表现。一旦发展为获得性免疫缺陷原合征，患者就可以出现各种临床表现。一般初期的症状如同普通感冒、流感，可有全身疲劳无力、食欲缺乏、发热等，随着病情的加重，症状日见增多，如皮肤黏膜出现白假丝酵母菌感染，出现单纯疱疹、带状疱疹、紫斑、血疱、瘀血斑等；以后渐渐侵犯内脏器官，出现原因不明的持续性发热，可长达3~4个月；还可出现咳嗽、气促、呼吸困难、持续性腹泻、便血、肝脾肿大并发恶性肿瘤等。临床症状复杂多变，并非每个患者均会出现上述所有症状。侵犯肺部时，常出现呼吸困难、胸痛、咳嗽等；侵犯胃肠可引起持续性腹泻、腹痛、消瘦无力等；还可侵犯神经系统和心血管系统。

7. C【解析】性病研究实验室试验（VDRL）是用心磷脂、卵磷脂及胆固醇为抗原，可作定量及定性试验，试剂及对照血清已标准化，费用低。此法常用，操作简单，需用显微镜读取结果，缺点是一期梅毒敏感性不高。本试验敏感性高而特异性较低，且易发生生物学假阳性。目前一般作为筛选和定量试验，观察疗效，复发及再感染。

8. E【解析】淋病患者在治疗结束后2周内，在无性接触史情况下，符合下列标准为治愈：①临床症状和体征全部消失。②治疗结束后4~7天取子宫颈管分泌物做涂片及细菌培养，连续3次都为阴性，方能确定治愈。

9. B【解析】淋病是淋病奈瑟菌（简称淋菌）引起的以泌尿生殖系统化脓性感染为主要表现的性传播疾病，其发病率居于我国性传播性疾病首位。

10. B【解析】妊娠合并淋病对孕妇、新生儿均有危害。治疗原则为尽早彻底治疗。遵循及时、足量、规则用药原则。淋病首选药物应为第三代头孢菌素，通常首选头孢曲松钠，每天一次肌内注射，并加用红霉素，每天4次口服，连用7~10天为一疗程。因妊娠合并淋病耐药菌株增多，多合并衣原体感染，应加用治疗衣原体的药物。孕妇主要选用抗生素治疗。临床症状和体征全部消失，治疗结束后4~7天取子宫颈管分泌物做涂片及细菌培养，连续3次都为阴性，方能确定治愈。孕期禁用喹诺酮类药物。所以，选项B正确，其余4项均错误。

11. D【解析】尖锐湿疣是由人乳头瘤病毒（HPV）感染引起的鳞状上皮增生性疣状病变，属性传播疾病。

12. B【解析】梅毒早期主要表现为皮肤黏膜损害，晚期能侵犯心血管、神经系统等重要脏器，产生各种严重症状和体征，造成劳动力丧失甚至死亡。

13. E【解析】妊娠晚期患者采用红霉素治疗梅毒同样有效，但不能防治先天梅毒，可改用头孢类抗生素，如头孢类过敏，最好采用青霉素脱敏法处理。所以，选项A错误。妊娠合并弓形虫病是呈世界性分布的一种人畜共患疾病。弓形虫病的病原体是刚地弓形虫。弓形虫在人体内仅有滋养体和包囊两种形态。所以，选项B错误。女性尖锐湿疣最常见的好发部位是外阴，病变多发生在外阴性交时易受损的部位，如阴唇后联合、小阴唇内侧、阴道前庭、尿道口等部位。所以，选项C错误。早期梅毒经充分治疗，应随访2~3年。第一年内每3个月复查一次，以后每半年复查一次。所以，选项D错误。单纯疱疹病毒的急性型主要通过性交传播。所以，选项E正确。

14. B【解析】妊娠合并生殖器疱疹危害性大，复发率高，目前无特效治疗方法，还可引起女性不孕、流产或早产、新生儿死亡。

15. D【解析】孕妇感染沙眼衣原体的危险因素主要是开始性生活年龄小、多个性伴侣、不用阻隔式避孕、患沙眼及重度子宫颈柱状上皮异位没有及时处理而诱发感染等。与选项D“安置宫内节育器”无关。

16. B【解析】衣原体感染的诊断手段主要依靠实验室方法。①细胞培养法：是“金标准”，它的敏感性、特异性、阳性预期值和阴性预期值等均较可靠且重复性好。缺点是费时费力技术要求高。②直接涂片镜检：取眼结膜、宫颈拭子或刮片做涂片，下呼吸道感染纤维支气管镜刷取分泌物或灌洗液检测上皮细胞胞质内的沙眼衣原体包涵体。③酶联免疫吸附试验（ELISA）：检测临床标本中衣原体抗原，该方法敏感、简便快速，但与细菌有交叉反应，可出现假阳性，尤其是鼻咽部标本。④补体结合试验：抗体效价≥1∶64即有诊断价值；急性期和恢复期双份血清，抗体效价有4倍以上增高者则诊断意义更大。⑤核酸检测：聚合酶链反应（PCR）用于检测衣原体DNA，能从标本中直接鉴定衣原体的种和型别。

二、A2型题

1. B【解析】依据题干信息所述，患者出现了尿频、尿急、尿痛等急性尿道炎的症状，白带呈黄色、脓性，外阴部红肿、充血，从阴道前壁压迫尿道及尿道旁腺有脓液外溢。这符合“淋病”的临床表现。

2. C【解析】尖锐湿疣以20~29岁年轻妇女多见。临床症状常不明显，典型体征是初起为微小、散在或呈簇状增生的粉色或白色小乳头状疣，柔软，其上有细小的指样突起，或为小而尖的丘疹，质地稍硬。临床表现符合“尖锐湿疣”的诊断。

3. E【解析】吴女士白带增多呈黄色、脓性，伴尿频、尿急、尿烧灼感等急性尿道炎的症状，且子宫颈分泌物涂片在中性粒细胞内找到革兰阴性双球菌，最可能的诊断是妊娠合并淋病。

4. C【解析】沙眼衣原体引起的疾病范围广泛，可累及眼、生殖道和其他脏器，也可导致母婴传播。因此，为预防新生儿感染，在孕期间必须积极治疗。

5. C【解析】依据题干信息所述，此种情况为妊娠合并玫瑰疹。玫瑰疹的临床特点是突然起病，病初即有高热，体温达39~40℃，持续3~5天而骤降，热退疹出。发热期间食欲、精神尚好，咽峡部充血，偶有前囟膨隆，可出现高热惊厥。热退后9~12小时内出疹，皮损呈红色斑疹或斑丘疹，主要散布在躯干、颈部及上肢，皮疹间有3~5mm空隙，偶尔在皮疹周围可见晕圈。几小时内皮疹开始消退，一般在2~3天内消失，无色素沉着及脱屑。

6. D【解析】依据题干内容所述，华女士符合“尖锐湿疣”的临床表现，妊娠39周，即妊娠合并尖锐湿疣。

7. C【解析】依据题干内容所述，符合“尖锐湿疣”的临床表现，参见A2型题第2题解析，可明确诊断。尖锐湿疣醋酸白试验：用3%~5%醋酸液局部外涂或湿敷5~10分钟可在HPV感染区域发白，即所谓“醋酸白现象”。

8. C【解析】一期梅毒是感染的早期，主要表现为硬下疳和硬化性淋巴结炎，一般无全身症状。典型的硬下疳初起为小片红斑，迅速发展为无痛性炎性丘疹，数天内丘疹扩大形成硬结，表面发生坏死，形成单个直径为1~2cm、圆形或椭圆形无痛性溃疡，境界清楚，周边水肿并隆起，基底呈肉红色，触之具有软骨样硬度，表面有浆液性分泌物，内含大量的TP，传染性极强。未经治疗的硬下疳可持续3~4周，治疗者在1~2周后消退，消退后遗留暗红色表浅性瘢痕或色素沉着。依据题干内容所述，罗女士符合“妊娠合并硬下疳”的临床表现，可明确诊断。

三、A3/A4型题

1. E【解析】根据临床表现可诊断患者为生殖器疱疹。进一步的检查为水疱液培养。即从水疱底部取材做组织培养分离病毒，为目前较敏感、最特异的检查方法。

2. E【解析】生殖器疱疹的临床表现：①潜伏期3~14天。②外生殖器或肛门周围有群簇或散在的小水疱，2~4天后破溃形成糜烂或溃疡，自觉疼痛。③腹股沟淋巴结常肿大，有压痛。④患者可出现发热、头痛、乏力等全身症状。⑤病程2~3周。依据题干信息，闫女士各项表现符合。所以，最可能的诊断是生殖器疱疹。

3. C【解析】生殖器疱疹主要采用抗病毒治疗。治疗的目的主要是缓解症状，减轻疼痛，缩短病程及防止继发感染等。阿昔洛韦，口服，每天5次。

4. C【解析】分泌物培养是目前筛查淋病的金标准方法，在尿道口、子宫颈管内取分泌物进行培养，可见圆形、凸起的潮湿、光滑、半透明菌落，边缘呈花瓣状。取菌落做涂片，见典型双球菌可确诊。

5. E【解析】淋菌性外阴阴道炎及淋菌性尿道炎的好发部位是子宫颈管。

6. B【解析】淋病通常发病较快，潜伏期不是很长，通常为2~10天，平均3~5天即可发病。若患者身体虚弱、抵抗力差、性生活过度、酗酒等可缩短潜伏期，加快症状的出现；反之，则会延长潜伏期。

7. C【解析】依据题干内容所述，符合“淋病”的临床表现，同时伴有外阴阴道炎、尿道炎。

8. E【解析】为明确诊断，可进行子宫颈管内分泌物革兰染色及淋菌培养。

9. B【解析】淋病以及时、足量、规范应用抗生素为治疗原则，首选青霉素。

10. D【解析】淋病主要的传播途径是直接性接触传染。通过性接触传染，占绝大多数。包括性生活、热烈的接吻、体肤接触的拥抱。因为生殖器部位的皮肤黏膜菲薄，血管丰富，性生活时处于极度充血状态，性生活摩擦可造成细微的损伤，为淋病病原体的入侵创造了条件。

四、B 型题

1. A　2. E　3. D

1~3【解析】一期梅毒临床上主要表现为硬下疳。主要表现为 1~2cm 大小的软骨样、硬度大、溃疡性的斑块，没有压痛。二期梅毒的临床表现比较复杂，可以表现为斑疹、丘疹，有鳞屑，可以伴随有脱发等不同的表现，共同点是没有瘙痒等自觉症状。三期梅毒（晚期梅毒）症状复杂，可累及任何组织器官，包括皮肤、黏膜、骨、关节以及各内脏，较易侵犯神经系统。体内及皮损中梅毒螺旋体少，传染力弱，但破坏组织力强，常造成组织缺损，器官破坏，可致残疾，甚至危及生命。

五、X 型题

1. ABCE【解析】妊娠期感染淋病奈瑟菌可引起不良后果。妊娠早期感染可导致感染性流产与流产后感染。妊娠晚期易发生胎膜早破，羊膜腔感染综合征引起滞产，分娩后产妇抵抗力下降，可出现播散性淋病；胎儿感染淋病奈瑟菌易发生胎儿窘迫、胎儿宫内发育迟缓，甚至死胎、死产。

2. ABCE【解析】在淋病高发地区，孕妇应在产前常规筛查淋病奈瑟菌，最好在妊娠早期、中期、晚期各做一次子宫颈分泌物涂片镜检淋病奈瑟菌，进行淋病奈瑟菌培养。淋病的病原体即淋病奈瑟菌，它是嗜二氧化碳的需氧菌，革兰染色阴性。所以，选项 D 错误。其余选项是正确的。

3. ABCE【解析】孕妇生殖道衣原体感染可以通过产道接触感染、宫内感染及产褥期感染，其中产道接触感染比较多见。所以，选项 D 错误，其余选项是正确的。

4. ABDE【解析】产生潜伏梅毒主要的原因是梅毒未经治疗或治疗药物剂量不足，治疗不彻底，患者虽无临床症状，但梅毒血清反应阳性；或患者免疫力强，没有出现或曾出现过非常不显著的临床症状（如子宫颈硬下疳），后一直没有临床表现，只有梅毒血清实验阳性。潜伏梅毒的分期同显性梅毒，均分为早期和晚期。感染 2 年内的称早期潜伏梅毒，具有传染性；病期在 2 年以上者称晚期潜伏梅毒，传染性弱或无传染性（先天潜伏梅毒以 2 岁为界）。所以，选项 C 错误，其余选项是正确的。

5. ABDE【解析】孕妇于妊娠 20 周前患生殖器疱疹，可以感染胎儿，流产率高达 34%（选项 D 正确）；于妊娠 20 周后患本病感染胎儿，低体重儿居多，也可发生早产（选项 A 正确）；目前认为，单纯疱疹病毒宫内感染的严重病例罕见，极少发生先天发育异常儿（选项 C 错误）；经产道感染最常见，占 80% 以上，病变常表现为全身扩散，新生儿病死率高达 70% 以上（选项 B 正确）。

6. ACDE【解析】梅毒的治疗要点：①药物治疗以青霉素治疗为主，用药应尽早、足量、规范。②性伴侣治疗时应用同法进行检查、治疗。③治疗期间应禁止性生活。

7. ACDE【解析】患有一期梅毒、二期梅毒孕妇的传染性最强，梅毒病原体在胎儿内脏

（主要在肝、肺、脾、肾上腺等）和组织中大量繁殖，引起妊娠 6 周后的流产、早产、死胎、死产。未经治疗的一期梅毒、二期梅毒孕妇几乎 100% 传给胎儿。晚期潜伏梅毒（感染超过 2 年，临床无梅毒性损害表现，梅毒血清学试验阳性）孕妇，虽性接触已无传染性，但感染胎儿的可能性仍有 10% 。所以，选项 B 错误，其余选项都是正确的。

8. ABCD【解析】孕妇衣原体生殖道感染并不少见。有两种形式：新近活动性感染和原有衣原体潜伏感染因妊娠而诱发活化。孕妇子宫颈感染衣原体的危险因素有：开始性生活年龄小、多个性伴侣、低文化程度、不用阻隔式避孕、患沙眼及重度子宫颈柱状上皮异位等。沙眼衣原体是引起女性生殖器官感染的常见病原体。孕妇是沙眼衣原体感染的特殊人群。

9. ACDE【解析】单纯疱疹病毒感染首选阿昔洛韦口服或局部用药。治疗原则是抑制病毒增殖和控制局部感染。孕妇感染单纯疱疹病毒，原则上应对软产道有疱疹病变的产妇行剖宫产，即使病变已治愈，初次感染发病不足 1 个月者仍应以剖宫产结束分娩为宜。复发型在发病 1 周以上可经阴道分娩。所以，选项 A、C、D、E 均正确。

10. BCDE【解析】患尖锐湿疣的孕妇在妊娠期应做好外阴护理，足月或近足月孕妇病灶大，影响阴道分娩者应选择剖宫产术，并为其提供相应的手术护理。所以，选项 A 错误，其余选项说法均是正确的。

11. ABCE【解析】孕妇感染淋病后，80% 以上无明显症状。如果孕妇感染淋病没有得到治疗，在分娩过程中，产道的淋病奈瑟菌会传染给新生儿，导致淋菌性结膜炎等严重病变或生出患淋病的新生儿。所以，淋病孕妇如无症状也需治疗，因此，选项 D 错误。淋病治疗应尽早彻底，遵循及时、足量、规范用药原则。由于耐青霉素菌株的增多，目前首选药物以第三代头孢菌素为主。由于 20%~40% 淋病可同时合并沙眼衣原体感染，因此可同时应用抗衣原体药物。孕期禁用喹诺酮及四环素类药物。性伴侣应同时治疗。临床症状和体征全部消失后，需要在治疗结束后 4~7 天取子宫颈管分泌物做涂片及细菌培养，连续 3 次都为阴性，方能确定治愈。

12. ABDE【解析】在妊娠期一旦确诊弓形虫病，孕妇应选用乙酰螺旋霉素（或克林霉素或阿奇霉素）进行治疗。所以，选项 C 错误，其余选项说法均是正确的。

13. ACDE【解析】未经治疗的患者在感染梅毒后 1 年内最具传染性，随着病程的延长，传染性越来越小，病程超过 4 年者基本无传染性。但孕妇仍可通过胎盘传染给胎儿。所以，选项 B 错误，其余选项的说法是正确的。

14. ACDE【解析】晚期潜伏梅毒是指感染超过 2 年，临床无梅毒性损害表现，梅毒血清学试验阳性的梅毒。晚期潜伏梅毒孕妇，虽性接触已无传染性，但感染胎儿的可能性仍有 10% 。所以，选项 A、C、D、E 均正确。

15. BC【解析】沙眼衣原体感染属于性传播性疾病；淋菌感染的潜伏期为 1~14 天。所以，选项 A、D 错误。尖锐湿疣的治疗以局部用药为主，常用药物为三氯醋酸、5% 氟尿嘧啶等，也可用冷冻治疗、CO_2 激光治疗，物理治疗效果很好，大的尖锐湿疣可行手术切除。

所以，选项 E 错误。

16. AC【解析】沙眼衣原体可通过宫内感染、产道感染及产褥感染传播给新生儿，新生儿感染后主要引起眼结膜炎、中耳炎、肺炎及阴道炎。IgM 弱阳性 IgG 阴性说明曾经或者近期感染过弓形虫。

17. BDE【解析】对 HIV 感染合并妊娠者，建议终止妊娠。若坚持妊娠，在产前、产时或产后正确应用抗病毒药物治疗，以降低新生儿感染率，放弃母乳喂养，采用其他的替代方式，如动物奶制品、奶粉和天然牛奶等进行人工喂养，防止通过母乳喂养发生感染。新生儿出生后，体内留有其母亲的抗体，此时立即检查，可能会受母体影响而诊断错误。新生儿生后 8~12 小时开始服药，持续 6 周，保护率可达 67%。出生 1 年后查血清 HIV 抗体确定是否被感染。

18. CD【解析】尖锐湿疣是由人乳头瘤病毒（HPV）感染引起的鳞状上皮增生性疣状病变。妊娠感染了尖锐湿疣，是不会感染给胎儿的，应积极治疗。治愈后可以顺产，如果没有治愈，建议剖宫产，避免胎儿经过产道引起感染。

19. ACE【解析】外阴硬化性苔藓是一种以外阴及肛周皮肤萎缩变薄为主的皮肤病。由于本病以皮肤萎缩为特征，故称为硬化萎缩性苔藓。子宫颈柱状上皮异位不属于病变。尖锐湿疣、梅毒、淋病都是性传播疾病。

20. ABCDE【解析】巨细胞病毒感染的存活新生儿，绝大多数无明显症状和体征，仅有约 10% 可出现低体重、黄疸、紫癜、肝脾肿大、智力障碍、视网膜脉络膜炎、脑内钙化、小头症等。多数患儿出生后数小时至数周内死亡，死亡率高达 50%~80%，幸存者常有以智力低下、听力丧失和迟发性中枢神经系统损害为主的远期后遗症；而无症状者中有 5%~15% 在生后 2 年始出现发育异常。

21. ABCDE【解析】梅毒可累及全身各器官，产生各种症状和体征，并可通过胎盘传染给胎儿。妊娠 24 周后，滋养层细胞完全退化之后，梅毒螺旋体可能会进入胎儿的血液循环，造成流产、早产、死胎、畸形甚至死亡，分娩出的婴儿也会有先天性梅毒。

第十二章　月经失调妇女的护理

一 A1 型题

1. 月经初潮是指
   A. 月经第 1 次来潮
   B. 月经期下腹部的坠胀感
   C. 月经第 1 天的出血量
   D. 两次月经第 1 日间隔的时间
   E. 月经期的第 1 天
2. 功能失调性子宫出血是指
   A. 青春期妇女的异常子宫出血
   B. 更年期妇女的异常子宫出血
   C. 由于神经内分泌功能失调引起的异常出血
   D. 生育期妇女的异常子宫出血
   E. 伴有轻度子宫内膜非特异性炎症的子宫出血
3. 女性青春期开始的重要标志是
   A. 卵巢功能成熟
   B. 月经初潮
   C. 生殖器官发育成熟
   D. 卵巢分泌性激素
   E. 输卵管弯曲且很细
4. 大量雄激素有拮抗
   A. 催乳素的作用
   B. 雌激素作用
   C. 孕激素作用
   D. 促卵泡生成素的作用
   E. 人绒毛膜促性腺激素的作用
5. 月经期应注意卫生保健，错误的是
   A. 保持外阴清洁
   B. 防寒保暖
   C. 月经量少时可游泳
   D. 忌食辛辣
   E. 禁止盆浴、坐浴
6. 继发性痛经和不孕并存的患者多见于以下哪种疾病
   A. 子宫内膜异位症
   B. 子宫内膜炎
   C. 子宫肌瘤
   D. 多囊卵巢综合征
   E. 黄体发育不全

7. 每次月经出血量一般为
A. 80ml 左右
B. 50ml 左右
C. 70ml 左右
D. 90ml 左右
E. 100ml 左右
8. 女性卵巢功能成熟，生育能力最旺盛的时期是
A. 幼年期
B. 更年期
C. 性成熟期
D. 青春期
E. 老年期
9. 一般排卵发生在月经来潮前
A. 7 天左右
B. 14 天左右
C. 16 天左右
D. 18 天左右
E. 22 天左右
10. 下列哪项是雌激素的生理功能
A. 降低子宫对缩宫素的敏感性
B. 使阴道上皮增生、角化、成熟
C. 使子宫内膜由增生期变为分泌期
D. 使排卵后体温升高
E. 使子宫肌肉松弛
11. 原发性闭经是指
A. 年龄已满 18 岁，而月经尚未来潮
B. 年龄已满 13 岁，而月经尚未来潮
C. 年龄已满 15 岁，而月经尚未来潮
D. 年龄已满 16 岁，而月经尚未来潮
E. 年龄已满 17 岁，而月经尚未来潮
12. 下述与继发性闭经关系最密切的是
A. 特纳综合征
B. 子宫发育不全
C. 希恩综合征
D. 单纯性卵巢发育不全
E. 原发性垂体促性腺功能低下
13. 原发性痛经的临床特点不包括
A. 多在月经初潮 6 个月内发病
B. 月经第 1 天疼痛最剧烈
C. 常见于青少年期
D. 妇科检查无异常发现
E. 下腹疼痛是主要症状
14. 无排卵性功能失调性子宫出血为
A. 子宫内膜为蜕膜
B. 经前诊断性刮宫呈增生型
C. 经前诊断性刮宫呈分泌型
D. 经期内刮宫为混合型
E. 经前诊断性刮宫子宫内膜呈分泌不良
15. 子宫内膜增殖期变化发生在月经周期的第
A. 5~14 天
B. 10~12 天

C. 25~28天　　D. 1~4天

E. 15~24天

16. 黄体功能不足为

A. 经前诊断性刮宫呈分泌型　　B. 子宫内膜为蜕膜

C. 经期内刮宫为混合型　　D. 经前诊断性刮宫呈增生型

E. 经前诊断性刮宫子宫内膜呈分泌不良

17. 关于子宫脱垂的病因，以下说法错误的是

A. 不可能发生于未产妇

B. 老年妇女盆底组织萎缩可发生子宫脱垂

C. 产妇分娩损伤未能及时修补可致子宫脱垂

D. 与长期咳嗽、便秘有关

E. 产后过早从事重体力劳动可引起子宫脱垂

18. 绝经后期的表现应除外

A. 易导致膀胱炎　　B. 生殖器官萎缩

C. 阴道黏膜变薄　　D. 性功能减退

E. 阴道分泌物增多

19. 有关月经，下述说法错误的是

A. 月经周期一般为28~30天

B. 月经周期是指本次月经干净到下一次月经来潮的天数

C. 经期是指每次月经持续的天数

D. 经期一般为3~7天

E. 初潮是指第1次月经来潮

20. 对围绝经期功血患者的首选治疗是

A. 补充铁剂　　B. 口服甲羟孕酮

C. 诊刮或分段诊刮　　D. 促排卵治疗

E. 手术切除子宫

21. 以下关于痛经的陈述不正确的是

A. 原发性痛经者应接受前列腺素治疗

B. 行经前后或月经期出现下腹痛或其他不适，以致影响生活和工作质量称为痛经

C. 继发性痛经指生殖器官有器质性病变者

D. 痛经分为原发性痛经和继发性痛经

E. 原发性痛经指生殖器官无器质性病变者

22. 有关月经，下述哪项是错误的

A. 经期全身、局部抵抗力均降低　　B. 月经周期为本次月经干净至下次月经来潮

C. 月经初潮多在 13~15 岁
D. 经血一般不凝
E. 经期应保持外阴清洁

23. 关于继发性闭经，正确的是
A. 月经周期建立后，连续停经 2 个月
B. 18 岁未初潮
C. 月经周期建立后，连续停经 6 个月或 6 个月以上
D. 月经周期建立后，连续停经 1 个月
E. 月经周期建立后，连续停经 1.5 个月

24. 下列关于激素分泌水平描述正确的是
A. 女性有月经来潮，即说明存在排卵
B. 绝经后女性，因卵巢功能衰退，体内无雌激素
C. 雄激素不仅是合成雌激素的前体，也维持女性正常生殖功能的重要激素
D. 雌激素可以降低子宫对缩宫素的敏感性
E. 卵巢不分泌雄激素，女性的雄激素源于肾上腺的分泌

25. 预防子宫脱垂的主要措施是
A. 防治老年性慢性支气管炎
B. 科学接生和产褥保健
C. 晚婚晚育
D. 积极治疗便秘
E. 雌激素替代治疗

26. 月经过多是指月经量大于
A. 70ml
B. 50ml
C. 60ml
D. 40ml
E. 80ml

二 A2 型题

1. 王女士，50 岁。6 个月前开始月经紊乱，并且出现潮热、潮红，情绪易于激动，那么，她处在生命中的
A. 围绝经期
B. 性成熟期
C. 生育期
D. 青春期
E. 老年期

2. 某女，16 岁。12 岁初潮，初潮 8 个月后，患者于月经来潮前数小时即感疼痛，经期疼痛迅速加剧，持续 2 天。疼痛的性质以胀坠痛为主，妇科检查无异常发现，诊断为原发性痛经。关于原发性痛经，下列说法错误的是
A. 发生在年轻女性，25 岁后发生率下降
B. 疼痛多数位于下腹中线或放射至腰骶部、外阴与肛门

C. 疼痛性质以胀坠痛为主，重者呈痉挛性
D. 可伴随恶心、呕吐、腹泻等症状
E. 女儿与母亲发生痛经有相关性

3. 李女士，23 岁。未婚，主诉月经期腹痛剧烈，需服镇痛药并卧床休息。平时月经周期规律，基础体温呈双相。肛门检查：子宫前倾前屈位，大小、硬度正常，无压痛，两侧附件（－），分泌物白色。本病例最可能的诊断是
A. 子宫腺肌病　B. 输卵管炎
C. 子宫肌瘤　D. 子宫内膜炎
E. 痛经

4. 高女士，49 岁。近 3 个月月经紊乱，周期时长时短，出血量不定，伴阵发性潮热，为
A. 子宫内膜异位症　B. 继发性闭经
C. 围绝经期综合征　D. 排卵性功血
E. 原发性闭经

5. 李女士，49 岁。孕 3 产 1，主诉腰骶部酸痛，有下坠感。妇科检查：患者平卧向下屏气用力，发现子宫颈外口在处女膜缘，可回纳。诊断其子宫脱垂为
A. Ⅰ度重型　B. Ⅰ度轻型
C. Ⅱ度轻型　D. Ⅱ度重型
E. Ⅲ度

6. 王女士，23 岁。1 年前行刮宫术后月经再未来潮，为
A. 排卵性功血　B. 继发性闭经
C. 围绝经期综合征　D. 原发性闭经
E. 子宫内膜异位症

7. 白女士，18 岁。无月经来潮，有周期性下腹疼痛。妇科检查无阴道口，肛检触及增大的子宫，为
A. 子宫内膜异位症　B. 继发性闭经
C. 原发性闭经　D. 围绝经期综合征
E. 排卵性功血

8. 罗女士，50 岁。不规则阴道流血半年，全身体检和妇科检查子宫、附件均无异常。对该患者的护理措施，不妥的是
A. 按医嘱给予性激素止血　B. 纠正贫血
C. 促进排卵　D. 注意阴道流血
E. 刮宫止血

9. 韩女士，20 岁。未婚，原发性闭经。肛查：子宫偏小，附件（－），给予黄体酮 10mg，

肌内注射 3 天，未见子宫出血，再给己烯雌酚和甲羟孕酮（安宫黄体酮）周期治疗，未引起子宫出血，其病变部位为

A. 脑垂体　　B. 卵巢

C. 下丘脑　　D. 肾上腺皮质

E. 子宫

10. 张女士，48 岁。近 1 年来月经不正常，常感心烦、急躁、头痛、失眠、心悸，难以坚持工作。诊断为围绝经期综合征，不正确的防治措施是

A. 坚持适度的体育锻炼　　B. 加强心理护理

C. 口服大剂量雌激素　　D. 口服谷维素

E. 定期做子宫内膜活检

11. 高女士，28 岁。平素月经规律，26~28 天 1 次，每次持续 4 天，其月经第一天是 10 月 1 日，今日是 10 月 3 日。那么，她的子宫内膜变化处于

A. 初潮期　　B. 分泌期

C. 月经前期　　D. 增生期

E. 月经期

12. 白女士，23 岁。6 个月前闭经，行孕激素试验结果为阴性，再行雌孕激素序贯试验2 次均为阴性，提示为

A. 卵巢性闭经　　B. 垂体性闭经

C. 子宫性闭经　　D. 原发性闭经

E. 下丘脑性闭经

13. 罗女士，33 岁。1 年前行人工终止妊娠后出现月经失调，拟诊为黄体萎缩不全。若患者行宫腔镜检查，护士的术后指导为

A. 检查后如出现发热应就诊　　B. 检查后 1 周内出现阴道血性分泌物应就诊

C. 遵医嘱使用抗生素 3 天　　D. 检查后 1 周内禁性交

E. 检查后 1 周内禁盆浴

三 A3/A4 型题

（1~3 题共用题干）

黄女士，29 岁。流产后出现月经不调，表现为月经周期正常，经期延长，伴下腹坠胀、乏力，考虑为黄体萎缩不全。

1. 支持该诊断的是

A. 经期伴下腹坠胀　　B. 周期正常，经期延长

C. 育龄妇女　　D. 用药后效果不佳

E. 月经规律

2. 该患者基础体温曲线的表现为

A. 呈单相型曲线
B. 呈双相型曲线
C. 曲线黄体期变短
D. 体温上升相趋快
E. 体温下降相趋快

3. 子宫内膜活检报告支持该诊断的是

A. 增殖期内膜
B. 大量分泌期内膜
C. 内膜呈囊性增生
D. 增生期、分泌期内膜共存
E. 蜕膜变化

（4~5题共用题干）

周女士，29岁。平时月经周期不规则，1~3个月来1次。现停经16周。最近2个月内未有性生活。妇科检查：子宫略增大。

4. 检查是否正常妊娠，应选择下列哪项检查最为可靠

A. B超检查
B. 腹部听胎心
C. 黄体酮试验
D. 腹部X线检查
E. 尿妊娠试验

5. 如果经检查未妊娠，下一步怎样处理最合适

A. 宫腔镜检查
B. 应用黄体酮
C. 继续观察
D. 行人工月经周期
E. 行血生殖内分泌检查

（6~8题共用题干）

左女士，29岁。3年前因阴道大量流血13天伴头晕住院。既往月经5天/30天，量中，无痛经，有性生活史，孕0产0，前次月经2014年12月7日，正常。2015年1月2日始阴道少量流血，2天后流血量增多，有大血块，口服止血药不好转，出现食欲缺乏、眩晕。门诊查体：血压105/60mmHg，脉搏120次/分，消瘦，面色苍白。妇检：外阴阴道（-），子宫颈光滑，子宫颈外口松，有活动性出血，子宫前位、正常大小、无压痛，双附件（-）。化验：Hb 3.4g/L，白细胞27.1×10^9/L，中性粒细胞0.88，血小板62×10^9/L。B超：子宫前位4.0cm×4.2cm×3.1cm，内膜0.4cm，双卵巢3cm×2cm×2cm，多泡，最大0.8cm。

6. 最可能的诊断是

A. 无排卵性功血
B. 排卵性功血
C. 不全流产
D. 异位妊娠
E. 血小板减少所致出血

7. 如果确诊为排卵性功血，下列说法错误的是
   A. 多发生于育龄期妇女，患者有排卵，但黄体功能异常
   B. 黄体功能不足者表现为月经周期缩短，月经频发
   C. 子宫内膜不规则脱落者，表现为月经周期正常，但经期延长
   D. 临床上最主要的症状是子宫不规则出血
   E. 子宫内膜不规则脱落者常用药物有孕激素和 hCG
8. 脉搏 120 次/分是由于
   A. 血小板减少　　B. 继发感染
   C. 继发重度贫血　　D. 失血性休克
   E. 雌激素作用

（9~10 题共用题干）

女，16 岁。14 岁月经初潮，周期 24~30 天，经期 5 天。近半年月经来时腹痛，伴恶心、呕吐，第 1 天为重。检查未发现器质性病变。

9. 原发性痛经的病因可能是
   A. 经血中 PG 含量较正常高，尤其是 PGE2 上升使子宫平滑肌收缩
   B. 痛经患者常伴有宫颈管长而狭窄
   C. 经血中 PGF2a 升高，致使子宫收缩而引起痛经
   D. 分泌型子宫内膜 PG 含量明显低于增生期子宫内膜
   E. 前列环素可使子宫平滑肌收缩而引起痛经
10. 关于痛经的治疗，考虑下列哪种方案最合理
   A. 少女可周期运用性激素　　B. 用镇痛效果好的哌替啶或吗啡类
   C. 已婚妇女可用雄激素　　D. 宫颈扩张，以利经血流出
   E. 月经来潮即用前列腺素合成酶抑制剂或 PG 拮抗剂

（11~12 题共用题干）

罗女士，50 岁。不规则阴道流血半年，全身体检和妇检示子宫、附件均无异常。

11. 此患者最可能为
   A. 有排卵性功能失调性子宫出血　　B. 无排卵性功能失调性子宫出血
   C. 子宫黏膜下肌瘤　　D. 血液疾病
   E. 围绝经期综合征
12. 不支持诊断的是
   A. 子宫颈部液羊齿状结晶　　B. 月经周期紊乱，经期长短不一

C. 经量时多时少甚至大出血休克

D. 基础体温呈单相型

E. 增生期与分泌期子宫内膜共存

四 B型题

（1~2题共用备选答案）

A. 子宫脱垂Ⅰ度轻型

B. 子宫脱垂Ⅰ度重型

C. 子宫脱垂Ⅱ度轻型

D. 子宫脱垂Ⅱ度重型

E. 子宫脱垂Ⅲ度

1. 子宫颈及部分子宫体脱出阴道口外，应诊断为
2. 子宫颈脱出阴道口外，子宫体仍在阴道内应诊断为

（3~5题共用备选答案）

A. 月经周期缩短，月经频发

B. 月经中期出血，量少

C. 月经周期正常，量多

D. 月经周期紊乱，经期长短不一，出血时多时少

E. 月经周期正常，但经期延长9~10天，量多

3. 子宫内膜脱落不全
4. 黄体功能不全
5. 无排卵性功血

（6~7题共用备选答案）

A. 阴道点滴出血

B. 月经间期少量出血

C. 月经周期不定，阴道流血持续达10余天，基础体温单相

D. 停经半年后阴道流血持续9天，血量中等，内膜病理为非典型增生

E. 月经周期正常，经期延长，月经期第5天子宫内膜呈增生期及分泌期改变

6. 排卵性月经失调的临床表现是
7. 无排卵性功血的临床表现是

（8~11题共用备选答案）

A. 排卵期出血

B. 黄体功能不足

C. 子宫内膜不规则脱落

D. 无排卵月经周期

E. 无排卵性功血

8. 育龄期，月经频发，习惯性流产，应诊断为
9. 月经周期中间点滴出血，应诊断为
10. 月经规则，经期长伴经量多，应诊断为
11. 短期闭经后持续阴道流血，量多，应诊断为

五 X 型题

1. 关于妇女一生各阶段的生理特点，下列说法正确的是
   A. 幼年期儿童身体持续发育而生殖器仍为幼稚型
   B. 更年期一般历时 3 年
   C. 月经初潮标志青春期的开始
   D. 有些新生儿可出现少量阴道流血或乳房肿大
   E. 60 岁以后卵巢功能衰退、老化，称为老年期
2. 有关原发性痛经的陈述，错误的是
   A. 子宫内膜异位引起的痛经
   B. 经期子宫内膜 PG 过度合成可致痛经
   C. 子宫自主神经敏感性增加易发痛经
   D. 患者雌激素水平异常升高可致痛经
   E. 子宫内膜组织缺氧引起痛经
3. 下列哪项是无排卵性功血的临床表现
   A. 经期长短不一
   B. 月经周期无一定规律性
   C. 经血时多时少
   D. 多发生于青春期或更年期
   E. 经周期正常
4. 有关无排卵性功血的说法，正确的是
   A. 青春期功血的主要原因是下丘脑–垂体–卵巢轴调节功能尚未健全
   B. 是指由于调节生殖的神经内分泌功能紊乱所导致的不规则子宫出血
   C. 绝经过渡期功血的主要原因是卵巢功能衰竭，卵泡几乎耗竭
   D. 无排卵性功血多见于青春期和绝经过渡期妇女
   E. 育龄期功血的主要原因是卵巢排卵不规则
5. 经前期综合征可能与下列哪些因素有关
   A. 缺乏维生素 A
   B. 缺乏维生素 B
   C. 雌激素、孕激素比例失调
   D. 精神因素
   E. 中枢神经传递
6. 防止子宫脱垂的要点有
   A. 积极开展计划生育
   B. 产褥早期参加体力劳动
   C. 接产时尽量避免损伤
   D. 孕期做产前运动
   E. 防治便秘

7. 有关月经生理的叙述，正确的是

A. 月经期一般无特殊症状
B. 初潮年龄一般为 12~18 岁
C. 经血全是血液
D. 经血呈暗红色
E. 月经第 1 次来潮称初潮

8. 属于痛经临床表现的是

A. 下腹阵发性、痉挛性疼痛
B. 恶心、呕吐
C. 严重时面色苍白，出冷汗
D. 月经量异常
E. 可伴腹痛、腹泻

9. 功能失调性大出血患者的护理

A. 绝对卧床休息
B. 给高蛋白、高维生素、含铁食品
C. 执行治疗方案，维持患者正常血容量
D. 做手术止血准备
E. 给大剂量雌激素口服

10. 关于闭经的分类，正确的有

A. 子宫性闭经
B. 卵巢性闭经
C. 垂体性闭经
D. 下丘脑性闭经
E. 输卵管性闭经

11. 关于功血患者的一般护理措施，正确的是

A. 患者应卧床休息，保证充足的睡眠
B. 鼓励患者多食高蛋白、高维生素等营养丰富含铁量高的食物
C. 鼓励患者大便后用 1∶5000 的高锰酸钾溶液清洗外阴
D. 做好清洁卫生，经期可盆浴、淋浴、擦浴等
E. 按医嘱准确用药

12. 关于原发性痛经，下列说法正确的是

A. 多见于青春期少女
B. 行经第 1 天疼痛最剧，持续 2~3 天缓解
C. 疼痛部位在耻骨上，可放射至腰骶部
D. 妇科检查生殖器官常有异常发现
E. 痛经伴发恶心、呕吐

六 案例分析题

（1~4 题共用题干）

王女士，63 岁。G_5P_3，主诉近 6 个月阴道有掉出物，伴小便困难。查体：外阴经产型，子宫萎缩，子宫颈外口及部分子宫脱出阴道口外。阴道前壁膨出和阴道后壁轻度膨出。

1. 该患者诊断为

A. 子宫脱垂Ⅱ度重型伴阴道前后壁膨出
B. 子宫脱垂Ⅱ度轻型伴阴道前后壁膨出

C. 子宫脱垂Ⅲ度伴阴道前后壁膨出 D. 子宫颈延长伴阴道前后壁膨出
E. 子宫脱垂Ⅲ度

2. 正确的处理为
A. 主韧带缩短及宫颈部分切除术 B. 阴道纵隔形成术
C. 经阴道子宫全切除及阴道前后壁修补术 D. 阴道前后壁修补术
E. 子宫悬吊术

3. 该疾病最主要的病因是
A. 盆底组织发育不良 B. 经常超重负荷
C. 分娩损伤 D. 绝经
E. 盆腔内巨大肿瘤

4. 如患者存在压力性尿失禁，可使用的药物是
A. 酚妥拉明 B. 坦索罗辛
C. 丙米嗪 D. 米索前列醇
E. 托特罗定

（5~8 题共用题干）

女孩，14 岁。体格及智力发育与同龄人相似，已出现第二性征 3 年，一直无月经来潮。近 1 年常感下腹胀痛，每 1~2 个月发作 1 次，每次持续 3~4 天，可自然缓解，近来偶于腹痛时伴有腰骶部胀痛及肛门坠胀，亦可自然缓解。2 个月前无意间发现下腹部有一包块。查体：身高 160cm，体重 50kg，乳房发育良好，女性体态，其他系统查体未发现异常。

5. 该患儿诊断首先可考虑
A. 先天性处女膜闭锁 B. 先天性无阴道
C. 子宫内膜异位症 D. 原发性闭经
E. 子宫肌瘤

6. 首先应做何种检查
A. 妇科检查 B. 血常规检查
C. 胸部 X 线片 D. 肿瘤标志物检查
E. 腹部 B 超

7. 该患儿妇科检查见阴阜、大小阴唇、阴蒂均发育正常，前庭内未见阴道开口，仅于相应位置见直径约 1cm 的紫蓝色组织向外膨出，直肠一腹部检查于阴道相应部位可扪及直径约 3cm 的条索状物，盆腔内可扪及直径约 10cm 的圆形包块，边界尚清晰，无压痛。双附件区均未扪及异常。该患者诊断考虑
A. 子宫内膜异位症 B. 先天性处女膜闭锁

C. 先天性无阴道　　D. 阴道肿瘤
E. 外阴肿瘤

8. 应采取的治疗手段是
A. 外阴肿瘤切除术　　B. 处女膜切开术
C. 阴道成形术　　D. 卵巢肿瘤剥除术
E. 宫腔镜手术

（9~13 题共用题干）

张女士，62 岁。绝经 11 年，咳嗽负重时小便失控 2 年，阴道脱出鸡蛋大小肿物 1 年。

9. 可能的诊断是
A. 膀胱膨出　　B. 压力性尿失禁
C. 尿道阴道瘘　　D. 阴道壁囊肿
E. 子宫脱垂

10. 入院后检查提示为子宫脱垂，引起的原因是
A. 盆底组织发育不良或退行性变　　B. 分娩损伤
C. 便秘　　D. 慢性高血压病史
E. 长期慢性咳嗽

11. 入院后妇科检查：平卧用力向下屏气时，子宫颈外口已脱出于阴道口外，子宫体在阴道内。部分阴道前壁脱出于阴道口外。目前的诊断为
A. 阴道前壁膨出Ⅰ度，子宫脱垂Ⅱ度，压力性尿失禁
B. 阴道前壁膨出Ⅱ度，子宫脱垂Ⅲ度，压力性尿失禁
C. 阴道前壁膨出Ⅱ度，子宫脱垂Ⅱ度，压力性尿失禁
D. 阴道前壁膨出Ⅲ度，子宫脱垂Ⅲ度，压力性尿失禁
E. 阴道前壁膨出Ⅲ度，子宫脱垂Ⅱ度，压力性尿失禁

12. 下列治疗方案恰当的是
A. 阴道纵隔形成术
B. 支持治疗
C. 经腹子宫全切除术
D. 经阴道子宫全切除术及阴道前后壁修补术
E. 子宫托

13. 子宫脱垂以预防为主，下列错误的是
A. 正确处理产程，避免产程延长　　B. 不提倡产后做保健操
C. 有指征及时行剖宫产终止妊娠　　D. 防止生育过多、过密
E. 积极治疗慢性咳嗽、习惯性便秘

参考答案与解析

一、A1 型题

1. A【解析】月经初潮是指月经第 1 次来潮。初潮代表子宫内膜受到雌激素刺激而发育了，也代表从子宫到子宫颈到阴道的通路打开了。

2. C【解析】凡月经不正常，内、外生殖器无明显器质性病变或全身出血性疾病，而由神经内分泌调节紊乱引起的异常子宫出血，称为功能失调性子宫出血（DUB），简称功血。

3. B【解析】月经初潮是女性青春期开始的重要标志。

4. B【解析】雄性激素又称“男性激素”，促进男性附性器官成熟及第二性征出现，并维持正常性欲及生殖功能的激素。以睾丸分泌的睾丸酮（睾酮）为主，属类固醇激素。大量雄激素有拮抗雌激素作用。

5. C【解析】月经期应避免接触冷水，更不可用冷水洗头、洗澡，注意保暖，绝对不能参加游泳等。

6. A【解析】生育期女性有继发性痛经且进行性加重、不孕或慢性盆腔痛，妇科检查扪及与子宫相连的囊性包块或盆腔内有触痛性结节，即可初步诊断为子宫内膜异位症。所以，继发性痛经和不孕并存的患者多见于子宫内膜异位症。

7. B【解析】月经出血量正常情况下每次月经总量大概是在 30～50ml，如果经常少于 30ml 属于经量过少，如果经常大于 80ml 属于经量过多。

8. C【解析】女性卵巢功能成熟，生育能力最旺盛的时期是性成熟期。

9. B【解析】排卵期正常是在下次月经来潮的第 14 天，卵子排出后可存活 24 小时，精子排出后可存活 72 小时。

10. B【解析】雌激素对女性的生理作用有以下几点。①卵巢：直接刺激卵泡发育；血液中雌激素浓度的高低间接影响卵巢功能。②输卵管：雌激素能加速卵子在输卵管中的运行速度。③子宫：促进子宫内膜和平滑肌的代谢。④胚泡：为胚泡着床所必需。⑤刺激女性外生殖器、阴道、子宫等附性器官的发育、成熟，并可促使阴道上皮细胞分化和角质化，增加上皮细胞内的糖原及糖原分解，保持阴道酸性环境，以提高其抗菌能力。⑥乳腺：刺激人类乳腺导管的生长，促进乳腺腺泡的发育及乳汁生成。⑦蛋白代谢：刺激肾上腺皮质激素分泌和对抗生长激素。⑧骨骼：促进骨质致密，影响骨的长度增加，绝经期妇女可用雌激素治疗骨质疏松。⑨心血管：降低血管通透性，降低血清胆固醇。⑩刺激并维持女性第二性征。

11. D【解析】原发性闭经是指年龄 >15 岁、第二性征已发育、月经尚未来潮，或年龄 >13 岁、尚无女性第二性征发育。

12. C【解析】希恩（Sheehan）综合征因垂体前叶病变所造成的各种激素分泌减少，与继发性闭经关系最密切。

13. A【解析】原发性痛经在青少年期常见，多在初潮后6~12个月发病。无排卵型月经一般不发生痛经。所以，选项A错误。

14. B【解析】无排卵性功能失调性子宫出血发生在雌激素分泌量多、无孕激素对抗的情况下，子宫内膜不受限制地增生，而无分泌期变化，故经前诊断性刮宫子宫内膜仍呈增生期变化。所以，选项B正确，选项C错误。选项C为有排卵性功能失调性子宫出血的表现。黄体功能不足者月经周期中有卵泡发育及排卵，但黄体期孕激素分泌不足或黄体过早衰退，导致子宫内膜分泌反应不良。所以，选项E错误。选项D为子宫内膜不规则脱落的表现。选项A为异位妊娠的表现。

15. A【解析】子宫内膜随着卵巢激素的影响呈周期性变化，包括月经期、增殖期和分泌期。1个月经周期中，其功能层在月经期脱落，再由基底层在增殖期再生形成，该过程主要由卵巢分泌的类固醇激素来调控。增殖期一般是月经周期的第5~14天，分泌期是月经周期的第15~28天，月经期就是月经周期第1~4天，这是正常女性的一个周期。

16. E【解析】黄体功能不足又称黄体功能不全，是指卵巢排卵后没有完全形成黄体，以致孕激素分泌不足，使子宫内膜未能及时转换，而不利于受精卵着床。因此往往导致不孕或习惯性流产。经前诊断性刮宫子宫内膜呈分泌不良。

17. A【解析】长期腹压增加也可造成子宫脱垂，因此，子宫脱垂可能发生于未产妇。所以，选项A错误，其余选项的说法都是正确的。

18. E【解析】绝经后雌激素缺乏而导致的泌尿生殖道症状主要为：泌尿生殖道萎缩，出现阴道干燥、性交困难及反复阴道感染、反复发生尿路感染，出现排尿困难、尿痛、尿急等。

19. B【解析】经期是指每次月经持续的天数，一般为3~7天。子宫内膜的周期性变化称为月经周期，通常把月经的第一天到下次月经来临前一天为止称为一个月经周期，一般为28~30天。

20. C【解析】围绝经期功血患者治疗前常规刮宫以排除子宫内膜病变。

21. A【解析】原发性痛经者应接受前列腺素合成酶抑制剂治疗，一般月经来潮，疼痛开始服药2~3天。

22. B【解析】参见A1型题第19题解析。

23. C【解析】继发性闭经是指既往曾建立正常月经周期，后因某种病理性原因致月经停止6个月以上者，或按照自身原来月经周期计算停经3个周期以上者。青春期前、妊娠期、哺乳期及绝经后的月经不来潮均属于生理现象。

24. C【解析】①月经和排卵都受脑垂体和卵巢内分泌激素的影响，呈现周期性变化，且两者的周期长短一致，都是1个月1个周期，而排卵发生在两次月经中间。所以说，月经期间不会排卵。②女性绝经后，体内的雌激素明显减少，但并不是完全不产生。③雄激素是维持正常性欲及生殖功能的激素，是合成雌激素的前体物质，也是在生殖系统、神经系统、代谢等方面能够维持女性正常生殖功能的重要激素。④雌激素对子宫内膜和平滑肌的代谢有明显促进作用。⑤卵巢分泌大量的雌激素，也分泌微量的雄激素。女性的雄激素主要来自肾上腺，少量来自卵巢。

25. B【解析】子宫脱垂的预防：①积极开展科学接生，不断提高接生员技术水平，提高助产技术，注意保护会阴，有指征者及时行剖宫产结束妊娠。②正确处理产程，避免产程延长。③大力宣传产褥期保健，避免产后过早参加重体力劳动。在产后3个月内要特别注意充分休息，不进行久蹲、担、提等重体力劳动。注意大小便通畅，及时治疗慢性气管炎、慢性咳嗽、腹泻、便秘等增加腹压的疾病，提倡做产后保健操。哺乳期不应超过2年，以免子宫及其支持组织萎缩。④提倡晚婚晚育，防止生育过多、过频。

26. E【解析】参见A1型题第7题解析。

二、A2型题

1. A【解析】围绝经期综合征的近期症状可表现为以下几点。①月经紊乱：表现为月经周期不规则、经期持续时间长及经量增多或减少。②血管舒缩症状：主要表现为潮热。其特点是反复出现短暂的面部、颈部及胸部皮肤阵阵发红，继之出汗。③自主神经失调症状：常出现如心悸、眩晕、头痛、失眠、耳鸣等自主神经失调症状。④精神神经症状：常表现为注意力不易集中，记忆力减退，且情绪波动大，如激动易怒、焦虑不安或情绪低落、抑郁、不能自我控制情绪等症状。

2. A【解析】原发性痛经常在青少年期常见，多在初潮后6~12个月发病，30岁以后发生率开始下降。所以，选项A错误，其余选项是正确的。

3. E【解析】根据患者月经期腹痛剧烈，月经规律，妇科检查无异常发现，临床即可做出痛经诊断。

4. C【解析】参见A2型题第1题解析。

5. A【解析】子宫脱垂Ⅰ度，轻型表现为子宫颈外口距处女膜缘＜4cm，尚未达到处女膜缘；重型表现为子宫颈外口已达处女膜缘，在阴道口能见到子宫颈。根据题干内容可知，李女士子宫脱垂为子宫脱垂Ⅰ度重型。

6. B【解析】参见A1型题第23题解析。患者1年前行刮宫术后月经再未来潮，属于继发性闭经。

7. C【解析】患者年龄＞15岁、无月经来潮，有周期性下腹疼痛，妇查无阴道口，肛检触及增大的子宫，属原发性闭经。

8. C【解析】患者可诊断为绝经过渡期无排卵性功能失调性子宫出血。其治疗以止血、调整周期、减少经量、防止子宫内膜病变为主，可行刮宫术止血，且刮出物送检可明确诊断以排除器质性疾病。该患者已至绝经期不需促排卵治疗。

9. E【解析】依据题干内容所述，该患者闭经的病变部位为子宫。子宫性闭经的原因在子宫。此时月经调节功能正常，第二性征发育也往往正常，但子宫内膜受到破坏或对卵巢激素不能产生正常的反应，从而引起闭经。

10. C【解析】围绝经期综合征采用激素替代治疗（HRT）时，主要药物为雌激素，常同时使用孕激素。剂量个体化，以取最小有效量为佳。原则上尽量选用天然性激素，以雌三醇和雌二醇间日给药最为安全有效。

11. E【解析】子宫内膜在卵巢激素的影响下，出现相应的周期性变化：月经周期的第 1~4 天，为月经期；月经周期的第 5~14 天，为增生期；月经周期的第 15~24 天，为分泌期；月经周期的第 25~28 天，为月经前期。根据题干所知此妇女的月经周期和每次持续时间，可推算出选项 E 正确。

12. C【解析】雌孕激素序贯试验是鉴别卵巢闭经与子宫性闭经的方法。依据题干信息，“行孕激素试验结果为阴性，再行雌孕激素序贯试验 2 次均为阴性”可以诊断子宫性闭经。

13. A【解析】黄体萎缩不全行宫腔镜检查，术后患者应遵医嘱使用抗生素 3~5 天，宫腔镜检查后 2~7 天可能有少量血性分泌物，需保持会阴清洁。检查后如发热提示感染，应来就诊。

三、A3/A4 型题

1. B【解析】黄体萎缩不全时，子宫内膜不能如期脱落，表现为月经周期正常，但经期延长。

2. B【解析】黄体萎缩不全的诊断可以根据基础体温、血孕酮测定和内膜活检。患者的基础体温是双相的，但是上升和下降缓慢，上升幅度小于 0.3℃，持续时间仅 9~10 天，有时卵泡期延长。

3. D【解析】黄体萎缩不全时，月经期第 5~6 天仍能见到呈分泌反应的子宫内膜。常表现为混合型子宫内膜，即残留的分泌期内膜与出血坏死组织及新增生的内膜混合共存。

4. A【解析】B 超检查可见胎心搏动、胎囊，可诊断为早孕。

5. E【解析】如果经检查未妊娠，下一步行血生殖内分泌检查最合适，主要是检查女性内分泌失调的原因。项目包括黄体生成素（LH）、催乳素（PRL）、卵泡刺激素（FSH）、雌二醇（E_2）、睾酮（T）、黄体酮（P）。

6. B【解析】依据题干内容所述，符合“排卵性功血”的临床表现，可明确诊断。

7. D【解析】子宫不规则出血是无排卵性功血的表现，所以，D 选项错误。

8. C【解析】该患者脉搏 120 次/分，最可能是继发了重度贫血。

9. C【解析】原发性痛经的发生与月经时子宫内膜释放前列腺素（PG）含量增高有关。

痛经患者子宫内膜和月经血中 PGF2a 和地诺前列酮较正常妇女明显升高，尤其是 PCF2a 含量增高是造成痛经的主要原因。

10. E【解析】原发性痛经的治疗一般常考虑在月经来潮即用前列腺素合成酶抑制剂或 PG 拮抗剂，疼痛开始服药 2~3 天。

11. B【解析】该患者表现符合无排卵性功血的临床表现，最常见的症状是子宫不规则出血，表现为经期长短不一，甚至可达 1 个月以上，经量多少不定，从淋漓不断而至大量出血。

12. E【解析】由上一题解析可知，该患者为无排卵性功血。选项 E“增生期与分泌期子宫内膜共存”是黄体萎缩不全的表现，其余选项均支持无排卵性功血的诊断。

四、B 型题

1. D　2. C

1~2【解析】子宫脱垂临床分度如下。①Ⅰ度：轻型，子宫颈外口距处女膜缘 <4cm，尚未达到处女膜缘；重型，子宫颈外口已达处女膜缘，在阴道口能见到子宫颈。②Ⅱ度：轻型，子宫颈已脱出阴道口外，子宫体仍在阴道内；重型，子宫颈及部分子宫体已脱出至阴道口外。③Ⅲ度：子宫颈及子宫体全部脱出至阴道口外。

3. E【解析】子宫内膜不规则脱落表现为月经周期正常，但经期延长，长达 9~10 天，且出血量多，后几天常表现为少量淋漓不断出血。

4. A【解析】黄体功能不全表现为月经周期缩短，月经频发，患者不易受孕或易流产。

5. D【解析】无排卵性功血临床最常见的症状是子宫不规则出血，表现为经期长短不一，甚至可达 1 个月以上，经量多少不定，从淋漓不断而至大量出血。出血期一般不伴有下腹疼痛或其他不适，出血量多或出血时间长者常继发贫血。

6. E　7. C

6~7【解析】排卵性月经失调可表现为月经周期正常，经期延长，月经期第 5 天子宫内膜呈增生期及分泌期改变。无排卵性功血可临床表现为月经周期不定，阴道流血持续达 10 余天，基础体温单相。

8. B【解析】育龄期，月经频发，习惯性流产，可诊断为黄体功能不足。黄体功能不足是指卵巢排卵后形成的黄体内分泌功能不足，以致孕激素分泌不足，使子宫内膜分泌转化不足，出现排卵性功血，且不利于受精卵着床，可导致不孕或习惯性流产。

9. A【解析】月经周期中间点滴出血，可诊断为排卵期出血。在有规律的两次月经中期，即排卵期，由于排卵所致的雌激素水平短暂下降，使部分女性的子宫内膜失去雌激素的支持，而出现子宫内膜脱落，引起有规律的阴道流血，称为排卵期出血。

10. C【解析】月经规则，经期长伴经量多，可诊断为子宫内膜不规则脱落。由于卵泡发育不全，尽管有排卵，但黄体萎缩不全或持续过久，雌激素、孕激素不能迅速下降，内膜不规则脱落而使出血延长。月经仍按期来潮，但出血时间延长至10天。

11. E【解析】短期闭经后持续阴道流血，量多，可诊断为无排卵性功血。典型无排卵性功血是在月经前有数周或数月的闭经，继而出现阴道大量流血，持续数天后常转为阴道淋漓流血，或时多时少、时流时止，持续时间长短不一，短则几天，长则数十天或数月不止。

五、X 型题

1. ACDE【解析】围绝经期综合征中最典型的症状是潮热、潮红。大多数妇女可出现轻重不等的症状，有人在绝经过渡期症状已开始出现，持续到绝经后2~3年，少数人可持续到绝经后5~10年症状才有所减轻或消失。所以，选项B错误，其他选项是正确的。

2. ACDE【解析】原发性痛经的发生与月经时子宫内膜释放前列腺素（PG）含量增高有关。痛经患者子宫内膜和月经血中 PGF_{2a} 和地诺前列酮较正常妇女明显升高，尤其是 PCF_{2a} 含量增高是造成痛经的主要原因。所以，选项B错误，其他选项是正确的。

3. ABCD【解析】无排卵性功血月经周期不规律。所以，选项E错误，其他选项是正确的。

4. ABCD【解析】育龄期功血可因某种内外环境刺激，如劳累、应激、流产、手术或疾病等引起短暂的无排卵，亦可因肥胖、多囊卵巢综合征、高催乳素血症等长期存在的因素引起持续无排卵性。所以，选项E错误，其他选项是正确的。

5. BCDE【解析】引起经前期综合征的原因尚不清楚，可能与卵巢激素比例失调、中枢神经递质异常、缺乏维生素 B_6 以及精神、社会等因素有关。

6. ACDE【解析】子宫脱垂的预防措施参见A1型题第25题解析。

7. ABDE【解析】经血是血液和一些脱落的子宫内膜、子宫颈黏液及阴道分泌物的混杂液体。经血颜色发暗，略带黏性，不容易凝成血块，细看还会有小而薄的碎片。有时出现血块，或者黑色血液。

8. ABCE【解析】原发性痛经在青少年期常见，多在初潮后6~12个月发病，无排卵型月经一般不发生痛经。痛经多于月经第1、2天出现，常为下腹部阵发性绞痛，有时也放射至肛门、腰骶部及阴道，疼痛程度也多变异，可表现为轻微痉挛性疼痛，严重时患者不能忍受，疼痛剧烈时出现头昏、低血压、面色苍白及出冷汗，甚至昏厥。也有部分患者经前1~2天即开始下腹部疼痛，月经来潮时加剧。膜样月经患者疼痛剧烈，一旦排出后疼痛迅速减轻。妇科检查可无异常。

9. ABCD【解析】大出血患者应绝对卧床休息，注意观察其意识状态；给高蛋白、高维生素、含铁食品；详细记录患者的生命体征及出血量，嘱患者保留会阴垫和内裤等以便准确估计出血量；遵医嘱做好配血、输血，采取止血措施（如刮宫术等），执行治疗方案维持患者正常血容量。

10. ABCD【解析】闭经按生殖轴病变和功能失调的部位分为下丘脑性闭经、垂体性闭经、卵巢性闭经、子宫性闭经以及下生殖道发育异常性闭经。

11. ABCE【解析】对功血患者的一般护理措施包括保持清洁，预防感染，如勤换卫生护垫和内裤；出血期间禁止性生活及盆浴；保持室内空气新鲜，每天通风2次。所以，选项D错误的，其余选项说法正确。

12. ABCE【解析】参见X型题第8题解析。检查无阳性体征为诊断原发性痛经的关键。所以，选项D错误的，其余选项说法正确。

六、案例分析题

1. A【解析】参见B型题第1~2题解析。可知该患者为子宫脱垂Ⅱ度重型，并伴阴道前后壁膨出。

2. B【解析】该患者正确的处理措施应为阴道纵隔形成术，适用于年老体弱不能耐受大手术、不需要保留性能力者。

3. C【解析】分娩损伤是子宫脱垂发病的主要原因。分娩，尤其是难产、第二产程延长或经阴道手术助产，易造成子宫颈、子宫颈主韧带、子宫骶韧带和盆底肌肉的损伤。若分娩后支持组织未能恢复正常，就容易发生子宫脱垂。

4. C【解析】Ⅲ度子宫脱垂的患者常伴有重度阴道前壁脱垂，容易出现尿潴留，还可发生压力性尿失禁。如患者存在压力性尿失禁，可使用抗焦虑药丙米嗪。

5. ABD【解析】依据题干信息所述，“患儿14岁，已出现第二性征3年却一直无月经来潮”提示原发性闭经。“青春期乳房发育，迟迟未见月经来潮。近1年常感下腹胀痛，每次持续3~4天，可自然缓解”提示先天性处女膜闭锁以及先天性无阴道。

6. A【解析】对该患儿应首行做妇科检查，检查第二性征发育程度，注意内、外生殖器的发育有无缺陷、畸形和肿瘤，腹股沟区有无肿块。

7. B【解析】依据题干内容所述，符合“先天性处女膜闭锁”的临床表现，可明确诊断。

8. B【解析】由器质性病变引起的闭经，需针对病因进行治疗。如阴道闭锁者可行阴道成形术，处女膜闭锁者可行处女膜切开术。

9. ABE【解析】依据题干内容所述，该患者有可能是压力性尿失禁、子宫脱垂或膀胱膨出。

10. ABCE【解析】如该患者检查后确诊为子宫脱垂，那么原因可能是分娩损伤，而便秘和长期慢性咳嗽可增加腹压，也可能引起子宫脱垂；盆底组织发育不良或退行性变也可造成子宫脱垂。

11. C【解析】阴道前壁膨出妇科检查时，依患者向下屏气来判断脱垂的严重程度，并予以分度。①Ⅰ度：阴道前壁形呈球状物，向下突出，达处女膜缘，但仍在阴道内。②Ⅱ度：阴道壁展平或消失，部分阴道前壁突出于阴道口外。③Ⅲ度：阴道前壁全部突出于阴道口外。依题干信息，该患者为阴道前壁膨出Ⅱ度，子宫脱垂Ⅱ度，伴有张力性尿失禁。子宫脱垂分度参见B型题第1~2题解析。

12. D【解析】患者“阴道前壁膨出Ⅱ度，子宫脱垂Ⅱ度，张力性尿失禁”，手术治疗应消除症状，修复盆底支持组织。应根据患者的年龄、脱垂程度、生育情况、全身状况选择手术方式。经阴道子宫全切除及阴道前后壁修补术适用于Ⅱ度、Ⅲ度子宫脱垂伴有阴道前后壁脱垂、年龄较大、不需要保留子宫的患者。该患者可选用此术式。

13. B【解析】子宫脱垂的预防措施参见A1型题第25题解析。

第十三章　妊娠滋养细胞疾病妇女的护理

一 A1 型题

1. 滋养细胞疾病的护理措施中不妥的是
   A. 出现呼吸困难予以半坐卧位
   B. 化疗期间要注意不良反应
   C. 指导补充高脂肪、高蛋白、高维生素食物
   D. 协助患者进行胸部 X 线片
   E. 阴道结节破溃流血，做好输液输血准备，并立即报告医生
2. 对于葡萄胎的阴道流血，下列说法恰当的是
   A. 均为大量流血，可伴有水泡状组织，可导致贫血及继发感染
   B. 流血原因在于葡萄胎组织自蜕膜剥离，使母体血管破裂
   C. 肿瘤组织可穿破子宫，形成腹腔内出血
   D. 多在葡萄胎清宫后几个月开始出现
   E. 为子宫病灶侵蚀血管所致
3. 关于妊娠滋养细胞肿瘤，正确的说法是
   A. 前次妊娠为异位妊娠，不发生绒毛膜癌
   B. 绒毛膜癌最早出现的是脑转移
   C. 前次妊娠为足月产，不发生绒毛膜癌
   D. 绒毛膜癌可发生在葡萄胎之后
   E. 侵蚀性葡萄胎可发生在流产后
4. 葡萄胎排空后，子宫局部侵犯的发生率约为
   A. 10%
   B. 12%
   C. 15%
   D. 17%
   E. 20%
5. 葡萄胎排出后随访时下述哪项是不需要的
   A. 至少避孕 1 年
   B. 定期做 hCG 定量测定
   C. 定期做胸部 X 线片
   D. 定期做阴道细胞学检查
   E. 定期做妇科检查
6. 下列说法正确的是
   A. 绒毛膜癌脑转移的治疗不需全身化疗

B. 胎盘部位滋养细胞肿瘤首选的治疗方法是放疗

C. 葡萄胎一旦确诊应及时清宫

D. 葡萄胎清宫术后应至少避孕1年

E. 葡萄胎的随访时间一般定为6个月

7. 滋养细胞肿瘤最常见的转移部位是

A. 肝　　B. 肺

C. 骨　　D. 脑

E. 阴道

8. 葡萄胎患者随访时间至少

A. 2年　　B. 4年

C. 1年　　D. 3年

E. 半年

9. 下列说法错误的是

A. 绒毛膜癌最常见的死亡原因是脑转移

B. 葡萄胎随访内容不包括胸部X线片

C. 葡萄胎最常用的处理方法是吸宫术清除内容物

D. 绒毛膜癌最易转移的部位是肺

E. 持续性葡萄胎是指葡萄胎完全排空后12周血hCG持续阳性

10. 随访葡萄胎患者时，必须进行的最常用检查方法是

A. 测血中的hCG值　　B. 阴道脱落细胞涂片检查

C. CT检查脑转移情况　　D. 多普勒超声检查听取胎心

E. B超检查有无胎囊

11. 绒毛膜癌常见的转移部位是

A. 胃　　B. 肺

C. 肝　　D. 阴道

E. 脑

12. 绒毛膜癌最主要的转移途径是

A. 直接蔓延　　B. 腹腔种植

C. 淋巴转移　　D. 血液转移

E. 经子宫颈黏膜下行至阴道

13. 浆膜下肌瘤最常见的症状为

A. 阴道排液　　B. 下腹包块

C. 不孕　　D. 下腹坠痛

E. 白带增多

14. 流产后阴道不规则流血，宫内容组织检查为成团的滋养细胞，未见绒毛结构，首先考虑为
A. 绒毛膜癌
B. 难免流产
C. 不全流产
D. 葡萄胎
E. 侵蚀性葡萄胎
15. 葡萄胎最易被误诊的疾病是
A. 妊娠剧吐
B. 羊水过多
C. 月经紊乱
D. 不全流产
E. 多胎妊娠
16. 与囊胚极滋养层接触的蜕膜是
A. 包蜕膜
B. 包蜕膜和底蜕膜
C. 真蜕膜
D. 底蜕膜
E. 以上均不正确
17. 侵蚀性葡萄胎及绒毛膜癌最好的治疗方法是
A. 化疗为主，手术和放疗为辅
B. 单纯放疗
C. 免疫治疗
D. 单纯化疗
E. 手术加放疗
18. 按国内分期，绒毛膜癌患者病变转移至阴道为
A. Ⅰ期
B. Ⅱ期
C. ⅡB 期
D. ⅣA 期
E. Ⅳ期
19. 绒毛膜癌治愈、观察年限为
A. 3 年
B. 2 年
C. 4 年
D. 1 年
E. 5 年
20. 关于完全性葡萄胎最常见的临床症状，下列说法正确的是
A. 子宫大小大于停经月份
B. 停经后阴道内排出葡萄状物
C. 停经后不规则阴道流血
D. 不规则性阴道流血
E. 妊娠剧吐及妊娠期高血压疾病征象
21. 可确诊葡萄胎的临床表现是
A. 阴道排出物中见到水泡状组织
B. 妊娠早期出现较严重的呕吐并有妊娠期高血压疾病
C. 腹痛
D. 停经阴道流血
E. 子宫增大如 5 个月妊娠大小，尚摸不到胎体，听不到胎心

22. 下列临床表现与良性葡萄胎不符的是
A. 妊娠期高血压疾病
B. 甲亢
C. 痰中带血
D. 阴道流血
E. 贫血
23. 葡萄胎患者术后避孕的最佳方法是
A. 埋入法避孕
B. 阴茎套
C. 宫内节育器避孕
D. 口服避孕药避孕
E. 针剂避孕药避孕
24. 葡萄胎处理原则，哪项不妥
A. 术后须给予抗生素
B. 每次刮出物送病理检查
C. 预防性化疗作为治疗常规
D. 吸宫手术前做好输液，输血准备
E. 两次刮宫术应间隔7天
25. 对化疗最敏感的女性生殖器肿瘤是
A. 子宫内膜癌
B. 子宫颈癌
C. 绒毛膜癌
D. 卵巢癌
E. 外阴癌
26. 处理良性葡萄胎患者时，下述哪项不正确
A. 应取水疱送病检
B. 均进行预防性化疗
C. 吸宫术中预防子宫穿孔
D. 一旦确诊，即行吸宫术
E. 40岁以上疑癌变者考虑行全子宫切除术
27. 葡萄胎确诊后首选的处理方法是
A. 止血
B. 化疗
C. 抗生素控制感染
D. 清宫
E. 放疗
28. 下列哪项药物治疗绒毛膜癌的效果最差
A. 5-氟尿嘧啶
B. 放线菌素D（更生霉素）
C. 顺铂
D. 甲氨蝶呤
E. 巯基嘌呤
29. 妊娠滋养细胞疾病时，hCG刺激能引起
A. 巧克力囊肿
B. 卵泡囊肿
C. 黄素囊肿
D. 黄体囊肿
E. 皮样囊肿
30. 下列说法正确的是
A. 少数持续性葡萄胎经一定时期可自行转为正常
B. 低危妊娠滋养细胞肿瘤首选的化疗药物不包括KSM

C. 多数持续性葡萄胎发生恶变
D. 侵蚀性葡萄胎可来源于完全性葡萄胎
E. 葡萄胎行清宫术时，确诊后择期清宫

31. 下列哪项能完全排除完全性葡萄胎的诊断
A. 妊娠试验阴性
B. 卵巢黄素化囊肿
C. 子宫大于妊娠月份
D. 超声多普勒闻及胎心搏动
E. 停经后阴道流血

二、A2 型题

1. 崔女士，42 岁。人工终止妊娠后 2 个月，中等量阴道流血 2 周，尿妊娠试验阳性，子宫稍软，胸部 X 线片示双肺散在粟粒状阴影。首先考虑的诊断是
A. 吸宫不全合并肺结核
B. 恶性葡萄胎
C. 葡萄胎
D. 绒毛膜癌
E. 侵蚀性葡萄胎

2. 王女士，30 岁。人工终止妊娠术后 8 个月。术后不断有阴道流血，量不多。阴茎套避孕。现尿妊娠试验阳性，胸部 X 线片见两肺中下叶散在浅淡、半透明、圆形阴影及棉花团影。本例最可能的诊断为
A. 葡萄胎
B. 侵蚀性葡萄胎
C. 先兆流产
D. 绒毛膜癌
E. 吸宫不全

3. 张女士，30 岁。葡萄胎刮宫术后 4 个月，血 hCG 明显高于正常，胸部 X 线片显示片状阴影，最可能的诊断是
A. 异位妊娠
B. 结核
C. 再次葡萄胎
D. 绒毛膜癌
E. 侵蚀性葡萄胎

4. 在手术切除的标本病理检查中，发现子宫肌层及输卵管中有滋养细胞并显著增生成团块状，细胞大小、形态均不一致，有出血及坏死，但绒毛结构完整。最可能的诊断为
A. 卵巢肿瘤
B. 侵蚀性葡萄胎
C. 子宫体癌
D. 绒毛膜癌
E. 葡萄胎

5. 王女士，29 岁。已婚，既往月经周期规律，主诉停经 12 周时出现阴道流血及腹部紧张感。妇科检查：宫口未开，子宫如婴儿头大、质软，两侧附件区均触及约手拳大、囊性、活动良好、无压痛肿物，分泌物陈旧血性，尿妊娠试验阳性。本例双侧附件区肿物最可能的诊断是
A. 双侧卵巢浆液性囊腺瘤
B. 双侧卵巢子宫异位囊肿

C. 双侧输卵管卵巢囊肿
D. 双侧卵巢黄素囊肿
E. 双侧输卵管积水

6. 葡萄胎清宫术后4个月，hCG持续阳性，咯血，首先考虑为
A. 侵蚀性葡萄胎
B. 葡萄胎
C. 绒毛膜癌
D. 不全流产
E. 难免流产

7. 万女士，31岁。停经56天，阴道流血诊断为葡萄胎。该患者处理是
A. 立即行清宫术
B. 切除子宫
C. 常规化学疗法
D. 输血输液
E. 住院观察

8. 郑女士，40岁。3个月前人工终止妊娠，近3天阴道流血。查体：子宫稍大、质软，尿妊娠试验阳性，胸部X线片示双肺散在棉球状阴影。诊断为
A. 良性葡萄胎
B. 侵蚀性葡萄胎
C. 先兆流产
D. 吸宫不全
E. 绒毛膜癌

9. 刘女士，29岁。确诊为葡萄胎，欲行刮宫术，护士遵医嘱准备好静脉通路并配血的理由是
A. 术前需要输血
B. 防止清宫时大出血造成休克
C. 医生建议
D. 患者要求
E. 用于术前给药

10. 古女士，32岁。停经12周，阴道不规则流血10余天，量不多暗红色，血中伴有小水泡物。妇科检查：血压150/90mmHg，子宫前倾，如孕4个月大，两侧附件可触到鹅卵大、囊性、活动良好、表面光滑的肿物。本病例最可能的诊断是
A. 葡萄胎
B. 妊娠合并子宫肌瘤
C. 妊娠合并卵巢囊肿
D. 先兆流产
E. 双胎妊娠

11. 方女士，45岁。经产妇，因葡萄胎行全子宫切除术。病理检查子宫肌层未见增生的滋养细胞。下列哪项处理恰当
A. 随访观察
B. 化疗
C. 放疗
D. 广谱抗生素治疗
E. 免疫治疗

12. 付女士，30岁。停经近4个月，近10天阴道不规则流血。子宫底耻骨上3横指，尿妊娠试验阳性。B超检查见子宫腔内充满弥漫分布的光点和小囊样无回声区图像。胸部X线片正常，诊刮病检提示滋养细胞增生，可见绒毛结构。应诊断为
A. 不全流产
B. 先兆流产

C. 绒毛膜癌

D. 良性葡萄胎

E. 侵蚀性葡萄胎

13. 钟女士，24 岁。半年前曾做人工终止妊娠术，近 2 个月阴道不规则流血，近半月开始厌食、恶心、肝区痛，肝脏超声见多个异常回声，血 hCG 增高，诊断为绒毛膜癌肝转移，其分期为

A. Ⅰ期

B. Ⅱ期

C. Ⅲ期

D. Ⅳ期

E. 以上都不是

14. 方女士，40 岁。近 2 个月阴道少量不规则流血，近 10 天咳嗽、痰中带血，G_4P_1，顺产 1 次，人工终止妊娠 3 次，末次妊娠 2 年前。晨起剧烈疼痛伴呕吐，晕厥 30 分后清醒。胸部 X 线片检查示肺部有半透明、小圆形阴影。最可能的诊断是

A. 肺癌脑转移

B. 绒癌脑转移

C. 侵蚀性葡萄胎脑转移

D. 脑卒中

E. 脑栓塞

15. 石女士，29 岁。停经近 2 个月，近 1 周阴道少量流血。子宫底耻骨上 3 横指，尿妊娠试验阳性。下述哪项检查最有助于鉴别诊断

A. 头部 CT

B. 盆腔 B 超检查

C. 诊断性刮宫

D. 血 hCG 检查

E. 胸部 X 线片

三 A3/A4 型题

（1~2 题共用题干）

万女士，31 岁。停经 56 天，阴道流血，诊断为葡萄胎。

1. 诊断价值最大的是

A. 阴道流血，水泡状物排出

B. 胸部 X 线片有棉絮状阴影

C. 停经史

D. 尿试验阳性

E. 子宫体增大

2. 关于该患者随访，下列说法错误的是

A. 必要时行胸部 X 线检查

B. 按时复查 hCG

C. 进行妇科检查

D. 至少持续 2 年

E. 随访期受孕应加强孕期保健

（3~5 题共用题干）

史女士，33 岁。4 个月前做葡萄胎清宫术，现恢复正常月经，工具避孕。近 2 周阴道不

规则流血，近3天出现咳嗽、咳痰，痰中有少许血丝。查体：体温37.4℃，外阴、阴道正常，子宫体如孕50天大小、质软、可活动，双附件正常。

3. 为明确诊断，首先考虑选择的检查是

A. CT检查　　B. 诊断性刮宫

C. 胸部正位X线摄影　　D. B超检查

E. 血hCG定量检查

4. 如胸部X线片示肺野外带多个半透明、小圆形阴影，血hCG阳性，最可能的诊断是

A. 胎盘部位反应　　B. 侵蚀性葡萄胎

C. 葡萄胎　　D. 子宫内膜癌

E. 绒毛膜癌

5. 治疗宜选用

A. 放疗　　B. 化疗

C. 化疗+放疗　　D. 化疗+子宫次全切

E. 化疗+子宫全切术

（6~7题共用题干）

钱女士，33岁。1年前行人工终止妊娠，近2个月阴道不规则流血。查体：子宫稍大，尿hCG（+），胸部X线片见右上肺有数个直径0.5cm的阴影，边缘模糊。

6. 首先考虑诊断是

A. 侵蚀性葡萄胎　　B. 葡萄胎

C. 绒毛膜癌　　D. 异位妊娠

E. 不全流产

7. 进一步的处理为

A. 化疗　　B. 腹腔镜检查

C. 子宫全切术　　D. 后穹隆穿刺术

E. 刮宫术

（8~10题共用题干）

吕女士，26岁。人工终止妊娠3个月，术后不久即出现不规则阴道流血，3天前出现咳嗽，痰中带血。查体：子宫稍增大，质软、双侧附件（－），胸部X线片见双侧肺野外带数个小结节状阴影，血hCG 1000kU/L。

8. 最可能的诊断是

A. 葡萄胎　　B. 侵蚀性葡萄胎肺转移

C. 绒毛膜癌肺转移
D. 肺结核
E. 肺炎

9. 首选的检查是
A. 血常规
B. 盆腔 B 超检查
C. 肺组织病变处穿刺活检
D. 痰查结核分枝杆菌
E. 诊断性刮宫

10. 治疗方法
A. 化疗
B. 放疗
C. 手术疗法
D. 抗结核治疗
E. 抗生素治疗

（11~13 题共用题干）

方女士，30 岁。停经 2 个月，阴道流血 7 天，查体子宫底脐耻之间，未闻及胎心音。

11. 首选哪项辅助检查
A. 盆腔 B 超检查
B. 血常规
C. 盆腔 CT
D. 血 hCG
E. X 线平片

12. 如诊断为葡萄胎，下一步治疗为
A. 子宫切除术
B. 清宫术
C. 缩宫素引产
D. 化疗
E. 刮宫术 + 化疗

13. 治疗后 2 个月，该患者仍有少量阴道流血。hCG 值无明显下降，伴有咳嗽、咳痰，痰中带血丝，则进一步处理措施应为
A. 肺叶切除术
B. 子宫切除术
C. 胸部 X 线片
D. 放疗
E. 继续观察，定期复查血 hCG

（14~15 题共用题干）

刘女士，28 岁。1 年前曾人工终止妊娠，近 2 月阴道不规则流血，妇科检查：子宫稍大，尿 hCG（+），胸部 X 线片见右上肺有数个直径 0.5cm 的阴影，边缘模糊。

14. 首先考虑诊断是
A. 不全流产
B. 侵蚀性葡萄胎
C. 葡萄胎
D. 绒毛膜癌
E. 异位妊娠

15. 进一步处理为
A. 子宫全切术
B. 后穹隆穿刺术
C. 化疗
D. 腹腔镜检查
E. 刮宫术

四 B型题

（1~5题共用备选答案）
A. 放疗
B. 化疗
C. 子宫切除
D. 肺叶切除术
E. 生物治疗

1. 一般妊娠滋养细胞肿瘤低危患者首选
2. 无生育要求的妊娠滋养细胞肿瘤低危无转移患者，在初次治疗时应首选
3. 妊娠滋养细胞肿瘤大病灶、耐药病灶或病灶穿孔出血时，应在化疗基础上采用
4. 肝、脑转移和肺部病灶的治疗可加用
5. 妊娠滋养细胞肿瘤经多次化疗未能吸收的、孤立的肺转移耐药病灶，采取

（6~9题共用备选答案）
A. 滋养细胞不典型增生，侵入子宫肌层，可见绒毛结构
B. 滋养细胞增生并侵入子宫肌层和血管，不见绒毛结构，伴大片坏死出血
C. 滋养细胞增生，绒毛间质水肿，间质内胎源性血管消失
D. 由细胞滋养细胞分化出合体滋养细胞，二者分裂增生与胚外中胚层一起组成绒毛膜
E. 瘤组织主要由中间型滋养细胞组成，无大片出血坏死

6. 良性葡萄胎
7. 侵蚀性葡萄胎
8. 胎盘部位滋养细胞肿瘤
9. 绒毛膜癌

（10~12题共用备选答案）
A. 肺叶切除术
B. 子宫切除术
C. 一线药物放疗
D. 二线药物化疗
E. 化疗

10. 多次化疗未能吸收的孤立的肺部耐药病灶，治疗方法为
11. 高危转移患者出现复发，治疗方法为
12. 子宫耐药病灶或病灶穿孔出血，治疗方法为

(13~14 题共用备选答案)

A. 胎盘部位滋养细胞肿瘤
B. 部分性葡萄胎
C. 绒毛膜癌
D. 完全性葡萄胎
E. 侵蚀性葡萄胎

13. 坏死灶内见滋养细胞、血块及凝固性坏死组织，未见绒毛结构
14. 绒毛水泡状改变，组织出血、坏死，侵入子宫肌层

(15~16 题共用备选答案)

A. 早期妊娠
B. 中期妊娠
C. 晚期妊娠
D. 葡萄胎
E. 异位妊娠

15. 停经 2 个月，阴道流血 1 周，子宫明显大于孕周，B 超未见胎心搏动，应诊断为
16. 停经 2 个月，阴道少许流血，伴腹痛，子宫无明显增大，可能的诊断是

五 X 型题

1. 葡萄胎清宫术后 hCG 的消退规律，下列说法恰当的是
   A. 葡萄胎清宫后 9 周 hCG 降至不可测出水平
   B. hCG 转阴后，又短时间明显上升，侵蚀性葡萄胎的可能性大
   C. 葡萄胎清宫术后 hCG 消退规律，对预测预后极为重要
   D. 葡萄胎完全排空后 6 个月 hCG 仍为阳性，为持续葡萄胎
   E. 降至正常水平的最长时间不超过 14 周
2. 关于妊娠滋养细胞疾病，下列说法正确的是
   A. 绒毛膜癌易发生肺转移
   B. 妊娠滋养细胞肿瘤不包括葡萄胎
   C. 葡萄胎 2 次刮宫标本中，镜下见到退变绒毛即可诊断为侵蚀性葡萄胎
   D. 侵蚀性葡萄胎和绒毛膜癌对化疗敏感
   E. 侵蚀性葡萄胎多发生在葡萄胎清除术后 6 个月内
3. 诊断葡萄胎时，应与下列哪项疾病进行鉴别
   A. 异位妊娠
   B. 双胎妊娠
   C. 功血
   D. 先兆流产
   E. 羊水过多
4. 主要通过血行转移的疾病不包括
   A. 子宫颈癌
   B. 子宫内膜异位症

C. 子宫内膜癌
D. 侵蚀性葡萄胎
E. 绒毛膜癌

5. 关于葡萄胎的染色体，以下说法错误的有
A. 完全性葡萄胎染色体基因和线粒体 DNA 均来自父系
B. 完全性葡萄胎空卵 + 两个单倍体精子受精核型是 46, XY
C. 完全性葡萄胎空卵 + 单倍体精子受精核型是 46, XX
D. 部分性葡萄胎最常见的核型是 69, XYY
E. 部分性葡萄胎的核型均为三倍体

6. 关于滋养叶细胞疾病，下列说法错误的是
A. 葡萄胎患者查出黄素囊肿时，应切除卵巢
B. 基础体温测定对于鉴别良性与恶性葡萄胎是无用的
C. 恶性葡萄胎不出现肺转移
D. 葡萄胎排出后，如果 hCG 值在 LH 值水平以下则很少继发绒毛膜癌
E. 以上均正确

7. 关于妊娠滋养细胞肿瘤，下列说法错误的是
A. 绒癌可发生于流产、足月产后
B. 侵蚀性葡萄胎可发生于流产、足月产后
C. 合体细胞性子宫内膜炎是恶性改变
D. 血 hCG 均阳性
E. 异位妊娠后可能发生侵蚀性葡萄胎

8. 关于侵蚀性葡萄胎的治疗原则，下列说法正确的是
A. 化疗原则是治愈后再巩固治疗 2~3 个疗程
B. 当转移灶发生大出血时应考虑手术治疗
C. 手术切除子宫并辅以化疗
D. 手术用于切除残存或耐药病灶
E. 化疗为主要治疗手段

9. 绒毛膜癌可能来源于以下哪种疾病
A. 异位妊娠流产
B. 足月妊娠分娩后
C. 完全性流产
D. 假性妊娠后
E. 侵蚀性葡萄胎

10. 葡萄胎患者哪些情况考虑给预防性化疗
A. 年龄 35 岁
B. 无随访条件
C. 水疱较小
D. hCG > 100 000U/L
E. 滋养层细胞增生明显

11. 关于侵蚀性葡萄胎与绒毛膜癌的鉴别，错误的是
A. 尿中 hCG 高者为绒毛膜癌
B. 前次妊娠为足月产者是绒毛膜癌

C. 有肺转移者为绒毛膜癌

D. 镜下见不到绒毛结构者为侵蚀性葡萄胎

E. 症状严重者为绒毛膜癌

12. 关于葡萄胎的清宫术，下列说法恰当的是

A. 清宫应在输液、配血、建立静脉通道后进行

B. 刮出物选取近种植部位及子宫腔内组织分别送检

C. 子宫大于 12 周者可于 1 周后行 2 次清宫，但并非必须行 2 次清宫

D. 扩张子颈管应扩张到 8 号扩张棒以上

E. 扩张宫口同时给予缩宫素静脉滴注可减少失血和子宫穿孔

六 案例分析题

（1~5 题共用题干）

方女士，29 岁。妊娠 2^+ 月出现阴道流血，妇科检查：阴道有暗红色血，子宫颈着色、软，子宫如孕 4^+ 月大小，右侧扪及 5cm×5cm 大小的囊性包块。

1. 下述诊断哪项可能性最大

A. 陈旧性异位妊娠

B. 先兆流产

C. 先兆早产

D. 葡萄胎

E. 双胎妊娠

2. 葡萄胎确诊最可靠的依据是

A. 停经后不规则阴道流血

B. 停经后阵发性腹痛

C. 阴道流血中查见成串的水泡样组织

D. 子宫比停经月份大

E. 妊娠期高血压疾病出现在妊娠早期

3. 关于良性葡萄胎的处理，下述正确的是

A. 经确诊应尽快清宫

B. 必须做第二次刮宫

C. 应取近子宫壁的刮出物送病理检查

D. 术后均应进行预防性子宫切除

E. 40 岁以上者，滋养层细胞增生明显可实施预防性化疗

4. 下列临床表现哪些项目与良性葡萄胎相符

A. 阴道流血

B. 贫血

C. 妊娠期高血压疾病

D. 甲亢

E. 痰中带血

5. 妇科检查后患者阴道流血增多伴有阵发性腹痛，血压 85/60mmHg，脉搏 100 次/分，血红蛋白 85g/L，白细胞 9×10^9/L，中性粒细胞 0.78。目前的处理以哪项为最佳

A. 输液、输血

B. hCG 测定

C. 抗休克同时立即吸宫

D. 静脉滴注抗生素

E. B 超检查

（6~9题共用题干）

张女士，32岁。3个月前曾做葡萄胎刮宫术，近20天阴道流血，术后一直无月经来潮。2天前突然下腹剧痛、出冷汗、昏倒。检查：贫血貌，血压80/50mmHg，心率108次/分，体温36.8℃，腹部移动性浊音阳性，阴道左侧壁有1.5cm紫蓝结节，子宫大小不清，双侧附件有6~8cm直径囊性包块，尚活动，下腹有压痛及反跳痛。

6. 最有可能的诊断为
   A. 黄素囊肿破裂
   B. 功血
   C. 侵蚀性葡萄胎并发子宫穿孔
   D. 卵巢囊肿破裂
   E. 子宫肌瘤变性
   F. 卵巢囊肿蒂扭转
   G. 输卵管妊娠破裂

7. 关于3个月前的葡萄胎治疗方面，患者有哪项缺憾以至出现现在的严重后果
   A. 葡萄胎清宫后未定期随访
   B. 未抗感染治疗
   C. 未行预防性化疗
   D. 未行2次清宫
   E. 未行全子宫切除

8. 病理可有哪些表现
   A. 子宫表面可见紫蓝色结节
   B. 滋养细胞增生和分化不良
   C. 未见绒毛组织
   D. 水泡状组织侵入肌层
   E. 可见绒毛组织

9. 该病的主要转移途径为
   A. 直接蔓延
   B. 直接蔓延和淋巴转移
   C. 血行转移
   D. 血行转移和淋巴转移
   E. 淋巴转移

（10~13题共用题干）

赵女士，43岁。停经3个月，阴道不规则流血10天。查体：子宫底耻骨上3横指，未闻及胎心。尿妊娠试验阳性。B超检查见子宫腔内充满弥漫分布的细点和小囊样无回声区图像。胸部X线片正常。

10. 最可能的初步诊断是
   A. 侵蚀性葡萄胎
   B. 良性葡萄胎
   C. 不全流产
   D. 先兆流产
   E. 绒毛膜癌

11. 治疗方式为
   A. 化疗
   B. 放疗

C. 诊刮术　　D. 子宫切除术
E. 子宫双侧附件切除术

12. 诊刮病检提示滋养细胞增生，可见绒毛结构。应诊断为
A. 侵蚀性葡萄胎　　B. 良性葡萄胎
C. 绒毛膜癌　　D. 稽留流产
E. 先兆流产

13. 葡萄胎刮宫后 5 个月，妊娠试验由阴转阳，肺部有散在棉絮状阴影。最大可能是
A. 子宫肌瘤合并肺结核　　B. 葡萄胎
C. 宫内妊娠　　D. 异位妊娠
E. 侵蚀性葡萄胎

参考答案与解析

一、A1 型题

1. C【解析】保证热量及蛋白质的需要，同时要粗细搭配及供给维生素。所以，选项 C 不妥，其余选项正确。

2. B【解析】完全性葡萄胎停经后阴道流血是最常见的症状。停经 8～12 周左右开始出现不规则阴道流血，时出时停，量多少不定。如果母体大血管破裂可造成大量出血，导致休克甚至死亡，有时在血中可发现水泡状物。如果出血时间长又未及时治疗，可导致贫血和感染。所以，选项 A、D 错误，选项 B 正确。葡萄胎病变局限于子宫腔内，不侵入肌层，也不发生远处转移。所以，选项 C、E 错误。

3. D【解析】侵蚀性葡萄胎基本上继发于良性葡萄胎，且一般发生在葡萄胎清除术后 6 个月内而非流产后，故选项 E 错误。绒毛膜癌早期就可以通过血液转移到全身各组织器官，引起出血坏死，最常见的转移部位依次为肺、阴道、脑及肝，故选项 B 错误。绒毛膜癌常可发生于葡萄胎、流产、足月产或异位妊娠之后，故选项 A、C 错误，选项 D 正确。

4. C【解析】完全性葡萄胎可发生恶变，出现局部浸润或远处转移，清宫后子宫局部浸润、远处转移的发生率分别为 15% 和 4% 。

5. D【解析】葡萄胎的随访指导：葡萄胎患者随访期间必须严格避孕 1 年。正常情况下，葡萄胎清空后血清 hCG 稳定下降，首次降至阴性的平均时间约为 9 周，最长不超过 14 周。如果葡萄胎清空后 hCG 持续异常，需考虑为滋养细胞肿瘤。①hCG 定量测定，葡萄胎清空后每周一次，直至连续 3 次正常，然后每月一次持续至少半年，此后可每半年一次，共随访 2 年。②在随访血、尿 hCG 的同时应注意月经是否规律，有无阴道异常流血，有无咳嗽、咯血及其他转移灶症状，定时做妇科检查、盆腔 B 超及胸部 X 线检查。

6. C【解析】①绒毛膜癌一旦转移至脑，发展迅速，病情危重，抢救困难，死亡率高。首先需要化疗，其次需要放疗及中药辅助治疗。所以，选项A错误。②胎盘部位的滋养细胞肿瘤对化疗药物不敏感，故手术治疗为首选方法，化疗仅作为辅助治疗。所以，选项B错误。③葡萄胎一经确诊，应及时清除宫腔内容物，一般采用吸宫术。所以，选项C正确。④葡萄胎清宫术后，在随访其间必须严格避孕1年。术后检查血hCG一直处于正常状态，在临床上2年之后就可以考虑妊娠。所以，选项D错误。⑤葡萄胎清空后，每周一次hCG定量测定，直至连续3次正常，然后每月一次持续至少半年，此后可每半年一次，共随访2年。所以，选项E错误。

7. B【解析】转移性妊娠滋养细胞肿瘤大多为绒毛膜癌，症状和体征视转移部位而异。主要经血行播散，最常见的转移部位是肺（80%），其次是阴道（30%）、盆腔（20%）、肝（10%）、脑（10%）等，各转移部位共同特点是局部出血。

8. A【解析】参见A1型题第5题解析。

9. B【解析】绒毛膜癌最常见的死亡原因是脑转移，绒毛膜癌脑转移代表病情已进入晚期。所以，选项A正确。葡萄胎在随访血、尿hCG的同时应注意月经是否规律，有无阴道异常流血，有无咳嗽、咯血及其他转移灶症状，定时做妇科检查、盆腔B超及胸部X线片检查。所以，选项B错误。葡萄胎一经确诊，应及时清除宫腔内容物，一般采用吸宫术。所以，选项C正确。绒毛膜癌最常见的转移部位是肺（80%），其次是阴道（30%）、盆腔（20%）、肝（10%）、脑（10%）等。所以，选项D正确。持续性葡萄胎是指葡萄胎完全排空后12周血清hCG持续阳性。所以，选项E正确。

10. A【解析】随访葡萄胎患者时，必须进行的最常用检查方法是hCG定量测定。参见A1型题第5题解析。

11. B【解析】绒毛膜癌最常见的转移部位为肺，临床上可有咯血、胸痛、咳嗽或呼吸困难等症状，可通过胸部X线检查或CT检查发现。其他的转移途径为阴道转移，可表现为阴道流血。转移至肝预后较差，转移至脑致死率较高，还可转移至肾、脾、胃肠道、骨骼等组织。

12. D【解析】绒毛膜癌是一种高度恶性的滋养细胞肿瘤，早期就可以通过血液转移至全身各个组织器官，并引起出血坏死。

13. B【解析】子宫肌瘤的临床表现与肌瘤的生长部位有关，浆膜下子宫肌瘤最常见的症状为下腹包块，而黏膜下肌瘤常见症状为月经改变。

14. A【解析】在子宫肌层或子宫外转移灶中若见到绒毛结构或退化的绒毛阴影，则诊断为侵蚀性葡萄胎；若仅见大量的滋养细胞浸润和坏死出血，未见绒毛结构者诊断为绒毛膜癌。

15. D【解析】部分性葡萄胎易误诊为不全流产或过期流产，需对流产组织进行病理学检查方能确诊。

16. D【解析】底蜕膜是指与囊胚极滋养层接触的蜕膜；包蜕膜是指覆盖在胚泡上面的蜕膜；真蜕膜是指除底蜕膜、包蜕膜以外的覆盖子宫腔表面的蜕膜。

17. A【解析】目前，侵蚀性葡萄胎与绒癌最好的治疗方法是以化疗为主，手术和放疗为辅。年轻未生育者尽可能不切除子宫，以保留生育能力；如不得已切除子宫，仍可保留正常卵巢。需手术治疗者一般主张先化疗，待病情基本控制后再手术，对肝、脑有转移的重症患者可加用放疗。

18. C【解析】绒癌的临床分期如下。①Ⅰ期：病变局限于子宫，无转移。②Ⅱ期：病变转移至盆腔、阴道。ⅡA期，转移至宫旁组织或附件；ⅡB期，转移至阴道，病变超出子宫，但仍局限于生殖器官。③Ⅲ期：病变转移至肺。ⅢA期，单个病灶直径<8cm，或片状阴影不超过一侧肺的一半；ⅢB期，肺转移，超过ⅢA期范围。④Ⅳ期：病变转移至脑、肝、肠、肾等处（全身转移）。

19. A【解析】绒毛膜癌的治疗需持续至临床症状完全消失，hCG每7~10天测1次，连续3次均正常，需再巩固1~2个疗程，随访观察3年无复发即为治愈。葡萄胎随访2年，以便早期发现滋养细胞肿瘤及时处理。

20. C【解析】参见A1型题第2题解析。

21. A【解析】若在阴道排出物中见到水泡状组织，葡萄胎的诊断基本可以确定。

22. C【解析】良性葡萄胎的临床表现主要包括：①停经后阴道流血。②腹痛。③其他，包括子宫异常增大变软、妊娠呕吐及妊娠期高血压疾病征象、卵巢黄素囊肿及甲亢表现。

23. B【解析】葡萄胎患者随访期间必须严格避孕一年，一般不选用宫内节育器，最好选用阴茎套。

24. C【解析】因葡萄胎有恶变可能，故对下列高危病例应进行预防性化疗。①年龄>40岁。②葡萄胎排空前hCG异常增高或清宫后hCG下降缓慢或始终处于高值。③伴有咯血者。④无条件随访者。一般采用5-氟尿嘧啶或放线菌素D（更生霉素）单药化疗一疗程。因此，预防性化疗不是葡萄胎的治疗常规。

25. C【解析】滋养细胞肿瘤是所有肿瘤中对化疗最为敏感的一种，随着化疗方法学和药物学的快速进展，绒毛膜癌患者的死亡率已大为降低。

26. B【解析】参见A1型题第24题解析。

27. D【解析】葡萄胎一经确诊，应及时清除宫腔内容物，一般采用吸宫术。

28. E【解析】绒毛膜癌的治疗以化疗为主、手术与放疗为辅。常用化疗药物包括5-氟尿嘧啶（5-FU）、放线菌素D（Act-D）、甲氨蝶呤（MTX）及其解救药亚叶酸钙（CF）、环磷酰胺（CTX）、长春新碱（VCR）、依托泊苷（VP-16）、顺铂（DDP）等。巯基嘌呤是一种抗肿瘤药，用于绒毛膜癌治疗的效果较差。

29. C【解析】妊娠滋养细胞疾病时，hCG刺激能引起黄素囊肿。卵巢黄素囊肿一般不需要处理，随着hCG的下降就会自然消失。

30. D【解析】①持续性葡萄胎属于异常妊娠，是常见的细胞肿瘤。对于持续性葡萄胎的患者，需及时化疗，避免转化成恶性肿瘤，而且在治疗前要及时清宫。对于年纪较大、没有生育要求的女性，可以及时切除子宫。所以，选项A错误。②低危型妊娠滋养细胞肿瘤（GTN）首选治疗方案为单药化疗，常用药物为甲氨蝶呤（MTX）5-氟尿嘧啶（5-FU）与放线菌素-D（KSM，Act-D）。所以，选项B错误。③持续性葡萄胎是有可以转化为恶性的肿瘤细胞。所以，选项C错误。④侵蚀性葡萄胎均来自良性葡萄胎，可来源于完全性葡萄胎。所以，选项D正确。⑤葡萄胎一经确诊，应及时清除宫腔内容物，不需要择期。所以，选项E错误。

31. D【解析】完全性葡萄胎的典型超声图像为子宫大于相应孕周，无妊娠囊或胎心搏动，子宫腔内充满不均质、密集状或短条状回声，呈“落雪状”，水疱较大时则呈“蜂窝状”。常可测到双侧或一侧卵巢囊肿。彩色多普勒超声检查可见子宫动脉血流丰富，但子宫肌层内无血流或仅稀疏血流信号。

二、A2型题

1. D【解析】依据题干信息所述，人流2个月阴道持续流血，子宫软，尿妊娠试验阳性，并且早期就出现了肺转移征象，符合绒毛膜癌的诊断。肺结核多为单侧肺粟粒影，同时患者有午后发热或夜间盗汗等症状，但文中未提及。故选D。

2. D【解析】参见A2型题第1题解析。棉球状或团块状阴影是绒毛膜癌肺部转移的典型X线表现。

3. E【解析】侵蚀性葡萄胎血hCG明显增高，最常见转移部位是肺，常发生于葡萄胎清宫术后6个月内。由患者病史及临床表现可选E。

4. B【解析】依据题干信息所述，此为滋养细胞疾病，可排除选项A、C。病理报告绒毛结构完整，可排除选项D。基于滋养细胞已侵蚀肌层，并显著增生，故选项B正确。侵蚀性葡萄胎的大体检查可见子宫肌壁内有大小不等、深浅不一的水泡状组织。

5. D【解析】依据题干信息所述，该患者的表现提示大量hCG刺激卵巢卵泡内膜细胞发生黄素化而形成卵巢黄素化囊肿，最可能的诊断是双侧卵巢黄素囊肿。

6. A【解析】发生在葡萄胎排空半年以内的恶性滋养细胞肿瘤多数为侵蚀性葡萄胎，而1年以上者多数为绒毛膜癌，结合咯血等表现，已有肺转移。

7. A【解析】葡萄胎的诊断一经确定后，应即刻予以清除。应采用吸宫术而不用刮宫术。吸宫术的优点是操作快，出血少。

8. E【解析】依据题干信息所述，人流3个月后，出现阴道流血，子宫增大变软，尿妊娠试验阳性，并且早期就出现了肺转移征象，符合绒毛膜癌的诊断。

9. B【解析】清除葡萄胎时应注意预防出血过多、子宫穿孔及感染，并应尽可能减少以后恶变的机会。刮宫前配血备用，建立静脉通路，准备好缩宫素和抢救药品及物品。缩宫素应在充分扩张宫口、开始吸宫后使用。葡萄胎清宫不易一次吸刮干净，通常于1周后再次刮宫。注意选用大号吸管吸引，等到子宫缩小后再慎重刮宫，刮出物选取靠近子宫壁的葡萄状组织送病理检查。

10. A【解析】参见 A1 型题第 21 题解析。

11. A【解析】葡萄胎行全子宫切除术的随诊极为重要，随诊可早期发现恶变，及时采用化疗。随诊应特别注意血尿 hCG 变化，同时还应行妇科检查了解子宫复旧情况，注意患者有无阴道异常流血、咯血及其他转移灶症状，并行盆腔 B 超、胸部 X 线片或 CT 检查。葡萄胎恶变大多发生于 1 年之内，但也有长达 10 余年者，故随诊年限应坚持 10 年以上。

12. D【解析】“停经后阴道不规则出血、子宫异常增大变软”等是葡萄胎的临床表现，“诊刮病检提示滋养细胞增生，可见绒毛结构”为葡萄胎的病理生理表现。

13. D【解析】参见 A1 型题第 18 题解析。

14. B【解析】患者表现符合转移性妊娠滋养细胞肿瘤（大多为绒毛膜癌），绒毛膜癌脑转移按病情进展可分为三期，该患者处于脑瘤期，即瘤组织增生侵入脑组织形成脑瘤，表现为头痛、喷射性呕吐、偏瘫、抽搐直至昏迷。绒毛膜癌脑转移病情凶险，为主要死亡原因。

15. B【解析】盆腔 B 超检查可了解肿瘤的部位、大小、形态、性质和来源。临床诊断符合率 >90%，对直径 <1~2cm 的实性肿瘤不易测出。彩色多普勒超声扫描可测定卵巢肿瘤的血流信号，有助于诊断。

三、A3/A4 型题

1. A【解析】停经后阴道流血是葡萄胎最常见的症状。停经 8~12 周开始出现不规则阴道流血，时出时停，量多少不定，如果母体大血管破裂可造成大量出血，导致休克甚至死亡，有时在血中可发现水泡状物。因此，阴道流血有水泡状物排出具有最大的诊断价值。

2. E【解析】参见 A1 型题第 5 题解析。

3. D【解析】患者表现为不规则阴道流血，再结合“咳嗽、咳痰，痰中有少许血丝”合并子宫外转移病灶，可怀疑为葡萄胎清宫后的侵蚀性葡萄胎。为明确诊断，首先考虑做 B 超检查，常可以发现广泛的肌层内肿瘤血管浸润及低阻性血流频谱。

4. B【解析】葡萄胎清除后半年内出现典型的临床表现或转移灶症状，结合“X 线胸片示肺野外带多个半透明、小圆形阴影，血 hCG 阳性”辅助检查，临床可确立侵蚀性葡萄胎的诊断。

5. B【解析】侵蚀性葡萄胎治疗原则以化疗为主，手术为辅。可单药治疗或联合化疗。

6. C【解析】患者人工流产后近 2 个月阴道不规则流血，且子宫稍大，尿 hCG（+）均符合绒毛膜癌的临床表现。胸部 X 线片是诊断肺转移的重要检查方法，肺转移者最初 X 线征象为肺纹理增粗，继而发展为片状或小结节阴影，棉球状或团块状阴影是肺部转移的典型 X 线表现。“胸部 X 线片见右上肺有数个直径 0.5cm 的阴影，边缘模糊”提示患者已有肺转移。

7. A【解析】绒毛膜癌诊断明确后，治疗以化疗为主，手术和放疗为辅。年轻未生育者尽可能不切除子宫，以保留生育能力，如不得已切除子宫者仍可保留正常卵巢。需手术治疗者一般主张先化疗，待病情基本控制后再手术，对肝、脑有转移的重症患者可加用放疗。

8. C【解析】参见 A3/A4 型题第 6 题解析。

9. B【解析】初步诊断绒毛膜癌后，为进一步明确诊断，应做盆腔 B 超检查。

10. A【解析】参见 A3/A4 型题第 7 题解析。

11. A【解析】根据停经后不规则阴道流血，子宫底脐耻之间，未闻及胎心音，应疑诊为葡萄胎。应首选盆腔 B 超检查，葡萄胎时宫腔内呈粗点状或落雪状图像，无妊娠囊可见，也无胎儿结构及胎心搏动征，只能听到子宫血流杂音，听不到胎心。

12. B【解析】参见 A2 型题第 7 题解析。

13. C【解析】根据题干信息，应考虑是否继发了侵蚀性葡萄胎，进一步应做胸部 X 线检查，这也是诊断肺转移的重要检查方法，肺转移者最初 X 线征象为肺纹理增粗，继而发展为片状或小结节阴影，棉球状或团块状阴影是肺部转移的典型 X 线表现。

14. D【解析】参见 A3/A4 型题第 6 题解析。

15. C【解析】参见 A3/A4 型题第 7 题解析。

四、B 型题

1. B　2. C　3. C　4. A　5. D

1~5【解析】①一般妊娠滋养细胞肿瘤低危患者首选化疗，手术和放疗为辅。②无生育要求的妊娠滋养细胞肿瘤低危无转移患者，在初次治疗时应首选子宫切除。年轻未生育者尽可能不切除子宫，以保留生育能力，如不得已切除子宫者仍可保留正常卵巢。③妊娠滋养细胞肿瘤大病灶、耐药病灶或病灶穿孔出血时，应在化疗基础上可子宫切除。④肝、脑转移和肺部病灶的重症患者治疗可加用放疗。⑤妊娠滋养细胞肿瘤经多次化疗未能吸收的孤立的肺转移耐药病灶，采取肺叶切除术。

6. C　7. A　8. E　9. B

6~9【解析】①良性葡萄胎可表现为滋养细胞增生，绒毛间质水肿，间质内胎源性血管消失。②侵蚀性葡萄胎镜下可见水泡状组织侵入肌层，有绒毛结构及滋养细胞增生和异型性。但绒毛结构也可退化，仅见绒毛阴影。③胎盘部位滋养细胞肿瘤可表现为瘤组织主要由中间型滋养细胞组成，无大片出血坏死。④绒毛膜癌镜下表现为滋养细胞不形成绒毛或水泡状结构，极度不规则增生，排列紊乱，广泛侵入子宫肌层及血管，周围大片出血、坏死。

10. A　11. D　12. B

10~12【解析】绒毛膜癌的治疗要点如下。①子宫切除：对于无生育要求的无转移者，在初次治疗时可选择全子宫切除术，并在术中给予单药、单疗程辅助化疗，也可多疗程至血 hCG 水平正常。对于大病灶、耐药病灶或病灶穿孔出血者，可在化疗的基础上行全子宫切除术，生育期妇女应保留卵巢。对于有生育要求者，若穿孔病灶不大，可行病灶切除加子宫修补术；若耐药病灶为单个及子宫外转移灶已控制，血 hCG 水平不高，可考虑行病灶剜出术。

②肺叶切除术：对于多次化疗未能吸收的孤立的耐药病灶，血 hCG 水平不高，可考虑行肺叶切除。由于肺转移灶吸收后形成的纤维化结节，在 hCG 转阴后仍较长时间见于胸部 X 线片，所以在决定手术前应注意鉴别。

13. C　14. E

13～14【解析】参见 B 型题第 6～9 题解析。

15. D【解析】停经后阴道流血为葡萄胎最常见的症状，子宫异常增大、变软，并伴血清 hCG 水平异常升高。B 超下见异常增大的子宫内有弥漫分布的光点及囊状无回声区或呈粗大点状、落雪样影像。胎盘绒毛全部受累，整个宫腔充满水疱，弥漫性滋养细胞增生，无胎儿及胚胎组织可见。应诊断为完全性葡萄胎。

16. E【解析】停经 2 个月，阴道少许流血，伴腹痛（是异位妊娠的主要症状），常表现为一侧下腹隐痛或酸胀感。子宫无明显增大，可能的诊断是异位妊娠。

五、X 型题

1. ABCE【解析】葡萄胎排空后 hCG 的消退规律对预测其自然转归非常重要。正常情况下，葡萄胎排空后，血清 hCG 稳定下降，首次降至阴性的平均时间约为 9 周，最长不超过 14 周。若葡萄胎排空后 hCG 持续异常，应考虑妊娠滋养细胞肿瘤。hCG 转阴后，又短时间明显上升，侵蚀性葡萄胎的可能性大。所以选项 A、B、C、E 正确。持续性葡萄胎是指葡萄胎完全排空后 12 周血清 hCG 持续阳性。所以，选项 D 错误。

2. ABDE【解析】在子宫肌层或子宫外转移灶中，若见到绒毛结构或退化的绒毛阴影，则诊断为侵蚀性葡萄胎。所以，选项 C 错误，其余选项的说法是正确的。

3. BDE【解析】诊断葡萄胎时应与下列疾病进行鉴别。①流产：有停经后阴道流血症状，不少病例被误诊为先兆流产，但葡萄胎子宫多大于同期妊娠子宫，孕期超过 12 周时 hCG 水平仍高。B 超检查可鉴别。②双胎妊娠：子宫较同孕期单胎妊娠大，hCG 水平亦稍高，易与葡萄胎混淆，但双胎妊娠无阴道流血，超声显像可确诊。③羊水过多：可使子宫迅速增大，虽多发生于妊娠后期，但发生在中期妊娠者需与葡萄胎鉴别。羊水过多时无阴道流血，hCG 水平较低，B 超显像可确诊。④子宫肌瘤合并妊娠：子宫亦大于停经期，仔细的盆腔检查可发现肌瘤突起或子宫不对称性增大，hCG 滴度不高，B 超检查除可见胎心、胎动外，有时尚可见实质性部分。

4. ABC【解析】侵蚀性葡萄胎是一种非常严重的恶性滋养细胞肿瘤，葡萄胎组织侵入子宫肌层甚至会转移至子宫以外，很多是在葡萄胎清除后半年内形成局部蔓延，少数随血液循环到达身体其他部位，最常见的转移部位是肺和阴道。转移性妊娠滋养细胞肿瘤大多为绒毛膜癌，症状和体征视转移部位而异。主要经血行转移，最常见的转移部位是肺（80%）。

5. ADE【解析】完全性葡萄胎的染色体核型为二倍体，均来自父系，其中 90% 为 46，XX，是由一个细胞核基因物质缺失或失活的空卵与一个单倍体精子（23，X）受精，经自身复制为 2 倍体（46，XX）。另 10% 核型为 46，XY 和 46，XX，系由一个空卵分别和两个单倍体精子（23,X和23,Y）同时受精而成。虽然完全性葡萄胎染色体基因为父系，但其线粒体DNA仍然是母系来源。

6. ACE【解析】葡萄胎患者查出黄素囊肿时，一般不需要处理，随着hCG的下降囊肿会自然消失。若发生扭转，可以在B超或腹腔镜下穿刺吸出囊液，使其复位；扭转时间较长发生坏死者，需行患侧附件切除术。所以，选项A错误。转移性妊娠滋养细胞肿瘤主要经血行播散，最常见的转移部位是肺（80%），其次是阴道（30%）、盆腔（20%）、肝（10%）、脑（10%）等。所以，选项C错误。

7. BCDE【解析】侵蚀性葡萄胎均来自良性葡萄胎，多数发生在葡萄胎清除后半年内。

8. ABDE【解析】侵蚀性葡萄胎治疗原则以化疗为主，手术为辅。所以，选项C错误，其余选项均是正确的。

9. ABCE【解析】绒毛膜癌是一种高度恶性的肿瘤，继发于葡萄胎、流产或足月分娩以后。少数可发生于异位妊娠后，多为生育年龄妇女。偶尔发生于未婚妇女的卵巢称为原发性绒毛膜癌。假性异位妊娠的成因很多，大多和环境压力有关。如红斑狼疮就会导致hCG在血液中的浓度升高，而出现类似异位妊娠的症状。所以，若B超检查发现并没有妊娠迹象，但血中却出现hCG，通常会建议转诊至内科进行详细检查。

10. BCDE【解析】参见A1型题第24题解析。

11. ABCDE【解析】侵蚀性葡萄胎与绒毛膜癌需经组织学检查进行鉴别：镜下侵蚀性葡萄胎可见完整的绒毛结构，而绒毛膜癌没有了完整的绒毛结构，这是两者的本质区别，其他都不是鉴别的根本依据。

12. ABCD【解析】①术前抽血、配血，建立静脉输液通道，随时为输血做准备。②刮出物选取靠近子宫壁的葡萄状组织送病理检查。③葡萄胎清宫不易一次吸刮干净，子宫大于12周者可于1周后行2次清宫，但并非必须行2次清宫。④选用大号吸管吸引，待子宫缩小后再慎重刮宫，极少数初产妇或久未生育者宫口紧闭，需扩张宫口，但应严防穿孔。宜选择较大吸管，以减少葡萄胎组织堵塞管腔。吸管进入子宫腔中部即停，不应达底部，防止穿孔或负压吸附伤及子宫底部。⑤吸宫过程缓慢，待子宫开始缩小时，在葡萄糖液中加入10U缩宫素点滴，加快组织吸收及加强子宫收缩减少出血。也可防止葡萄胎组织挤入子宫血窦。

六、案例分析题

1. D【解析】依据题干内容所述，符合“葡萄胎”的临床表现，可初步诊断。

2. C【解析】参见A1型题第21题解析。

3. ABCE【解析】良性葡萄胎术后不需要预防性子宫切除，除非是侵蚀性葡萄胎或者绒毛膜癌，才需要考虑切除全子宫。所以，选项D错误，其余选项是正确的。

4. ABCD【解析】“痰中带血”是恶性滋养细胞肿瘤肺转移的临床表现，所以，选项E错误，其余选项均是良性葡萄胎的临床表现。

5. C【解析】依据题干信息所述，患者已出现休克症状，应立即抗休克同时清宫术。

6. C【解析】依据题干信息所述，“患者3个月前曾做葡萄胎刮宫术，近期表现为不规则阴道流血，阴道左侧壁有紫蓝结节”，考虑为侵蚀性葡萄胎伴有阴道转移。患者同时还有下腹有压痛及反跳痛，宫旁包块，且已发生休克，这是子宫穿孔损伤大血管，短时间内有大出血的典型表现。因此，最有可能的诊断是侵蚀性葡萄胎并发子宫穿孔。

7. A【解析】侵蚀性葡萄胎患者出院后应严密随访，2 年内的随访同葡萄胎患者（参见 A1 型题第5题解析），2 年后仍需每年 1 次，持续 3 到 5 年，随访内容同葡萄胎。

8. ABDE【解析】侵蚀性葡萄胎的大体检查可见子宫肌壁内有大小不等、深浅不一的水泡状组织。当侵蚀病灶接近子宫浆膜层时，子宫表面可见紫蓝色结节，侵蚀较深时可穿透子宫浆膜层或阔韧带。镜下可见侵入子宫肌层的水泡状组织的形态与葡萄胎相似，可见绒毛结构及滋养细胞增生和分化不良，绒毛结构也可退化仅见绒毛阴影。

9. C【解析】转移性妊娠滋养细胞肿瘤主要经血行转移，最常见的转移部位是肺。

10. B【解析】患者停经 3 个月后阴道不规则流血，这是葡萄胎最常见的症状，结合查体和 B 超检查结果，该患者最可能的初步诊断是良性葡萄胎。

11. C【解析】良性葡萄胎一经确诊即应立即清宫。一般采用电动吸刮术，一周后可再刮一次。术前应做好输血准备，术时慎防子宫穿孔，手术前后均需使用抗生素预防感染。

12. B【解析】诊刮术后病检提示滋养细胞增生，可见绒毛结构，应明确诊断为良性葡萄胎。良性葡萄胎时，镜下为滋养细胞呈不同程度的增生，绒毛间质水肿呈水泡样，间质内胎源性血管消失。部分性葡萄胎仅部分绒毛变为水疱，常合并胚胎或胎儿组织，胎儿多已死亡，合并足月儿极少，且常伴发育迟缓或多发性畸形。镜下见部分绒毛水肿，轮廓不规则，滋养细胞增生程度较轻，间质内可见胎源性血管。

13. E【解析】葡萄胎刮宫后 5 个月，妊娠试验由阴转阳，肺部有散在棉絮状阴影，最大可能是侵蚀性葡萄胎，棉球状或团块状阴影是肺部转移的典型 X 线表现。

子宫颈癌

第十四章　生殖系统肿瘤妇女的护理

一 A1 型题

1. 诊断子宫内膜异位症的最佳方法是
   A. X 线检查　B. CA125 测定
   C. 妇科检查　D. 腹腔镜检查
   E. B 超检查
2. 原发性输卵管癌好发于
   A. 峡部　B. 间质部
   C. 壶腹部　D. 伞部
   E. 峡部与壶腹交接部
3. 子宫内膜癌早期首选的治疗方法是
   A. 放疗　B. 化疗
   C. 免疫治疗　D. 内分泌治疗
   E. 手术治疗
4. 下列说法正确的是
   A. 转移性输卵管恶性肿瘤主要来自直肠癌　B. 输卵管继发癌是淋巴转移而来
   C. 原发性输卵管癌起源于输卵管浆膜　D. 库肯勃瘤属于卵巢良性肿瘤
   E. 相对多见的输卵管良性肿瘤的组织类型是乳头状瘤
5. 以下哪项不是卵巢肿瘤的并发症
   A. 肿瘤破裂　B. 黄体囊肿
   C. 肿瘤感染　D. 瘤蒂扭转
   E. 恶变
6. 诊断子宫肌瘤的是
   A. B 超检查　B. 子宫颈黏液检查
   C. 子宫颈刮片检查　D. 阴道分泌物悬滴检查
   E. 子宫输卵管碘油造影
7. 女性生殖器恶性肿瘤预后最差的是
   A. 子宫颈鳞状细胞癌　B. 子宫内膜癌

C. 卵巢黏液性囊腺癌　　D. 外阴鳞状细胞癌
E. 卵巢浆液性囊腺癌

8. 子宫颈刮片细胞学检查，报告为巴氏Ⅲ级，考虑为
A. 炎症　　B. 正常
C. 高度可疑癌　　D. 癌症
E. 可疑癌

9. 下列说法错误的是
A. 卵泡膜细胞瘤能引起子宫内膜增生
B. 子宫肌瘤最多见于50岁以上
C. 子宫内膜癌手术进入腹腔时应首先取腹水或腹腔冲洗液
D. 浆液性囊腺瘤属于卵巢上皮性肿瘤
E. 黏液性囊腺瘤是常见的多房性卵巢肿瘤

10. 发现早期子宫颈癌的为
A. 子宫颈黏液检查　　B. 阴道分泌物悬滴检查
C. 子宫输卵管碘油造影　　D. B超检查
E. 子宫颈刮片检查

11. 在女性生殖器恶性肿瘤中，对妇女威胁最大的是
A. 外阴癌　　B. 卵巢癌
C. 子宫内膜癌　　D. 子宫颈癌
E. 阴道癌

12. 最常见的卵巢肿瘤是
A. 畸胎瘤　　B. 克鲁肯伯格瘤
C. 浆液性囊腺瘤　　D. 黏液性囊腺瘤
E. 颗粒细胞瘤

13. 子宫肌瘤发病可能的相关因素是
A. 高血压，糖尿病，肥胖　　B. 早婚早育，性生活紊乱
C. 体内雌激素水平过高　　D. 环境因素
E. 饮食环境

14. 下列说法错误的是
A. 儿童期的卵巢肿瘤最常见的是黏液性囊腺瘤
B. 子宫颈柱状上皮异位多发生在生育年龄妇女
C. 最常见的卵巢瘤样病变是滤泡囊肿
D. 子宫颈癌的普查时间为每1~2年1次
E. 坐骨切迹宽度代表中骨盆后矢状径

15. 子宫内膜癌最典型的临床症状为
A. 接触性出血
B. 月经量过多
C. 不规则阴道流血
D. 血性白带
E. 绝经后阴道流血

16. 下列说法正确的是
A. 尼尔雌醇不能用于治疗子宫内膜癌
B. 卵巢库肯勃瘤原发部位是子宫颈
C. 卵泡膜细胞瘤容易继发胸腔积液、腹水
D. 输卵管原发性恶性肿瘤少见，主要继发于直肠癌
E. AFP 最常用于畸胎瘤的诊断

17. 哪种卵巢囊肿易发生蒂扭转
A. 黏液性囊腺瘤
B. 浆液性囊腺瘤
C. 成熟畸胎瘤
D. 颗粒细胞瘤
E. 纤维瘤

18. 子宫肌瘤临床表现月经过多时，与下述哪项关系特别密切
A. 患者体质
B. 肌瘤大小
C. 肌瘤多少
D. 肌瘤生长部位
E. 有无并发症

19. 子宫内膜癌Ⅰ期行盆腔及主动脉旁淋巴结取样或清扫的指征是
A. 癌灶≤2cm
B. 癌灶≥2cm
C. 癌灶侵犯肌层≤1cm
D. 癌灶局限于内膜
E. 病理类型为内膜样腺癌

20. 早期发现子宫颈癌的有效方法是
A. 子宫颈刮片
B. 阴道分泌物悬滴检查
C. 阴道侧壁涂片检查
D. B 超检查
E. 诊断性刮宫

21. 最常见于儿童及少女的卵巢肿瘤是
A. 卵泡膜细胞瘤
B. 浆液性囊腺瘤
C. 颗粒细胞瘤
D. 内胚窦瘤
E. 纤维瘤

22. 下列说法错误的是
A. 发病率最低的女性生殖道恶性肿瘤是输卵管癌
B. 子宫颈癌癌前病变是子宫颈鳞状上皮化
C. 子宫颈原位癌病变限于上皮层内，基底膜未穿透

D. 肌瘤镜下的主要结构有平滑肌细胞及纤维结缔组织

E. 确诊子宫颈癌的依据是子宫颈及子宫颈管活组织检查

23. 子宫颈刮片细胞学检查，报告为巴氏Ⅳ级，考虑为

A. 高度可疑癌
B. 可疑癌
C. 癌
D. 炎症
E. 正常

24. 关于子宫肌瘤，正确说法是

A. 多发生于绝经期妇女
B. 黏膜下肌瘤多见
C. 黏膜下肌瘤易发生月经过多
D. 肌壁间肌瘤少见
E. 妇科最常见的恶性肿瘤

25. 不属于子宫颈癌晚期症状和体征的是

A. 脓性或米汤样恶臭白带
B. 输尿管梗阻
C. 腹水
D. 恶病质
E. 阴道流血

26. 葡萄胎患者术后避孕首选

A. 口服避孕药
B. 皮下埋置避孕药
C. 宫内节育器
D. 针剂避孕药
E. 阴茎套

27. 下列哪项是卵巢肿瘤最常见的并发症

A. 感染
B. 蒂扭转
C. 破裂
D. 恶变
E. 腹膜炎

28. 子宫肌瘤最常见的变性是

A. 肉瘤变
B. 红色变性
C. 脂肪变
D. 玻璃样变
E. 囊性变

29. 黏膜下子宫肌瘤最常见的症状是

A. 下腹包块
B. 月经过多，经期延长
C. 痛经
D. 不育
E. 白带过多

30. 子宫内膜癌最典型的临床表现为

A. 下腹及腰骶部疼痛
B. 下腹部可触及包块
C. 贫血、消瘦、恶病质
D. 白带增多伴阴部痒
E. 绝经后不规则阴道流血

31. 关于子宫颈癌的早期发现与预防，下列措施错误的是
A. 重视子宫颈癌的早期症状，如白带多、接触性出血等
B. 积极治疗子宫颈疾病
C. 普及防癌知识，提倡晚婚晚育，开展性教育
D. 定期开展子宫颈普查和普治，每 3~5 年普查 1 次
E. 绝经后阴道流血者应及早就医

32. 目前普查子宫颈癌的主要方法是
A. 子宫颈刮片检查
B. 阴道脱落细胞检查
C. 活组织检查
D. 子宫内膜检查
E. 阴道镜检查

33. 下述哪项是早期子宫颈癌的症状
A. 接触性阴道流血
B. 恶病质
C. 阴道大量排液
D. 反复阴道流血
E. 大腿部疼痛

34. 对放疗最敏感的卵巢肿瘤是
A. 无性细胞瘤
B. 纤维瘤
C. 卵泡膜细胞瘤
D. 颗粒细胞瘤
E. 内胚窦瘤

35. 目前女性生殖器官恶性肿瘤发生率最高的是
A. 子宫内膜癌
B. 阴道癌
C. 原发性输卵管癌
D. 外阴癌
E. 子宫颈癌

36. 子宫颈癌的癌前病变是
A. 子宫颈上皮内瘤变
B. 子宫颈腺囊肿
C. 子宫颈鳞状上皮化
D. 子宫颈鳞状上皮化生
E. 子宫颈柱状上皮异位

37. 子宫颈癌根治术后拔除尿管的时间一般为术后
A. 1~2 天
B. 3~4 天
C. 6~8 天
D. 2 周以后
E. 7~14 天

38. 子宫颈癌的好发部位是
A. 子宫颈管
B. 子宫峡部组织学内口
C. 子宫峡部解剖学内口
D. 阴道穹隆
E. 子宫颈外口柱状上皮与鳞状上皮交界处

39. 外阴鳞状细胞癌的主要症状为外阴
A. 溃疡
B. 持续性瘙痒
C. 皮下的巨大肿块
D. 皮肤变硬
E. 色素沉着

二 A2 型题

1. 郭女士，44 岁。子宫颈活检证实为子宫颈原位癌，应行
A. 全子宫切除术
B. 扩大子宫切除术
C. 放疗
D. 宫颈锥切术
E. 广泛性全子宫切除术盆腔淋巴结清扫术
2. 方女士，36 岁。阴道分泌物增多已半年，近来出现血性白带，检查子宫颈柱状上皮异位，触之易出血，子宫正常大小，附件（-）。为排除子宫颈癌，首先做下述何项检查
A. 子宫颈碘试验
B. 子宫腔镜检查
C. 子宫颈活检
D. 子宫颈刮片
E. 阴道分泌物悬滴检查
3. 秦女士，33 岁。产妇，现产后 4 天，急性腹痛伴发热 2 天，腹部包块增大达脐部，曾因不孕行妇科检查诊断为“子宫肌瘤”，下列符合实际的诊断是
A. 子宫肌瘤囊性变
B. 子宫肌瘤玻璃样变
C. 卵巢肿瘤蒂扭转
D. 子宫肌瘤红色变性
E. 产褥感染
4. 罗女士，70 岁。有慢性肾炎史，绝经后阴道出血 1 年，子宫颈菜花样改变，宫旁增厚未达盆壁，应行
A. 子宫颈锥切术
B. 广泛性全子宫切除术盆腔淋巴结清扫术
C. 扩大子宫切除术
D. 全子宫切除术
E. 放疗
5. 古女士，34 岁。患卵巢肿瘤准备行一侧附件切除术，术前 1 天准备错误的是
A. 睡前肥皂水灌肠
B. 解除对手术的恐惧感
C. 晚餐禁食
D. 临睡前遵医嘱予安眠药
E. 采集血样，备血
6. 刘女士，54 岁。绝经 5 年，半月前出现阴道淋漓流血。检查：右附件区扪及胎儿头大小实性肿物，阴道脱落细胞检查提示雌激素高度影响，子宫内膜活检为单纯性增生。最可能的诊断是
A. 黏液性囊腺瘤
B. 浆液性囊腺瘤

C. 卵泡膜细胞瘤　　D. 良性畸胎瘤

E. 纤维瘤

7. 何女士，31 岁。已婚，月经正常，妇科检查：子宫大小正常，右侧附件扪及一拳头大小、表面光滑、活动的囊性包块。最大的可能是

A. 黄素囊肿　　B. 早期妊娠

C. 恶性卵巢肿瘤　　D. 子宫肌瘤

E. 良性卵巢肿瘤

8. 赵女士，45 岁。检查发现子宫颈柱状上皮异位，防癌涂片为巴氏Ⅱ级，其处理原则是

A. 重复刮片检查并行子宫颈活检　　B. 扩大子宫切除术

C. 子宫全切除术　　D. 无须处理

E. 先按炎症处理后，重复涂片进一步检查

9. 黄女士，40 岁。诊断为子宫肌瘤，入院后其丈夫多次向护士询问患者是否术后会变得男性化，并且流露出不想让患者做手术的意思，此时护士的教育重点是

A. 子宫切除术的术前准备要点　　B. 子宫肌瘤的发病原因

C. 围手术期的健康指导　　D. 手术并发症的预防

E. 手术危险

10. 何女士，56 岁。绝经 5 年，阴道浆液血性分泌物伴臭味 4 个月。子宫颈正常大、光滑，子宫稍大、稍软。为明确诊断首选辅助检查方法是

A. 子宫颈刮片检查　　B. 分段刮宫活组织检查

C. 碘试验后行子宫镜检查　　D. 阴道分泌物细胞学检查

E. 子宫颈锥切术行组织活检

11. 王女士，45 岁。白带增多 1 年，偶有接触性出血，白带黄色、无特殊臭味，伴腰骶部疼痛，检查发现子宫颈大小正常、中度柱状上皮异位、颗粒状、无举痛，盆腔正常，子宫颈细胞学涂片可疑癌。为确诊应首选

A. 诊断性刮宫　　B. 宫腔镜检查

C. 阴道镜下多点活检　　D. 碘试验

E. 重复子宫颈刮片细胞学检查

12. 刘女士，50 岁。不规则阴道流血，性生活时亦容易出血，脓血性阴道排液半年。妇科检查：子宫颈为菜花样组织，子宫增大、变软、活动差，考虑为子宫颈癌。下列错误的护理措施是

A. 补充营养增强机体抵抗力　　B. 高热可行物理降温

C. 预防性给予镇痛药　　D. 鼓励患者树立战胜疾病信心

E. 保持外阴清洁

13. 黄女士，35 岁。有阴道接触出血史，子宫颈活检镜下证实鳞癌伴微小间质浸润，应行
A. 子宫颈锥切术
B. 广泛性全子宫切除术盆腔淋巴结清扫术
C. 扩大子宫切除术
D. 全子宫切除术
E. 放疗

14. 吕女士，58 岁。外阴瘙痒 1 年。右小阴唇 1cm 溃疡，病理活检为癌，其主要转移途径为
A. 血行播散
B. 直接浸润
C. 淋巴转移
D. 淋巴转移 + 血行播散
E. 直接浸润 + 淋巴转移

15. 洪女士，57 岁。子宫内膜癌宫腔长 8cm，子宫颈无癌侵犯，腹腔冲洗未见癌细胞，应选用
A. 手术 + 放疗
B. 单纯化疗
C. 单纯放疗
D. 单纯手术
E. 单纯激素治疗

16. 薛女士，40 岁。外阴左侧大阴唇鳞状细胞癌，局限于外阴，直径 2cm，浸润深度 1.5mm，最佳治疗方案是
A. 外阴广泛切除术
B. 外阴根治术加双侧腹股沟淋巴结清扫术
C. 外阴根治术加同侧腹股沟淋巴结清扫术
D. 化疗
E. 放疗

17. 黄女士，35 岁。因子宫肌瘤拟在硬膜外阻滞麻醉下行全子宫切除术，在术后护理中，错误的是
A. 留置导尿 1~2 天
B. 监测生命体征直到正常
C. 术后 1~2 天进流食
D. 去枕平卧 4 小时
E. 术后第 2 天取半卧位

18. 方女士，29 岁。新婚 1 个月，近期不想要小孩，因进行性痛经难以忍受就诊，诊断为子宫内膜异位症，首选的治疗方案是
A. 全子宫切除术加双附件切除术
B. 假孕疗法
C. 期待疗法
D. 卵巢子宫内膜瘤剔除术
E. 子宫切除术

19. 小高，16 岁。剖腹探查见右侧卵巢直径约 9cm 的实性肿瘤，包膜完整，腹腔液未找到癌细胞。右侧卵巢外观正常，冷冻切片病理结果报告为卵巢颗粒细胞瘤。本例恰当处理是
A. 肿瘤切除，术后化疗
B. 肿瘤切除，术后放疗

C. 右侧附件切除　　D. 患侧附件切除，术后化疗
E. 全子宫及双附件切除，术后放疗

20. 欣女士，28岁。已婚，未育，患单个较大子宫体肌壁间肌瘤，经量大于200ml。最恰当的处理是
A. 雄激素小剂量治疗　　B. 经腹肌瘤切除术
C. 子宫全切除术　　D. 子宫大部切除术
E. 随访

21. 温女士，50岁。患子宫颈炎已多年，病检为重度子宫颈炎，非典型增生，恰当的处理是
A. 冷冻疗法　　B. 硝酸银烧灼疗法
C. 电灼治疗　　D. 手术治疗
E. 激光疗法

22. 张女士，58岁。绝经5年。阴道镜下子宫颈活检未见异常，子宫颈光滑，子宫稍大，两次子宫颈刮片均查到腺癌细胞。为明确诊断应选择
A. 行子宫颈锥切活组织检查　　B. 行刮宫活组织检查
C. 行分段刮宫活组织检查　　D. 再次行阴道镜下子宫颈活检
E. 再次行子宫颈刮片查癌细胞

23. 方女士，43岁。诊断为子宫黏膜下肌瘤，主诉头晕、乏力，导致这一症状最可能的原因是
A. 心理作用　　B. 继发性贫血所致
C. 对手术的恐惧　　D. 肌瘤蒂扭转所致
E. 压迫直肠所致

24. 黄女士，29岁。主诉突然右下腹剧烈疼痛伴有阴道点滴流血半天，急诊入院。追问病史，停经40天，结婚5年，夫妇同居，未避孕，从未受孕过。查体：血压100/50mmHg，白细胞8×10^9/L，中性粒细胞0.70。内诊，阴道内有少许暗红色血，子宫颈抬举痛明显，后穹隆饱满，子宫触诊不满意。该患者确诊的主要方法是
A. 查血红蛋白　　B. 子宫颈黏液检查
C. 后穹隆穿刺　　D. 妊娠试验
E. 腹部检查

25. 高女士，30岁。停经2月余，突然下腹部剧烈疼痛，阴道少量流血，晕厥1次，查体：血压70/40mmHg，脉率110次/分，下腹部压痛，移动性浊音（+）；妇科检查：子宫颈举痛（+），右侧附件可触及3cm×4cm的囊性肿物，后穹隆穿刺抽出2ml暗红色不凝血。此时应立即做
A. 升压药物　　B. 剖腹探查止血

C. 输血补液
D. 宫腔镜检查
E. 待休克纠正后手术

26. 高女士，27 岁。已婚，自述停经 50 天，少量阴道流血 5 天，2 小时前突然下腹剧痛，伴肛门坠胀感，晕厥 1 次，前来急诊。既往身体健康，月经正常。痛苦面容，脸色苍白，血压 80/50mmHg，脉搏 110 次/分，下腹明显压痛、反跳痛。妇科检查：子宫颈口闭、有举痛，后穹隆饱满并触痛，子宫稍大、软，子宫左侧扪及触痛明显的包块。化验：白细胞 7×10^9/L。护理措施中不正确的是
A. 保暖，氧气吸入
B. 密切监测生命体征
C. 取半卧位
D. 迅速静脉输液，备血
E. 做好腹部手术常规准备

27. 胡女士，31 岁。左附件发现肿物 3 年，同房后突然腹痛应考虑为
A. 异位妊娠
B. 卵巢囊肿蒂扭转
C. 先兆流产
D. 急性阑尾炎
E. 急性盆腔炎

三 A3/A4 型题

(1~2 题共用题干)

罗女士，35 岁。因子宫肌瘤拟在硬膜外阻滞麻醉下行全子宫切除术。

1. 在术前一天的准备中，错误的是
A. 备血
B. 阴道冲洗后涂甲紫的部位为穹隆部
C. 晚饭减量，进软食，午夜后禁食
D. 睡前可口服镇静催眠药
E. 睡前给予肥皂水灌肠

2. 在术后护理中，错误的是
A. 去枕平卧 4 小时
B. 监测生命体征直到正常
C. 术后 1~2 天进流食
D. 术后第 2 天取半卧位
E. 留置导尿 1~2 天

(3~4 题共用题干)

万女士，55 岁。绝经 9 年，近 1 周白带中带血丝，阴道窥器见子宫颈柱状上皮异位。妇科检查子宫稍小，附件区未见异常。

3. 为确诊，最该做的辅助检查是
A. 高危型 HPV-DNA 检测
B. 子宫颈碘试验及阴道镜检查
C. 阴道镜指导下子宫颈多点活组织检查
D. 分段刮宫活组织检查
E. 子宫颈刮片细胞学检查

4. 手术切除子宫后，随访手段应
A. 定期行盆腔 CT 检查
B. 定期检测血尿常规
C. 定期行血 CA125 检测
D. 定期行腹部 X 线摄片
E. 定期做妇科检查和阴道脱落细胞检查

(5~6 题共用题干)

方女士，58 岁。绝经 6 年，3 个月前阴道浆液血性分泌物伴臭味，查子宫颈大小正常、光滑，子宫稍大、稍软。

5. 为确诊，应选择的辅助检查方法为
A. 子宫颈刮片细胞学检查
B. 子宫颈碘试验后行宫腔镜检查
C. 分段刮宫活组织检查
D. 阴道分泌物细胞学检查
E. 诊断性刮宫活组织检查

6. 本例适当的治疗方法应是
A. 化疗
B. 放疗 + 化疗
C. 大剂量孕激素治疗
D. 手术治疗为主
E. 放疗

(7~9 题共用题干)

华女士，49 岁。外阴奇痒近 5 年。患病早期，外阴皮肤暗红，角化过度呈白色，以后逐渐增厚，皮肤纹理突出。

7. 最有可能的诊断是
A. 外阴硬化性苔藓
B. 外阴阴道假丝酵母菌病
C. 外阴白癜风
D. 外阴白化病
E. 外阴鳞状上皮细胞增生

8. 为明确诊断，最适宜的辅助检查是
A. 刮片细胞学检查
B. 细菌学检查
C. 活组织病理检查
D. 阴道镜检查
E. 碘试验

9. 首选治疗方法为
A. 手术治疗
B. 雄激素局部外用
C. 雌激素局部外用
D. 皮质激素局部外用
E. 无须治疗

(10~11 题共用题干)

周女士，29 岁。初孕妇，妊娠 35 周。自述剧烈腹痛伴发热、恶心、呕吐半日就诊。B

超见子宫如妊娠 35 周，子宫底偏右有一约直径 10cm 的肌瘤结节。查血白细胞 $16.2 \times 10^9/L$。

10. 本例易并发的继发性变性是
    A. 脂肪样变　　B. 肉瘤样变
    C. 红色变性　　D. 玻璃样变
    E. 囊性变
11. 最恰当的处理是
    A. 行剖宫产，同时切除肌瘤　　B. 行剖宫产，以后再考虑行肌瘤切除术
    C. 剖腹切除变性肌瘤　　D. 对症处理，观察病情进展
    E. 静脉滴注广谱抗生素

（12~13 题共用题干）

罗女士，37 岁。经产妇，平时月经周期规律，经量中等，经期 3~4 天，普查发现子宫前壁有 2cm×2cm 肌壁间肌瘤。

12. 来院咨询子宫肌瘤是否必须手术，医生回答中不恰当的内容是
    A. 肌瘤伴经量过多致贫血应手术　　B. 年轻患者可行肌瘤切除术
    C. 子宫肌瘤大于妊娠 2.5 个月应手术　　D. 肌瘤引起压迫症状应手术
    E. 已有子女为防肌瘤恶变应手术
13. 此患者子宫肌瘤最易发生的变性是
    A. 囊性变　　B. 肉瘤样变
    C. 玻璃样变　　D. 脂肪样变
    E. 红色变性

（14~16 题共用题干）

高女士，64 岁。绝经 12 年，近 3 个月阴道流血 2 次，每次持续 4 天。妇科检查：外阴、阴道无萎缩，子宫颈光滑，子宫前位、正常大小，右侧附件区有 10cm×5cm×3cm 肿物，肿物质地中等、光滑、实性、活动良好，无腹水，全身淋巴结无转移。

14. 最可能的诊断是
    A. 卵巢无性细胞瘤　　B. 卵巢睾丸母细胞瘤
    C. 卵巢颗粒细胞瘤　　D. 卵巢畸胎瘤
    E. 子宫内膜癌
15. 最恰当的治疗方法为
    A. 放疗为主　　B. 化疗 + 放疗
    C. 全子宫 + 双附件切除术　　D. 全子宫 + 双附件 + 大网膜切除术
    E. 右侧附件切除术

16. 辅助治疗应主要加用

A. 化疗
B. 放疗
C. 孕激素治疗
D. 雌激素治疗
E. 雄激素治疗

（17~18题共用题干）

张女士，50岁。G_1P_0，绝经1年，自觉左下腹部钝痛半年，近2个月来偶有阵发性阴道排液，呈血水样，无特殊气味，偶自扪及下腹部有包块。

17. 最可能的诊断是

A. 卵巢良性肿瘤
B. 卵巢恶性肿瘤
C. 输卵管癌
D. 子宫肌瘤
E. 子宫肉瘤

18. 首选的辅助检查

A. 阴道细胞学检查
B. 腹腔镜检查
C. 宫腔镜检查
D. B超检查
E. 分段诊刮

（19~21题共用题干）

方女士，26岁。3个月前曾行引产，术后不久即出现不规则阴道流血，昨日咳嗽，痰中带血，来院就诊。妇科检查：子宫稍增大、质软，双侧附件区无异常发现，胸部X线片见双侧肺野外带多个小结节状阴影，其中几个略大，似棉球样，血hCG为1700kU/L。

19. 最可能的诊断是

A. 继发性肺结核
B. 继发大叶性肺炎
C. 绒毛膜癌肺转移
D. 侵蚀性葡萄胎肺转移
E. 异常子宫出血

20. 首选的检查是

A. CT检查
B. 诊断性刮宫
C. 肺组织病变处穿刺活检
D. B超检查
E. 痰查结核分枝杆菌

21. 治疗手段是

A. 口服止血药
B. 手术疗法
C. 化疗
D. 抗生素静脉滴注
E. 抗结核规则治疗

（22~24 题共用题干）

罗女士，62 岁。绝经 10 年，阴道流血 2 个月，妇科检查：外阴、阴道无萎缩，子宫颈光滑，子宫前位，正常大小，左附件可及拳头大小肿物，肿物光滑、实性、活动佳。

22. 最恰当的检查是

A. 宫腔镜检查
B. 子宫颈活体组织检查
C. 子宫颈刮片
D. 腹腔镜检查
E. 阴道镜检查

23. 最可能的诊断是

A. 卵巢颗粒细胞瘤
B. 卵巢黏液性囊腺瘤
C. 卵巢睾丸母细胞瘤
D. 卵巢无性细胞瘤
E. 子宫内膜癌

24. 最合适的治疗方案为

A. 双侧附件 + 子宫切除术
B. 右侧附件切除术
C. 化疗
D. 放疗
E. 肿瘤细胞减灭术

（25~27 题共用题干）

高女士，36 岁。发现左卵巢肿物 6 年，近半年肿物增长快，伴尿频。检查：子宫正常大小，子宫左侧可及 10cm × 8cm × 7cm 肿物，囊实性、活动稍差。B 超提示肿物多房，可见实性区，中等量腹水，血 CA125 200μg/L。

25. 最可能的诊断是

A. 纤维瘤
B. 浆液性囊腺瘤
C. 黏液性囊腺癌
D. 黏液性囊腺瘤恶变
E. 黏液性囊腺瘤

26. 若手术，术中探查右卵巢正常，子宫表面可见粟粒状结节，肿瘤在手术过程中包膜破裂，流出胶冻样物，术中冷冻报告恶性，下面哪项处理最恰当

A. 全子宫 + 双附件 + 大网膜切除术，术后化疗
B. 全子宫 + 双附件 + 大网膜 + 阑尾切除术，术后化疗
C. 全子宫 + 双附件切除术，术后化疗
D. 全子宫 + 双附件 + 大网膜 + 阑尾切除术 + 盆腔淋巴结清扫术，术后辅助化疗
E. 广泛性全子宫切除术 + 盆腔淋巴结清扫术

27. 若腹水细胞学检查为阳性，淋巴结（ - ），其分期为

A. ⅡA 期
B. ⅠC 期

C. ⅡC 期
D. ⅢC 期
E. ⅢB 期

（28~29 题共用题干）

高女士，32 岁。1 个月前自己发现阴道口有一肿块，有增大趋势，伴肿痛。妇科检查：右侧大阴唇下方有一肿块，直径约 5cm，表面红肿，触之疼痛有波动感。

28. 最有可能的诊断为
A. 右侧大阴唇肿瘤
B. 右侧前庭大腺囊肿
C. 右侧前庭大腺脓肿
D. 右侧大阴唇增厚
E. 右侧大阴唇血肿

29. 首选的治疗方法是
A. 阴道肿瘤挖出术
B. 前庭大腺囊肿剥出术
C. 抗生素治疗，必要时切开排脓
D. 前庭大腺囊肿造口术
E. 随访观察

（30~31 题共用题干）

方女士，42 岁。1 天前突发尿潴留，来院就诊，导尿后扪及下腹正中有一质硬肿块，如孕 3 个月大小、可活动、形状不规则。

30. 首选的辅助诊断方法为
A. 盆腔 B 超检查
B. 腹部平片
C. 盆腔 CT 检查
D. 腹腔镜
E. 腹腔穿刺

31. 最可能的诊断为
A. 子宫肌瘤
B. 子宫内膜癌
C. 上皮性卵巢肿瘤
D. 卵巢巧克力囊肿
E. 妊娠子宫

（32~33 题共用题干）

方女士，48 岁。接触性阴道流血 3 个月。妇科检查：子宫颈重度柱状上皮异位，子宫颈刮片报告为巴氏Ⅲ级。

32. 排除子宫颈癌的最佳方法是
A. 子宫颈碘试验
B. 阴道镜检查
C. B 超检查
D. 子宫颈活检
E. 子宫颈分泌物 HPV 检测

33. 如确诊为子宫颈癌，妇检发现宫旁增厚，达盆壁，则临床分期为

A. ⅡA 期
B. ⅡB 期
C. ⅢA 期
D. ⅢB 期
E. ⅣA 期

四 B 型题

（1~2 题共用备选答案）

A. 镜下见肿瘤组织自表皮基底层长出，细胞成堆伸向间质，有黏液变性
B. 来源于子宫颈黏膜柱状黏液细胞，分泌大量黏液，细胞异型，极性消失
C. 由成纤维细胞增生而成，镜下见波浪状或相互盘绕的胶质囊和成纤维细胞
D. 镜下见平滑肌细胞增生，细胞排列紊乱，核异型，核分裂象大于 5/HP
E. 镜下表皮增厚以棘细胞层和基底细胞为主

1. 子宫颈腺癌
2. 外阴基底细胞癌

（3~5 题共用备选答案）

A. 卵巢肿瘤破裂
B. 输卵管炎
C. 卵巢肿瘤蒂扭转
D. 输卵管妊娠破裂
E. 输卵管癌

3. 间歇性阴道排血水常见于
4. 阴道排液、腹痛、腹块常见于
5. 一侧腹痛伴寒战、高热常见于

（6~8 题共用备选答案）

A. 分段诊刮
B. 子宫颈刮片
C. 阴道镜检查 + 活检
D. 阴道脱落细胞检查
E. 子宫颈黏液结晶

6. 绝经妇女阴道不规则流血，疑子宫体癌，可同时排除子宫颈管癌的是
7. 有助于胎盘功能检查的方法应是
8. 确诊子宫颈癌的主要方法

（9~10 题共用备选答案）

A. 激光治疗
B. 放疗

C. 单纯病灶切除

D. 根治性外阴切除及病灶同侧腹股沟淋巴结切除

E. 外阴局部广泛切除

9. 外阴鳞状细胞癌 Ⅰ A 期治疗采用

10. 外阴癌 Ⅰ B 期治疗采用

（11～13 题共用备选答案）

A. 诊断性刮宫日期不限定

B. 诊断性刮宫应在两次月经之间进行

C. 诊断性刮宫在月经第 5 天进行

D. 诊断性刮宫在月经干净后 3 天进行

E. 诊断性刮宫应在经前或月经来潮 8 小时内进行

11. 子宫内膜脱落不全

12. 子宫内膜癌

13. 黄体功能不全

（14～17 题共用备选答案）

A. 直接蔓延和腹腔种植

B. 血行转移

C. 淋巴转移和腹腔种植

D. 血行转移和淋巴转移

E. 直接蔓延和淋巴转移

14. 卵巢癌主要的播散方式是

15. 子宫颈癌主要的播散方式是

16. 子宫内膜癌主要的播散方式是

17. 绒毛膜癌主要的播散方式是

（18～19 题共用备选答案）

A. 卵巢内胚窦瘤

B. 卵巢纤维瘤

C. 卵巢颗粒细胞瘤

D. 卵巢无性细胞瘤

E. 卵巢库肯勃瘤

18. 能产生甲胎蛋白的是

19. 能分泌雌激素的是

五 X 型题

1. 对于妊娠合并子宫肌瘤，下列说法中恰当的是

A. 妊娠合并浆膜下肌瘤可发生慢性或急性蒂扭转，导致肿瘤坏死、感染、化脓

B. 妊娠期间子宫肌瘤迅速增大，分娩后逐渐缩小

C. 分娩可发生产道阻塞、产程延长、产后出血
D. 妊娠期一旦确诊子宫肌瘤红色变性，则须手术治疗
E. 较大肌瘤于妊娠期可使胎位异常，并发生胎儿宫内发育迟缓、胎盘低置或前置等

2. 子宫肌瘤的诊断方法包括
A. 分段诊刮
B. 血清 CA125
C. 盆腔检查
D. 手术切除的子宫肌瘤冷冻切片
E. B 超检查

3. 卵巢恶性肿瘤的临床表现为
A. 腹胀
B. 腹部肿块
C. 不规则阴道流血
D. 腹水
E. 剧烈疼痛

4. 子宫颈癌的临床表现包括
A. 绝经后阴道流血
B. 血性白带
C. 接触性阴道流血
D. 阴道大量排液
E. 不孕

5. 子宫肌瘤切面观是
A. 含有囊腔
B. 有多量新鲜血液
C. 呈旋涡状纹理
D. 有假包膜
E. 灰白色

6. 子宫肌瘤与子宫内膜异位症的共同点有
A. 多有白带增多
B. 绝经后可停止发展
C. 孕激素治疗有效
D. 多发生于性成熟期妇女
E. 常是不孕的原因

7. 有关雄激素治疗子宫肌瘤，下列说法错误的是
A. 可对抗雌激素，使子宫内膜萎缩
B. 使近绝经期者提早绝经
C. 适用于症状明显致继发贫血者
D. 不直接作用于平滑肌
E. 每月总量不超过 100mg，以免男性化

8. 子宫颈癌的早期临床表现有
A. 盆腔疼痛
B. 接触性出血
C. 无症状
D. 肾积水
E. 阴道排液，并有臭味

9. 子宫颈癌随诊内容应包括
A. 胸部 X 线片
B. 子宫颈刮片
C. B 超检查
D. 盆腔 CT
E. HPV 及三合诊检查

10. 妇科腹腔镜检查的适应证包括
A. 不明原因的急性下腹痛
B. 放环后可疑子宫穿孔
C. 不孕症
D. 腹部巨大肿瘤的诊断
E. 诊断不清的盆腔包块
11. 属于卵巢生殖细胞肿瘤的组织类型有
A. 内胚窦瘤
B. 畸胎瘤
C. 颗粒细胞瘤
D. 无性细胞瘤
E. 纤维瘤
12. 方女士，35岁。因子宫肌瘤拟在硬膜外阻滞麻醉下行全子宫切除术，在术前一天的准备中，正确的是
A. 阴道冲洗后涂甲紫的部位为穹隆部
B. 晚饭减量，进软食，午夜后禁食
C. 备血
D. 睡前可口服镇静安眠药
E. 睡前给予肥皂水灌肠

六 案例分析题

（1~4题共用题干）

高女士，50岁。孕0产0，月经不规则伴白带带血3个月，有高血压史，血压158/98mmHg，尿蛋白（-），尿糖（+）。妇科检查：外阴、阴道（-），子宫颈轻度柱状上皮异位、质中、无出血，子宫体稍大、稍软、形态正常。

1. 该病最有可能是
A. 子宫肌炎
B. 功能失调性子宫出血
C. 子宫肌瘤
D. 子宫内膜癌
E. 子宫颈癌
2. 最佳的治疗方法是
A. 化疗
B. 放疗
C. 广泛子宫全切+盆腔淋巴清扫术
D. 子宫全切+双附件切除术
E. 子宫全切
3. 恶性度最高的子宫内膜癌是
A. 腺棘皮癌
B. 腺鳞癌
C. 腺癌
D. 腺瘤样增生
E. 非典型增生
4. 下面哪些是诊断早期子宫内膜癌简便、可靠的方法
A. 子宫颈涂片送病检
B. 分段诊刮送病检
C. 宫腔镜检查
D. 子宫腔冲洗细胞学检查
E. 后穹隆积液涂片送病检

（5～8 题共用题干）

于女士，45 岁。子宫次全切除术后 6 年，4 个月前开始出现阴道分泌物增多，黏液水样，且伴有腰部胀痛，尿量可。检查：子宫颈结节状，阴道前壁上 1/3 质硬，双侧主韧带团块状增粗达盆壁，触痛（＋），既往无慢性病史。

5. 最有可能的诊断是

A. 膀胱癌转移

B. 子宫颈肌瘤

C. 卵巢癌转移

D. 阴道癌

E. 子宫内膜癌

F. 子宫颈癌

6. 为确诊及分期，需进行的辅助检查是

A. 阴道镜检查

B. 病变部位活组织检查

C. 子宫颈刮片细胞学检查

D. 诊刮

E. 妇科检查

F. 腹腔镜检查

7. 已确诊为子宫颈腺癌，其临床分期为

A. Ⅰ期

B. ⅡA 期

C. ⅡB 期

D. ⅢA 期

E. ⅢB 期

F. ⅣA 期

8. 患者腰部胀痛可能是因为

A. 肿瘤压迫骶骨

B. 输尿管、肾盂积水

C. 肿瘤压迫脊椎神经

D. 肿瘤压迫坐骨神经

E. 腰椎间盘脱出

F. 膀胱转移

（9～13 题共用题干）

罗女士，40 岁。月经增多及经期延长一年，经体格检查考虑为子宫肌瘤。

9. 关于子宫肌瘤的症状，下列哪项是错误的

A. 黏膜下肌瘤出现症状早

B. 子宫肌瘤无论大小均可引起月经过多

C. 一般情况下不发生疼痛

D. 可引起不孕

E. 浆膜下肌瘤出现症状晚

10. 关于肌瘤的疼痛症状，哪项错误

A. 一般情况下不发生疼痛

B. 浆膜下肌瘤蒂扭转时可发生疼痛

C. 肌瘤红色变性，可产生疼痛

D. 黏膜下肌瘤，刺激宫缩可产生疼痛

E. 痛经是子宫肌瘤的主要症状

11. 关于肌壁间肌瘤的临床表现，下列哪项是正确

A. 不孕

B. 经量增多，经期延长

C. 有时下腹部可扪及包块　　D. 白带增多
E. 进行性痛经

12. 关于浆膜下子宫肌瘤最常见的症状，下列错误的是
A. 下腹部包块　　B. 痛经
C. 继发性贫血　　D. 月经量过多
E. 血性白带

13. 关于子宫肌瘤手术指征，下述哪项是错误的
A. 症状明显，导致贫血　　B. 黏膜下肌瘤突出宫颈口者
C. 子宫孕3个月大小　　D. 肌瘤小，无症状，年龄近绝经期
E. 肌瘤影响生育，患者要求生育

（14~18题共用题干）

罗女士，49岁。少许接触性出血3个月，查子宫颈重度柱状上皮异位，大小正常，宫旁浸润达盆壁，子宫颈刮片Ⅳ级，活检报告为Ⅲ级鳞癌。

14. 其临床分期为
A. ⅡA期　　B. ⅡB期
C. ⅢA期　　D. ⅢB期
E. Ⅳ期

15. 下面哪些治疗是不恰当的
A. 子宫全切术　　B. 扩大性子宫全切术
C. 扩大性子宫全切术＋盆腔淋巴结清扫　　D. 广泛子宫全切术＋盆腔淋巴结清扫
E. 放疗

16. 下列哪项是子宫颈癌的好发部位
A. 鳞状上皮　　B. 柱状上皮
C. 鳞柱状上皮交界处移行带　　D. 宫颈管腺上皮
E. 鳞状上皮增生区

17. 下述哪项不是早期子宫颈癌的症状
A. 接触性阴道流血　　B. 阴道大量排液
C. 反复阴道流血　　D. 大腿及腰骶部疼痛
E. 恶病质

18. 下述选项是确诊子宫颈癌最可靠的方法
A. 阴道镜检查　　B. 子宫颈及子颈管活体组织检查
C. 分段检查　　D. 碘试验
E. 子宫颈刮片细胞学检查

（19～22 题共用题干）

万女士，56 岁。肌瘤病史 15 年，绝经 5 年。近半年阴道不规则流血水样物，伴下腹疼痛和便秘。查体：阴道通畅，黏膜润泽。子宫颈增粗、质硬、表面光滑，宫口扩张，可见暗红色息肉样赘生物，质脆、出血。子宫增大如孕 4 个月大小，质稍软，后壁明显突向直肠，活动度尚可。双侧附件区无异常发现，双侧主韧带、骶韧带无明显增厚。直肠黏膜光滑，检查时指套无血染。胸部 X 线片未见异常。

19. 可能的诊断是
    A. 卵巢恶性肿瘤
    B. 输卵管恶性肿瘤
    C. 直肠癌
    D. 子宫肌瘤肉瘤样变
    E. 子宫肌瘤

20. 如果已确诊为恶性肿瘤，则其临床分期可能是
    A. 0 期
    B. Ⅰ期
    C. Ⅱ期
    D. Ⅲ期
    E. Ⅳ期

21. 治疗方案恰当的是
    A. 免疫治疗
    B. 化疗 + 放疗
    C. 放疗
    D. 化疗
    E. 全子宫及双侧附件切除术

22. 关于该病临床表现，描述恰当的是
    A. 晚期可有血性腹水及压迫症状
    B. 不规则阴道出血是常见症状
    C. 腹部包块
    D. 合并感染坏死时可有大量脓性分泌物及组织碎片排出，伴有恶臭
    E. 腹水少见

（23～29 题共用题干）

杨女士，49 岁。已婚，孕 2 产 2，47 岁绝经，近两月发现不规则少量阴道流血及白带增多，并有接触性出血。查体：精神尚好，体温 36℃，脉搏 82 次/分，呼吸 19 次/分，腹软，子宫颈Ⅱ度柱状上皮异位。化验提示白细胞计数 6.8×10^9/L，红细胞计数 4.1×10^{12}/L，血红蛋白 70g/L，入院诊断为子宫颈癌Ⅰ期。

23. 目前普查子宫颈癌的主要方法是
    A. 活组织检查
    B. 阴道脱落细胞检查
    C. 子宫内膜检查
    D. 子宫颈刮片细胞学检查
    E. 阴道镜检查

24. 确诊子宫颈癌的最可靠方法是
A. 阴道脱落细胞检查
B. 子宫颈和子宫颈管活组织检查
C. 子宫颈锥形切除送病检
D. 子宫颈刮片
E. 阴道镜检查
25. 肿瘤化疗患者的停药指征是
A. 呕吐频繁，影响水电解质平衡
B. 严重脱发
C. 腹泻严重，每日达5次以上或血性腹泻
D. 白细胞计数≤3×10^9/L
E. 血小板计数100×10^9/L
26. 提高子宫颈癌治愈率的关键是
A. 早期发现
B. 早期诊断
C. 早期治疗
D. 孕激素疗法
E. 早期隔离
27. 术中给杨女士输血，有关输血注意事项包括
A. 必须两人核对有关项目
B. 库血在室温内放置20分钟再输入
C. 输血前先输入复方氯化钠溶液
D. 同时输注两个献血员的血时，输完一瓶应马上接另一瓶，以免空气进入
E. 大量、快速输血，易引起枸橼酸钠中毒、高钙血症、低钾血症
28. 杨女士在化疗过程中护理，应注意
A. 治疗前先向患者说明化疗可能产生的不良反应
B. 用药前可酌情给予镇静药或镇吐药
C. 用药过程中适当饮水
D. 治疗后10小时后进食
E. 呕吐频繁、入液量不足，应按医嘱补液
29. 预防及早期发现子宫颈癌的措施有
A. 大力宣传卫生常识，普及防癌知识
B. 积极治疗慢性子宫颈炎
C. 定期开展子宫颈癌的普查、普治
D. 提倡晚婚及计划生育
E. 子宫颈刮片有怀疑者，尽早行子宫切除术

（30～37题共用题干）

高女士，47岁。近2年月经量增多，无腹痛，妇科普查时发现子宫增大如孕2个月大小，不规则。

30. 下列可能的诊断是
A. 子宫腺肌瘤
B. 卵巢囊肿

C. 子宫肌瘤　　D. 妊娠子宫
E. 盆腔炎性肿块

31. B 超提示子宫肌瘤，此患者月经量增多与下列有关的是
A. 子宫肌瘤的大小　　B. 子宫肌瘤的数目
C. 子宫肌瘤伴变性　　D. 子宫肌瘤的生长部位
E. 子宫肌瘤伴感染

32. 较早出现月经不规则的子宫肌瘤是
A. 浆膜下子宫肌瘤　　B. 多发性子宫肌瘤
C. 阔韧带子宫肌瘤　　D. 黏膜下子宫肌瘤
E. 肌壁间子宫肌瘤

33. 子宫肌瘤发生变性时最常见的是
A. 肉瘤样变性　　B. 玻璃样变
C. 水样变性　　D. 囊性变性
E. 钙化

34. 子宫肌瘤的病因可能为
A. 细胞遗传学的异常
B. 孕激素可刺激子宫肌瘤细胞核分裂、促进肌瘤的生长
C. 雌激素可促进子宫肌瘤增大
D. 子宫肌瘤中雌激素受体和组织中雌二醇含量较正常子宫肌组织高
E. 分子生物学显示：子宫肌瘤由单克隆平滑肌增殖而成，多发子宫肌瘤由不同克隆细胞形成

35. 多发性子宫肌瘤，肌壁间有一较大肌瘤突向子宫腔约 4cm × 7cm × 3cm。此患者可能的治疗方案为
A. 雄激素促使近绝经期患者提早绝经
B. 雄激素治疗，对抗雌激素使子宫内膜萎缩，直接作用于平滑肌，使其收缩减少出血
C. 丙酸睾酮，每月总量不超过 300mg
D. 可服用米非司酮 12. 5~25mg，每天 1 次，不超过 3 个月。
E. 可应用促性腺激素释放激素类药物（GnRH-a）

36. 观察 2 年，药物治疗未见明显好转。子宫肌瘤增大如孕 3 个月大小，妇检子宫颈肥大，中度柱状上皮异位。最佳治疗方案是
A. 子宫肌瘤剔除术　　B. 子宫全切除术 + 双侧附件切除术
C. 子宫全切除术　　D. 宫腔镜下肌瘤剔除术
E. 子宫次全切除术

37. 妊娠合并子宫肌瘤的正确说法
A. 妊娠子宫肌瘤迅速增大可发生红色变性
B. 妊娠合并子宫肌瘤多能自然分娩，若肌瘤阻碍胎儿下降应行剖宫产术
C. 较大子宫肌瘤在妊娠期可使胎位异常、胎儿生长受限、前置胎盘
D. 浆膜下肌瘤可发生慢性或急性蒂扭转，导致肌瘤坏死，感染，化脓
E. 较大肌壁间肌瘤，由于机械性阻碍，也易流产

（38~40题共用题干）

宋女士，31岁。已婚、未育，因经量增多、经期延长1年就诊。妇科检查：子宫如孕3个月大、表面不平，子宫底触及鸡卵大、质硬结节，子宫右侧触及鸭卵大、质硬肿物，活动度大，似与子宫体相连。

38. 首选的辅助检查
A. 腹腔镜检查
B. 宫腔镜检查
C. 检测血清CA125值
D. B超检查
E. 盆腔X线摄片

39. 若该患者突然出现右下腹剧痛，最可能的疾病为
A. 卵巢肿瘤蒂扭转
B. 右侧输尿管结石
C. 右侧输卵管妊娠破裂
D. 急性阑尾炎
E. 子宫浆膜下肌瘤蒂扭转

40. 治疗措施为
A. 口服米非司酮
B. 肌瘤切除术
C. 子宫全切除术
D. 子宫次全切除术
E. 对症处理

（41~44题共用题干）

古女士，33岁。已婚，孕2产1，白带增多1年，性交后出血3天，月经正常。妇科检查：子宫颈中度柱状上皮异位，有接触性出血，子宫正常大小、无压痛，双附件未见异常。

41. 该患者诊断可能是
A. 子宫颈炎
B. 子宫颈上皮内瘤变
C. 子宫颈癌
D. 子宫颈淋巴瘤
E. 子宫颈结核

42. 首选检查是
A. 子宫颈管诊刮术
B. 疱疹病毒检查

C. 阴道镜 + 子宫颈细胞学检查　　D. 阴道镜
E. 子宫颈锥形切除送病理检查

43. 子宫颈细胞学检查提示有不典型鳞状上皮，下一步做哪些检查
A. 阴道镜下子宫颈多点活检　　B. 疱疹病毒检查
C. HPV 检查　　D. 子宫颈管诊刮术
E. 重复阴道镜 + 子宫颈细胞学检查

44. 子宫颈多点活检提示慢性炎症，HPV 阴性，下一步如何处理
A. 子宫颈 LEEP 环切术　　B. 子宫切除术
C. 子宫颈激光治疗　　D. 子宫颈局部用抗菌药物治疗
E. 子宫颈锥形切除

(45~50 题共用题干)

万女士，62 岁。未生育，患高血压、糖尿病，体重 90kg，近 2 个月不规则阴道流血，妇科检查：子宫颈光滑，子宫稍增大、活动尚好，双附件区未见异常。

45. 首选辅助检查是
A. 胸部 X 线片　　B. 分段诊刮
C. 血 hCG　　D. B 超检查
E. 血常规

46. 根据以上病史及体征应高度怀疑
A. 子宫颈癌　　B. 子宫内膜癌
C. 异位妊娠　　D. 功能失调性子宫出血
E. 绒毛膜癌

47. 诊刮术时探子宫腔深度 8cm，刮出物病理回报：子宫内膜腺癌Ⅰ级。目前确切的诊断是
A. 子宫颈癌Ⅰ期　　B. 子宫内膜癌ⅠA 期
C. 子宫内膜癌ⅠB 期　　D. 子宫内膜癌ⅡA 期
E. 子宫内膜癌ⅡB 期

48. 该病的主要转移途径为
A. 直接蔓延　　B. 直接种植
C. 淋巴转移　　D. 局限生长
E. 血行转移

49. 对此患者应选择的首选治疗是
A. 孕激素治疗　　B. 抗雌激素治疗
C. 手术 + 放射治疗　　D. 化疗
E. 筋膜外全子宫切除术 + 双附件切除术术中取腹水送病理（或腹腔镜冲洗液）

50. 此病的高危因素包括

A. 高血压　　B. 糖尿病
C. 绝经延迟的妇女　　D. 不孕或不育
E. 肥胖

参考答案与解析

一、A1 型题

1. D【解析】腹腔镜检查是诊断子宫内膜异位症的最佳方法。B 超检查中由于囊肿的回声图像无特异性，所以不能单纯根据超声图像确诊。中重度子宫内膜异位症患者血清 CA125 值可能会升高，但一般均为轻度升高，而且 CA125 的特异性和敏感性均局限，且与多种疾病有交叉阳性反应，因此不能单独用做诊断或鉴别诊断。

2. C【解析】原发性输卵管癌最好发的部位是输卵管的壶腹部，其次是峡部。

3. E【解析】子宫内膜癌早期患者以手术治疗为主。晚期则采用手术、放疗、化疗等综合治疗方法。

4. B【解析】转移性输卵管恶性肿瘤绝大多数为继发癌，原发灶多数位于卵巢和子宫体，也可由对侧输卵管、子宫颈癌、直肠癌、乳腺癌转移而来，主要通过淋巴道转移。所以，选项 A 错误，选项 B 正确。输卵管良性肿瘤的组织类型繁多，其中腺瘤样瘤相对多见。所以，选项 E 错误。库肯勃瘤是一种特殊的卵巢转移性癌。所以，选项 D 错误。原发性输卵管癌起源于输卵管黏膜层，所以，选项 C 错误。

5. B【解析】卵巢肿瘤是常见的妇科肿瘤之一，有良性、恶性之分。常见的并发症有：①肿瘤破裂，有自发性破裂和外伤性破裂两种，肿瘤破裂后可见腹膜刺激征。②蒂扭转，对于中等大小、活动度好的卵巢肿瘤，当发生体位的突然变化，或在妊娠早期、产后，由于蒂扭转可见剧烈腹痛、恶心甚至休克。③感染，多继发于肿瘤破裂或蒂扭转。④恶性变，良性肿瘤在恶变早期症状不明显，当发现肿瘤生长迅速时，应予重视。

6. A【解析】B 超检查诊断子宫肌瘤，能较准确地显示肌瘤数目、大小和部位。为更好确定肌瘤的位置，最好在分泌期子宫增厚，内膜回声清楚时检查。

7. E【解析】浆液性腺癌，又称子宫乳头状浆液性腺癌，恶性程度高，易有深肌层浸润和腹腔、淋巴及远处转移，预后极差。无明显肌层浸润时也可能发生腹腔播散。

8. E【解析】巴式分级法是临床常用的子宫颈刮片分级法。①Ⅰ级：正常，未见异常细胞。②Ⅱ级：炎症，发现异常细胞，但均为良性。③Ⅲ级：可疑癌，发现可疑恶性细胞。a. 性质不明细胞；b. 细胞形态明显异常，难于肯定其良恶性，需要近期复查核实；c. 未分化或退化的可疑恶性细胞与恶性裸核。④Ⅳ级：高度可疑癌，发现待证实的癌细胞（高度可疑的恶性细胞），具有恶性特征但不够典型。或更典型但数目太少，需要复核，例如高度可疑的未分化或退化癌细胞或少数低分化癌细胞。⑤Ⅴ级：癌，发现癌细胞，其恶性特征明显或数目较多，可互相比较以确定为恶性者，例如高分化的鳞癌或腺癌细胞以及成群未分化或低分化癌细胞。

9. B【解析】子宫肌瘤为女性生殖器官最常见的良性肿瘤，是由子宫平滑肌组织增生而形成，也称为子宫平滑肌瘤。多发生于30~50岁的女性，以40~50岁最为多见。所以，选项B错误，其余选项内容是正确的。

10. E【解析】子宫颈刮片细胞学检查是用于子宫颈癌筛查的主要方法，应在子宫颈移行带区取材，行染色和镜检。

11. B【解析】卵巢癌是女性生殖器官常见的恶性肿瘤之一，发病率仅次于子宫颈癌及子宫内膜癌而位居第3位。但卵巢癌的病死率却占各类妇科恶性肿瘤病死率的首位，对妇女生命造成严重威胁。

12. C【解析】浆液性囊腺瘤较为常见，约占卵巢良性肿瘤的25%。

13. C【解析】子宫肌瘤确切的发病因素尚不清楚，一般认为其发生和生长可能与女性性激素长期刺激有关。雌激素能使子宫肌细胞增生、肥大，肌层变厚，子宫增大；雌激素还通过子宫肌组织内的雌激素受体起作用。

14. A【解析】儿童期的卵巢肿瘤最常见的是良性囊性畸胎瘤。所以，选项A错误，其余选项内容是正确的。

15. E【解析】子宫内膜癌最典型的临床表现为绝经后出现不规则阴道流血。通常表现为少量至中等量流血，大量流血少见。个别患者也有月经周期延迟，但表现不规律。绝经后患者可出现持续或间断性阴道流血，占本病患者人数的75%。子宫内膜癌患者通常无接触性出血。晚期出血中可杂有烂肉样组织。其他症状还有阴道排液，晚期出现恶病质表现。

16. A【解析】尼尔雌醇不能用于治疗子宫内膜癌。所以选项A正确。库肯勃瘤是一种特殊的卵巢转移性腺癌，其原发部位是胃肠道。所以选项B错误。卵泡膜细胞瘤不容易继发胸腔积液、腹水。所以选项C错误。输卵管原发性恶性肿瘤少见，主要继发于子宫内膜癌和卵巢癌。所以选项D错误。血清甲胎蛋白（AFP）检查对内胚窦瘤有特异性诊断价值；未成熟畸胎瘤、无性细胞瘤患者血清中AFP也可升高。所以选项E错误。

17. C【解析】蒂扭转是常见的妇科急腹症，约10%卵巢肿瘤可发生蒂扭转。好发于瘤蒂较长、中等大、活动度良好、重心偏于一侧的肿瘤，如成熟畸胎瘤。常在体位突然改变，或妊娠期、产褥期子宫大小、位置改变时发生。

18. D【解析】子宫肌瘤临床表现与肌瘤生长部位、大小和生长速度有关。月经的改变与肌瘤生长部位密切相关，以黏膜下肌瘤明显，其次为肌壁间肌瘤，浆膜下肌瘤则很少影响月经。肿瘤增大时可压迫邻近器官，出现相应器官受压的各种症状，对月经量的改变影响不大。大的肌壁间肌瘤可导致子宫腔及内膜面积增大，子宫收缩不良和子宫内膜增生过长等，致使月经周期缩短、经期延长、经量增多、不规则阴道流血等。黏膜下肌瘤则常表现为经量过多，随肌瘤逐渐增大，经期延长。

19. B【解析】子宫内膜癌 I 期癌灶 ≥2cm 时，治疗术式行盆腔及主动脉旁淋巴结取样或清扫。

20. A【解析】参见 A1 型题第 10 题解析。

21. D【解析】卵黄囊瘤又称内胚窦瘤，占卵巢恶性肿瘤的 1%，属高度恶性肿瘤，多见于儿童及青少年。多数为单侧、体积较大，易发生破裂。

22. B【解析】子宫颈癌癌前病变是子宫颈不典型增生。移行带区未成熟的化生鳞状上皮代谢活跃，在一些物质（如精子、精液组蛋白、阴道毛滴虫、衣原体、单纯疱疹病毒以及人乳头瘤病毒等）的刺激下，可发生细胞分化不良、排列紊乱、细胞核异常、有丝分裂增加，形成子宫颈上皮内瘤变（CIN），包括子宫颈不典型增生，各级 CIN 均有发展为浸润癌的趋向，为癌前病变。所以，选项 B 错误，其余选项均是正确的。

23. A【解析】参见 A1 型题第 8 题解析。

24. C【解析】①子宫肌瘤多发生于 30~50 岁的女性，以 40~50 岁最为多见。所以，选项 A 错误。②子宫肌瘤根据肌瘤所在的位置不同，可以分为子宫黏膜下肌瘤、子宫肌壁间肌瘤和子宫浆膜下肌瘤。黏膜下肌瘤向宫腔方向生长，在子宫腔中突出，并直接与黏膜层接触，约占 10%。所以，选项 B 错误。③黏膜下肌瘤由于肌瘤表面覆盖着子宫内膜，增加了子宫腔内膜表面积，且在子宫腔内占位，影响经血排出，因此可引起子宫异常收缩，发生痛经，并伴有经量增多及月经周期紊乱。所以，选项 C 正确。④肌壁间子宫肌瘤一般位于子宫肌层内，周围被子宫肌层所包绕，一般占子宫肌瘤的 60%~70%。所以，选项 D 错误。⑤子宫肌瘤是女性生殖器官中最常见的一种良性肿瘤，也是人体中最常见的肿瘤之一。所以，选项 E 错误。

25. C【解析】早期子宫颈癌常无症状，或仅有少量接触性出血、白带增多等，晚期明显症状为阴道不规则流血、阴道排液及疼痛。晚期患者因癌组织坏死伴感染，可有大量米汤样或脓性恶臭白带。肿瘤压迫或累及输尿管时，可引起输尿管梗阻、肾盂积水及尿毒症。晚期可有贫血、恶病质等全身衰竭症状。

26. E【解析】葡萄胎患者随访期间必须严格避孕 1 年，首选阴茎套，一般不选用宫内节育器。

27. B【解析】卵巢肿瘤最常见的并发症是蒂扭转，一经确诊立即手术切除。

28. D【解析】子宫肌瘤的肿瘤生长越快、越大，缺血越严重，可引起急性或慢性退行性变，常见变性有玻璃样变、囊性变、红色变性、肉瘤样变及钙化，其中玻璃样变最常见。

29. B【解析】月经改变为黏膜下子宫肌瘤最常见的症状。可出现月经周期缩短、经量增多、经期延长、不规则阴道流血等。

30. E【解析】参见 A1 型题第 15 题解析。

31. D【解析】每 1~2 年进行一次子宫颈筛查，可以及早地发现子宫颈癌以及癌前病变。如果出现阴道流血、阴道分泌物异常，可能是子宫颈癌的早期症状，应该及时到医院进行检查，早期发现病症，尽早治疗，以免耽误病情，影响治疗的效果。所以，选项 D 错误，其余选项内容是正确的。

32. A【解析】参见 A1 型题第 10 题解析。

33. A【解析】参见 A1 型题第 25 题解析。子宫颈癌早期多为接触性阴道流血，中晚期为不规则流血。流血量根据病灶大小、侵及间质内血管情况而不同，若侵袭大血管可引起大出血。

34. A【解析】无性细胞瘤属中等恶性的实性肿瘤，占卵巢恶性肿瘤的 5%，主要发生于青春期及生育期妇女。对放疗特别敏感。

35. E【解析】子宫颈癌是女性生殖系统最常见的恶性肿瘤之一，高发年龄为 30~55 岁，严重威胁广大女性的健康。

36. A【解析】子宫颈上皮内瘤变（CIN）包括子宫颈不典型增生及子宫颈原位癌，这两种病变是子宫颈浸润癌的癌前病变，统称为 CIN。

37. E【解析】子宫颈癌根治术后，通常 48~72 小时取出引流管，术后 7~14 天拔除导尿管。

38. E【解析】子宫颈癌的病理类型有鳞状细胞癌、腺癌和腺鳞癌。以鳞状细胞癌为主，多发生于子宫颈鳞状上皮与柱状上皮交界处，常呈外生型生长。

39. B【解析】外阴鳞状细胞癌主要为不易治愈的外阴皮肤瘙痒和各种不同形态的肿物，如结节状、菜花状、溃疡状。

二、A2 型题

1. A【解析】子宫颈原位癌一般主张行全子宫切除术。如果患者有生育要求，也可在充分与患者及家属沟通的前提下，行子宫颈锥形切除术，术后密切定期随访。

2. D【解析】参见 A1 型题第 10 题解析。

3. D【解析】肌瘤红色变性时，腹痛剧烈且伴发热。

4. E【解析】放疗适用于子宫颈癌ⅡB 晚期、Ⅲ期、Ⅳ期患者，或无法手术患者。该患者高龄，有慢性肾病史，子宫颈癌ⅡB 期，不适宜手术，所以选放疗。

5. C【解析】卵巢肿瘤行一侧附件切除术时，术前 8 小时禁止由口进食，术前 4 小时严格禁饮，手术日晨禁食，以减少手术中因牵拉内脏引起恶心、呕吐反应，也使术后肠道得以休息，促使肠功能恢复。

6. C【解析】卵泡膜细胞瘤为良性肿瘤，多为单侧、大小不一、质硬、表面光滑。由于可分泌雌激素，故有女性化作用，常与颗粒细胞瘤合并存在。镜下见瘤细胞呈短梭形，胞质富含脂质，细胞交错排列呈旋涡状。常合并子宫内膜增生，甚至子宫内膜癌。恶性卵泡膜细胞瘤较少见，可见瘤细胞直接浸润邻近组织，并发生远处转移，但预后较卵巢上皮性癌好。

7. E【解析】卵巢良性肿瘤发展缓慢，早期肿瘤较小，多无症状，常在妇科检查时偶然发现。肿瘤增大时，患者常感腹胀或腹部扪及包块。

8. E【解析】巴氏Ⅱ级为子宫颈炎症，处理原则是炎症处理后重复涂片进一步检查。

9. C【解析】护士的教育重点是围手术期的健康指导。手术是治疗子宫肌瘤的主要方式，不影响患者的激素变化，不会男性化。

10. B【解析】依据题干信息所述，可初步怀疑患者为“子宫内膜癌”，为进一步明确诊断，可做分段诊断性刮宫检查，这是目前早期诊断子宫内膜癌最常用的刮取子宫内膜组织的方法。

11. C【解析】阴道镜多点活检的目的是在阴道镜的指引下，取下数块可能有病变的组织（通常是4~6块），送组织学检查，明确是否有子宫颈癌前病变或子宫颈癌。组织学检查是诊断子宫颈癌前病变或子宫颈癌的金标准。

12. C【解析】恶性肿瘤晚期的疼痛治疗是根据评估疼痛的等级应用镇痛剂，不需要预防用药。

13. C【解析】镜下，子宫颈微小间质浸润鳞癌的治疗以手术治疗为主。当没有淋巴脉管浸润、没有生育要求时，可行扩大子宫全切术；如果有淋巴和脉管浸润，需要行广泛性全子宫切除术加盆腔淋巴结清扫术。因此本题应行扩大子宫切除术。

14. E【解析】依据题干信息所述，外阴癌的主要转移途径为直接浸润＋淋巴转移。晚期可经血行播散。

15. D【解析】子宫内膜癌早期患者以手术治疗为主。

16. C【解析】外阴癌以手术治疗为主，依据题干信息，该患者外阴癌ⅠB期，选择术式为外阴根治术及病灶同侧腹股沟淋巴结清扫术。

17. D【解析】采用全麻方式的子宫肌瘤患者，术后在尚未完全清醒前应有专人守护，去枕平卧，头侧向一旁，稍垫高一侧肩胸。蛛网膜下隙麻醉者去枕平卧12小时；硬膜外麻醉者去枕平卧6~8小时；硬脊膜外腔阻滞麻醉者术后宜多平卧一段时间。病情稳定的受术者，术后次晨可采取半卧。

18. B【解析】妊娠是对子宫内膜异位症最好也是最自然的治疗，其间无排卵而闭经，显著升高的孕激素使异位灶蜕变并萎缩。因此，可采用假孕疗法，即外源性给予高效孕激素及相对较小量的雌激素，模拟妊娠期间体内激素的状态来治疗子宫内膜异位症。

19. A【解析】卵巢颗粒细胞瘤为低度恶性肿瘤，因少数在治疗多年后复发，加之年龄小，以保留生育功能为宜，即肿瘤切除，术后化疗。

20. B【解析】对于年轻又希望生育的患者，术前排除子宫及子宫颈的癌前病变后，可考虑经腹或经腹腔镜切（剔）除肌瘤，保留子宫。

21. D【解析】当出现重度子宫颈炎时，可以药物治疗，比如应用保妇康等药物阴道给药，用中药煎煮后熏洗患处缓解病情；也可以微波治疗，效果不错；病情特别严重时可以采取手术切除的方法治疗。

22. D【解析】子宫颈和子宫颈管活组织检查是确诊子宫颈癌及其癌前病变的依据。子宫颈无明显癌变可疑区时，可在鳞-柱状细胞交接部的3、6、9、12点4处取材或在碘试验、阴道镜下取材做病理检查。所取组织应包括间质及邻近正常组织。若子宫颈有明显病灶，可直接在癌变区取材。

23. B【解析】子宫颈肌瘤患者若长期月经过多可导致继发性贫血，出现全身乏力、面色苍白、气促、心慌等症状。

24. C【解析】依据题干内容所述，可以诊断该患者为输卵管妊娠破裂。为明确诊断，应做后穹隆穿刺。因为异位妊娠破裂后，可在后穹隆抽出腹腔血液明确诊断。若抽出不凝血即表示有内出血，抽出脓汁表示有感染。有时当血块位于直肠子宫陷凹时，有可能抽不出血液，此时可先注入10~20ml生理盐水，再抽吸时则有可能抽出暗红色血水，有助于诊断。

25. B【解析】参见A2型题第24题解析。后穹隆穿刺若抽出不凝血即表示有内出血，此时就立即剖腹探查止血。护士应迅速做好急诊手术前准备和术中、术后护理。

26. C【解析】患者休克时要头部抬高10°~15°，脚要抬高20°~30°，有利于血液回流，保证优先的一些重要器官的血流灌注。

27. B【解析】依据题干信息所述，“左附件发现肿物，同房后突然腹痛”，当有盆腔或附件包块史的患者突发一侧下腹剧痛，常伴恶心、呕吐其至休克。应考虑卵巢囊，肿蒂扭转。当扭转蒂部自然复位或肿瘤完全坏死时，腹痛可减轻。

三、A3/A4型题

1. B【解析】子宫肌瘤硬膜外阻滞麻醉下行全子宫切除术，术前一天的护理包括阴道准备、饮食指导、胃肠道准备等，其中阴道准备应冲洗阴道2次，并于第2次冲洗后在子宫颈口及阴道穹隆部涂甲紫，作为手术切除子宫颈的标记。所以，仅在穹隆部涂标记是错误的。

2. A【解析】参见A2型题第17题解析。

3. C【解析】因为子宫颈处于身体相对浅表的位置，即阴道顶端。当对已婚妇女行妇科检查时，用窥阴器暴露阴道即可观察到子宫颈、阴道黏膜的情况。子宫颈癌的筛查正是采用取细胞学的毛刷或取分泌物毛刷在子宫颈口及其周围旋转数圈，完成子宫颈细胞学或分泌物的采集，然后放进相应保养液送检。如果细胞学检查结果异常，则可以在阴道镜指导下进一步行子宫颈多点活组织检查，明确诊断，这样使子宫颈癌在早期、甚至癌前阶段即可发现。所以，患者为确诊，最该做的辅助检查是阴道镜指导下子宫颈多点活组织检查。

4. E【解析】切除子宫手术后，应定期做妇科检查和阴道脱落细胞检查。

5. C【解析】分段诊断性刮宫是目前早期诊断子宫内膜癌最常用的刮取子宫内膜组织的方法。

6. D【解析】子宫内膜癌早期患者以手术治疗为主。晚期则采用手术、放疗、化疗等综合治疗方法。

7. E【解析】该患者符合“外阴鳞状上皮细胞增生”的临床表现，主要症状为外阴瘙痒，其瘙痒程度远较硬化性苔藓严重，患者多难忍受而搔抓。由于搔抓局部时刺激较大的神经纤维，可抑制神经纤维反射，患者瘙痒可暂时得到缓解；但搔抓又可加重皮损，使瘙痒更剧，结果愈抓愈痒，愈痒愈抓，形成恶性循环。

8. C【解析】外阴鳞状上皮细胞增生时，病理活组织检查是唯一确诊手段。一般应在1% 利多卡因局部麻醉下，选择有糜烂、溃疡、硬结、隆起等不同病变部位进行多点活检。

9. D【解析】对外阴鳞状上皮细胞增生的治疗，首先让患者保持外阴清洁干燥，禁用肥皂及其他刺激物清洗外阴，内裤应选用通气较好的棉质品以免加重病情，避免用手或器械搔抓患处，并忌食辛辣刺激及易致敏食物。然后在控制局部瘙痒时，主张采用皮质激素局部治疗，同时加以外用药物来辅助治疗。部分患者也会因不同的病因而采用单纯外阴切除，激光治疗。

10. C【解析】肌瘤的常见变性有玻璃样变、囊性变、红色变性、肉瘤样变及钙化。本例易并发的继发性变性是红色变性。

11. D【解析】妊娠期及产褥期子宫肌瘤易发生红色变性，表现为肌瘤迅速长大，剧烈腹痛，发热和白细胞计数增多，通常采用保守治疗能缓解。

12. E【解析】子宫肌瘤的治疗要点：肌瘤小，症状不明显或已近绝经期的女性，可每3~6个月定期复查，加强随访观察，必要时再考虑进一步治疗措施。子宫小于2个月妊娠大小，症状不明显或较轻者，尤其是已近绝经期或全身情况不能手术者，在排除子宫内膜癌的情况下，可采用药物对症治疗。年轻又希望生育的患者，术前排除子宫及子宫颈的癌前病变后，可考虑经腹或经腹腔镜切（剔）除肌瘤，保留子宫。子宫大于2.5个月妊娠子宫大小，或临床症状明显者，或经非手术治疗效果不明显，又无须保留生育功能的患者可行子宫切除术。

13. C【解析】该患者子宫肌瘤最易发生的变性是玻璃样变，子宫肌瘤的玻璃样变性，没有特殊的临床症状。它跟一般的子宫肌瘤一样，可能会出现月经量增多，月经周期改变。子宫肌瘤的玻璃样变是良性变的一种，也是比较常见的一种。

14. C【解析】依据题干内容所述，符合“卵巢颗粒细胞瘤”的临床表现，可明确诊断。①肿物：一般是本人偶然发现，可无任何症状。②月经改变：包括经量过多，周期紊乱失去规律，月经持续时间延长，淋漓出血等。③绝经后出血：大多数情况下是由良性疾病引起，但不能排除恶性肿瘤可能，虽然有时出血量并不多。④腹痛：肿瘤生长快、包膜破裂或肿瘤发生扭转时，常会有急剧的腹痛症状出现。

15. D【解析】根据题意，绝经女性出现不规则阴道流血，单侧卵巢出现肿物，首先考虑卵巢成人型颗粒细胞瘤，属于低度恶性，早期可行全子宫及双侧附件切除术；若短期内肿瘤生长过大、过快，为预防恶变，必要时可行大网膜切除术。

16. A【解析】恶性卵巢肿瘤采取手术为主，尽力清除病灶，术后采取化疗或放疗。化疗是主要的辅助治疗手段，常用化疗药物为顺铂（DDP）、阿霉素（ADR）、环磷酰胺（CTX）、5-氟尿嘧啶（5-FU）等。提倡大剂量间歇联合用药。放疗是综合治疗中的辅助疗法，可使病灶缩小，症状减轻。

17. C【解析】临床上常表现为阴道排液、腹痛、盆腔包块，即所谓的输卵管癌“三联征”。该患者最可能的诊断是输卵管癌。

18. D【解析】怀疑输卵管癌时，首选的辅助检查是 B 超检查，可确定肿块的部位、大小、性质及有无腹水等。

19. C【解析】转移性妊娠滋养细胞肿瘤肺转移的常见症状为咳嗽、血痰或反复咯血、胸痛及呼吸困难。常急性发作，少数情况下可因肺动脉滋养细胞瘤栓形成造成急性肺梗死，出现肺动脉高压和急性肺衰竭。当转移灶较小时也可无任何症状。题中患者 3 个月前曾行引产。一般来说，继发于流产、足月妊娠、异位妊娠后者组织学诊断多为绒毛膜癌。所以，患者最可能诊断为绒毛膜癌肺转移。

20. B【解析】首选的检查是诊断性刮宫。在子宫肌层或子宫外转移灶中若见到绒毛结构或退化的绒毛阴影，则诊断为侵蚀性葡萄胎；若仅见大量的滋养细胞浸润和坏死出血，未见绒毛结构者诊断为绒毛膜癌。若原发灶和转移灶诊断不一致，只要在任一组织切片中见有绒毛结构，均可诊断为侵蚀性葡萄胎。

21. C【解析】恶性滋养细胞肿瘤的治疗要点以化疗为主，手术和放疗为辅。

22. D【解析】依据题干内容所述，怀疑卵巢肿瘤。为明确诊断，最恰当的检查是腹腔镜检查，明确病变的性质、部位、累及程度。

23. A【解析】参见 A3/A4 型题第 14 题解析。

24. A【解析】根据题意，绝经女性出现不规则的阴道流血，单侧卵巢出现肿物，首先考虑卵巢成人型颗粒细胞瘤，属于低度恶性，早期可行全子宫及双侧附件切除术。

25. D【解析】黏液性囊腺瘤一般较大，多数为单侧，常为多房，表面光滑，切面很少有乳头形成，囊内充满胶冻样黏液。该患者短期肿瘤增长快，出现尿频等压迫症状，有腹水，血 CA125 增高，提示黏液性囊腺瘤恶变。而黏液性囊腺癌囊壁可见乳头生长，囊液血性或混浊。

26. D【解析】根据题干该患者至少判断为ⅡA 期。早期（FIGO Ⅰ~Ⅱ期）卵巢上皮癌应行全面确定分期的手术。内容包括：①盆腹腔腹膜表面探查。②横膈、左右腹腔以及盆腔冲洗液进行细胞学检查。③横结肠下大网膜切除。④盆腔及腹主动脉旁淋巴结选择性切除。⑤可疑病灶或肿瘤粘连处组织学检查。⑥膀胱反折、左右结肠旁沟、直肠子宫陷凹以及左右盆壁处腹膜的随机活检。⑦全子宫和双附件切除。⑧黏液性肿瘤应行阑尾切除。

27. C【解析】原发性卵巢恶性肿瘤的手术-病理分期（FIGO，2000 年）见表 14-1。

表 14-1　原发性卵巢恶性肿瘤的手术–病理分期（FIGO，2000）

分　期	病　理
Ⅰ期	肿瘤局限于卵巢
ⅠA 期	肿瘤局限于一侧卵巢，包膜完整，表面无肿瘤，腹水或腹腔冲洗液中未见恶性细胞
ⅠB 期	肿瘤局限于两侧卵巢，包膜完整，表面无肿瘤，腹水或腹腔冲洗液中未见恶性细胞
ⅠC 期	肿瘤局限于一侧或双侧卵巢，伴有以下任何一项者：包膜破裂、卵巢表面有肿瘤、腹水或冲洗液中含恶性细胞
Ⅱ期	肿瘤累及一侧或双侧卵巢，伴盆腔内扩散
ⅡA 期	肿瘤蔓延和/或转移到子宫和/或输卵管，腹水或冲洗液中无恶性细胞
ⅡB 期	肿瘤蔓延到其他盆腔组织，腹水或冲洗液中无恶性细胞
ⅡC 期	ⅡA 或ⅡB 病变，但腹水或冲洗液中有恶性细胞
Ⅲ期	一侧或双侧卵巢肿瘤，镜检证实有盆腔外的腹腔转移和/或区域淋巴结转移，肝表面转移为Ⅲ期
ⅢA 期	淋巴结阴性，组织学证实盆腔外腹膜表面有镜下转移
ⅢB 期	淋巴结阴性，腹腔转移灶直径≤2cm
ⅢC 期	腹腔转移灶直径＞2cm 和/或腹膜后区域淋巴结阳性
Ⅳ期	远处转移（胸腔积液有癌细胞，肝实质转移）

28. C【解析】前庭大腺位于双侧阴道口下部，腺管开口于前庭边缘，当腺管堵塞，腺体形成单纯性囊肿，这时由于腺体分泌受阻并无症状，但当囊肿被感染后则形成脓肿，常见于 20~40 岁女性。前庭大腺脓肿症状表现为阴唇肿胀疼痛，阴道前庭下外侧出现疼痛，波动感肿块，局部发热，红斑，囊性包块位于大阴唇后部下方，向大阴唇外侧方向突出。发病多为单侧，也可双侧。

29. C【解析】前庭大腺脓肿的治疗如下。①急诊治疗：局麻下穿刺引流，患者取膀胱截石位，为使患者感到舒适，可使用镇痛药。②前庭大腺炎急性发作，脓肿尚未形成时需卧床休息，减少摩擦，可取前庭大腺开口处的分泌物做细菌培养，根据病原体及药物敏感情况，选用合适的抗生素静脉滴注及口服，如头孢菌素类、青霉素、庆大霉素等抗生素或磺胺类药物。

30. A【解析】依据题干信息所述，患者下腹正中质硬肿块已压迫膀胱、尿道或直肠，引起尿潴留。B 超检查能较准确地显示肿块数目、大小和部位，为更好确定肿块的位置，最好在分泌期子宫增厚，内膜回声清楚时检查。

31. A【解析】依据题干信息所述，症状、体征符合子宫肌瘤的临床表现，B 超检查既有助于诊断子宫肌瘤，并为区别肌瘤是否有变性提供参考，又有助于与卵巢肿瘤或其他盆腔肿块鉴别。

32. D【解析】子宫颈和子宫颈管活组织检查是确诊子宫颈癌及其癌前病变的依据。子宫颈无明显癌变可疑区时，可在鳞–柱状细胞交接部的3、6、9、12点4处取材或在碘试验、阴道镜下取材做病理检查。所取组织应包括间质及邻近正常组织。若子宫颈有明显病灶，可直接在癌变区取材。

33. D【解析】子宫颈癌分期参见第十章案例分析题第23题解析。该患者妇检发现宫旁增厚，达盆壁，则临床分期为ⅢB期。

四、B型题

1. B【解析】子宫颈腺癌来源于子宫颈黏膜柱状黏液细胞，分泌大量黏液，细胞异型，极性消失。

2. A【解析】外阴基底细胞癌镜下见肿瘤组织自表皮基底层长出，细胞成堆伸向间质，有黏液变性。其病理学类型呈多样性，但是不管哪一种类型，共同的特征是癌组织边缘总有一层栅栏状排列的基底状细胞。

3. E　4. E　5. B

3~5【解析】临床上常表现为阴道排液、腹痛、盆腔包块，即所谓的输卵管癌“三联症”。因此，间歇性阴道排血水常见于输卵管癌。阴道排液、腹痛、腹块也常见于输卵管癌。一侧腹痛伴寒战、高热常见于输卵管炎。

6. A【解析】分段诊刮目的是为了明确病变的性质、部位、累及程度。适应证包括：①有不规则阴道流血，可疑子宫内膜癌的患者。②绝经后或围绝经期妇女阴道流血原因待查者。③除外子宫颈管癌，了解宫腔受累情况。

7. D【解析】阴道脱落细胞检查有助于胎盘功能检查，舟状细胞成堆、无表层细胞、嗜酸细胞指数（EI）<10%、致密核少者，提示胎盘功能良好。

8. C【解析】根据病史、症状、妇科检查和/或阴道镜检查并进行子宫颈组织活检可以确诊子宫颈癌，阴道镜检查和活检是确诊子宫颈癌的主要方法。

9. E　10. D

9~10【解析】外阴鳞状细胞癌以手术治疗为主，辅以放疗与化疗。ⅠA期治疗采用外阴局部或单纯外阴切除，腹股沟淋巴结切除术。外阴癌ⅠB期：外阴广泛切除术及病灶同侧或双侧腹股沟淋巴结清扫术。

11. C　12. A　13. E

11~13【解析】怀疑子宫内膜脱落不全时，诊断性刮宫在月经第5天进行。怀疑子宫内膜癌时，诊断性刮宫日期不限定。怀疑黄体功能不全时，诊断性刮宫应在经前或月经来潮8小时内进行。

14. A　15. E　16. E　17. B

14~17【解析】①卵巢癌播散主要通过直接蔓延及腹腔种植，癌细胞可直接侵犯包膜，累及邻近器官，并广泛种植于盆腹膜及大网膜、横膈、肝表面。②子宫颈癌最常见转移途径：a. 直接蔓延是子宫颈癌最常见的转移途径；b. 临床上所说淋巴转移常常是浸润癌的主要转移途径；c. 血行转移在子宫颈癌中很少见。晚期可经血行转移至肺、肝、肾和脑。③子宫内膜癌主要的扩散转移途径是直接蔓延、淋巴转移，晚期有血行转移。④绒毛膜癌主要的转移途径是血行转移。

18. A【解析】甲胎蛋白对卵巢内胚窦瘤有特异性价值，对未成熟畸胎瘤、混合性无性细胞瘤中含卵黄囊成分者亦有协助诊断意义。

19. C【解析】卵巢颗粒细胞瘤为最常见的一种具有内分泌（以雌激素为主）功能的卵巢肿瘤。可发生于任何年龄，多数在绝经期后，青春期前者很少。

五、X 型题

1. ABCE【解析】孕期及产褥期较大的肌瘤可发生红色变性，采用保守治疗、对症处理后多能自行缓解。无效者行手术治疗。所以，选项 D 不恰当，其余选项内容是正确的。

2. CDE【解析】分段诊刮是诊断子宫内膜癌的方法。血清 CA125 检查是卵巢肿瘤的诊断方法，80%~90% 卵巢上皮性恶性肿瘤患者血清 CA125 升高，其 CA125 水平与病情缓解或恶化相关，是目前普遍应用的辅助诊断及病情监测指标。其余选项都是子宫肌瘤的诊断方法。

3. ABD【解析】卵巢恶性肿瘤早期常无症状，出现症状时往往已属晚期，主要表现为腹胀、腹水、腹部包块和胃肠道症状，症状轻重取决于肿瘤大小、位置、侵犯邻近器官程度、有无并发症及肿瘤的组织学类型。晚期呈明显消瘦、贫血等恶病质表现。

4. ABCD【解析】子宫颈癌症状包括以下内容。①阴道流血：早期多为接触性出血；中晚期为不规则出血。出血量根据病灶大小、侵及间质内血管情况而不同，若侵袭大血管可引起大出血。②阴道排液：多数患者有阴道排液，液体为白色或血性，可稀薄如水样或米泔状，或有腥臭味。晚期患者因癌组织坏死伴感染，可有大量米汤样或脓性恶臭白带。③晚期症状：根据癌灶累及范围出现不同的继发症状。肿瘤压迫或累及输尿管时，可引起输尿管梗阻、肾盂积水及尿毒症。晚期可有贫血、恶病质等全身衰竭症状。

5. CDE【解析】子宫肌瘤切面呈灰白色，可见旋涡状或编织状结构。肌瘤的颜色和硬度则与所含纤维组织的多少有关。肌瘤外表有被压缩的肌纤维束和结缔组织构成的假包膜覆盖。

6. BDE【解析】子宫肌瘤与子宫内膜异位症的共同点包括：多发生于性成熟期妇女，绝经后可停止发展，子宫肌瘤与子宫内膜异位症都可能是不孕的原因。

7. CDE【解析】药物治疗适用于肌瘤小于 2 个月妊娠子宫大小，症状轻，近绝经年龄或全身情况不宜手术者，所以 C 选项错误。常用雄激素对抗雌激素，促使子宫内膜萎缩；直接作用于平滑肌，使其收缩而减少出血。也可用抗雌激素制剂他莫昔芬治疗。月经量明显增多者，用药后月经量明显减少，肌瘤也能缩小，但停药后又逐渐增大；不良反应为出现潮热、急躁、出汗、阴道干燥等围绝经期综合征的症状。也可用米非司酮，是受体水平的孕激素拮抗药，达到控制症状和抑制肌瘤生长的目的。还可以选用促性腺激素释放激素激动药

(GnRH-a)，通过抑制垂体、卵巢功能，降低体内性激素水平，达到治疗目的。雄激素常用药物丙酸睾酮，每月总量不超过300mg，以免男性化。

8. BC【解析】子宫颈癌早期无症状或有阴道流血，且多为接触性出血。

9. ABCDE【解析】子宫颈癌是常见的生殖恶性肿瘤，该病的分期是根据肿瘤侵犯的范围进行确定的，确诊之后应首选手术治疗，术后还应根据分期进行术后的辅助放疗、化疗等，以减少术后复发的概率。放疗以及化疗之后，也需要定期进行复查。复查项目具体如下。①肿瘤标志物检查：包括CA125、子宫颈鳞状细胞癌抗原、癌胚抗原。②妇科检查：包括外阴检查、阴道检查、双合诊检查、三合诊检查，应注意检查后盆腔后半部及盆壁情况。③HPV 检查：即人乳头瘤病毒的检查。④细胞学检查。⑤影像学检查：包括胸部X线片、彩超（包括腹部彩超、妇科盆腔彩超、双肾彩超等)、CT（包括胸部、腹部、盆腔)、磁共振。

10. ABCE【解析】妇科腹腔镜检查的适应证包括：急腹症、不孕症、慢性盆腔痛、子宫肌瘤、盆腔包块鉴别。

11. ABD【解析】卵巢生殖细胞肿瘤好发于青少年及儿童，青春期前患者占60%~90%，绝经后期患者仅占4%。①畸胎瘤：由多胚层组织构成，偶见只含一个胚层成分。②无性细胞瘤：属中等恶性的实性肿瘤，占卵巢恶性肿瘤的5%，主要发生于青春期及生育期妇女。③卵黄囊瘤：又名内胚窦瘤，占卵巢恶性肿瘤1%，属高度恶性肿瘤，多见于儿童及青少年。颗粒细胞瘤和纤维瘤属于卵巢性索间质肿瘤。

12. BCDE【解析】参见A3/A4型题第1题解析。

六、案例分析题

1. D【解析】经期前后的不规则阴道流血是子宫内膜癌的主要症状，患者有高血压病史。妇科检查时，早期盆腔器官多无明显变化，子宫正常者占40%左右，合并肌瘤或病变至晚期，则子宫增大。绝经后患者子宫不显萎缩反而饱满、变硬，需提高警惕。该患者最有可能的诊断是子宫内膜癌。

2. D【解析】子宫内膜癌Ⅰ期患者应行筋膜外全子宫切除及双侧附件切除术，必要时行盆、腹腔淋巴结切除或取样。

3. B【解析】子宫内膜癌发生于子宫体的内膜层，恶性程度最高的子宫内膜癌病理类型是腺鳞癌。

4. B【解析】分段诊断性刮宫是目前早期诊断子宫内膜癌最常用的刮取子宫内膜组织的方法。

5. F【解析】依据题干信息所述，符合子宫颈癌的临床表现。

6. B【解析】子宫颈和子宫颈管活组织检查是确诊子宫颈癌及其癌前病变的依据。

7. E【解析】依据题干信息所述，肿瘤扩展到骨盆壁，已引起肾盂积水，肿瘤累及邻近器官，其临床分期为ⅢB期。

8. B【解析】癌灶压迫或侵及输尿管时，引起输尿管阻塞及肾积水，这是患者腰部感觉胀痛的原因。

9. B【解析】多数患者无症状，仅在盆腔检查或超声检查时偶被发现。如有症状，则与肌瘤生长部位、速度、有无变性及有无并发症关系密切，而与肌瘤大小、数目多少关系相对较小。黏膜下肌瘤出现症状早，浆膜下肌瘤出现症状晚。患有多个浆膜下肌瘤者未必有症状，而一个较小的黏膜下肌瘤常可引起不规则阴道流血或月经过多。所以，选项B错误。

10. E【解析】一般患者无腹痛，当肌瘤压迫盆腔器官、神经、血管时，常有下腹坠胀、腰背酸痛等，月经期加重。痛经不是子宫肌瘤的主要症状，但黏膜下肌瘤在月经期可因刺激子宫收缩而发生痉挛性疼痛。痛经患者多伴有月经过多、经期延长或不规则阴道流血，盆腔检查可发现子宫不同程度增大。这种疾病导致继发性痛经的原因不常见到。所以，选项E错误。

11. ABCD【解析】经量增多及经期延长是子宫肌瘤最常见的症状，多见于大的肌壁间肌瘤及黏膜下肌瘤。其次，下腹包块及白带增多也是肌壁间肌瘤的常见症状，引起子宫腔变形的肌壁间肌瘤可引起不孕或者流产。所以，选项E错误，其余选项内容是正确的。

12. BCDE【解析】子宫肌瘤的临床表现与肌瘤的生长部位有关，浆膜下子宫肌瘤最常见的症状为下腹包块，而黏膜下肌瘤常见症状为月经改变。

13. D【解析】子宫大于2.5个月妊娠子宫大小，或临床症状明显者，或经非手术治疗效果不明显，又无须保留生育功能的患者可行子宫切除术。年龄50岁以下，或虽50岁以上但未绝经，如卵巢外观正常应考虑保留。

14. D【解析】参见A3/A4型题第33题解析。肿瘤宫旁浸润达盆壁，其临床分期为ⅢB期。

15. ABCD【解析】临床上放疗治疗子宫颈癌主要用于有手术禁忌证、年老或晚期不能手术以及术后需做补充治疗的患者。该患者显然不属放疗的适应证。所以，选项E错误。

16. C【解析】根据肿瘤的组织来源，子宫颈癌的病理类型有鳞状细胞癌、腺癌和腺鳞癌。以鳞状细胞癌为主，占80%~85%，多发生于子宫颈鳞状上皮与柱状上皮交界处，常呈外生型生长。

17. BCDE【解析】子宫颈癌早期多为接触性阴道流血，中晚期为不规则阴道流血。

18. B【解析】子宫颈和子宫颈管活组织检查是确诊子宫颈癌及其癌前病变的依据。

19. D【解析】依据题干信息所述，该患者最可能的诊断为子宫肌瘤肉瘤样变。子宫肌瘤变性是肌瘤失去原有的典型结构，常见以下几种变性。①玻璃样变或透明变性：最常见，主要是肌瘤血液供给不足、水肿、液化，为玻璃样物质所替代。②囊性变：多继玻璃样变后发生，液化而形成囊腔，软如囊肿。③红色变性：多见于妊娠期或产褥期，为肌瘤的一种特殊类型坏死。患者可有剧烈腹痛伴恶心呕吐、发热，白细胞计数增多，检查发现肌瘤迅速增大、压痛。肌瘤剖面为暗红色，有腥臭味，质软，旋涡状结构消失。④肉瘤样变：肌瘤恶变为肉瘤仅0.4%~0.8%，多见于年龄较大妇女。肌瘤在短期内迅速长大或伴有不规则阴道流血者，应考虑有恶变的可能。⑤脂肪变性：多在坏死或透明变性后发生，并常是钙化的前驱，此种变性少见，且无特殊临床表现。

20. C【解析】UICC-AJCCS 子宫肉瘤的临床分期标准：Ⅰ期，癌肿局限于子宫体；Ⅱ期，癌肿已累及子宫颈管；Ⅲ期，癌肿已超出子宫，侵犯盆腔其他脏器及组织，但仍限于盆腔；Ⅳ期，癌肿超出盆腔范围，侵犯上腹腔或已有远处转移。题中癌肿已累及子宫颈管但未侵犯盆腔其他脏器及组织，临床分期为Ⅱ期。

21. D【解析】子宫肌瘤肉瘤变恶性程度高，治疗以化疗为主。

22. ABCD【解析】子宫肌瘤肉瘤变的临床表现：不规则阴道流血，腹部包块是常见的症状，晚期可有血性腹水及压迫症状，合并感染坏死时可有大量脓性分泌物及组织碎片排出，伴有恶臭，所以 E 选项错误。

23. D【解析】子宫颈刮片细胞学检查是子宫颈癌筛查的主要方法。

24. B【解析】子宫颈和子宫颈管活组织检查是确诊子宫颈癌及其癌前病变的依据。

25. ACD【解析】化疗的停药指征如下。①骨髓抑制：白细胞计数低于 $3.0\times10^9/L$ 或血小板低于 $50\times10^9/L$ 时，应停药观察。②严重的消化道反应：出现严重口腔黏膜炎，严重腹泻（每天 5 次以上），腹泻伴腹痛、血性腹泻或肠黏膜排出，呕吐频繁影响电解质平衡等，均应停药观察。③感染发热：化疗前，如体温超过 38℃，若非肿瘤所致，应暂停化疗。④出现并发症：如胃肠道出血或穿孔，肺大咯血，梗死等严重并发症。⑤重要器官毒性反应：如严重心肌损伤、肝损伤、肾损伤等。⑥用药两周期，肿瘤病变恶化，可停用此方案，改用其他方案。

26. ABC【解析】提高子宫颈癌治愈率的关键是早发现，早诊断，早治疗。

27. AB【解析】输血前，应两人核对有关信息。输的库血应在室温内放置 20 分钟再输入。所以选项 A、B 均正确。输血前先输入生理盐水，所以选项 C 错误。同时输注两个献血员的血时，输完一瓶后应输入少量生理盐水，然后再接另一瓶，所以选项 D 错误。大量、快速输血，引起枸橼酸钠中毒，引起低血钙，所以选项 E 错误。

28. ABCE【解析】①化疗药物大多数都有不同程度的不良反应，对机体有一定的损伤，因此在化疗期间要密切注意化疗引起的不良反应，如出现较严重的不良反应，应随时调整治疗方案或终止化疗。②用药前可酌情给予镇静药或镇吐药。③呕吐频繁、入液量不足时，应按医嘱补液。④用药过程中适当饮水，可以促进循环系统内的药物流通。

29. ABCD【解析】子宫颈癌预防及早期发现需要定期开展子宫颈癌的普查、普治，提倡晚婚及计划生育，积极治疗慢性子宫颈炎，同时应大力宣传卫生常识，普及防癌知识。

30. AC【解析】依据题干信息，可初步怀疑患者子宫肌瘤，子宫腺肌瘤。

31. D【解析】子宫肌瘤临床表现与肌瘤生长部位、大小和生长速度有关。月经的改变与肌瘤生长部位密切相关。

32. D【解析】黏膜下子宫肌瘤可较早出现月经不规则。

33. B【解析】参见案例分析题第 19 题解析。

34. ABCDE【解析】子宫肌瘤确切的发病因素尚不清楚，一般认为其发生和生长可能与女性性激素长期刺激有关。雌激素能使子宫肌细胞增生肥大，肌层变厚，子宫增大；雌激素还通过子宫肌组织内的雌激素受体起作用。近年来发现，孕激素也可以刺激子宫肌瘤细胞核分裂，促进肌瘤生长。分子生物学研究结果提示，子宫肌瘤是由单克隆平滑肌细胞增殖而成，多发性子宫肌瘤则由不同克隆细胞形成。此外，由于卵巢功能、激素代谢均受高级神经中枢的调节控制，故有人认为神经中枢活动对肌瘤的发病也可能起作用。

35. ABCDE【解析】肌瘤小于 2 个月妊娠子宫大小、症状轻、近绝经年龄或全身情况不宜手术者，可予药物治疗；雄激素可对抗雌激素，使子宫内膜萎缩，直接作用于子宫平滑肌，增强收缩，减少出血，近绝经期可提前绝经。常用药物为丙酸睾酮，每月总用量不超过 300mg。应用促性腺激素释放激素类似物（GnRH-a）可产生抑制 FSH 和 LH 分泌作用，降低雌二醇到绝经水平，以缓解症状并抑制肌瘤生长使其萎缩。米非司酮用于子宫肌瘤的治疗，作为术前用药或提前绝经使用。

36. C【解析】子宫大于 2.5 个月妊娠子宫大小，或临床症状明显者，或经非手术治疗效果不明显，又无须保留生育功能的患者可行子宫切除术。

37. ABCDE【解析】妊娠合并子宫肌瘤对妊娠、分娩均有影响。黏膜下肌瘤阻碍受精卵着床或致早期流产。较大肌壁间肌瘤合并妊娠时，由于机械性阻碍或子宫腔畸形也易流产。妊娠期子宫充血、组织水肿、平滑肌细胞肥大，肌瘤明显增大，分娩后逐渐缩小。妊娠期肌瘤迅速增大可发生红色变性，出现剧烈腹痛伴恶心、呕吐、发热、白细胞计数增多。

38. D【解析】依据题干信息所述，怀疑该患者子宫肌瘤，首选应做 B 超检查，因为 B 超能较准确地显示肌瘤数目、大小和部位，为更好确定肌瘤的位置，最好在分泌期子宫增厚，内膜回声清楚时检查。

39. E【解析】子宫肌瘤患者一般无腹痛，当肌瘤压迫盆腔器官、神经、血管时，常有下腹坠胀、腰背酸痛等，月经期加重。当浆膜下肌瘤蒂扭转时，可出现急性腹痛；肌瘤红色变性时，腹痛剧烈且伴发热。

40. B【解析】宋女士 31 岁，已婚未育，是年轻又希望生育的患者，术前排除子宫及子宫颈的癌前病变后，可考虑经腹或经腹腔镜切（剔）除肌瘤，保留子宫。

41. ABCDE【解析】患者有白带增多，性交后出血的症状。这五种疾病都存在白带增多，接触性出血的症状。

42. C　43. AC

42~43【解析】CIN 诊断应遵循“三阶梯式”诊断程序——细胞学、阴道镜及组织病理学检查。①子宫颈细胞学检查为最简单的 CIN 辅助检查方法，可发现早期病变。②HPV 检测：高危型 HPV DNA 筛查可作为子宫颈细胞学检查异常分流及子宫颈病变治疗后病灶残留、复发判定、疗效评估与随诊。③阴道镜检查：可了解病变区血管情况，在病变区域活检，可以提高诊断的准确性。④子宫颈活组织检查为诊断 CIN 的最可靠方法。

44. C【解析】子宫颈炎症可以应用物理治疗，如激光治疗、冷冻治疗等。

45. B　46. B

45~46【解析】患者主要症状表现为不规则阴道流血，且有糖尿病、高血压以及肥胖，妇科检查无明显变化，应初步怀疑为子宫内膜癌。首选辅助检查是分段诊断性刮宫，因为分段诊断性刮宫是目前早期诊断子宫内膜癌最常用的刮取子宫内膜组织的方法。

47. B【解析】子宫内膜癌的分期标准见表 14-2。

表 14-2　子宫内膜癌的分期标准

分　期	病　理
Ⅰ期	肿瘤局限于子宫体
ⅠA 期	肿瘤局限于内膜层或浸润深度 < 1/2 肌层
ⅠB 期	肿瘤浸润深度≥1/2 肌层
Ⅱ期	肿瘤侵犯子宫颈间质，但无子宫体外蔓延
Ⅲ期	肿瘤局部和/或区域扩散
ⅢA 期	肿瘤累及浆膜层和/或附件
ⅢB 期	阴道或宫旁组织受累
ⅢC 期	盆腔淋巴结和/或腹主动脉旁淋巴结转移
ⅢC1 期	盆腔淋巴结转移
ⅢC2 期	腹主动脉旁淋巴结阳性和/或盆腔淋巴结转移
Ⅳ期	肿瘤侵及膀胱和/或直肠黏膜，和/或远处转移
ⅣA 期	肿瘤侵及膀胱和/或直肠黏膜
ⅣB 期	远处转移，包括腹腔内和/或腹股沟淋巴结转移

该患者刮出物病理回报：子宫内膜腺癌Ⅰ级。目前确切的诊断应是子宫内膜癌ⅠA 期。

48. C【解析】子宫内膜癌的转移途径主要为直接蔓延、淋巴转移，晚期有血行转移。淋巴转移为子宫内膜癌的主要转移途径。转移途径与癌灶生长部位有关：由子宫底部沿阔韧带至卵巢，向上至腹主动脉旁淋巴结。子宫颈受累时与子宫颈癌的淋巴转移途径相同（宫旁、髂内、髂外、髂总淋巴结），子宫后壁癌灶可沿子宫骶韧带扩散到直肠旁淋巴结。

49. E【解析】子宫内膜癌Ⅰ期患者应行筋膜外全子宫切除及双侧附件切除术，必要时行盆、腹腔淋巴结切除或取样。

50. ABCDE【解析】肥胖、糖尿病、高血压、月经初潮早和绝经延迟、不孕不育和卵巢疾病等都是子宫内膜腺癌的高危因素。

第十五章 会阴部手术妇女的护理

一 A1 型题

1. 出血较多，不易缝合的为
   A. 人工胎盘剥离术
   B. 胎头吸引术
   C. 阴道后穹隆穿刺术
   D. 会阴侧切术
   E. 会阴正中切开术
2. 放置子宫托的方法，错误的是
   A. 放置 3 天内不要取出，以免错位
   B. 大小以不脱落、无不适感为度
   C. 局部溃疡治愈后再放托
   D. 可取蹲位放置
   E. 用托后第 1、3、6 个月各复查 1 次
3. 会阴切开缝合术的产妇，术后宜采取的体位是
   A. 俯卧位
   B. 健侧卧位
   C. 伤口侧卧位
   D. 平卧位
   E. 半卧位
4. 会阴切开缝合术的适应证不包括
   A. 经产妇第二产程过长
   B. 初产妇阴道助产手术
   C. 早产儿预防颅内出血
   D. 会阴过紧或胎头过大
   E. 初产妇臀位
5. 关于会阴侧切，患者在产后最恰当的拆线时间是
   A. 产后 1 天
   B. 产后 2 天
   C. 产后 2~3 天
   D. 产后 3~4 天
   E. 产后 3~5 天
6. 关于产妇产后会阴护理的描述，正确的是
   A. 会阴部有水肿者，可用 50% 硫酸镁湿热敷
   B. 可使用 1∶500 碘伏溶液冲洗
   C. 嘱产妇向会阴伤口侧卧，以便于分泌物流出
   D. 可使用 1∶500 高锰酸钾溶液冲洗
   E. 可使用 1∶200 苯扎溴铵溶液冲洗

7. 关于会阴的描述，正确的是
   A. 会阴组织妊娠时的延展性差，分娩时容易裂伤
   B. 会阴体厚 3~4cm，呈楔状
   C. 广义的会阴前方为耻骨联合上缘
   D. 狭义的会阴是指尿道口与肛门之间的软组织
   E. 会阴包括皮肤、肌肉、筋膜及骨骼
8. 容易造成会阴重度撕裂伤的为
   A. 会阴正中切开术
   B. 人工胎盘剥离术
   C. 会阴侧切术
   D. 阴道后穹隆穿刺术
   E. 胎头吸引术
9. 会阴Ⅰ度裂伤为
   A. 裂伤为会阴后联合、会阴皮肤、阴道黏膜
   B. 裂伤为会阴后联合、会阴皮肤、阴道黏膜、会阴体肌层
   C. 裂伤为会阴后联合、会阴皮肤
   D. 裂伤为会阴后联合
   E. 裂伤为会阴后联合、会阴皮肤、阴道黏膜、直肠，肛门括约肌部分断裂
10. 外生殖器哪部分极为敏感
   A. 会阴
   B. 大阴唇
   C. 阴蒂
   D. 阴道前庭
   E. 小阴唇
11. 子宫脱垂患者手术后应采取的体位是
   A. 侧卧位
   B. 半卧位
   C. 自由体位
   D. 头高脚低位
   E. 平卧位
12. 关于女性生殖系统的自然防御功能，错误的是
   A. 两侧大阴唇自然合拢
   B. 子宫颈内口紧闭
   C. 输卵管黏膜的纤毛向伞端摆动
   D. 子宫颈管黏液栓
   E. 阴道维持酸性环境
13. 阴道口可见到子宫颈为子宫脱垂的
   A. Ⅲ度
   B. Ⅰ度重型
   C. Ⅱ度轻型
   D. Ⅰ度轻型
   E. Ⅱ度重型
14. 关于会阴侧切术的正确叙述是
   A. 切口长度为 1~2cm

B. 术前用0.5%丁卡因局部麻醉

C. 剪开角度为与正中线呈30°~45°

D. 右手持剪刀，自会阴后联合向右下方剪开会阴全层

E. 切开前用左手示指和中指伸入胎头先露和阴道侧壁之间

15. 会阴侧切术切口的长度一般为

A. 6~7cm
B. 5~6cm
C. 3~4cm
D. 2~3cm
E. 4~5cm

16. 行阴道灌洗时，一般情况下阴道灌洗筒距床面高度不超过

A. 70cm
B. 80cm
C. 60cm
D. 50cm
E. 40cm

17. 会阴Ⅱ度裂伤为

A. 裂伤为会阴后联合、会阴皮肤、阴道黏膜、直肠，肛门括约肌部分断裂
B. 裂伤为会阴后联合、会阴皮肤、阴道黏膜
C. 裂伤为会阴后联合、会阴皮肤、阴道黏膜、会阴体肌层
D. 裂伤为会阴后联合
E. 裂伤为会阴后联合、会阴皮肤

18. 行产钳术时，未行适度的会阴切开可导致

A. 会阴Ⅲ度裂伤
B. 胎膜残留
C. 胎盘小叶缺损
D. 胎盘滞留
E. 子宫颈裂伤

19. 外阴局部受伤易形成血肿的部位是

A. 小阴唇
B. 阴道前庭
C. 阴蒂
D. 大阴唇
E. 阴阜

20. 会阴Ⅲ度裂伤为

A. 裂伤为会阴后联合、会阴皮肤
B. 裂伤为会阴后联合、会阴皮肤、阴道黏膜、会阴体肌层
C. 裂伤为会阴后联合、会阴皮肤、阴道黏膜
D. 裂伤为会阴后联合
E. 裂伤为会阴后联合、会阴皮肤、阴道黏膜、直肠，肛门括约肌部分断裂

21. 关于会阴切开缝合术后护理，哪项不妥

A. 伤口正常5天拆线

B. 伤口化脓延期拆线
C. 有红肿可用 95% 酒精湿敷
D. 每天用新洁尔灭（苯扎溴铵）棉球擦洗外阴 2 次
E. 常规做好会阴护理

22. 万女士，25 岁。初产妇，孕足月出现规律性宫缩，1 小时后来院，由于宫缩过强，立刻将产妇放在产床上，未来得及消毒及保护会阴，胎儿急速娩出，正处理婴儿时，见阴道有较多血流出。腹部检查：子宫收缩良好。采取以下哪项措施可以预防产后出血
A. 胎肩娩出后，立即肌内注射缩宫素
B. 胎头娩出后，即可给予缩宫素，加强宫缩
C. 注意保护会阴
D. 胎儿娩出后肌内注射缩宫素
E. 胎儿娩出后，迅速徒手取出胎盘

23. 护士在为患者做会阴湿热敷时，正确的是
A. 热敷后再行会阴擦洗
B. 湿热敷的温度为 48~52℃
C. 热敷面积与病损面积大致等同
D. 热敷时间为 60 分钟
E. 每天热敷 2~3 次

24. 关于先天性无阴道患者，正确叙述是
A. 多数患者有发育正常的子宫
B. 第二性征发育正常
C. 外阴检查均见 2cm 短浅的阴道盲端
D. 多数患者伴泌尿道异常
E. 半数患者伴脊椎异常

二 A2 型题

1. 女孩，15 岁。骑自行车时不慎跌倒，自觉外阴部胀痛难忍，最可能发生
A. 处女膜破裂
B. 会阴体损伤
C. 巴氏腺出血
D. 小阴唇裂伤
E. 大阴唇血肿

2. 高女士，25 岁。初产妇，从分娩后第 2 天起，持续 3 天体温在 37. 5℃左右，子宫收缩好、无压痛，会阴伤口红肿、疼痛，恶露淡红色、无臭味，双乳软、无硬结。发热的原因最可能是
A. 乳腺炎
B. 会阴伤口感染
C. 产褥感染
D. 乳汁淤积
E. 上呼吸道感染

3. 方女士，30 岁。产后第 4 天会阴侧切缝线拆除，伤口感染裂开，用高锰酸钾溶液坐浴的最佳时机是
A. 产后第 14 天开始
B. 产后 2~4 天开始

C. 产后第1天开始　　D. 产后7~10天开始

E. 产后第28天开始

4. 张女士，30岁。分娩时会阴部撕伤，局部红、肿、热、痛，现给予湿热敷，操作时应特别注意

A. 伤口周围涂凡士林　　B. 每5分钟更换敷布1次

C. 床单上铺橡胶中单　　D. 执行无菌操作

E. 水温调节适度

5. 张女士，25岁。初产妇，孕足月出现临产征象来院，由于宫缩过强，未来得及保护会阴，胎儿急速娩出，见阴道有较多量血流出，检查子宫收缩良好。出血原因可能是

A. 子宫收缩乏力　　B. 凝血功能障碍

C. 子宫破裂　　D. 尿道、膀胱损伤

E. 会阴阴道裂伤

6. 高女士，25岁。会阴左侧切开术分娩，产后第4天，伤口红肿、疼痛、流脓。错误的处理是

A. 拆线引流　　B. 嘱右侧卧

C. 红外线照射　　D. 坐浴

E. 会阴擦洗

7. 罗女士，60岁。体质较差，普查发现并确诊为外阴鳞状细胞癌0期，对患者进行治疗方案的解释，最恰当的是

A. 外阴癌对放疗敏感，应选择放疗

B. 为提高疗效，行单纯性外阴切除术十双侧腹股沟浅淋巴结清扫术

C. 考虑全身状况，行单纯性外阴切除术

D. 病变严重，行外阴切除术+患侧淋巴结清扫术

E. 为早期癌变，行局部药物治疗

8. 方女士，28岁。会阴侧切伤口，术后5天拆线，用高锰酸钾溶液坐浴，每天的坐浴安排是

A. 每天大便后　　B. 每次小便后

C. 每天2~3次　　D. 每晚1次

E. 每天早上1次

9. 高女士，30岁。初产妇，足月顺产，阴道分娩，会阴Ⅰ度裂伤，产后两天裂伤缝合处水肿明显。会阴护理措施中哪项是错误的

A. 1∶2000新洁尔灭（苯扎溴铵）擦洗会阴

B. 取伤口对侧卧位

C. 放置消毒会阴垫

D. 50%硫酸镁湿敷伤口

E. 1∶5000高锰酸钾坐浴，每天2次

10. 临产已 20 小时，检查宫缩持续 45 秒，间歇 3 分钟，胎心监护显示胎心率 168 次/分，频繁出现晚期减速，羊水黄绿色，血压 145/90mmHg，阴道检查示宫口开全，S+3，并见到胎头拨露，此时的紧急处理是

A. 给予降压药物　　B. 静脉滴注硫酸镁
C. 会阴侧切，阴道助产　　D. 立即行剖宫产
E. 不宜行胎头吸引术助产

11. 初产妇，产后 5 小时，因行会阴侧切术，伤口疼痛，未排尿，子宫底脐上 2 指，阴道流血不多，按压下腹部有排尿感，下列哪项处理是不恰当的

A. 鼓励产妇坐起排尿　　B. 热水熏洗外阴
C. 下腹正中置热水袋　　D. 肌内注射甲基硫酸新斯的明
E. 鼓励产妇多饮水

三 A3/A4 型题

（1~3 题共用题干）

高女士，38 岁。孕 3 产 1，妊娠 39^{+5}周，孕期产前检查正常，骨盆外测量径线正常，枕左前位，经阴道分娩一女活婴，体重 3700g，子宫颈无裂伤，会阴 I 度裂伤缝合。

1. 该产妇胎盘娩出后，检查胎盘发现部分小叶残留于子宫腔，应给予的处理措施是

A. 按摩子宫底压出胎盘小叶
B. 使用麻醉剂后，用手取出胎盘小叶
C. 缩宫素肌内注射加强宫缩，等待胎盘小叶自然娩出
D. 先徒手取胎盘，若徒手不行，可用大刮匙刮取残留胎盘
E. 行子宫切除术

2. 若已将残留胎盘小叶取出，产后发现子宫轮廓不清，宫缩强度弱，阴道内有暗红色血液流出，产后 30 分钟出血量达 600ml，考虑产后出血的原因是

A. 宫缩乏力　　B. 胎盘残留
C. 软产道裂伤　　D. 凝血功能障碍
E. 羊水栓塞

3. 关于预防产后出血的措施，错误的是

A. 加强孕期保健，定期接受产前检查
B. 第一产程中密切观察产程进展，防止产程延长
C. 第二产程胎肩娩出前立即肌内注射或静脉滴注缩宫素，以加强子宫收缩
D. 待胎盘剥离征象出现后，及时协助胎盘娩出，并仔细检查胎盘、胎膜是否完整
E. 督促产妇产后及时排空膀胱

四 B 型题

（1~2 题共用备选答案）

A. 小阴唇　　B. 大阴唇

C. 阴阜　　D. 阴蒂

E. 阴道前庭

1. 耻骨联合前面隆起的脂肪垫是
2. 外伤时易形成血肿的部位是

（3~5 题共用备选答案）

A. 膀胱镜检查　　B. 肾显像

C. 亚甲蓝试验　　D. 肾盂静脉造影

E. 靛胭脂试验

3. 为鉴别尿瘘部位，常用的检查是
4. 为了解膀胱瘘孔位置的检查是
5. 为进一步确诊输尿管瘘的检查是

五 X 型题

1. 产妇分娩时行会阴左侧切，产后正确的护理方法

A. 0.1% 苯扎溴铵消毒液会阴擦洗，每日 2 次

B. 外阴水肿用 50% 硫酸镁湿热敷

C. 左侧卧位

D. 伤口红肿者用红外线照射

E. 5 天拆线

2. 引起尿瘘的原因有

A. 分娩时由于骨盆狭窄软产道受压过久　　B. 产钳术损伤软产道

C. 慢性咳嗽　　D. 长期便秘

E. 手术因解剖层次不清误伤膀胱

3. 膀胱阴道瘘患者，瘘孔位于膀胱后底部，尿瘘修补术后护理，正确的是

A. 每天饮水至少 3000ml　　B. 术后 1 年内禁止性生活

C. 患者取俯卧位　　D. 拔尿管前训练膀胱功能

E. 保留尿管 10~14 天

4. 会阴伤口部位发生硬结时，会阴部湿热敷通常用

A. 50% 硫酸镁
B. 95% 乙醇湿敷
C. 红外灯照射
D. 大黄、芒硝外敷
E. 切开

六 案例分析题

（1～5 题共用题干）

方女士，30 岁。会阴侧切，顺产后第 1 天，下腹部阵痛。查子宫于脐下一横指、质硬、无压痛，双侧附件压痛（－），恶露无臭味。查体：体温 37.8℃，心率 86 次/分，呼吸 20 次/分，血压 110/70mmHg。血常规白细胞计数 12×10^9/L，中性粒细胞 0.60。

1. 此产妇最可能的诊断是

A. 子宫内膜炎
B. 产后宫缩痛
C. 子宫收缩不良
D. 产褥感染
E. 胎盘残留

2. 会阴侧切护理，哪些是不正确的

A. 嘱产妇向伤口侧卧位
B. 保持会阴清洁、干燥
C. 每天擦洗会阴 3 次
D. 会阴伤口红肿感染可提前拆线
E. 会阴水肿者，产后立即用频谱仪照会阴

3. 关于产后出血的预防，下述哪一项是正确的

A. 早孕合并急性肝炎应积极治疗，然后行人工终止妊娠
B. 凡有血液病不宜妊娠者应劝其避孕
C. 提高接产技术，减少软产道损伤
D. 仔细检查胎盘，胎膜是否完整
E. 双胎孕妇，第一胎娩出后，立即肌内注射缩宫素

4. 临床上，产妇第一死亡原因是

A. 产后出血
B. 产褥感染
C. 妊娠期高血压疾病
D. 妊娠合并心脏病
E. 羊水栓塞

5. 下列关于产后出血原因，哪项是正确的

A. 宫缩乏力
B. 完全性植入胎盘
C. 产道撕裂
D. 全身性出血性疾病
E. 凝血功能障碍

参考答案与解析

一、A1 型题

1. D【解析】与会阴正中切开术相比，会阴侧切术出血较多，不易缝合。会阴正中切开术的优点是出血少、易缝合，但分娩过程中容易造成会阴重度撕裂伤。

2. A【解析】子宫托应在每日清晨起床后放入，每晚睡前取出，并洗净包好备用。久置不取可发生子宫托嵌顿，甚至引起压迫坏死性生殖道瘘。

3. B【解析】会阴切开缝合术的产妇，术后宜采取的体位是健侧卧位。

4. A【解析】会阴切开缝合术的适应证：①初产妇、产钳术、胎头吸引术及臀位助产术，均需做会阴切开，经产妇酌情。②会阴体过长、过紧，胎儿较大，预防会阴严重撕裂。③缩短第二产程，如第一产程过长、重度子痫前期、胎儿窘迫。④第二产程过长，如宫缩乏力、会阴坚韧。⑤早产时预防胎儿颅内出血。

5. E【解析】会阴侧切无特殊情况产后 3~5 天拆线，拆线前应擦洗外阴，并消毒切口周围皮肤。

6. A【解析】对于外阴水肿者，在临产前，可局部用 50% 硫酸镁溶液湿热敷。如果有会阴部撕裂伤或会阴侧切伤口，则可用温开水或 1 : 5000 高锰酸钾溶液冲洗，并在每次大便后洗 1 次。会阴肿痛明显者，可用毛巾热敷以助消肿，每天 3 次，产后 5~6 天开始。用温水 1 : 5000 高锰酸钾溶液坐浴，每晚 1 次，以促进会阴部伤口愈合。

7. B【解析】会阴组织妊娠时变软，有利于分娩。所以，选项 A 错误。会阴体厚 3~4cm，由外向内逐渐变窄呈楔状。所以，选项 B 正确。广义的会阴是指封闭骨盆出口的所有软组织，前为耻骨联合下缘，后为尾骨尖。所以，选项 C 错误；狭义的会阴是指阴道口与肛门之间的软组织。所以，选项 D 错误；会阴只包括皮肤、肌肉、脂肪等软组织，不包括骨骼。所以，选项 E 错误。

8. A【解析】参见 A1 型题第 1 题解析。

9. A【解析】根据会阴裂伤的程度可分为 3 度。①Ⅰ度：指会阴皮肤及阴道黏膜撕裂，未达肌层，一般出血不多。②Ⅱ度：指裂伤已达会阴体肌层，累及阴道后壁黏膜，甚至阴道后壁两侧沟向上撕裂，裂伤可不规则，使原解剖组织不易辨认，出血较多。③Ⅲ度：指肛门外括约肌已断裂，甚至阴道直肠隔及部分直肠前壁有裂伤，此情况虽严重，但出血量不一定很多。

10. C【解析】外生殖器中，阴蒂极为敏感。因为阴蒂头的神经末梢丰富，具有高度敏感性，易受刺激引起勃起，是性反应的重要结构。

11. E【解析】子宫脱垂患者手术后除按一般外阴和阴道手术术后护理外，还应嘱患者平卧休息 7~10 天。

12. C【解析】输卵管黏膜的纤毛向子宫腔方向单向摆动，阻止细菌逆行感染，所以选项 C 错误。

13. B【解析】子宫脱垂的临床分度。①Ⅰ度：轻型，子宫颈外口距处女膜缘 <4cm，尚未达到处女膜缘；重型：子宫颈外口已达处女膜缘，在阴道口能见到子宫颈。②Ⅱ度：轻型，子宫颈已脱出阴道口外，而子宫体仍在阴道内；重型：子宫颈及部分子宫体已脱出至阴道口外。③Ⅲ度：子宫颈及子宫体全部脱出至阴道口外。

14. E【解析】取膀胱截石位，采用双侧阴部神经阻滞麻醉，当宫缩时，左手中指、示指深入阴道内撑起左侧阴道壁，用会阴侧切剪自会阴后联合中线向左侧 45°方向剪开会阴。但如会阴高度膨隆时，剪开角度为 60°~70°，以免损伤直肠。切口一般为 4~5cm，切开后应用纱布压迫止血，必要时钳夹结扎止血。

15. E【解析】参见 A1 型题第 14 题解析。

16. A【解析】一般情况下，阴道灌洗筒距床面高度不超过 70cm。

17. C【解析】参见 A1 型题第 9 题解析。

18. A【解析】宫口未开全，阴道助产娩出胎儿易致子宫颈裂伤；行产钳术时未行适度的会阴切开可导致会阴Ⅲ度裂伤。

19. D【解析】大阴唇有丰富的血管网，如发生裂伤，易形成血肿。

20. E【解析】参见 A1 型题第 9 题解析。

21. B【解析】外阴、阴道肌肉组织少、张力大，切口不易愈合，护理人员要随时观察会阴的情况，注意有无渗血、红肿热痛等炎性反应；观察局部皮肤的颜色、温度、湿度，有无皮肤或皮下组织坏死；注意阴道分泌物的量、性质、颜色及有无异味。注意保持外阴清洁、干燥，勤更换内裤及床垫，每天行外阴擦洗 2 次，排便后用同法清洁外阴以防止感染。有些外阴部手术需加压包扎或阴道内留置纱条压迫止血，外阴包扎或阴道内纱条一般在术后 12~24 小时内取出，取出时注意核对数目。术后 3 天外阴局部可行烤灯照射，保持伤口干燥，促进血液循环，有利于伤口的愈合。有引流的患者要保持引流通畅，严密观察引流液的量及性质。若伤口化脓要提前拆线利于引流，并需及时换药。所以，选项 B 错误。

22. C【解析】依据题干信息所述，正确处理第二、第三产程，出头娩肩应缓慢，保护好会阴，避免软产道损伤；仔细检查胎盘、胎膜，如有残缺应及时取出；在无法排除胎盘残留时，以进行宫腔探查为宜。

23. E【解析】会阴湿热敷是利用热源和药物直接接触患区，促进局部血液循环，改善组织营养，增强局部白细胞吞噬作用，加速组织再生，以达到消炎、镇痛作用，使陈旧性血肿局限，有利于外阴伤口的愈合。①按会阴擦洗方法清洁会阴局部污垢，再行热敷。②湿热敷的温度一般为 41~48℃。③湿热敷的面积应是病损范围的 2 倍。④一般每 3~5 分钟更换热敷垫 1 次，也可用热源袋放在棉垫或用红外线灯照射，以延长更换热敷料的时间，一次热敷可持续15~30分钟。⑤每天热敷2~3次。

24. B【解析】先天性无阴道是胚胎在发育期间受到内在或外界因素干扰，也可能由于基因突变（可能有家庭史）引起副中肾管发育异常所致。以正常女性染色体核型，全身生长及女性第二性征发育正常，外阴正常，阴道缺失，子宫发育（仅有始基子宫），输卵管细小，卵巢发育及功能正常为特征的 Rokitansky-Kustner-Hauser 综合征患者最为多见。

二、A2 型题

1. E【解析】外阴、阴道创伤可见于外阴骑跨伤后、粗暴性交以及外阴阴道发育不良者性交后。根据题意，伤后外阴部肿痛难忍，符合“大阴唇血肿”表现。

2. B【解析】会阴伤口红肿、疼痛，说明存在会阴伤口感染；恶露淡红色、无臭味，说明不存在产褥感染；乳腺炎及上呼吸道感染的征象并没有提示；双乳软、无硬结说明不是因为乳汁淤积导致的发热。

3. D【解析】伤口感染裂开，用高锰酸钾溶液坐浴的最佳时机是产后7~10天开始。

4. D【解析】进行湿热敷时，若局部有伤口，应特别注意执行无菌操作，以免引起伤口感染。

5. E【解析】根据题意，急产和无保护分娩是外阴、阴道创伤的主要原因。所以选项E正确。

6. B【解析】患者“伤口红肿、疼痛、流脓”，应立即拆线，左侧卧位利于引流；每日坐浴，红外线照射，促进切口愈合。所以，选项B错误。

7. C【解析】外阴癌以手术治疗为主。①0期：采用单纯浅表外阴切除术。②ⅠA期：外阴局部或单侧广泛切除术。③ⅠB期：外阴广泛切除术及病灶同侧或双侧腹股沟淋巴结清扫术。④Ⅱ期：外阴广泛切除术及双侧腹股沟淋巴结清扫和/或盆腔淋巴结清扫术。⑤Ⅲ期：同Ⅱ期或并作部分下尿道、阴道与肛门皮肤切除。⑥Ⅳ期：除外阴广泛切除、双侧腹股沟及盆腔淋巴结清扫术外，分别根据膀胱、上尿道或直肠受累情况做相应切除。所以，0期患者应考虑全身状况，采用单纯浅表外阴切除术。

8. C【解析】，高锰酸钾溶液坐浴用于缓解疼痛、水肿，一般可以防止感染和消毒。浓度为1∶5000，温度40~43℃，坐浴时间应保证超过5分钟，以产生杀菌消炎的效果，建议坐浴15~30分钟，一般情况下一天2~3次。坐浴完以后不必冲洗。

9. E【解析】会阴裂伤，裂伤缝合处水肿明显，应用50%硫酸镁湿敷，并保持外阴部的清洁、干燥，产后2天，用“1∶5000高锰酸钾坐浴，每天2次”显然不是正确的处理措施。

10. C【解析】急性胎儿窘迫多发生在分娩期，主要表现为胎心率加快或减慢，CST或者OCT等出现频繁的晚期减速或变异减速；羊水胎粪污染和胎儿头皮血pH下降，出现酸中毒。羊水胎粪污染可以分为3度，羊水黄绿色为Ⅱ度。宫口开全，胎先露部已达坐骨棘平面以下3cm者，应尽快阴道助产娩出胎儿。所以，此时的紧急处理措施是会阴侧切，阴道助产。

11. E【解析】根据题意，产妇已经出现产后尿潴留表现，应该采取措施促进排尿。而鼓励产妇多饮水，会加重尿液潴留，进而影响子宫收缩，造成产后出血。

三、A3/A4 型题

1. D【解析】胎盘娩出后，胎盘部分小叶残留于子宫腔，应给予的处理措施是要及时将胎盘取出，先徒手取胎盘，若徒手不行，可用大刮匙刮取残留胎盘，并做好必要的刮宫准备。

2. A【解析】子宫轮廓不清是产后出血宫缩乏力的体征。该产妇胎盘娩出后，检查胎盘发现部分小叶残留于子宫腔，说明胎盘剥离延缓，胎盘剥离后因子宫收缩乏力使子宫出血不止。考虑产后出血的原因最可能是宫缩乏力。

3. C【解析】产程一旦出现停滞，应积极寻找原因，不可盲目使用促宫缩药。所以，选项 C 错误，其余选项的措施是正确的。

四、B 型题

1. C【解析】阴阜为耻骨联合前面隆起的外阴部分，呈丘状，由皮肤及很厚的脂肪层所构成。阴阜下邻两侧大阴唇。

2. B【解析】大阴唇因组织疏松，周围有丰富的血管网，如发生裂伤，易形成血肿。

3. C【解析】亚甲蓝试验：经导尿管向膀胱内注入稀释亚甲蓝 100~200ml 后，观察阴道内蓝色液体流出的部位，如见到经阴道壁小孔溢出者为膀胱阴道瘘；自子宫颈口流出者为膀胱宫颈瘘；若阴道内流出液清亮则属输尿管阴道瘘。

4. A【解析】膀胱镜检查可了解膀胱容积、黏膜情况，有无炎症、结石、憩室，明确瘘孔的位置、大小、数目及瘘孔和膀胱三角的关系等。

5. E【解析】靛胭脂试验用于亚甲蓝试验阴性患者，目的用于诊断输尿管瘘。

五、X 型题

1. ABDE【解析】产妇分娩时行会阴左侧切，如果左侧卧位会造成压迫血肿。所以，选项 C 的护理方法是错误的，其余选项的护理方法都是正确的。

2. ABE【解析】产伤是引起尿瘘的主要原因，其他原因还有妇科手术创伤，晚期生殖系统或膀胱癌肿、膀胱结核、膀胱结石、生殖器官肿瘤放疗后、长期放置子宫托等也可导致生殖道瘘。

3. ACDE【解析】尿瘘修补术术后护理如下。①嘱患者多饮水，一般每天不少于 3000mL，以稀释尿液，减少酸性尿液对皮肤的刺激。②术后 3 个月内，应禁止性生活及重体力劳动。③妇科手术致小漏孔的尿瘘患者应留置尿管，并保持正确的体位，使小瘘孔自行愈合。一般采取使瘘孔高于尿液面的卧位、俯卧或侧卧位。④拔除尿管应严密观察有无漏尿现象，嘱患者每 1~2 小时排尿一次，逐渐训练膀胱功能。⑤拔管时间：小孔 3~5 天，大孔

12~14天。拔管前自导尿管注入适量亚甲蓝液，夹住尿管后观察5~30分钟，阴道未发现蓝色尿液即可拔管。

4. AB【解析】会阴部湿热敷可促进血液循环，增加局部白细胞的吞噬作用，有助于局限脓肿，刺激局部组织的生长和修复。因而，会阴部湿热敷常用于会阴水肿、血肿、伤口硬结等。通常采用95%乙醇或50%硫酸镁进行湿热敷。

六、案例分析题

1. B【解析】在产褥早期因子宫收缩引起下腹部阵发性剧烈疼痛，称为产后宫缩痛。一般产后1~2天出现，持续2~3天消失，哺乳时缩宫素分泌增加，疼痛可加重，不需特殊处理。

2. AE【解析】应指导产妇做好会阴护理，保持会阴清洁、干燥，最好每天擦洗会阴3次。同时，嘱产妇不能向伤口侧卧位。会阴水肿者，可于分娩24小时后用频谱仪照射。

3. ABCD【解析】关于产后出血的预防如下。①产前预防：做好孕前及妊娠期保健，妊娠早期即开始产前检查监护，不宜妊娠者应及时在孕早期时终止妊娠。②高危预防：高危产妇及时治疗，并提前住院待产。③产时预防：a. 第一产程中密切观察产程进展，必要时给予镇静药以保证产妇的休息；b. 第二产程中严格执行无菌技术，指导产妇正确使用腹压，有适应证者做会阴侧切，胎头、胎肩娩出要慢，胎肩娩出后立即肌内注射或静脉滴注缩宫素；c. 第三产程中正确处理胎盘娩出和测量出血量，胎盘未剥离前，不可过早牵拉脐带或按摩、挤压子宫，待胎盘剥离征象出现后，及时协助胎盘娩出，并仔细检查胎盘、胎膜是否完整。

4. A【解析】产后出血是分娩期的严重并发症，是产妇死亡的重要原因之一，在我国居产妇死亡原因首位。

5. ABCDE【解析】临床上引起产后出血的主要原因有子宫收缩乏力、胎盘因素、软产道损伤及凝血功能障碍等，产后出血既可由以上单一因素所致，也可由以上因素相互影响、互为因果并存。根据胎盘剥离情况，导致产后出血的胎盘因素有胎盘滞留、胎盘粘连或植入、胎盘部分残留。

第十六章　不孕症与辅助生殖技术

一 A1 型题

1. 确诊不明原因性不孕首先选用
   A. 腹腔镜子宫腔镜联合检查
   B. 输卵管通气实验
   C. B 超检查
   D. 输卵管通液试验
   E. 子宫输卵管碘油造影
2. 下列哪项不是测定卵巢功能的手段
   A. 子宫颈黏液精液结合试验
   B. 子宫颈黏液涂片检查
   C. 阴道细胞学检查
   D. 基础体温测定
   E. 子宫内膜活检
3. 体外受精胚胎移植（IVF-ET）患者最常用的取卵方法是
   A. 腹腔镜取卵
   B. 宫腔镜取卵
   C. 开腹取卵
   D. 腹部超声引导下穿刺取卵
   E. 阴道超声引导下穿刺取卵
4. 探亲当天午饭后服 1 片，当晚再服 1 片，以后每晚服 1 片，末次房事次晨加服为
   A. 长效三合一
   B. 探亲避孕片 1 号
   C. 避孕片 2 号
   D. 避孕针 1 号
   E. 避孕片 1 号
5. 关于治疗输卵管因素不孕症，下列选择错误的是
   A. 人工授精
   B. 输卵管造口或输卵管吻合术
   C. 输卵管通液术
   D. 子宫腔配子移植
   E. IVF－ET
6. 引起输卵管堵塞的主要原因是下列哪项
   A. 输卵管先天性发育异常
   B. 子宫肌瘤压迫输卵管
   C. 子宫内膜异位症
   D. 输卵管炎（结核性、淋菌性为多见）
   E. 卵巢囊肿使输卵管受压变位
7. 反映卵巢有排卵功能的检查结果为
   A. 子宫内膜呈分泌期变化
   B. 阴道脱落细胞反映为轻度雌激素影响

C. 子宫颈黏液有羊齿状结晶
D. 子宫内膜呈增殖期变化
E. 基础体温呈单相

8. 下列哪些药物不可用于诱发排卵
A. 溴隐亭
B. 甲状腺素
C. 氯米芬
D. 促性腺激素
E. 促性腺激素释放激素及其类似物

9. 下列说法正确的是
A. 正常情况下，未避孕夫妇在 1 年内妊娠者占 80%
B. 治疗输卵管因素不孕，可用人工授精
C. 射精后精子在酸性环境阴道内可存活 24 小时
D. 进行精液常规检查时，最好提前禁欲 5~7 天
E. 输精管管腔较细，管壁较薄

10. 有关卵巢的叙述正确的是
A. 分为两部分，内为皮质，外为髓质
B. 位于阔韧带前方
C. 表面有腹膜覆盖
D. 正常卵巢约重 50g
E. 产生卵子、分泌激素的器官

11. 不孕症中男方因素占
A. 30%
B. 42%
C. 45%
D. 50%
E. 55%

12. 子宫的功能不包括
A. 产生女性激素
B. 可孕育胎儿
C. 形成月经
D. 精子进入输卵管通道
E. 将胎儿娩出

13. 无损伤、简便、经济的预测排卵的方法是
A. 子宫颈黏液评分
B. 内分泌激素测定
C. 超声检查
D. 基础体温测定
E. 腹腔镜检查

14. 高女士，28 岁。行吸宫术后 10 天仍有阴道流血，应
A. 5% 的 $NaHCO_3$ 静脉滴注
B. 给予缩宫素和抗生素
C. 静脉注射阿托品 1mg
D. 全身抗生素治疗
E. 抗生素治疗 3 天后再行清宫术

15. 输卵管通畅性的检查不包括
A. X 线下子宫输卵管造影
B. 腹腔镜检查

C. 盆腔超声检查
D. 输卵管通气试验
E. 输卵管通液试验

16. 输卵管轻度粘连或闭塞，从子宫腔输卵管内注射药物治疗，其时间选择
A. 月经干净后 2~3 天，每天 1 次
B. 月经干净后 2~3 天，隔天 1 次
C. 月经干净后 2~3 天，每周 2 次，直到排卵前
D. 月经干净后 2~3 天，每周 2 次，直至下次月经前
E. 月经中期开始，每天 1 次

17. 引起女性不孕的卵巢因素不包括
A. 先天性卵巢发育不全
B. 多囊卵巢综合征
C. 卵巢子宫内膜异位囊肿
D. 希恩综合征
E. 子宫内膜炎

18. 关于胎盘功能的描述，错误的是
A. 气体交换
B. 防御功能
C. 排除胎儿代谢产物
D. 营养物质供应
E. 分解功能

19. 下列说法错误的是
A. 输卵管阻塞造成不孕与结肠炎无关
B. 人工周期不属于辅助生育技术
C. 子宫内膜结核不是体外受精胚胎移植的适应证
D. 导致宫腔粘连的原因不包括损伤性刮宫
E. 丹那唑不是诱发排卵的药物

20. 下列哪项不是造成不孕的原因
A. 子宫颈内口松弛
B. 子宫内膜结核
C. 子宫肌瘤
D. 子宫内膜异位症
E. 子宫发育不良

21. 自子宫两侧伸出，达骨盆侧壁的韧带是
A. 圆韧带
B. 阔韧带
C. 骶结节韧带
D. 子宫骶骨韧带
E. 主韧带

22. 试管婴儿主要适用于
A. 子宫发育不良
B. 免疫性不孕
C. 输卵管阻塞
D. 无排卵
E. 无精症

23. 占女性不孕因素 1/4 的是
A. 排卵异常
B. 子宫因素
C. 输卵管因素
D. 阴道因素
E. 子宫颈因素
24. 下列说法错误的是
A. 原发性不孕是指夫妇同居，性生活正常，不避孕，2 年未孕者
B. 不孕症是指育龄夫妇性生活正常，同居未避孕，2 年未妊娠
C. 生精干细胞是指精原细胞
D. 不孕症中因男女双方因素引起的约占 15%
E. 前庭大腺（巴氏腺）位于大阴唇后部，阴道口两侧
25. 可以行输卵管通液术的情况是
A. 慢性盆腔炎亚急性发作
B. 滴虫阴道炎未治愈
C. 输卵管再通术后
D. 功能失调性子宫出血伴心力衰竭
E. 月经第二天
26. 影响输卵管功能，使输卵管蠕动受到限制造成不孕的常见原因是
A. 输卵管过长
B. 子宫内膜异位症
C. 子宫肌瘤
D. 子宫内膜结核
E. 输卵管过短
27. 骨盆轴指
A. 骨盆腔各平面中心线
B. 贯穿骨盆腔各平面弯曲的弓状线
C. 骨盆腔中心线
D. 贯穿骨盆腔各平面中心点的假想轴线，呈弯曲弓状线
E. 骨盆腔各平面假想线
28. 下列说法正确的是
A. 女性不孕最常见的原因是子宫因素
B. 首选促排卵药是溴隐亭
C. 曾有过妊娠而后来未避孕连续 2 年不孕者称相对不孕
D. 治疗不孕症的正确步骤是男、女双方同时全面检查，对因治疗
E. 正常排卵周期中，子宫颈黏液清亮、有粗大分支。典型的羊齿植物状结晶出现在月经干净后 3 天
29. 吸宫术后流血超过 10 天，血量多，应考虑为
A. 子宫穿孔
B. 吸宫不全
C. 空气栓塞
D. 人工终止妊娠综合征
E. 吸宫不全并感染

30. 关于精液常规检查中正常精液的指标，下列哪项是错误的
    A. 精液液化时间在 30 分钟内　　B. 活动率 >50%
    C. 精子数 >6000 万/毫升　　D. 精液 pH 为 7.8~8.7
    E. 精液量 2~6ml
31. 继发性不孕是指曾经妊娠而后未避孕但连续几年未孕
    A. 2 年　　B. 1 年
    C. 4 年　　D. 3 年
    E. 5 年
32. 间接测量卵巢功能的为
    A. 子宫输卵管碘油造影　　B. 子宫颈刮片检查
    C. B 超检查　　D. 阴道分泌物悬滴检查
    E. 子宫颈黏液检查
33. 不孕症患者行性交后精子穿透力试验的时间
    A. 预测的排卵期　　B. 月经干净后 10 天
    C. 月经干净后 3~7 天　　D. 月经来潮前
    E. 预测的排卵期后
34. 关于人工终止妊娠后的并发症，正确的是
    A. 人工流产综合征主要在心脏病患者中多见
    B. 术后持续阴道流血主要由感染所致
    C. 空气栓塞为严重且常见的并发症
    D. 子宫穿孔多因子宫位置及大小检查不清所致
    E. 术后闭经均为子宫颈粘连所致
35. 在有排卵的月经周期中，使基础体温呈双相曲线变化的激素是
    A. 孕激素　　B. 黄体生成素
    C. 雌激素　　D. 卵泡刺激素
    E. 雄激素
36. 分泌人胎盘生乳素的是
    A. 乳腺腺泡　　B. 腺垂体
    C. 黄体　　D. 合体滋养细胞
    E. 卵泡
37. 胎产式是指
    A. 最先进入骨盆的胎儿部分　　B. 胎儿先露部指示点与母体骨盆的关系
    C. 胎体纵轴与母体纵轴之间的关系　　D. 胎体横轴与母体纵轴之间的关系
    E. 胎儿进入骨盆时的姿势

38. 雌激素的生理功能是

A. 降低子宫对缩宫素的敏感性
B. 促进卵泡和子宫发育
C. 使阴道上皮细胞内糖原减少
D. 减少输卵管上皮细胞的活动
E. 促进体内水钠排泄

39. 正常卵子与精子会合的场所是

A. 输卵管
B. 子宫腔
C. 子宫颈
D. 阴道
E. 腹腔

40. 精子获能的主要部位是

A. 阴道后穹隆
B. 阴道
C. 子宫颈
D. 卵巢
E. 子宫和输卵管

41. 关于子宫的解剖，下述哪项正确

A. 非孕期子宫峡部约 1cm
B. 子宫底与子宫颈相接处为峡部
C. 成年女性子宫长 9~10cm
D. 容积约为 10ml
E. 位于骨盆中央，坐骨棘水平以下

二 A2 型题

1. 李女士，28 岁。发育正常，婚后夫妇同居，3 年未孕，诊断为原发性不孕。患者想了解无损伤、最简单而且花钱少的预测排卵功能的手段，应该推荐

A. 腹腔镜检查
B. 基础体温测定
C. 内分泌检查
D. B 超检查
E. 阴道细胞学检查

2. 吴女士，33 岁。婚后 2 年未孕。男方经全面检查均正常。女方诊疗中下列说法错误的是

A. 女性不孕的特殊检查逐项进行
B. 必须戒烟、不酗酒，积极治疗内科疾病
C. 检查同时增强体质，增进健康
D. 先从病史中了解月经史、既往史、家族史，然后全面体检
E. 先试验性服用促排卵药

3. 罗女士，27 岁。停经 13 周要求终止妊娠，应采取的措施是

A. 负压吸引术
B. 依沙吖啶（利凡诺）引产
C. 药物流产
D. 钳刮术
E. 水囊引产

4. 于女士，28 岁。孕 1 产 0，2 年前因妊娠 17 周行水囊引产术，术后常有腰酸、腹坠。妇科检查：子宫后位、正常大小、活动度差，左侧附件区扪及一腊肠样囊性肿块，轻压痛，不易推动。该患者最可能的诊断是

A. 盆腔结核　　B. 盆腔子宫内膜异位囊肿
C. 输卵管积水　　D. 卵巢冠囊肿
E. 浆膜下子宫肌瘤

5. 高女士，30 岁。人工终止妊娠后，月经周期 28～30 天，经期 8～12 天，经量不定。根据临床表现，首先考虑

A. 子宫内膜慢性炎症　　B. 黄体萎缩不全
C. 无排卵型功血　　D. 正常月经
E. 黄体发育不全

6. 罗女士，31 岁。有进行性经期右下腹胀痛 4 年，婚后 2 年不孕。查体：一般情况良好，子宫大小正常、后倾、粘连，右卵巢肿块直径大约 6cm、囊性、不活动，下述哪种疾病的可能性最大

A. 右输卵管卵巢囊肿　　B. 右卵巢卵泡囊肿
C. 子宫内膜异位症　　D. 子宫肌瘤
E. 右卵巢癌

7. 王女士，28 岁。发育正常，婚后夫妇同居，3 年未孕，诊断为原发性不孕。引起女性不孕的最常见的病因是

A. 子宫黏膜下肌瘤　　B. 子宫颈管狭窄
C. 输卵管因素　　D. 子宫内膜异位症
E. 阴道炎

8. 华女士，28 岁。结婚 2 年未孕，月经正常，激素测定未见异常，输卵管通畅试验正常。目前首选哪项检查

A. 腹腔镜检查　　B. 子宫输卵管通液
C. 卵巢功能检查　　D. 性交后试验
E. 子宫输卵管造影

9. 万女士，28 岁。发育正常，婚后夫妇同居，3 年未孕，诊断为原发性不孕。若患者通过系列检查，结果内膜活检见到分泌期子宫内膜，输卵管通畅，基础体温双相，男方精液常规检查正常，则下一步建议患者择期做

A. 阴道镜检查　　B. 宫腔镜检查
C. 腹腔镜检查　　D. B 超检查
E. 宫腔镜和腹腔镜联合检查

10. 秦女士，29 岁。婚后 2 年未孕。男子精液常规示正常，女子基础体温双相，内膜活检见

分泌期图像，输卵管通畅试验示通畅。女性下一步检查是

A. 宫腔镜检查　　B. 腹腔镜检查

C. 宫腔镜和腹腔镜联合检查　　D. 阴道镜检查

E. 超声检查

11. 高女士，24岁。停经8周确诊为早孕，本人要求终止妊娠。行人工终止妊娠负压吸引术时，患者诉恶心，继而出汗、面色苍白，血压80/60mmHg，心率48次/分，子宫无异常情况，患者最可能发生了

A. 创伤性休克　　B. 低血糖

C. 人工流产综合征　　D. 脱水

E. 直立性低血压

12. 王女士，27岁。婚后性生活正常，同居3年未孕。16岁来月经，2个月1次，每次6~8天，量中等，无痛经。经夫妇双方检查，男方精液常规结果正常，女方阴道通畅，子宫颈红、呈颗粒状，宫口见清亮透明状分泌物，宫体后位、大小及活动度正常，附件未见异常，基础体温测定为单相。该患者不孕可能的原因为

A. 黄体发育不良　　B. 子宫后位

C. 无排卵　　D. 子宫颈炎

E. 黄体萎缩不全

13. 赵女士，31岁。生有一子。离婚后再婚2年未受孕，性交后精子穿透力试验示精子不活动。可能的不孕因素是

A. 子宫颈因素　　B. 子宫因素

C. 男方因素　　D. 免疫因素

E. 输卵管因素

14. 王女士，27岁。2年前人工终止妊娠后，至今未孕，输卵管通畅试验显示不通。影响受孕的可能因素是

A. 子宫腔粘连　　B. 子宫颈因素

C. 输卵管闭塞　　D. 卵巢因素

E. 免疫因素

15. 李女士，26岁。结婚2年，与丈夫两地分居。未避孕，有过正常性生活，至今未孕，最可能的诊断是

A. 继发性不孕　　B. 绝对不孕

C. 原发性不孕　　D. 相对不孕

E. 以上都不是

16. 张女士，29岁。婚后3年不孕。月经规律，但渐少。近1年腹部渐胀大，乏力。查体：胸部X线片正常，腹水草黄色。子宫小，双侧有核桃大小的肿块，粘连不活动；腹部膨

隆，有腹水征；最可能的诊断是

A. 肝硬化
B. 麦格征
C. 卵巢癌
D. 结核性腹膜炎
E. 以上都不是

17. 周女士，28 岁。结婚 2 年不孕，月经周期 28 天，月经 3 天，经量适中，无痛经。妇科检查正常。丈夫 30 岁，有腮腺炎史。首要的检查是

A. 输卵管通气术
B. 性交后试验
C. 经前诊刮
D. 内分泌检查
E. 男方精液检查

三 A3/A4 型题

（1~3 题共用题干）

罗女士，31 岁。12 岁月经初潮，月经周期是 30 天，末次月经 1 月 24 日，结婚3 年有正常性生活，至今未孕。

1. 从理论推算，该患者下次排卵日期应在

A. 2 月 3 日
B. 2 月 7 日
C. 2 月 9 日
D. 2 月 14 日
E. 2 月 24 日

2. 判断该患者有无排卵，最简便的检查方法是

A. 尿雌二醇测定
B. 血浆 LH 测定
C. 孕激素试验
D. 基础体温测定
E. 子宫内膜活检

3. 该患者确认有排卵，能反映体内受孕激素影响的检查结果是

A. 基础体温为单相
B. 子宫颈黏液稀薄、量多、拉丝度长
C. 子宫颈黏液涂片呈羊齿植物叶状结晶
D. 子宫内膜呈增生期晚期图像
E. 子宫内膜呈分泌期改变

（4~5 题共用题干）

刘女士，31 岁。结婚 4 年未避孕亦未妊娠，性生活正常。精液常规、排卵监测、输卵管造影等均未发现异常。血清抗精子抗体曾有“阳性”，后转“阴”。

4. 进一步的辅助检查是

A. 子宫颈刮片细胞学检查
B. 子宫内膜活组织检查
C. 腹腔镜检查
D. 宫腔镜检查
E. 子宫颈碘试验及阴道镜检查

5. 若上述检查未发现异常，则最可能的判断为

A. 原发性免疫性不孕症

B. 继发性不明原因不孕症

C. 原发性不明原因不孕症

D. 继发性免疫性不孕症

E. 以上都不是

（6~8 题共用题干）

董女士，29 岁。已婚4 年未孕，近 2 个月盗汗伴低热、食欲缺乏。检查：子宫后倾、稍小、活动差，双附件区可触及直径 4cm 的肿块，不活动，红细胞沉降率 60mm/h。

6. 患者初诊，首先应考虑哪种疾病

A. 盆腔内炎性肿块

B. 卵巢癌Ⅰ期

C. 双侧卵巢巧克力囊肿合并肺结核

D. 双侧卵巢巧克力囊肿

E. 生殖器结核

7. 下一步的辅助检查为

A. PPD

B. CA125

C. 腹腔镜检查

D. B 超检查

E. 宫腔镜检查 + 子宫内膜病检

8. 此种情况最适宜的处理方法是

A. 双侧巧克力囊肿剥出术

B. 抗感染治疗，观察随访 3 个月

C. 因未生育，可先考虑化疗

D. 全子宫 + 双附件切除术

E. 利福平、异烟肼联合应用 9 个月

（9~11 题共用题干）

方女士，25 岁。身体健康，发育良好，2 年前结婚至今未孕。经检查基础体温双相，子宫内膜病理为分泌期改变，男方精液检查常规正常。

9. 该患者需要进一步检查的是

A. 女性激素测定

B. 腹腔镜检查

C. B 超监测卵泡发育

D. 输卵管通畅试验

E. 阴道镜检查

10. 上述检查发现有异常，选用的治疗方法是

A. 氯米芬促排卵

B. 服己烯雌酚

C. 输卵管通液治疗

D. 抗感染治疗

E. 异常部位活检送病理

11. 上述检查未发现异常，下一步的辅助检查为

A. 宫腔镜检查

B. 子宫颈刮片

C. 子宫输卵管碘油造影
D. 性交后精子穿透力试验
E. 阴道脱落细胞涂片检查

（12~15 题共用题干）

白女士，30 岁。结婚 5 年，性生活正常，未避孕亦未妊娠。有月经不调史。近 3 年来，经量少，月经周期 36~43 天。基础体温单相。精液常规和输卵管造影等均未发现异常。超声发现子宫底浆膜层直径 1.5cm 肌瘤。近 3 年来体重增加 10kg。

12. 此种情况最可能的原因是
A. 子宫肌瘤
B. 免疫性不孕
C. 排卵障碍
D. 子宫内膜异位症
E. 不明原因

13. 下一步的诊断是
A. 性交后试验
B. 阴道镜检查
C. 宫腔镜检查
D. 阴道 B 超监测卵泡
E. 子宫内膜活组织检查

14. 若 B 超提示双侧卵巢未见优势卵泡，各见多枚小窦卵泡。主要的治疗方法是
A. 子宫内膜活检术
B. 药物诱导排卵
C. 卵巢楔形切除术
D. 子宫肌瘤切除术
E. 输卵管造口术

15. 此种情况首选
A. 甲状腺素
B. 黄体酮
C. 氯米芬
D. 雌激素
E. 维生素 E

四 B 型题

（1~4 题共用备选答案）
A. 尿促性素
B. 氯米芬
C. 溴隐亭
D. 绒促性素
E. 黄体生成激素释放激素

1. 运用于无排卵伴有高泌乳素血症者
2. 含有 FSH 及 LH 各 75U，可促使卵泡生长发育成熟
3. 具有类似 LH 的作用，常与氯米芬合用
4. 适用于下丘脑性无排卵

（5~7题共用备选答案）

A. 妇科内分泌检查　　B. 子宫输卵管通液或造影
C. 宫腔镜　　D. 腹腔镜
E. B超检查

5. 余女士，30岁。反复自然流产病史，B超可疑宫腔粘连，应选
6. 王女士，31岁。不孕患者，B超提示卵巢多囊状，需进一步检查
7. 吕女士，31岁。有盆腔炎病史，诊断为继发不孕患者，应首选

（8~10题共用备选答案）

A. 子宫因素　　B. 输卵管因素
C. 免疫因素　　D. 卵巢因素
E. 子宫颈因素

8. 性交后试验发现精子穿透黏液能力差
9. 不孕症最常见因素
10. 子宫内膜分泌反应不良造成的不孕属于

五 X型题

1. 不孕妇女进行宫腔镜检查，能发现
A. 黄体功能状态　　B. 宫腔粘连
C. 黏膜下肌瘤　　D. 内膜息肉
E. 子宫畸形
2. 输卵管功能检查常用的方法有
A. 腹腔镜直视下行输卵管通液术　　B. 超声检查术
C. 子宫输卵管通液术　　D. 子宫输卵管碘油造影
E. B超下输卵管过氧化氢溶液通液术
3. 不孕症女方可以选择的特殊检查方法是
A. 输卵管通畅试验　　B. 子宫颈黏液、精液相结合试验
C. 子宫颈黏液涂片检查　　D. 阴道涂片细胞学检查
E. 双合诊
4. 关于不孕症检查，下列说法错误的是
A. 月经周期的任一时期均可进行性交后精子穿透试验
B. 月经中期应检查女方的基础内分泌状况，以做出明确诊断
C. 腹腔镜检查是不孕症就诊时的常规检查
D. 男方无精症时，女方无须进行检查，直接做供精人工授精
E. 疑有子宫内膜因素时，需做宫腔镜检查

5. 女性不孕症监测有无排卵时，下列哪些检查是必要的
   A. 基础体温测定　　B. 经前诊刮或子宫内膜活检
   C. 阴道细胞学检查　　D. 子宫颈黏液涂片检查
   E. 腹腔镜检查
6. 对于不孕症的治疗，下列说法错误的是
   A. 严重男性因素不孕可以用体外授精-胚胎移植法（IVF-ET）获得妊娠
   B. hCG 为一般促排卵治疗中首选的药物
   C. 溴隐亭有促排卵的作用
   D. 人工授精与女性的输卵管是否通畅无关
   E. IVF-ET 适用于输卵管阻塞的患者
7. 下列说法正确的是
   A. 不孕症伴有痛经患者常发生于子宫内膜异位症
   B. 子宫颈黏液、精液相合试验，检查时间是排卵期
   C. 确切的检查输卵管病变的方法是 B 超检查
   D. 性交后试验的最佳时间是月经来潮前 3 天
   E. 人工授精不适合于女方有抗精子抗体
8. 骨盆外测量主要测量哪些径线
   A. 髂棘间径　　B. 髂嵴间径
   C. 骶耻外径　　D. 坐骨棘间径
   E. 坐骨结节间径
9. 子宫腔粘连引起不孕的治疗方法不包括
   A. 人工周期　　B. 抗生素治疗
   C. 促排卵　　D. IUD
   E. 宫腔镜粘连分离术
10. 受精卵的正常植入部位在
   A. 子宫体上部的前壁　　B. 输卵管壶腹部
   C. 子宫体上部的侧壁　　D. 子宫体上部的后壁
   E. 子宫下段
11. 卵巢过度刺激综合征的高危因素不包括
   A. 卵泡期一开始就使用大剂量促性腺激素　B. 卵巢储备功能降低患者
   C. 瘦、矮小年轻妇女　　D. 原发不孕患者
   E. 多囊卵巢综合征患者
12. 妇科检查的注意事项包括
   A. 臀垫应每人每次更换　　B. 冬季要注意保暖

C. 未婚女子可行双合诊
D. 阴道流血时通常不做阴道检查
E. 协助老年患者上下床

13. 能反映雌激素分泌水平的方法有
A. 子宫内膜呈增生期变化
B. 基础体温高温相
C. 阴道脱落细胞大部分为角化细胞
D. 尿雌三醇测定
E. 子宫颈黏液形成羊齿状结晶

14. 控制性促排卵过程中使用 hCG 的结果是
A. 卵子成熟
B. 子宫内膜分泌期改变
C. 提高雌激素水平
D. 生成更多的卵子
E. 黄体形成

15. 关于基础体温测定的描述，正确的是
A. 受孕激素影响体温上升 0.3~0.5℃
B. 需连续测 3 个月以上
C. 有排卵周期呈双相型
D. 无排卵周期呈单相型
E. 受雌激素影响体温上升 0.3℃

16. 关于输卵管性不孕症，其合理的处理手段是
A. 经子宫颈输卵管导管疏通术
B. 经宫腔通液术
C. 诊断性刮宫
D. 明确阻塞部位
E. 输卵管阻塞手术复通术

六 案例分析题

（1~5 题共用题干）

梅女士，31 岁。结婚 5 年未孕。月经周期不规律，1~3 个月 1 次，时长 7~20 天。发育良好。妇科检查：双侧卵巢稍增大，余未见明显异常。

1. 为明确诊断，需做哪些辅助检查
A. 输卵管通畅检查
B. 诊断性刮宫
C. 男方精液检查
D. 腹腔镜检查
E. 内分泌检查

2. 如男方精液检查正常，输卵管通畅，最先考虑的疾病为
A. 慢性输卵管炎
B. 输卵管积水
C. 结核
D. 子宫肌瘤
E. 多囊卵巢综合征

3. 进一步检查为
A. 宫腔镜检查
B. 子宫输卵管碘油造影

C. 子宫颈黏液检查
D. 空腹血糖检查
E. 血清胰岛素水平的测定

4. 如上述检查中胰岛素水平明显升高，治疗该因素不孕，下列哪项是最佳方法
A. 人工授精
B. 氯米芬促排卵
C. 先行二甲双胍治疗胰岛素抵抗，再进行促排卵治疗
D. 服用己烯雌酚治疗
E. IVF-ET

5. 多囊卵巢综合征治疗手段包括
A. 降低体重
B. 腹腔镜手术治疗
C. 宫腔镜检查
D. 醋酸环丙孕酮加炔雌醇
E. 促排卵治疗

(6~9 题共用题干)

高女士，31 岁。已婚 5 年未避孕，性生活正常。月经规律，周期 30 天，经期 5~7 天，经量中等，偶有痛经。既往无传染病史、腹部手术史及其他特殊病史。曾产 1 子，3 年前孕 7$^+$周时自然流产 1 次，此后放置节育环避孕，2 年前因节育环下移行取环术，此后一直未避孕但未孕，现有生育要求。平素偶有下腹部隐痛不适，休息后可自然缓解。男方查精液无异常。

6. 该患者诊断为
A. 原发性不孕
B. 继发性不孕
C. 相对不孕
D. 绝对不孕
E. 感染性不孕

7. 需做哪些方面的检查
A. 查腹部 B 超了解各脏器发育情况
B. 查女性激素了解卵巢功能状态
C. 通过盆腔 B 超监测排卵了解卵泡生长、发育及排卵情况
D. 行子宫输卵管碘油造影了解输卵管通畅情况
E. 行胸部 X 线片了解心肺情况

8. 若该患者输卵管碘油造影见子宫腔形态正常，双侧输卵管全程显影，但走行稍扭曲，双侧输卵管伞端有造影剂积聚，提示双侧输卵管伞端不通、双输卵管积液，那么，下一步诊断计划如何制订
A. 嘱其测基础体温，于体温升高第一天行房

B. 行体外受精–胚胎移植术
C. 行腹腔镜下双侧输卵管造口术，术后予输卵管通液治疗
D. 行宫腔镜检查
E. 监测排卵，嘱其排卵后 24 小时内行房

9. 若该患者输卵管碘油造影的结果提示：子宫腔形态未见异常，双侧输卵管全程均未见显影，则
A. 提示该患者双侧输卵管远端不通
B. 应行丈夫精液人工授精受孕
C. 提示该患者双侧输卵管间质部不通
D. 应行体外受精–胚胎移植术助孕
E. 应行供精人工授精助孕

（10～14 题共用题干）

王女士，27 岁。月经规律，结婚 3 年不孕，渴望妊娠，停经 50 天，无诱因阴道流血 1 天，少于月经量，无腹痛。

10. 首先应做的检查是
A. 做 B 超了解宫内、宫外情况
B. 血 hCG
C. 尿妊娠试验
D. 输卵管通液术
E. 诊刮术

11. B 超提示妊娠符合孕周，有胎心。目前的诊断是
A. 先兆流产
B. 难免流产
C. 流产感染
D. 不全流产
E. 习惯性流产

12. 一旦确诊，正确的处理是
A. 继续观察，不用任何药物
B. 静脉滴注硫酸镁抑制宫缩
C. 卧床休息，禁止性生活
D. 口服维生素 E 及叶酸
E. 肌内注射黄体酮保胎治疗

13. 1 周后复查 B 超胎心消失，阴道流血量增多。此种情况最可能的诊断是
A. 完全感染
B. 难免流产
C. 习惯性流产
D. 不全流产
E. 异位妊娠

14. 目前应做的处理是
A. 静脉滴注缩宫素引产
B. 继续保胎治疗
C. 立即行刮宫术
D. 绝对卧床休息
E. 继续观察，不用任何药物

（15～18 题共用题干）

刘女士，29 岁。痛经 3 年，未避孕两年不孕。月经规律，BBT 为双相型。检查：子宫直肠陷凹扪及触痛性结节，子宫正常大小，右附件区扪及一直径 6cm 大小囊性包块，张力高、固定、与子宫分界不清，左附件区（－）。B 超：子宫未见异常，右附件区见 6.7cm×5.4cm 大小囊性包块，其内见致密光点。曾行子宫输卵管碘油造影：双侧输卵管通畅，盆腔弥散欠佳。血 CA125 68.3U/ml。

15. 不孕的原因是

A. 输卵管不通畅　　B. 慢性盆腔炎症

C. 子宫内膜异位症　　D. 黄体功能不足

E. 黄素化未破裂卵泡综合征

16. 诊断主要应考虑

A. 子宫内膜异位症　　B. 卵巢恶性肿瘤

C. 不孕症　　D. 慢性盆腔炎

E. 盆腔结核

17. 恰当的辅助检查是

A. 阴道镜检查　　B. 分段诊刮术

C. 腹腔镜检查　　D. 宫腔镜检查

E. 后穹隆穿刺术

18. 腹腔镜探查见子宫骶韧带有多个紫蓝色小点，右卵巢有直径 6cm 大小囊性包块，包块壁厚、色白，与子宫右侧壁、阔韧带后叶粘连，其内为巧克力样液体，适宜的手术方式为

A. 右卵巢切除术　　B. 双附件切除术

C. 药物保守治疗　　D. 全子宫＋双附件切除术

E. 卵巢子宫内膜异位囊肿剥除＋盆腔子宫内膜异位灶电灼术

（19～21 题共用题干）

方女士，27 岁。月经规律，但继发性进行性痛经多年，结婚 2 年未孕，多次测 BBT 呈双相型，检查：阴道后穹隆有 0.5cm 触痛结节，子宫后位、不活动、正常大小、压痛（－），右卵巢可及 5cm×4cm×3cm 大小、囊性、固定、触痛（＋）的包块。

19. 不孕的可能原因为

A. 黄体功能不足　　B. 无卵泡发育

C. 输卵管不畅　　D. 子宫内膜发育不良

E. 未破裂卵泡黄素化综合征

20. 此种疾病中不孕症的发生率大约为

A. 20%　　B. 30%

C. 40%　　D. 50%

E. 60%

21. 此患者采用哪种药物较适宜

A. 雌激素　　B. 大剂量孕酮

C. 丹那唑　　D. 妇康片

E. 雄激素

参考答案与解析

一、A1 型题

1. A【解析】腹腔镜是内镜的一种，在不孕症方面有重要的作用。女性不孕症的原因中，有15%~30%是由子宫内膜异位症所引起的，30%~35%归咎于输卵管粘连或堵塞，要确定诊断这些不孕症的原因只有靠腹腔镜检查。宫腔镜是在完全无痛的情况下，用于子宫腔内检查和治疗的内镜。将宫腔镜应用于不孕患者时，可起到两个作用：一是可以直接、清楚地观察不孕患者子宫腔内情况，了解有无导致不孕的子宫腔内因素，同时可对异常情况做必要的手术治疗；二是可以做宫腔镜下输卵管插管疏通术，检查输卵管的通畅性，如发现输卵管通而不畅或阻塞，可同时做疏通治疗，效果非常满意。

2. A【解析】卵巢功能检查方法包括基础体温测定、子宫颈黏液结晶检查、阴道脱落细胞涂片检查、B超监测卵泡发育、月经来潮前子宫内膜活组织检查、女性激素测定等，了解卵巢有无排卵及黄体功能状态。

3. E【解析】体外受精胚胎移植（IVF-ET）的取卵方法为B超引导下经阴道穹隆穿刺卵巢内成熟卵泡，吸取卵泡液并从中找出卵母细胞。

4. B【解析】甲地孕酮片（探亲避孕片1号）于探亲当天中午（即性交前8~10小时）及晚上各服1片，以后每晚服1片，在探亲结束的次日早晨再加服1片。探亲不足14天，也要服完14片。甲地孕酮片服用后8~10小时就可使子宫颈黏液稠厚而起避孕作用，故要在探亲时第一次性交前8~10小时先服1片。另外，停药24小时后子宫颈黏液又逐渐恢复正常，而精子在女性生殖道内能存活2~3天，为了延长药物作用，应在探亲结束（即末次性交）的次日早晨再加服1片。

5. A【解析】人工授精的适应证：性功能障碍；轻度弱精症；排卵障碍；不明原因不孕；子宫内膜异位症（轻中度）；子宫颈性不孕。

6. D【解析】输卵管堵塞主要导致女性不孕，而导致输卵管损伤的主要原因是盆腔炎性疾病（PID）。继发性输卵管梗阻的发生率和 PID 的发生率直接相关。

7. A【解析】排卵后子宫内膜发生分泌期变化。所以，选项 A 正确、选项 D 错误。排卵后阴道脱落细胞应反映孕激素的影响，而非雌激素的影响。所以，选项 B 错误。子宫颈黏液的变化是排卵前羊齿状结晶，排卵后变为椭圆体。所以，选项 C 错误。有排卵的妇女基础体温应呈双相型而非单相型，所以，选项 E 错误。

8. B【解析】促排卵的药物种类有枸橼酸氯底酚胺或克罗米酚、人类绝经期促性腺激素（HMG）、促卵泡生长激素（FSH）、促性腺激素释放激素（GnRH）和溴隐亭。甲状腺激素不可用于诱发排卵。

9. D【解析】①正常情况下，未避孕夫妇在 1 年内妊娠者占 85%~90%。②人工授精不是治疗输卵管因素不孕的方法。③由于精子存活时间的长短均依赖于子宫颈黏液及输卵管液的成分而定，而这些因素每个生理期均不相同。有可能在某段时间，子宫颈黏液反而挡住了精子的入口。又因为阴道是酸性强的环境，未能进入子宫颈的精子大多只能存活 2~6 小时。因此，男性精子可在女性身体中存活的时间差异性极大，由 2 小时至 8 天不等，完全取决于射精时女性的生理情形。④进行男性精液常规前，一般需要禁欲 5~7 天，这 5~7 天内不能射精，注意不要吃辛辣刺激性食物，尽量不要接触烟酒或者是海鲜。⑤输精管是附睾管的直接延续，管壁较厚，肌层比较发达，而管腔细小。

10. E【解析】①卵巢呈扁卵圆形，卵巢白膜下的组织分为皮质和髓质，外层为皮质，中心部为髓质。②卵巢位于女性盆腔内，为成对的实质性器官。③卵巢表面覆盖卵巢组织，没有腹膜，是一种腹膜外器官。④成熟的卵巢一般重 5~6g。⑤主要功能是产生和排出卵细胞、分泌性激素，以促进女性性征的发育并维持。

11. A【解析】阻碍受孕的因素包括女方、男方和男女双方。据多项流行病学调查，不孕属女性因素占 40%~55%，属男性因素占 25%~40%，属男女双方共同因素约占 20%~30%，不明原因的约占 10%。

12. A【解析】子宫具有储存和输送精子、孕卵着床及孕育胎儿的功能。

13. D【解析】无损伤、简便、经济的预测排卵的方法是基础体温测定。基础体温测定可由患者在家自行测定清晨口腔温度，观察是否呈双相型即可判断有无排卵。

14. E【解析】患者行吸宫术后 10 天仍有阴道流血，考虑为吸宫不全，经 B 超确诊后需服用抗生素 3 天后再行清宫术。术后继续抗感染。

15. C【解析】输卵管通畅检查的主要目的是检查输卵管是否畅通，了解子宫腔和输卵管腔的形态及输卵管的阻塞部位。常用方法有输卵管通液术、子宫输卵管造影术。输卵管通气术因有发生气栓的潜在危险，准确率仅为 45%~50%，临床上已逐渐被其他方法所取代。随着内镜在妇产科的广泛应用，腹腔镜直视下输卵管通液检查、宫腔镜下经输卵管口插管通液检查等方法日益普及。

16. C【解析】输卵管轻度粘连或闭塞，从子宫腔输卵管内注射药物治疗，其时间选择月经干净后2~3天，每周2次，直到排卵前。

17. E【解析】引起卵巢功能紊乱导致持续不排卵的因素有：①卵巢病变，如先天性卵巢发育不全、多囊卵巢综合征、卵巢功能早衰、功能性卵巢肿瘤、卵巢子宫内膜异位囊肿等。②下丘脑-垂体-卵巢轴功能紊乱，包括下丘脑性无排卵、垂体功能障碍、希恩综合征引起无排卵。③全身性因素，如营养不良、压力、肥胖、甲状腺功能亢进、肾上腺功能异常、药物副作用等影响卵巢功能导致不排卵。所以，选项A、B、C、D均是引起卵巢功能紊乱导致持续不排卵的因素。选项E属于引起女性不孕的子宫因素。

18. E【解析】胎盘介于胎儿与母体之间，是维持胎儿生长发育的重要器官，具有物质交换、防御、合成以及免疫等功能。①物质交换的功能主要是指气体交换和营养物质的供应，以及排出胎儿代谢产物等。②气体交换是指母儿间的氧和二氧化碳，在胎盘中会以简单扩散的方式进行交换，相当于胎儿呼吸系统的功能。

19. D【解析】宫腔粘连（IUA）又称Asheman综合征，是由于妊娠或非妊娠子宫的创伤，导致子宫内膜基底层受损，使子宫腔部分或全部闭塞从而导致月经异常、不孕或反复流产等。其本质是内膜纤维化。

20. A【解析】受孕是一个复杂的生理过程，必须具备下列条件：卵巢排出正常的卵子；精液正常并含有正常的精子；卵子和精子能够在输卵管内相遇并结合成为受精卵，受精卵顺利地被输送进入子宫腔；子宫内膜已充分准备，适合于受精卵着床。这些环节中有任何一个不正常便能阻碍受孕。所以女性导致不孕的因素包括输卵管因素、卵巢因素、子宫因素、子宫颈因素和阴道因素。

21. B【解析】阔韧带为子宫4条韧带之一，由子宫两侧翼型腹膜形成的双侧腹膜皱襞和其间的结缔组织构成。起自子宫浆膜面，止于两侧盆壁。

22. C【解析】试管婴儿主要适用于女性不可逆性输卵管病变所导致的不孕。

23. A【解析】占女性不孕因素1/4的为排卵异常。

24. D【解析】不孕症中属男女双方共同因素者占20%~30%。

25. C【解析】输卵管通液术是检查输卵管是否通畅的一种方法，并具有一定的治疗功效。适应证：①原发或继发不孕症，男方精液正常，疑有输卵管阻塞者。②检验和评价输卵管绝育术、输卵管再通术或输卵管成形术的效果。③对输卵管黏膜轻度粘连有疏通作用；输卵管再通术后经子宫腔注药液，可防止吻合处粘连，以保证手术效果。传统的输卵管通液术治疗作用非常有限，在部分医疗条件较差的地区或医院，仍在应用这种方法作为诊断输卵管通畅与否的常规检查方法及治疗输卵管不通的方法。目前有条件的医院，此种检查方法已被子宫输卵管造影检查或者宫腹腔镜联合检查替代。

26. B【解析】子宫内膜长期受到异物刺激引起无菌性炎症反应，异物反应也可损伤子宫内膜而产生前列腺素，从而改变输卵管蠕动，使受精卵的运行与子宫内膜发育不同步而影响着床。

27. D【解析】骨盆轴为连接骨盆各假想平面中点的曲线。此轴上段向下向后，中段向下，下段向下、向前。分娩时，胎儿即沿此轴娩出。

28. D【解析】①输卵管因素是女性不孕症最常见的因素。②氯米芬是最常用的促排卵药物，适用于有一定内源性雌激素水平的无排卵者。③夫妇一方因某种因素阻碍受孕，导致暂时不孕，一旦得到纠正仍能受孕者称相对不孕。④治疗不孕症的正确步骤是男、女双方同时全面检查，对因治疗。⑤羊齿植物叶状结晶在月经周期第6~7天开始出现。

29. B【解析】吸宫术后超过10天仍有阴道流血、血量多，应考虑为吸宫不全，可以做B超检查确诊。

30. D【解析】正常精液呈弱碱性，pH为7.2~7.8。所以，选项D错误，其余选项是正确的。

31. A【解析】婚后未避孕而从未妊娠者称为原发性不孕，曾有过妊娠而后未避孕连续2年不孕者称继发性不孕。

32. E【解析】子宫颈黏液是子宫颈腺体的分泌物。有正常卵巢功能的育龄妇女在卵巢性激素的影响下，子宫颈黏液的物理、化学性状有周期性变化。临床借助子宫颈黏液检查观察子宫颈黏液结晶变化及黏液拉丝试验以了解卵巢功能。

33. A【解析】性交后精子穿透力试验应根据基础体温表，选择在预测的排卵期进行。

34. D【解析】子宫穿孔多因子宫位置及大小检查不清所致。一旦发生穿孔应立即停止手术，给予静脉滴注缩宫素和抗生素，密切观察受术者的生命体征、有无腹痛及腹腔内出血征象。①人工流产综合征主要是由于子宫颈和子宫受到机械性刺激引起迷走神经兴奋所致，同时与孕妇精神紧张，不能耐受子宫颈管扩张、牵拉和过高的负压有关。②术后持续阴道流血主要由吸宫不全所致。③空气栓塞是罕见的并发症。④术后闭经是人工流产术后远期并发症之一，并非均为子宫颈粘连所致。

35. A【解析】孕激素有致热作用，可能系通过中枢神经系统使体温升高约0.5℃（提高体温调定点）并在黄体期维持高温，使得体温呈双相变化，可以通过对基础体温的检测来检测排卵。

36. D【解析】人胎盘生乳素由合体滋养细胞分泌。

37. C【解析】胎产式指胎体纵轴与母体纵轴的关系。胎体纵轴与母体纵轴平行者，称为纵产式，占足月妊娠分娩总数的99.75%；胎体纵轴与母体纵轴垂直者，称为横产式，仅占足月分娩总数的0.25%；胎体纵轴与母体纵轴交叉者，称为斜产式。

38. B【解析】雌激素是由卵巢分泌的重要激素，雌激素的生理功能包括以下几点。①促进女性生殖器官的发育：雌激素能够促进输卵管、卵巢、子宫的生长发育，并维持正常的生理功能。如果青春期以前出现雌激素过少，就会出现生殖器官不能正常发育的情况。②维持女性第二性征：雌激素能够刺激乳腺发育，维持女性的第二性征，保持女性的正常体态。③对代谢的影响：雌激素能够刺激成骨细胞活性，抑制破骨细胞活性，加速骨的生长，在青春期能够促进骨骺闭合；当更年期妇女绝经后，会出现骨质疏松；雌激素还会导致钠水潴留等。

39. A【解析】卵子于卵巢排出后，经输卵管伞端进入壶腹部，与从阴道经子宫腔而达输卵管的精子相遇而结合。

40. E【解析】精子进入子宫腔受子宫内膜白细胞产生的淀粉酶作用，解除了精子顶体酶上的“去获能因子”，获能的主要部位是子宫和输卵管。

41. A【解析】①子宫体与子宫颈之间最狭窄的部位称为子宫峡部，在非孕期长约1cm。所以，选项A正确，选项B错误。②子宫大小与年龄及生育有关，未产者约长7.5cm、宽5cm、厚3cm，正常情况下子宫的容量是5ml左右。所以，选项C、D错误。③子宫位于骨盆腔中央，在膀胱与直肠之间。所以，选项E错误。

二、A2型题

1. B【解析】基础体温测定是测定排卵的最简易可行方法。

2. E【解析】服用促排卵药必须在医生的指导下进行，不要擅自服用。

3. D【解析】常用手术流产方法包括负压吸引术和钳刮术。负压吸引术适用于妊娠10周以内者，钳刮术适用于妊娠10~14周，术后应注意预防出血与感染。

4. C【解析】依据题干信息所述，该患者最可能的诊断是输卵管积水。输卵管阻塞患者大都有慢性盆腔炎表现，如小腹一侧或两侧疼痛、下坠、分泌物多、腰痛等。

5. B【解析】子宫内膜呈分泌不良反应，月经周期缩短。子宫内膜慢性炎症表现为白带、经量增多。所以，选项A错误。黄体萎缩不全者，黄体发育虽好，但萎缩过程延长，规则脱落，经期延长。所以，选项B正确。无排卵型功血表现为月经周期无一定规律性。所以，选项C错误。正常的月经周期28~30天，经期3~7天。所以，选项D错误。黄体萎缩不全和黄体发育不全的区别是：黄体萎缩不全经期延长；黄体发育不全月经周期缩短。所以，选项E错误。

6. C【解析】依据题干信息所述，患者进行性痛经、月经改变、有粘连性肿块等，子宫内膜异位症可能性最大。

7. C【解析】输卵管因素是女性不孕症最常见的因素。输卵管具有运送精子、摄取卵子和把受精卵送进子宫腔的作用，任何影响输卵管功能的病变都可导致不孕。

8. D【解析】对不孕症进行辅助检查时，如卵巢功能检查、输卵管功能检查、宫腔镜检查、腹腔镜检查未见异常，应进行性交后试验。根据基础体温表选择在预测的排卵期进行。

9. E【解析】根据题干信息所述，接下来应建议患者择期做宫腔镜和腹腔镜联合检查，以明确不孕原因。

10. C【解析】参见A2型题第9题解析。

11. C【解析】人工流产术前应做好受术者的心理护理，帮助缓解紧张情绪。扩张子宫颈时操作应轻柔，进出子宫颈时关闭负压，吸净子宫腔后不应反复吸刮子宫壁。

12. C【解析】无排卵是最严重的一种导致不孕的原因。基础体温测定为单相型提示无排卵。

13. D【解析】性交后精子穿透力试验主要应用于免疫因素不孕。所以，性交后精子穿透力试验示精子不活动，可能的不孕因素是免疫因素。

14. C【解析】输卵管因素是不孕症最常见的因素。输卵管具有运送精子、摄取卵子和把受精卵送进子宫腔的作用，任何影响输卵管功能的病变都可导致不孕，如输卵管粘连、堵塞（如衣原体、淋病奈瑟菌、结核分枝菌等引起的感染，阑尾炎或产后、术后所引起的继发感染）、子宫内膜异位症（异位内膜种植于输卵管）、先天性发育不良（如输卵管肌层菲薄、纤细，先天性输卵管闭合）、纤毛运动及管壁蠕动功能丧失等。

15. E【解析】婚后未避孕而从未妊娠者称为原发性不孕。曾有过妊娠而后未避孕连续2年不孕者称继发性不孕。按照不孕是否可以纠正，又分为绝对不孕与相对不孕。夫妇一方有先天或后天解剖生理方面的缺陷，无法纠正而不能妊娠者称绝对不孕；夫妇一方因某种因素阻碍受孕，导致暂时不孕，一旦得到纠正仍能受孕者称相对不孕。李女士显然并不属于以上的任何一种。

16. D【解析】依据题干信息所述，张女士最可能的诊断是结核性腹膜炎。结核性腹膜炎多发生于年轻、不孕妇女，伴月经稀少或闭经、低热、盗汗、腹胀、腹痛等全身症状。粘连型及干酪型患者的腹部常可触及包块，多位于中下腹部。包块大小不一、边缘不齐，有时呈横形块状物或有结节感，多有轻微触痛。肿块位置较高，叩诊时鼓音和浊音分界不清。影像学检查等有助鉴别，必要时行剖腹探查或腹腔镜检查取活检确诊。

17. E【解析】女方月经规律，排卵正常，建议男方做精液检查。精液常规检查是评估男性生育能力的重要方法，也是男科疾病诊断、疗效观察的实验依据。检查前禁欲5~7天，孕前优生优育检查建议夫妻双方同时检查。

三、A3/A4型题

1. C【解析】正常情况下，月经周期规律，每周期为28~30天，排卵一般在下次月经前的14天左右，在排卵前5天和排卵后4天之间的10天内是排卵期，也是易孕期。

2. D【解析】判断该患者有无排卵，最简便的检查方法是基础体温测定。孕激素能兴奋下丘脑体温调节中枢，使基础体温在排卵后升高0.3~0.5℃，此特点可作为排卵的重要指标。

3. E【解析】孕激素可以使子宫内膜由增生期转化为分泌期，为受精卵着床做好准备，使子宫颈口闭合，黏液分泌减少、黏稠，拉丝易断，涂片镜检可见排列成行的椭圆体；孕激素能兴奋下丘脑体温调节中枢，使基础体温在排卵后升高0.3~0.5℃，基础体温为双相型。

4. C【解析】腹腔镜检查可直接观察子宫、输卵管、卵巢有无病变或粘连，并可结合输卵管通液术，直视下确定输卵管是否通畅，必要时在病变处取活检。

5. C【解析】经过不孕症的详细检查，依靠现今检查方法尚未发现明确病因的不孕症，最可能的判断是原发性不明原因不孕症，约占总不孕人群的10%。

6. E【解析】生殖器结核的多数患者无任何临床表现，阳性体征不多，为提高诊断率，应详细询问病史。对于原发性不孕、有低热、盗汗症状的患者应考虑有生殖器结核的可能。依据题干内容所述，应首先诊断董女士为生殖器结核。

7. C【解析】为明确生殖器结核的诊断，下一步应做腹腔镜检查。可直接观察盆腔情况，或取组织做活检。

8. E【解析】生殖器结核的治疗目的：消除症状、改善全身情况、促使病灶愈合、防止病情蔓延，尽可能保留生育能力。抗结核药物治疗对90%女性生殖器结核有效。药物治疗应当遵循早期、联合、规律、适量、全程的原则。采用异烟肼（H）、利福平（R）、乙胺丁醇（E）及吡嗪酰胺（Z）等抗结核药物联合治疗6~9个月。推荐两阶段短疗程药物治疗方案，前2~3个月为强化期，后4~6个月为巩固期或继续期。

9. D【解析】根据题干信息所述，该患者应进一步做输卵管通畅试验，主要用于检查子宫、输卵管腔道是否有阻塞及阻塞的具体位置，检查子宫、输卵管的内部形态是否异常等，以便明确不孕原因。

10. C【解析】输卵管通畅试验检查如发现有异常，可选择输卵管通液治疗。

11. D【解析】输卵管通畅试验检查如未发现有异常，接下来应进一步做性交后精子穿透力试验检查，主要是检查精子的活动力。

12. C【解析】依据题干提供的信息，白女士正常性生活并未采取避孕措施，但结婚5年一直未妊娠，且有无排卵型功能失调性子宫出血症状，可初步判断该患者出现了排卵障碍。

13. D【解析】因初步判断该患者出现了排卵障碍，接下来应做阴道B超监测卵泡发育情况。

14. B【解析】不孕症针对病因处理时，应根据B超提示“双侧卵巢未见优势卵泡，各见多枚小窦卵泡”的结果，调整卵巢功能，采用药物诱发排卵。

15. C【解析】不孕症女性患者应用促排卵药物，首选氯米芬。于月经第5天开始每天口服氯米芬50mg，连服5天，促进卵泡发育。

四、B型题

1. C【解析】溴隐亭为多巴胺受体激动剂。通过与垂体多巴胺受体结合，直接抑制垂体PRL分泌，恢复排卵；溴隐亭还可直接抑制分泌PRL的垂体肿瘤细胞生长。单纯高PRL血症患者，每天2. 5~5mg，一般在服药的第5~6周能使月经恢复。

2. A【解析】尿促性素（hMG）每支含FSH及LH各75U。月经期第5天开始每天肌内注射hMG 1~2支，直至卵泡成熟，停用hMG，加用hCG 5 000~10 000U，肌内注射，以提高排卵率，此法称hMG-hCG促排卵法。应警惕用hMG时并发卵巢过度刺激综合征，故仅适用于对氯米芬效果不佳、要求生育，尤其是不孕患者。

3. D【解析】绒促性腺素（hCG）有类似 LH 作用而诱发排卵，适用于体内 FSH 有一定水平、雌激素中等水平者。一般与其他促排卵药联用。超声监测卵泡发育接近成熟时，可大剂量肌内注射 hCG 500～10 000U 以诱发排卵。

4. E【解析】黄体生成素释放激素是一种激素类药物，适用于下丘脑功能失常所致闭经、功能失调性子宫出血及避孕药、避孕针所引起的月经失调以及其他原因之排卵障碍。

5. C【解析】依据题干信息所述，反复自然流产病史，B 超可疑宫腔粘连，应选宫腔镜检查。宫腔镜检查了解子宫内膜情况，能发现宫腔粘连、黏膜下肌瘤、内膜息肉、子宫畸形等。

6. A【解析】依据题干信息所述，不孕患者，B 超提示卵巢多囊状，需进一步妇科内分泌检查。妇科内分泌检查内容主要包括女性体内激素中的黄体生成素、催乳素、孕激素、雌激素、卵泡刺激素和雄激素六项。这些指标的数值预示着女性身体的健康情况，数值高低都会引起某些疾病。

7. B【解析】依据题干信息所述，有盆腔炎病史，诊断为继发不孕患者，应首选子宫输卵管通液或造影。

8. C【解析】性交后试验发现精子穿透黏液能力差，可确定是免疫因素导致不孕。在男性生殖道免疫屏障被破坏的情况下，精子、精浆在体内产生对抗自身精子的抗体可造成男性不育，射出的精子发生自身凝集而不能穿过女性子宫颈黏液。

9. B【解析】参见 A2 型题第 14 题解析。

10. A【解析】子宫内膜分泌反应不良造成的不孕属于子宫因素。子宫具有储存和输送精子、孕卵着床及孕育胎儿的功能。子宫先天性畸形及子宫黏膜下肌瘤可造成不孕或孕后流产；子宫内膜分泌反应不良（病因可能在卵巢）、子宫内膜炎等影响精子通过，也可造成不孕。

五、X 型题

1. BCDE【解析】不孕妇女进行宫腔镜检查，能了解子宫内膜情况，能发现宫腔粘连、黏膜下肌瘤、内膜息肉、子宫畸形等。

2. ACDE【解析】输卵管功能检查常用的方法有子宫输卵管通液术、子宫输卵管碘油造影、B 超下输卵管过氧化氢溶液通液术、腹腔镜直视下行输卵管通液（亚甲蓝液）等，有条件者也可以采用输卵管镜，了解输卵管通畅情况。

3. ABCD【解析】妇科双合诊是盆腔检查中最重要的一项检查。检查的目的主要是了解阴道、子宫颈、子宫体、输卵管、卵巢和宫旁的结缔组织、盆腔内壁的情况，不是不孕症可以选择的特殊检查方法。

4. ABCD【解析】性交后精子穿透试验在接近排卵期时进行。女性激素的测定以月经周期第 2～5 天的血清基础内分泌水平的监测最为重要。腹腔镜检查不是不孕症就诊时的常规检查，而是原因不明的疑难不孕症常规检查无法诊断后的检查手段。不孕症通常是男女双方多因素同时存在异常造成，必须通过双方同时全面检查方可诊断。

5. ABCD【解析】女性不孕症监测有无排卵时，应做以下检查。①基础体温测定：在月经来潮第一天开始，每天早晨起床活动前将体温计放在舌下试表 5 分钟并记录下来，一直到下次月经来潮。②子宫内膜活检：在月经前或月经来潮 12 小时之内手术取子宫内膜进行检查。如果有分泌改变说明有排卵，如果是增生改变说明没有排卵。还可以检查有没有内膜结核等其他病变。③内分泌检查：在排卵后也就是在月经来潮前 1 周左右抽血化验孕酮，有升高说明有排卵。④女性在排卵期时基础体温会稍高一些，白带常为稀薄的清鼻涕样，并可拉成长丝。在一般情况下，白带又变得比较黏稠。有部分女性会在排卵期内感到小腹轻微胀痛。⑤阴道脱落细胞：阴道上 1/3 的上皮细胞对性激素变化敏感，在月经周期中也有周期性变化。如果月经后半期检测阴道脱落细胞仍然是雌激素影响的角化细胞多而无周期性变化，表示没有排卵。这种方法操作烦琐，准确性差，目前应用很少。

6. ABCD【解析】①体外受精与胚胎移植（IVF-ET），即试管婴儿，主要适用于女性不可逆性输卵管病变所导致的不孕。②氯米芬是最常用的促排卵药物。适用于有一定内源性雌激素水平的无排卵者。③溴隐亭可以治疗泌乳素增高的情况，但是，对于排卵来说没有太大的作用。④人工授精腔镜检查应盆腔正常，无输卵管粘连及阻塞。

7. ABE【解析】确切的检查输卵管病变的方法是子宫输卵管造影，所以，选项 C 错误；性交后试验的最佳时间是预测排卵日，所以，选项 D 错误。其余选项是正确的。

8. ABCE【解析】骨盆外测量的主要径线如下。①髂嵴间径：是指测量两侧髂嵴外缘间的距离。正常值是 25~28cm。②髂棘间径：是测量两侧髂前上棘外缘间的距离。正常值是 23~26cm。③骶耻外径：为耻骨联合上缘中点至第五腰椎棘突下凹陷处的距离。正常值是 18~20cm。④出口横径：测量坐骨结节间径距离。正常值为 8.5~9.5cm。

9. BC【解析】子宫腔粘连导致不孕的治疗方法如下。①宫腔镜下分离粘连：经手术分离粘连后，可在子宫腔内放进适当大小的宫内节育器，3 个月后取出以防再次粘连。并可行人工周期治疗 3 个月，促使子宫内膜增生、修复。②探针分离粘连：探针左右拨离后再行子宫颈扩张术，如粘连紧密，为防止子宫穿孔，可在 B 超引导下进行操作。

10. ACD【解析】受精卵的正常植入部位在子宫体上部的前壁、后壁和侧壁。

11. BD【解析】卵巢过度刺激综合征（OHSS）是一种由于诱发超排卵所引起的医源性并发症。卵巢过度刺激综合征的发生与超排卵药物的种类、剂量、治疗方案、不孕症妇女的内分泌状态、体质以及妊娠等诸多因素有关。

12. ABDE【解析】妇科检查的注意事项中，未婚女子不可行双合诊，以免损伤处女膜。

13. ACDE【解析】基础体温高温相不能反映雌激素分泌水平，体温变化与排卵有关。

14. ABE【解析】控制性促排卵过程中使用 hCG 的结果是使卵子成熟，促子宫内膜分泌期改变，促黄体形成，故选项 CD 错误。

15. ABCD【解析】基础体温呈双相型，提示卵巢内有排卵和黄体形成，卵巢功能正常。

无排卵周期表现为单相型基础体温曲线。孕激素通过中枢神经系统有升高体温作用，正常妇女在排卵后基础体温可升高 0.3~0.5℃。基础体温测定至少必须连续测定 3 个月。

16. ABDE【解析】诊刮分一般诊刮和分段诊刮。一般诊刮，适用于内分泌异常需了解子宫内膜变化及对性激素的反应、有无排卵、有无结核等症。分段诊刮指操作时先刮子宫颈管再刮子宫腔，将刮出物分别送病理检查，适用于诊断子宫颈癌、子宫内膜癌及其他子宫恶性肿瘤，并可了解癌灶范围。输卵管性不孕症不需要诊断性刮宫。

六、案例分析题

1. ACE【解析】患者表现为不孕，月经失调等。为明确诊断，应做的辅助检查如下。①输卵管通畅检查：检查输卵管是否畅通，了解子宫腔和输卵管腔的形态及输卵管的阻塞部位。②男方精液检查：包含精液量、精子形态、精子成活率和精子活动力/活动率等各项检测。其中精子成活率是一项重要指标，很大程度上影响生育能力。③内分泌测定：血清雄激素，血清 FSH、LH，血清雌激素，尿 17-酮类固醇，血清催乳素（PRL）及抗米勒管激素（AMH）。

2. E【解析】梅女士最典型的表现是月经失调，“月经周期不规律，1~3 个月 1 次，时长 7~20 天”提示月经稀发。处于生育期但结婚 5 年未孕，妇科检查双侧卵巢均匀性增大。结合男方精液检查正常，输卵管通畅，最先应考虑患者为多囊卵巢综合征。

3. DE【解析】年轻多囊卵巢综合征腹部肥胖型的患者，应检测空腹血糖及口服葡萄糖耐量试验（OGTT），还应检测空腹胰岛素及葡萄糖负荷后血清胰岛素。

4. C【解析】胰岛素通过细胞内的信号传导途径发挥对卵巢的作用。发生胰岛素抵抗后，通过多种途径最终导致卵泡发育停滞，卵泡选择障碍，导致无排卵和多囊卵巢的形成。所以要治疗该因素导致的不孕，应先治疗胰岛素抵抗，再进行促排卵治不孕。

5. ABDE【解析】多囊卵巢综合征的治疗主要为调整月经周期，治疗高雄激素与胰岛素抵抗，以及有生育要求者的促排卵治疗。其次，无论有生育要求与否，均应改进生活方式，调整控制饮食与体重，锻炼以及戒烟酒。选项 D 的药物治疗高雄激素血症。腹腔镜下卵巢打孔术用于治疗游离睾酮高者以及氯米芬和常规促排卵治疗无效的患者。

6. BC【解析】曾有过妊娠而后未避孕连续 2 年不孕者称继发性不孕。夫妇一方因某种因素阻碍受孕，导致暂时不孕，一旦得到纠正仍能受孕者称相对不孕。该患者属于继发性不孕、相对性不孕。

7. BCD【解析】为明确继发性不孕、相对性不孕的原因，该患者需进一步行以下检查。①激素检查：以便了解卵巢的功能状态。②盆腔 B 超：以便监测排卵了解卵泡生长、发育及排卵情况。③子宫输卵管碘油造影：以便了解输卵管的通畅情况。

8. BC【解析】依据本题内容所述，该患者需要行腹腔镜下双侧输卵管造口术，术后予输卵管通液治疗，然后行体外受精-胚胎移植术。

9. CD【解析】依据题干内容所述，说明该患者双侧输卵管间质部不通，应行体外授精-胚胎移植术助孕。

10. A【解析】依据题干内容所述，应首先考虑有无早孕的可能，最先做的检查是 B 超检查，了解宫内、宫外情况。

11. A【解析】B 超提示妊娠符合孕周，有胎心。但患者表现少量阴道流血，量比月经少，妊娠产物未排出。符合先兆流产的表现。

12. CDE【解析】先兆流产的治疗要点：①卧床休息，禁止性生活，必要时给予对胎儿危害小的镇静药。②黄体功能不足者，口服维生素 E 或肌内注射黄体酮注射液保胎。③及时进行 B 超检查，了解胚胎发育情况，避免盲目保胎。治疗 2 周后，若阴道流血停止，B 超提示胎儿存活者，可以继续妊娠。若临床症状加重，B 超提示胎儿发育不良，β-hCG 不升或持续下降，表明流产已不可避免，应及时终止妊娠。④重视心理治疗，保持情绪稳定，增强信心。

13. B【解析】先兆流产治疗一周后复查，B 超显示胎心消失，在先兆流产基础上阴道流血量增多，流产已不可避免，此种情况最可能的诊断是难免流产。

14. C【解析】难免流产的治疗要点：①一旦确诊，尽早使胚胎及胎盘组织完全排出。②晚期流产者，子宫较大且出血多，可用缩宫素静脉滴注，促进子宫收缩。③妊娠产物排出后及时检查完整性，必要时刮宫清除子宫腔内残留的妊娠组织。④及时给予抗生素预防感染。

15. C【解析】子宫内膜异位症的常见症状有痛经、月经异常、不孕等。查体可发现与子宫粘连的肿块。典型者妇科检查时可发现直肠陷凹、子宫骶韧带或子宫后壁下段等部位可扪及触痛性结节。血清 CA125 测定值一般轻度升高，多低于 100U/L，该患者症状均符合，所以选项 C 正确。

16. AC【解析】参见案例分析题第 15 题解析，可判断该患者为子宫内膜异位症，又因该患者未避孕 2 年不孕，所以诊断为不孕症。

17. C【解析】腹腔镜检查是目前诊断子宫内膜异位症的最佳方法。在腹腔镜下见到大体病理所述典型病灶或对可疑病变进行活组织检查即可确诊，术中所见亦是临床分期的重要证据。

18. E【解析】该患者适宜保留生育功能的手术，目的是明确诊断并去除或破坏肉眼所能见到的异位内膜病灶，分离粘连，恢复正常解剖结构，保留子宫和双侧或一侧附件，所以选 E。

19. E【解析】黄体功能不足会出现排卵性功血，所以选项 A 错误。患者 BBT 呈双相，有排卵，所以选项 B 错误。没有症状、体征显示患者输卵管不畅，所以选项 C 错误。子宫内膜发育不良会出现月经失调的症状，所以选项 D 错误。患者继发性、进行性痛经多年，阴道后穹隆处有触痛结节等症状、体征提示患者患有子宫内膜异位症。未破裂卵泡黄素化综合征在子宫内膜异位症患者中具有较高的发病率，故选 E。

20. D【解析】在子宫内膜异位症患者中不孕率高达50%。

21. C【解析】丹那唑抑制FSH、LH峰，抑制卵巢合成甾体激素，导致子宫内膜萎缩，出现闭经，又称假孕疗法。月经第一天开始口服200mg，每天2~3次，持续用药6个月。若痛经不缓解，或者闭经，可加至每天4次。疗程结束后约90%的症状消失。停药后4~6周恢复月经及排卵，继而治疗不孕症。

宫内
节育器

第十七章　计划生育

一 A1 型题

1. 人工终止妊娠时发生子宫穿孔，下列哪些做法不恰当
   A. 停止手术，给予缩宫素和抗生素
   B. 尚未行吸宫操作者，保守性治疗后再清宫
   C. 更换大号吸管尽快将宫腔内组织吸净
   D. 手术器械深度明显超过检查时子宫大小，即可诊断子宫穿孔
   E. 如需继续清宫，应在 B 超监护下进行
2. 避孕失败后最常用的补救措施是
   A. 绝育术
   B. 服用避孕药
   C. 引产
   D. 人工终止妊娠
   E. 放置宫内节育器
3. 人工终止妊娠术后 12 天仍有较多的阴道流血，应首先考虑的是
   A. 子宫复旧不良
   B. 吸宫不全
   C. 子宫穿孔
   D. 子宫绒毛膜癌
   E. 子宫内膜炎
4. 有下列哪项情况时暂不宜上避孕环
   A. 剖宫产后 6 个月
   B. 人工终止妊娠后立即
   C. 顺产 3 个月后
   D. 引产后立即
   E. 月经后 3~7 天
5. 依沙吖啶引产的适应证不包括
   A. 有心脏病史，但可耐受手术者
   B. 妊娠 13~24 周，要求终止妊娠者
   C. 子宫无瘢痕者
   D. 无急性传染性疾病及生殖器炎症者
   E. 近期曾有过同类引产手术史
6. 我国育龄妇女的主要避孕措施是
   A. 口服避孕药
   B. 宫内节育器
   C. 长效避孕针
   D. 阴茎套
   E. 自然避孕法

7. 有关使用避孕药的注意事项，下述哪项是错误的

A. 防止避孕药片潮解，影响效果

B. 肾炎患者忌服

C. 乳房有肿块者忌服

D. 针剂应深部肌内注射

E. 哺乳期妇女适宜服避孕药

8. 下列说法正确的是

A. 安全期避孕不作为常规节育方法

B. 停用口服避孕药后 5 个月后最宜妊娠

C. 紧急避孕适用于任何妇女，可作为常规使用

D. 中期妊娠采用水囊引产法终止妊娠时，最大的并发症是羊水栓塞

E. 哺乳期月经未来潮可放置宫内节育器，但需要除外妊娠

9. 李某有习惯性痛经，护士建议她采用的最佳避孕方法是

A. 输卵管结扎术

B. 阴道隔膜

C. 安全期避孕法

D. 口服避孕药

E. 避孕套

10. 含孕酮的宫内节育器的避孕机制是

A. 长期异物刺激导致慢性炎症反应及损伤子宫内膜

B. 使子宫内膜腺体萎缩和间质蜕膜化，干扰受精卵着床

C. 影响精子获能

D. 干扰子宫内膜细胞代谢

E. 抑制排卵

11. 吸宫术中患者突然下腹剧烈的牵扯痛伴血压下降、脉搏增快，是因为

A. 空气栓塞

B. 吸宫不全并感染

C. 吸宫不全

D. 子宫穿孔

E. 人工流产综合征

12. 关于人工流产术的并发症，下列说法正确的是

A. 人流综合征是由于心脏病所致

B. 空气栓塞是常见的并发症

C. 术后闭经常由于宫腔粘连所致

D. 术后持续阴道流血主要原因为感染

E. 子宫穿孔多因子宫位置及大小检查不清

13. 吸宫术后注意事项，不正确的是

A. 半个月内禁止性交

B. 保持外阴清洁

C. 1 周或阴道流血未尽前禁止盆浴

D. 术毕，应在休息室休息 1~2 小时

E. 持续阴道流血 10 天以上，须及时复诊

14. 对于口服避孕药物，下列说法正确的是

A. 患精神病生活不能自理者应长期服用避孕药

B. 产后不哺乳可立即服药避孕
C. 急性肝炎患者不能服用，而慢性肝炎可以服用
D. 长期服用并不增加乳腺癌的发病率，但需定期复查乳腺
E. 避孕药很安全不会发生不良反应

15. 应用宫内节育器的适应证是
A. 重度贫血
B. 子宫黏膜下肌瘤
C. 已婚健康妇女，有避孕要求者
D. 重度子宫颈柱状上皮异位
E. 不规则阴道流血

16. 关于放置宫内节育器的并发症，下列说法错误的是
A. 宫内节育器嵌顿
B. 子宫颈柱状上皮异位
C. 节育器脱落
D. 盆腔炎性疾病
E. 宫内节育器异位

17. 负压吸引术最严重的并发症是
A. 误吸
B. 感染
C. 漏吸
D. 组织残留
E. 子宫穿孔

18. 服用短效避孕药期间如漏服，补服的时间应在
A. 8 小时内
B. 12 小时内
C. 24 小时内
D. 36 小时内
E. 72 小时内

19. 服用甾体类避孕药后可引起对下丘脑、垂体的持续性抑制，子宫内膜不应当是
A. 分泌型子宫内膜
B. 子宫内膜腺体增生
C. 静止型子宫内膜
D. 腺瘤性增生
E. 萎缩型子宫内膜

20. 下列说法正确的是
A. 有关药物流产，如果失败应加大药量
B. 人工终止妊娠术时未见绒毛，肯定是漏吸
C. 人流中出现人流综合征时，首选的药物应是肌内注射子宫收缩药
D. 口服避孕药中，长效与短效都含有雌激素、孕激素
E. 金属节育器可放置 3~5 年，塑料节育器可放置 1 年

21. 下述哪项不是放置宫内节育器的禁忌证
A. 轻度贫血
B. 妊娠或可疑妊娠
C. 子宫颈口过松
D. 急性盆腔炎
E. 生殖道肿瘤

22. 放置宫内节育器的适应证是
A. 严重的急慢性系统疾病
B. 生殖器官炎症
C. 子宫畸形
D. 月经周期正常，经血量不多
E. 子宫颈口过松或有重度陈旧性撕裂伤
23. 剖宫产术后 2 个月的哺乳期妇女，其避孕方法应首选
A. 闭经可不避孕
B. 安全期避孕
C. 阴茎套
D. 宫内节育器
E. 口服避孕药
24. 宫内节育器避孕含有激素的是
A. 带铜宫内节育器
B. 曼月乐
C. 吉妮环
D. 惰性宫内节育器
E. 母体乐
25. 关于药物避孕的不良反应，下列说法错误的是
A. 类早孕反应，出现食欲缺乏、恶心、乏力等
B. 服药后可出现闭经
C. 服药期间发生不规则、少量阴道流血
D. 体重减轻
E. 少数妇女的面部皮肤出现淡褐色色素沉着
26. 关于复方短效口服避孕药的不良反应，正确的是
A. 能使经血量多，不适用于经量多的妇女
B. 体重减轻系因进食少、恶心所致
C. 服药期间出现阴道出血，多发生在漏服药物之后
D. 白带增多是孕激素作用的结果
E. 类早孕反应是孕激素刺激胃黏膜所致
27. 用口服避孕药的妇女，出现以下哪种情况应该停药
A. 体重增加
B. 突破性出血
C. 类早孕反应
D. 月经量减少
E. 闭经
28. 关于输卵管结扎，下列做法错误的是
A. 白带增多，附件压痛，暂缓手术
B. 人流后可立即行输卵管结扎术
C. 结扎前确认输卵管并追踪至伞端
D. 神经官能症或对手术有极大顾虑者暂缓手术
E. 非孕结扎在月经后 15~20 天进行

29. 皮下埋植避孕法属于下列哪项措施
A. 长效注射制剂
B. 短效避孕制剂
C. 杀精剂
D. 缓释系统
E. 工具避孕

30. 需要进行遗传咨询的是
A. 得过肝炎的夫妇
B. 亲属中生过先天畸形孩子的待婚青年
C. 得过乙型脑炎的夫妇
D. 父母中有残疾的待婚青年
E. 住在缺碘地区的夫妇

31. 哺乳期妇女可以用的避孕措施为
A. 注射长效针剂
B. 服用探亲避孕丸
C. 放置宫内节育器
D. 服用探亲片1号
E. 服用复方长效避孕药

32. 受精卵开始着床一般开始于受精的第
A. 6~8天
B. 11~12天
C. 9~10天
D. 4~5天
E. 1~3天

33. 性兴奋时润滑阴道口的分泌物主要来自
A. 子宫颈分泌物
B. 纳氏腺
C. 前庭大腺
D. 尿道旁腺
E. 阴道黏膜腺体

34. 受术者发生人流综合征的症状时，首选的护理措施为
A. 肌内注射0.5mg阿托品
B. 帮助患者改变体位
C. 注意保温
D. 配合医生尽快结束手术
E. 安慰受术者

35. 产后2个月的哺乳期妇女，其避孕方法应首选
A. 闭经可不避孕
B. 口服避孕药
C. 阴茎套
D. 安全期避孕
E. 宫内节育器

36. 某新婚夫妇欲半年后受孕，则首选的避孕方法是
A. 皮下埋置避孕
B. 口服避孕药
C. 阴茎套
D. 安全期避孕
E. 宫内节育器

37. 使用短效口服避孕药，开始服第1片的时间一般为
A. 月经干净后第5天
B. 月经来潮前第5天

C. 月经来潮的第 5 天
D. 月经来潮的第 10 天
E. 性交前 8 小时

38. 宫内节育器最主要的避孕机制是
A. 防止受精卵着床
B. 防止精子和卵子相遇
C. 防止卵子由卵巢进入子宫
D. 影响卵巢排卵
E. 防止精子进入输卵管

39. 防止性传播疾病的避孕措施是
A. 自然避孕法
B. 宫内节育器
C. 阴茎套
D. 口服避孕药
E. 长效避孕针

40. 关于宫内节育器放置术后的护理，正确的是
A. 腰酸、腹胀一般不需处理
B. 节育器脱落多发生于放置后 3~6 个月
C. 节育器嵌顿确诊后，应立即行门诊手术
D. 发生感染者给予抗生素治疗并取出节育器
E. 出血常发生于放置后 3 个月内

41. 关于紧急避孕的正确叙述是
A. 米非司酮应于无保护性措施性生活后 7 天内使用
B. 米非司酮为激素类紧急避孕药的代表
C. 宫内节育器不能作为紧急避孕措施
D. 可作为常规避孕方法
E. 激素类紧急避孕药主要成分为孕激素

42. 吸宫术中患者突然面色苍白、出汗、胸闷、心动过缓、心律不齐、血压下降
A. 人工流产综合征
B. 子宫穿孔
C. 吸宫不全
D. 空气栓塞
E. 吸宫不全并感染

43. 口服避孕药的作用是
A. 使子宫颈黏液变稀薄
B. 抑制输卵管蠕动
C. 非细菌性异物反应
D. 减少子宫内膜前列腺素的形成
E. 抑制排卵

44. 人工终止妊娠吸宫术适用于妊娠
A. 10 周内
B. 12 周内
C. 6 周内
D. 8 周内
E. 14 周内

45. 适宜用胎头吸引术的情况是
A. 额先露
B. 严重头盆不称
C. 第二产程延长
D. 宫口未开全
E. 胎先露棘上3cm

46. 下列短效口服避孕药的用药方法正确的是
A. 月经干净后第2天开始服用
B. 月经周期的第25天开始服用
C. 月经周期的第20天开始服用
D. 从月经来潮第5天开始服用
E. 月经周期的第10天开始服用

47. 关于避孕套，以下说法正确的是
A. 每次使用前检查是否漏气
B. 用双层避孕套可增加保险度
C. 使用后洗净晾干可再用，以免浪费
D. 每次使用前应高压消毒
E. 使用避孕套可预防阴道炎

48. 经产妇妊娠60天时终止妊娠，最常用的方法是
A. 水囊引产
B. 负压吸引术
C. 钳刮术
D. 药物终止妊娠
E. 依沙吖啶羊膜腔内注射法

二 A2型题

1. 何女士，46岁。近来月经紊乱，咨询避孕措施。应指导其选用
A. 宫内节育器
B. 口服避孕药（需除外器质性病变）
C. 注射避孕针
D. 阴茎套
E. 安全期避孕

2. 魏女士，30岁。现产后7个月，哺乳中。妊娠2个月，要求人工终止妊娠。当探针进入子宫腔12cm时术者仍感未到子宫底，患者诉小腹疼痛，但不剧烈，阴道流血不多。应做下列哪项考虑和处理
A. 术前估计子宫大小有误，应用缩宫素后继续手术
B. 手术继续，术后应用抗生素和子宫收缩药
C. 立即宫腔镜完成手术
D. 无到底感，请上级医师前来处理
E. 子宫穿孔，立即停止手术，经观察1周后再行手术

3. 白女士，29岁。妊娠80天，施行钳刮术时出血量多。主要的止血措施是
A. 输液输血
B. 迅速清理子宫腔
C. 按摩子宫
D. 注射止血药
E. 注射缩宫素

4. 胡女士，30 岁。行吸宫术中突然面色苍白、大汗、血压下降、心律不齐，应
   A. 静脉注射阿托品 1mg
   B. 全身抗生素治疗
   C. 停止手术，给予缩宫素和抗生素
   D. 5% 的 $NaHCO_3$ 静脉滴注
   E. 抗生素治疗 3 天后再行剖宫术
5. 张女士，23 岁。未婚妊娠 9 周，要求人工终止妊娠。最常用的措施
   A. 天花粉肌内注射
   B. 钳刮术
   C. 缩宫素静脉滴注
   D. 负压吸引术
   E. 雷夫诺尔羊膜腔注射
6. 文女士，29 岁。妊娠 6 周，行吸宫术终止妊娠。为预防感染，患者何时才能恢复性生活
   A. 3 周后
   B. 7 天后
   C. 2 个月后
   D. 1 个月后
   E. 2 周后
7. 刘女士，24 岁。停经 8 周确诊为早孕，本人要求终止妊娠。行负压吸引术时，患者诉恶心，继而出汗、面色苍白，血压 80/60mmHg，心率 48 次/分，子宫无异常情况为防止出现这种情况，手术者应
   A. 吸宫时负压为 600mmHg
   B. 为吸净子宫腔，应多次反复吸刮子宫壁
   C. 进出子宫颈时同时吸引子宫颈黏膜
   D. 从 7 号扩张器开始逐渐加大号数
   E. 术中扩张子宫颈时动作轻柔
8. 金女士，26 岁。39 天前进行人工终止妊娠术，至今无月经，4 天前开始下腹及肛门坠痛难忍，子宫近鸭卵大，附件正常。首先的处置是
   A. 探子宫腔
   B. 子宫造影
   C. 尿妊娠试验
   D. 剖腹探查
   E. 再次吸宫
9. 文女士，29 岁。产后 3 个月，哺乳，未复经，要求避孕。妇检：子宫颈光滑，子宫正常大小、无压痛，两侧附件阴性，不宜选用的方法是
   A. 避孕药膏
   B. 安全期避孕
   C. 宫内节育器
   D. 口服避孕药
   E. 阴茎套
10. 方女士，46 岁。放置宫内节育器 6 年，半年前开始不规则阴道流血。经查子宫颈光滑，子宫颈细胞学检查无异常。首选的治疗方法为
    A. 取出宫内节育器 + 诊刮
    B. 抗生素治疗
    C. 人工周期治疗
    D. 取出宫内节育器
    E. 一般止血药治疗
11. 张女士，29 岁。采用短效口服避孕药避孕，发现月经周期的第 7 天开始有不规则少量阴

道流血，此时应建议

A. 减少避孕药剂量　B. 加服炔雌醇片

C. 使用止血药　D. 加大避孕药剂量

E. 立即停用避孕药

12. 高女士，31岁。停经45天要求终止妊娠，应首选

A. 水囊引产　B. 负压吸引术

C. 钳刮术　D. 药物流产

E. 依沙吖啶（利凡诺）引产

13. 盛女士，36岁。有风湿性心脏病史，心功能Ⅱ级，重复剖宫产术。应选的避孕措施为

A. 口服避孕药　B. 上环

C. 输卵管结扎术　D. 安全期避孕

E. 工具避孕

14. 林女士，30岁。行人工终止妊娠术。关于术后护理措施，以下选项中错误的是

A. 术后休息1~2小时，无异常即可离院

B. 若有明显腹痛持续10天以上，应随时到医院就诊

C. 保持外阴清洁

D. 术后6个月内禁止性交

E. 术后1个月内禁止盆浴

15. 黄女士，32岁。哺乳期闭经。查体：子宫颈着色；子宫如孕3个月大小，质软；双附件正常。行钳刮术，术中夹出黄色脂肪样组织，主诉感到有剧烈牵拉性疼痛，伴恶心、呕吐。该患者的诊断是

A. 子宫穿孔　B. 异位妊娠

C. 人工流产综合征　D. 吸宫不全

E. 葡萄胎

16. 张女士，29岁。哺乳期5个月意外妊娠，行刮宫术时，突发剧烈疼痛，术者探针探不到子宫底，应

A. 5%的$NaHCO_3$静脉滴注　B. 全身抗生素治疗

C. 抗生素治疗3天后再行剖宫术　D. 停止手术，给予缩宫素和抗生素

E. 静脉注射阿托品1mg

17. 方女士，31岁。已婚经产妇，产后放置金属环避孕。2个月前因带器妊娠而行人工终止妊娠术。要求再次放环，以下宫内节育器不宜选择的是

A. 曼月乐　B. Vcu220

C. Tcu380　D. 母体乐

E. 惰性宫内节育器

18. 王女士，28 岁。顺产后半年，现哺乳，正常行经，要求避孕。妇科检查正常，推荐使用的避孕方法是

A. 带孕酮宫内节育器
B. 口服避孕药
C. 阴道隔膜
D. 带铜宫内节育器
E. 安全期避孕

19. 袁女士，33 岁。已婚经产妇。月经周期规律。查阴道前后壁明显膨出，子宫颈柱状上皮异位，子宫口松，子宫后倾、正常大，附件未见异常。最合适的避孕方法是

A. 外用避孕药
B. 宫内节育器
C. 复方短效口服避孕药
D. 安全期避孕
E. 阴茎套避孕

三 A3/A4 型题

（1~2 题共用题干）

张女士，30 岁。产后哺乳 6 个月，月经未转。因乳汁明显减少到医院就诊，检查结果为早孕。行人工终止妊娠术，术中突然感到剧烈腹痛，伴恶心，取出物中有黄色脂肪样组织。

1. 最有可能的诊断是

A. 子宫穿孔
B. 葡萄胎
C. 吸宫不全
D. 异位妊娠
E. 人流综合征

2. 应采取的措施是

A. 给予阿托品治疗
B. B 超检查
C. 将刮出物送病理检查
D. 静脉输液用抗生素
E. 停止操作，观察患者情况再作进一步处理

（3~5 题共用题干）

丁女士，36 岁。有慢性肾炎 5 年。孕 2 产 1，4 年前剖宫产 1 次，2 年前因带器妊娠行人工终止妊娠，现停经 4 个月。B 超检查示胎儿双顶径 4.5cm，尿蛋白（+），肾功能正常。

3. 患者要求引产，以下何种方式最安全

A. 水囊引产
B. 前列腺素引产
C. 依沙吖啶羊膜腔注射
D. 缩宫素引产
E. 天花粉羊膜腔引产

4. 引产后，采用何种避孕措施最为合理

A. 皮下埋植
B. 宫内节育器
C. 避孕针
D. 阴茎套
E. 口服避孕药

5. 关于阴茎套避孕，下列说法不恰当的是
   A. 阻止受精卵着床
   B. 阻止精子进入阴道
   C. 为哺乳期避孕首选
   D. 预防性传播性疾病
   E. 简单方便，效果好

（6~7 题共用题干）

龚女士，27 岁。已婚妇女，停经 2 月余，阴道流血，中等量。近 5 天伴发热，2 天前阴道排出一块肉样组织，今晨突然大量阴道流血。查血压 80/60mmHg，体温 38.2℃，脉搏 116 次/分，子宫如妊娠 2 个月大、有压痛，宫口可通过一指，阴道分泌物明显臭味。查白细胞 20.5×10^9/L，血红蛋白 68g/L。

6. 应诊断本例为感染合并
   A. 先兆流产
   B. 稽留流产
   C. 完全流产
   D. 难免流产
   E. 不全流产
7. 除抗休克外，还需进行的紧急处理
   A. 钳夹出子宫腔内的妊娠产物
   B. 抗生素大剂量静脉滴注
   C. 立即进行彻底清宫
   D. 注射子宫收缩药
   E. 大量输血，输液

（8~10 题共用题干）

刘女士，29 岁。患者在人工终止妊娠术中，突感胸闷、头晕。查体：血压 70/50mmHg，脉搏 50 次/分。

8. 最可能的诊断是
   A. 子宫穿孔
   B. 人工流产综合征
   C. 术中出血多
   D. 漏吸
   E. 羊水栓塞
9. 应采取何项措施
   A. 尽快钳取宫腔内容物
   B. 静脉注射阿托品
   C. 给予氧气吸入
   D. 立即注射缩宫素
   E. 输血、输液
10. 上述患者反应发生的主要原因是
   A. 人工终止妊娠中吸宫不全
   B. 人流过程中对子宫或子宫颈局部刺激引起迷走神经反应
   C. 人工终止妊娠中出血过多

D. 人工终止妊娠的患者有心脏病
E. 人工终止妊娠中子宫穿孔

（11~14 题共用题干）

姜女士，28 岁。停经 45 天，尿 hCG（+），要求做人工终止妊娠。术前妇科检查：子宫体后倾后屈、妊娠 6 周大小、质软，附件（-）。术中测子宫腔深 10cm，吸出组织 20g，未见绒毛，出血少，术毕子宫腔深 9.5cm。

11. 尿 hCG 强阳性，B 超显示胎囊在子宫底部，白带常规正常。此时诊断为
A. 漏吸　　B. 吸宫不全
C. 宫腔感染　　D. 子宫畸形
E. 子宫穿孔

12. 吸出组织最可能是
A. 子宫息肉　　B. 分泌期子宫内膜
C. 蜕膜　　D. 绒毛
E. 增生期子宫内膜

13. 为排除异位妊娠，下列各项中首选的是
A. 白带常规　　B. 妇科 B 超检查
C. 尿 hCG 测定　　D. 吸出物送病理检查
E. 后穹隆穿刺

14. 诊断明确后最合适的处理是
A. 再次吸宫　　B. 后穹隆穿刺
C. 子宫收缩药　　D. 抗生素抗炎
E. 再次吸宫及抗生素预防感染

（15~17 题共用题干）

王女士，25 岁。停经 58 天，13 天前行人工终止妊娠吸宫术。术后持续阴道流血。

15. 初步考虑的诊断是
A. 漏吸　　B. 子宫穿孔
C. 吸宫不全　　D. 子宫复旧不良
E. 子宫内膜炎

16. 为明确诊断，首先应选用的辅助检查方法是
A. 宫腔镜检查　　B. 血常规检查
C. B 超检查　　D. 腹腔镜检查
E. hCG 测定

17. 确诊后首选的治疗措施是
    A. 抗生素 + 宫缩子宫收缩药
    B. 抗生素 + 止血药
    C. 抗生素 + 刮宫术
    D. 子宫收缩药 + 清宫术
    E. 应用抗生素

（18~19 题共用题干）

景女士，27 岁。停经近 3 个月，伴恶心、呕吐。妇科检查：子宫增大约妊娠 50 天，双侧附件（ - ）。

18. 首选辅助检查是
    A. 子宫颈黏液检查
    B. 黄体酮试验
    C. B 超检查
    D. 血 hCG 检测
    E. 基础体温测定
19. 若确定为妊娠，最佳的终止妊娠方法是
    A. 乳酸依沙吖啶引产
    B. 缩宫素静脉滴注
    C. 药物流产
    D. 钳刮术
    E. 吸宫术

（20~21 题共用题干）

杨女士，30 岁。吸宫术中患者出现胸闷、头晕，血压 70/50mmHg，脉搏 56 次/分。

20. 应考虑为
    A. 人工流产综合征
    B. 低血压
    C. 疼痛性休克
    D. 低血糖反应
    E. 心肌梗死
21. 首选何种药物
    A. 苯巴比妥
    B. 地西泮
    C. 氯丙嗪
    D. 阿托品
    E. 哌替啶

（22~24 题共用题干）

秦女士，29 岁。带环 3 年，来院常规检查环，平时月经正常，末次月经 10 天前，阴道检查未见尾丝。

22. 最可能的诊断为
    A. 环脱落
    B. 环异位

C. 尾丝断裂
D. 尾丝进入子宫内
E. 都有可能

23. 下列检查哪项最简便又可靠
A. 阴道镜
B. 探宫腔
C. 宫腔镜
D. B超检查
E. X线照片

24. 如该环位于子宫腔底部，哪项处理最合适
A. 取出后换新环
B. 定期复查
C. 立即取出暂不放环
D. 下次月经期取出
E. 下次月经干净3天后取出

（25~26题共用题干）

吴女士，27岁。足月顺产后6个月，哺乳期、月经尚未复潮，无慢性肝肾疾患。前来咨询合适的避孕措施。

25. 下列哪项避孕措施对其不适用
A. 女用避孕套
B. 放置宫内节育器
C. 安全期避孕
D. 口服短效避孕药
E. 阴茎套

26. 若采用放置宫内节育器避孕，放置前下列哪项检查是不必要的
A. 尿妊娠试验
B. 肝肾功能检查
C. B超盆腔检查
D. 血hCG测定
E. 血孕酮测定

（27~29题共用题干）

高女士，27岁。人工终止妊娠后45天，未来月经，下腹痛渐加重3天。人工终止妊娠手术顺利，阴道流血1天净。盆腔检查：子宫饱满、质软、压痛明显，双附件阴性。

27. 最可能的诊断是
A. 人工终止妊娠不全
B. 异位妊娠
C. 子宫颈粘连
D. 早孕
E. 盆腔感染

28. 最应做哪项处理
A. 子宫颈扩张手术
B. 血常规检查
C. B超检查
D. 血hCG
E. 消炎镇痛药

29. 如果血 hCG 为 5U/L，B 超显示子宫内 5cm×3cm 低回声，最合理的处理是
A. 肌内注射黄体酮
B. 服中药生化
C. 人工周期
D. 止血药
E. 单纯扩张子宫颈

（30~32 题共用题干）
王女士，28 岁。育有一子（1 岁），欲放置宫内节育器避孕。
30. 宫内节育器的放置时间是
A. 月经干净后 3 天内
B. 月经干净后 7 天以上
C. 月经干净后 3~7 天
D. 月经干净后 14 天以上
E. 月经期
31. 宫内节育器的放置禁忌证错误的是
A. 育龄妇女，育有一子
B. 心力衰竭
C. 生殖器急性炎症
D. 生殖器官肿瘤
E. 月经过多，过频
32. 宫内节育器的术后护理措施错误的是
A. 术后 1 年以后来院复查
B. 保持外阴清洁
C. 术后休息 3 天
D. 1 周内避免重体力劳动
E. 2 周内禁止性交

四 B 型题

（1~4 题共用备选答案）
A. 水囊引产
B. 肌内注射天花粉蛋白引产
C. 剖腹手术
D. 钳刮术
E. 负压吸引术
1. 妊娠 >14 周，需终止妊娠者宜用
2. 妊娠 11~14 周，需终止妊娠者宜用
3. 妊娠 <10 周，需终止妊娠者宜用
4. 残角子宫妊娠者，选用

（5~7 题共用备选答案）
A. 与孕激素竞争受体，阻断孕酮与受体结合和孕激素活性的出现
B. 抑制排卵
C. 改变子宫内膜的形态与功能，使子宫颈黏液变稠，不利于精子穿透和受精卵着床

D. 减少子宫内膜前列腺素产生
E. 非细菌性异物反应

5. 米非司酮的抗早孕作用
6. 带铜宫内节育器的作用
7. 口服短效避孕药的作用

（8~11 题共用备选答案）
A. 易引起失血性休克
B. 易引起子宫穿孔
C. 易引起弥散性血管内凝血（DIC）
D. 易引起人工流产综合征
E. 易引起子宫腔粘连

8. 哺乳期妊娠子宫人工终止妊娠时
9. 不全流产
10. 人工终止妊娠中反复吸刮子宫腔
11. 人工终止妊娠术中过度刺激子宫颈

（12~14 题共用备选答案）
A. 术中剧烈腹痛，刮出物见黄色脂肪组织
B. 术中心动过缓，血压下降，面色苍白
C. 术后白带增多，下腹痛伴发热
D. 术后闭经，有周期性下腹痛
E. 术后持续阴道流血

12. 术后生殖系统感染
13. 人工终止妊娠子宫穿孔
14. 人工终止妊娠吸宫不全

五 X 型题

1. 温女士，34 岁。孕 3 产 2，行经腹输卵管结扎术，术后护理正确的是
A. 出院时嘱咐 1 个月后来院复查
B. 术后 5 天拆线，做好记录
C. 术后卧床 24 小时以上
D. 观察伤口有无渗血
E. 术后 6 小时督促排尿

2. 关于宫内节育器的避孕原理，下列说法正确的是
A. 机械作用，阻止孕卵着床
B. 节育器刺激内膜产生前列腺素，影响孕卵着床
C. 通过抑制下丘脑–垂体–卵巢轴起作用
D. 通过异物的局部效应发挥作用
E. 异物刺激子宫内膜产生非细菌性炎症反应，不利于胚胎着床

3. 关于各类避孕药的主要作用机制，下列说法正确的是
   A. 避孕药膏——杀精子或使其失去活动力
   B. 短效口服避孕药——抑制排卵
   C. 探亲避孕药——抗着床
   D. 长效避孕针——改变子宫腔环境，不利精子上游
   E. 男用口服棉酚——阻止精子生成
4. 依沙吖啶引产的禁忌证，哪项说法恰当的是
   A. 剖宫产史
   B. 急性传染病治愈后
   C. 心脏病不能耐受手术者
   D. 有急慢性肝肾疾患者
   E. 未治愈的生殖器炎症
5. 下列哪项是口服避孕药的绝对禁忌证
   A. 慢性肝炎
   B. 甲状腺功能亢进者
   C. 结缔组织疾病
   D. 深部静脉血栓形成者
   E. 原因不明阴道流血者
6. 关于人工终止妊娠钳夹术出血量多时的处理，下列说法正确的是
   A. 及时更换不适合的吸管
   B. 尽快取出宫内胚胎组织
   C. 停止操作，静脉滴注止血药
   D. 必要时配血输血
   E. 立即在子宫颈注射子宫收缩药
7. 关于人工终止妊娠并发症，下列说法正确的是
   A. 感染多为子宫内膜炎
   B. 吸宫不全不常见
   C. 术中出血可给予子宫收缩药
   D. 哺乳期子宫术中易发生子宫穿孔
   E. 术后连续阴道流血 10 天，用抗生素和子宫收缩药无效者，应考虑人工终止妊娠不全
8. 有关宫内节育器引起的改变，下列说法正确的是
   A. 吞噬细胞活动增强
   B. 子宫内膜前列腺素增加
   C. 非细菌性炎症
   D. 纤维蛋白溶酶活性增高
   E. 子宫内膜腺上皮细胞糖原颗粒增多
9. 宫内节育器取出的适应证
   A. 放置期限已满需更换者
   B. 放置节育器后阴道出现少量持续不规则流血者
   C. 计划再次妊娠者
   D. 绝经 1 年
   E. 带宫内节育器妊娠者
10. 下列可以抑制排卵的避孕方法是
   A. 口服短效避孕药
   B. 皮下埋植

C. 含铜宫内节育器　　D. 阴道避孕环
E. 口服长效避孕药

11. 下列说法正确的是
A. 妊娠 4 个月，终止妊娠最常用的方法是依沙吖啶（利凡诺）羊膜腔内注射
B. 结扎输卵管常在输卵管壶腹部进行
C. 口服甾体类避孕药的避孕机制是可引起子宫内膜腺体增生
D. 子宫穿孔不是输卵管结扎术的并发症
E. 腰酸、腹坠不是宫内节育器的并发症

12. 病区护士对新入院的一般患者应
A. 由主班护士安排床位　　B. 做入院介绍
C. 测量生命体征　　D. 进行入院护理评估
E. 指导常规标本的留取方法

13. 关于宫内节育器的放置时间，下列说法错误的是
A. 月经干净 3~7 天　　B. 剖宫产后半年
C. 剖宫产术中　　D. 正常产后 3 个月以上
E. 药物流产不全清宫术后立即放置

14. 下列说法错误的是
A. 人工终止妊娠时易发生子宫穿孔的是哺乳期子宫
B. 人工流产综合征发生的主要原因是人工终止妊娠术中出血过多
C. 防止输卵管结扎术失败的技术要点是最好在峡部结扎
D. 妊娠 55 天要求终止妊娠，目前最常用的方法是负压吸宫术
E. 紧急避孕药中副反应最轻的是米非司酮

15. 出现人工流产综合征，应采取的措施是
A. 子宫颈注射子宫收缩药　　B. 输液
C. 静脉注射阿托品　　D. 停止手术操作
E. 尽快取出宫内物

16. 可采用口服避孕药避孕的妇女不包括
A. 46 岁健康妇女　　B. 33 岁产后 1 年妇女
C. 25 岁再生障碍性贫血患者　　D. 37 岁吸烟妇女
E. 31 岁哺乳期妇女

17. 输卵管绝育的并发症有
A. 脏器损伤　　B. 出血、血肿
C. 感染　　D. 再孕
E. 内分泌紊乱

18. 短效口服避孕药的主要作用机制为

A. 杀死精子
B. 抑制排卵
C. 阻碍孕卵着床
D. 使宫颈黏液稠厚
E. 改变输卵管蠕动

19. 取出皮下埋植药的指征为

A. 阴道点滴流血
B. 雌激素禁忌者
C. 长期卧床者
D. 反复发作异常剧烈头痛
E. 急性视觉失调

20. 阴道黏膜的周期性变化正确的是

A. 排卵后，表层细胞出现角化
B. 排卵后阴道黏膜充血明显
C. 排卵前，阴道上皮的厚度增加
D. 排卵前，脱落的细胞多为角化前细胞
E. 排卵后，阴道上皮细胞大量脱落

六 案例分析题

（1~6 题共用题干）

李女士，29 岁。已婚，半年前分娩一孩，现要求上节育环。查体：体温 36.8℃，脉搏 82 次/分，阴道、子宫颈光滑，后位子宫、无压痛，双附件无压痛。

1. 有关上节育环的注意事项，错误的是

A. 放环时间为月经干净后 1~3 天
B. 放环时间为月经干净后 3~7 天
C. 生殖器官急性炎症加用抗生素的同时可上节育环
D. 子宫腔长度少于 6cm 或大于 10cm 暂不宜上环
E. 不受子宫颈长度的限制，应根据子宫腔长度选择合适节育环

2. 上节育环后的注意事项，正确的是

A. 保持外阴清洁
B. 放置后轻微下腹不适属正常现象
C. 放置后可能有少量阴道流血及低热，属正常情况
D. 两个月内不能从事体力劳动
E. 放置后 2 个月内禁性生活

3. 有关使用避孕药的注意事项

A. 肾炎患者忌服
B. 防止避孕药片潮解，影响效果
C. 平时月经量过少妇女最好不用
D. 哺乳期妇女适宜服避孕药避孕
E. 用药早期发生偏头痛属正常现象可继续服用

4. 下列哪些检查无法判断有无排卵

A. 基础体温测定　　B. 子宫颈黏液检查

C. 阴道脱落细胞检查　　D. 测定尿中雌三醇

E. B 超检查

5. 估计排卵日期，下列哪种检查方法最简便

A. 基础体温测定　　B. 尿孕二醇测定

C. 孕激素试验　　D. 子宫内膜活检

E. 放射免疫法测血浆中 LH

6. 雌激素分泌达高峰的时间是

A. 排卵期和黄体中期　　B. 排卵后 24 小时和黄体中期

C. 排卵期前 24~48 小时和黄体中期　　D. 排卵期和黄体末期

E. 排卵前 24 小时和黄体末期

（7~13 题共用题干）

高女士，33 岁。月经不规则，现停经 86 天，伴有恶心、呕吐 1 周。妇检：子宫增大如妊娠 7^+ 周大小，附件未及包块。

7. 为进一步明确诊断，应考虑做哪些辅助检查

A. 基础体温测定　　B. 盆腔 B 超检查

C. 腹部 X 线检查　　D. 尿妊娠试验

E. 腹部 CT 检查

8. 该妇女 B 超检查，子宫如妊娠 7^+ 周大小，要求人工终止妊娠，行负压吸引术，关于吸管粗细及负压大小错误的是

A. 妊娠 7 周以下用 5~6 号吸管，负压为 400mmHg

B. 妊娠 9 周以上，用 7~8 号吸管，负压为 500~550mmHg

C. 妊娠 7~9 周用 6~7 号吸管，负压为 400~500mmHg

D. 人工终止妊娠时，先储存负压，使负压上升到 400~500mmHg

E. 人工终止妊娠负压吸引术负压不宜超过 700mmHg

9. 患者在吸宫流产术中，出现头晕、胸闷，考虑为人工流产综合征，下列哪些症状表现与之符合

A. 心律不齐　　B. 心跳过速

C. 血压下降　　D. 电解质紊乱

E. 严重者出现晕厥、抽搐

10. 人工终止妊娠后 6 天，发热伴腹痛 2 天，分泌物黄色，考虑流产后合并感染，下面哪些

与此病相符

A. 贫血
B. 下腹压痛伴反跳痛
C. 移动性浊音阳性
D. 子宫稍大，压痛阳性
E. 食欲缺乏、乏力

11. 急症应做哪些检查

A. 血培养 + 药敏
B. 腹部 X 线检查
C. 血常规
D. 腹部 B 超
E. 阴道分泌物培养 + 药敏

12. 患者有多次人工终止妊娠史，此次人工终止妊娠后无月经来潮，伴周期性下腹痛，考虑为流产后出现并发症。引起的原因是

A. 吸净后仍反复吸刮子宫壁
B. 吸管带着负压进出子宫颈管
C. 精神过度紧张
D. 扩张子宫颈过于粗暴
E. 吸宫时负压过大

13. 发生子宫腔粘连后，下列说法正确的是

A. 发生粘连部位主要位于子宫颈管
B. 子宫腔粘连多为不完全粘连
C. 经血排出后，腹痛缓慢才能缓解
D. 用探针或小号扩张器慢性扩张子宫颈内口，使扇形片性分离粘连，使经血排出
E. 负压电吸引术后，较少发生子宫腔或子宫颈管粘连

（14~16 题共用题干）

刘女士，26 岁。8 月前行剖宫产术，现停经 7 周，要求终止妊娠。

14. 患者终止妊娠的方法可采用

A. 水囊引产
B. 负压吸引术
C. 缩宫素引产
D. 钳刮术
E. 天花粉羊膜腔引产

15. 患者若采用负压吸引术终止妊娠，手术可能出现的并发症为

A. 术中出血
B. 人工流产综合征
C. 感染
D. 子宫穿孔
E. 吸宫不全

16. 患者于负压吸引术后 1 周，突然阴道流血增多，伴腹痛、发热，查子宫稍大、质软、压痛（+），附件正常。为确诊应做的检查是

A. 腹部平片
B. 血常规
C. 宫腔镜
D. 血 hCG
E. B 超检查

（17~19 题共用题干）

罗女士，27 岁。妊娠 4 个月时有少量阴道流血 3 天，未治疗，血止。近 1 个月来腹部未见增大，无自觉胎动，无腹痛及阴道流血。查体：体温 36.5℃，脉搏 75 次/分，呼吸 20 次/分，血压 125/75mmHg。妇科检查：宫口未开，子宫如妊娠 3 个月大小，未闻及胎心。

17. 目前应检查的项目包括
A. 血清肌酐
B. 凝血功能检查
C. 超声了解宫内胎儿情况
D. 血清胆红素
E. 血 hCG 测定

18. 宫内胎儿双顶径 3.1cm，颅骨环变形，未见胎动及胎心搏动，凝血功能检查未见异常。则最确切的诊断是
A. 不全流产
B. 难免流产
C. 先兆流产
D. 稽留流产
E. 胚胎停育

19. 目前正确的处理是
A. 水囊引产术
B. 静脉滴注缩宫素
C. 钳刮术
D. 腔内依沙吖啶（利凡诺）引产
E. 大量输入抗生素

参考答案与解析

一、A1 型题

1. C【解析】人工流产时一旦发生穿孔应立即停止手术，静脉滴注缩宫素和抗生素，密切观察受术者的生命体征、有无腹痛及腹腔内出血征象。

2. D【解析】手术流产法适用于终止早期妊娠。

3. B【解析】人工流产术后阴道流血 >10 天、血量过多或流血停止后又有多量流血，均应考虑为吸宫不全。

4. D【解析】节育器是一种放置在子宫腔内的避孕装置，由于初期使用的装置多是环状，故通常又叫节育环。平时可在月经干净的 3~7 天放置节育环，此时子宫内膜比较薄，放环后感染率比较低，出血也比较少。如果是产后上环，顺产者，若产后 42 天复查时子宫恢复正常，则可以放环；剖宫产者，术后第 6 个月放环比较安全。急性盆腔炎、急性阴道炎、重度子宫颈柱状上皮异位、月经过多或阴道不规则流血、子宫肌瘤、子宫颈口过窄，或患有严重全身性疾病的妇女不宜放环，否则会导致炎症加重、月经量增多等。

5. E【解析】常用的中期妊娠终止方法有乳酸依沙吖啶（利凡诺）注入羊膜腔内引产和

水囊引产两种。乳酸依沙吖啶能刺激子宫平滑肌兴奋、使内源性前列腺素升高导致宫缩，也能使胎儿中毒死亡。它的适应证：妊娠13周至不足28周，因某种原因不宜继续妊娠者。

6. B【解析】宫内节育器（IUD）是一种经济、简便、安全、有效、可逆的节育器具，易于为广大女性接受，是我国育龄期女性主要的避孕措施。我国是世界上使用IUD最多的国家。

7. E【解析】单纯孕激素制剂因不含雌激素可用于哺乳期女性，但易并发月经紊乱。所以，选项E错误。

8. E【解析】①安全期避孕法（自然避孕法）并不十分可靠，不宜推广。②停用口服避孕药后最宜妊娠的时间为停药后6个月。③紧急避孕是为防止非意愿妊娠而采取的补救避孕方法，有效率明显低于常规避孕方法，且副作用大，不能替代常规避孕方法。④水囊引产须经阴道操作，感染率较药物引产高，故目前临床应用较少。⑤哺乳期放置宫内节育器应排除早孕。

9. D【解析】习惯性痛经采用的最佳避孕方法是口服避孕药。口服避孕药是由人工合成的雌激素和孕激素配制成的，避孕成功率极高，是最常见的药物类避孕方法。

10. B【解析】含孕激素宫内节育器所释放的孕酮，主要引起子宫内膜腺体萎缩和间质蜕膜化，不利于受精卵着床。

11. D【解析】子宫穿孔是手术流产的严重并发症，表现为患者突然下腹剧烈的牵扯痛伴血压下降、脉搏增快。应密切注意宫腔出血征象。

12. C【解析】关于人工流产术的并发症：①人工流产术中，由于子宫颈被牵拉、扩张以及负压、刮匙对子宫壁的影响，刺激了分布在这些区域的神经末梢。少数孕妇由于自主神经稳定性较差，迷走神经自身反射增强，使体内释放出大量的乙酰胆碱，促使冠状动脉痉挛，心肌收缩力减弱，心排出量减少，从而出现了人工流产综合征的一系列表现。②比较常见的并发症是子宫穿孔。③人工流产导致子宫内膜肌底层的损伤，造成内分泌的变化，也会引起宫腔粘连，造成闭经。④术后感染多因不全流产，用物消毒不严，手术者无菌观念不强或受术者不执行医嘱而提前房事引起。⑤子宫穿孔是由于操作的器械在子宫腔操作的时候，穿透了子宫肌层进入腹腔造成的，这是较严重的并发症。

13. A【解析】术后嘱其保持外阴清洁，1个月内禁止盆浴及性生活。

14. D【解析】①生活不能自理的精神病患者不适合服用避孕药，可能会发生误服、错服等情况，产生不良后果。②哺乳期不宜服用，因避孕药可抑制乳汁分泌；产后未满半年或月经来潮前，不宜服用避孕药。③选择口服避孕药避孕之前，应做健康检查，凡是有急慢性肝病、心脏病、肾病、高血压、乳腺增生症、乳腺癌、子宫肿瘤、血液病和血栓性疾病者不用或遵医嘱慎用口服避孕药。④大量研究证明，口服避孕药的使用和乳腺癌无相关性，而且口服避孕药还能预防卵巢和子宫内膜腺癌。⑤目前，口服避孕药的不良反应很小，只是用药早期可能会有早孕反应。

15. C【解析】凡育龄妇女要求放置宫内节育器而无禁忌证者均可放置。

16. B【解析】宫内节育器的并发症有：感染、节育器异位、节育器脱落、节育器嵌顿或断裂、带器妊娠。

17. E【解析】负压吸引术最大的并发症是子宫穿孔。一旦发生穿孔应立即停止手术，静脉滴注缩宫素和抗生素，密切观察受术者的生命体征、有无腹痛及腹腔内出血征象。

18. B【解析】服用短效避孕药期间如漏服，应在 12 小时内补服。

19. A【解析】服用甾体避孕药抑制下丘脑、垂体的激素分泌，同时直接影响垂体对促黄体素释放激素（LHRH）的反应，不出现排卵前黄体生成素（LH）峰，不发生排卵，因此子宫内膜不可能为分泌型。

20. D【解析】短效口服避孕药是雌激素与孕激素组成的复合制剂，长效口服避孕药是由长效雌激素和人工合成的孕激素配伍而成。所以，在口服避孕药中，长效与短效主要取决于雌激素。所以，选项 D 正确。若药物流产失败，建议手术终止，有时引起不全流产，出血量多者需急诊刮宫。所以，选项 A 错误。人工流产术时未见绒毛，可能是漏吸，也可能是异位妊娠。异位妊娠即胚胎没有在子宫腔内生长，而是种植在子宫外面，最常见的是种植在输卵管内，也可在子宫角、卵巢或腹腔。所以，选项 B 错误。人流中出现人工流产综合征时，首选的药物处理是静脉注射阿托品。所以，选项 C 错误。带铜宫内节育器 T 形放置时间可达 10~15 年；伞形（母体乐）可放置 5~8 年；V 形可放置 5~8 年；宫形可放置 20 年左右；含铜无支架 IUD 有尾丝，可放置 5~8 年。塑料或硅胶节育器可放置 3~5 年。所以，选项 E 错误。

21. A【解析】宫内节育器放置禁忌证：①妊娠或可疑妊娠者。②生殖器官炎症者。③生殖器官肿瘤或子宫畸形者。④人工流产后或产后子宫收缩不良，疑有妊娠组织残留或感染者。⑤子宫颈口过松、重度子宫颈撕裂伤或子宫脱垂者。⑥严重全身性疾病者。

22. D【解析】凡育龄妇女要求放置宫内节育器而无禁忌证者均可放置。参见 A1 型题第 21 题解析。

23. C【解析】哺乳期妇女，处于剖宫产术后 2 个月，首选阴茎套进行避孕。正确使用避孕率高，可达 93%~95%。

24. B【解析】药物缓释宫内节育器：如含孕激素 T 形节育器（曼月乐），含锌、前列腺素合成酶抑制剂及抗纤溶药物的节育器，有效期大约 5 年。

25. D【解析】避孕药的不良反应有阴道不规则流血，月经紊乱，类早孕反应，如恶心、呕吐、体重增加、色素沉着等。

26. C【解析】短效口服避孕药服药期间发生漏服，会出现阴道流血，可加服炔雌醇 0.005~0.0125mg，每晚 1 片，或避孕片半片至 1 片。如流血发生时间已近月经期，流血量中等，则可停药，算作 1 次月经，自出血第 5 天开始服下一周期药。

27. E【解析】服用口服避孕药的妇女，出现闭经时应该停药，大多数人于停药后可自然恢复月经。

28. E【解析】在非孕时期，输卵管结扎的手术时机为月经干净后 3~7 天。

29. D【解析】缓释系统避孕药的常用剂型有皮下埋植剂、阴道避孕环、避孕贴剂等。

30. B【解析】肝炎、乙型脑炎是传染病而不是遗传病，因此得过肝炎和乙型脑炎的夫妇不需要进行遗传咨询。先天畸形是遗传病，因此亲属中生过先天畸形孩子的待婚青年需要进行遗传咨询。父母中有残疾不会遗传给子代，不需要进行遗传咨询。住在缺碘地区的夫妇也不需要进行遗传咨询。因此，只有选项 B 需要进行遗传咨询。

31. C【解析】哺乳期妇女宜选用宫内节育器、男用避孕套或女用阴道套，不宜药物避孕。

32. A【解析】受精卵在受精后 3 天分裂为囊胚，第 4 天进入子宫腔，第 6~8 天开始着床。

33. C【解析】性兴奋时，前庭大腺可分泌淡黄色黏液润滑阴道口。

34. A【解析】人工流产综合征出现心率减慢时，可遵医嘱注射阿托品。

35. C【解析】产后 2 个月的哺乳期妇女的避孕方法建议选择阴茎套，不宜药物避孕。

36. C【解析】新婚夫妇欲半年后再要小孩，首选的避孕方法是阴茎套，正确使用避孕率高，可达 93%~95%。阴茎套同时还具有防止性传播疾病的作用。

37. C【解析】短效避孕药是在月经来潮的第 2 天或者第 5 天的时候开始口服，一般口服 21 天。

38. A【解析】一般认为惰性宫内节育器的抗生育作用是多方面的，主要是子宫内膜长期受到异物刺激引起无菌性炎症反应，阻止受精卵着床。

39. C【解析】正确使用阴茎套避孕率高，可达 93%~95%。阴茎套同时还具有防止性传播疾病的作用，因此应用广泛。

40. D【解析】宫内节育器放置术后：①如有腹痛、腰酸、腹胀、发热、出血等症状，应随时就诊。②节育器脱落多发生于带环第 1 年内，尤其是前 3 个月的月经期间。与环过大、过小、未放到子宫腔底部、制作材料差、支撑力不够、受术者子宫口松、劳动强度过大或月经过多等有关，故在放环后第一年应注意随访观察。③因节育器放置时损伤子宫壁导致节育器嵌顿，一经确诊，应立即取出。④因无菌操作不严、尾丝过长等导致感染。有明确宫腔感染者，应在抗生素治疗的同时取出节育器。⑤放置宫内节育器不良反应有子宫不规则出血、经期延长、月经周期不规则，多不需处理，一般 3~6 个月以后会逐渐恢复正常。如果出血量比较多，需要取出。

41. E【解析】紧急避孕是指在无保护性措施的性生活后或避孕失败后一定时间内采取的防止妊娠的避孕方法，不应作为常规避孕方法，故 D 错误。常用的紧急避孕方法有宫内节育器、激素类药物和非激素类药物，激素类紧急避孕药的主要成分是大剂量孕激素，米非司酮属非激素类药物，其使用时间是在无保护性交后 3 天内使用。故选项 A、B、C 错误，选项 E 正确。

42. A【解析】施行人工流产手术中，有少数妇女出现恶心、呕吐、头晕、胸闷、气喘、面色苍白、大汗淋漓、四肢厥冷、血压下降、心律不齐等，严重者还可能出现晕厥、抽搐、休克等一系列症状。这是由于子宫颈被牵拉、扩张以及负压、刮匙对子宫壁的影响，刺激了分布在这些区域的神经末梢，发生人工流产综合征。

43. E【解析】口服避孕药的主要避孕机制是抑制排卵，并改变子宫颈黏液，使精子不易穿透，或使子宫腺体减少肝糖的制造，让囊胚不易存活，或是改变子宫和输卵管的活动方式，阻碍受精卵的运送。

44. A【解析】手术流产法适用于早期妊娠的终止。常用手术流产方法包括负压吸引术和钳刮术。负压吸引术适用于妊娠 10 周以内者，钳刮术适用于妊娠 10~14 周。

45. C【解析】第二产程延长为胎头吸引术的适应证，其他选项为其禁忌证。

46. D【解析】参见 A1 型题第 37 题解析。

47. A【解析】每次使用避孕套前，应吹气检查是否漏气。

48. B【解析】负压吸引术适应证：①妊娠在 10 周以内，要求终止妊娠而无禁忌证者。②因某种疾病不宜继续妊娠者。经产妇妊娠 60 天时终止妊娠，可选用负压吸引术。

二、A2 型题

1. B【解析】月经周期紊乱的女性，日常可以通过服用避孕药进行改善，避孕药中不仅含有避孕作用的孕酮，同时还含有可以稳定子宫内膜和避免点滴出血的雌激素，所以能够帮助女性调节月经紊乱。

2. E【解析】依据题干信息所述，患者人工流产并发子宫穿孔。一旦发生穿孔应立即停止手术，给予静脉滴注缩宫素和抗生素，密切观察受术者的生命体征、有无腹痛及腹腔内出血征象。观察 1 周后再行手术。

3. B【解析】妊娠月份较大时，子宫收缩欠佳，出血量多。可在子宫颈扩张后尽快取出绒毛及胎儿组织，并注射缩宫素。

4. A【解析】行吸宫术中突然面色苍白、大汗、血压下降、心律不齐，这是人工流产综合征，出现心率减慢时，可遵医嘱注射阿托品。

5. D【解析】参见 A1 型题第 44 题解析。

6. D【解析】早孕行钳刮术后的受术者需休息 3~4 周，注意保持外阴部清洁，禁止性生活及盆浴 1 个月。术后 1 个月到门诊复查，如果有腹痛、阴道流血多者，应随时就诊。

7. E【解析】人工流产术前应做好受术者的心理护理，帮助缓解紧张情绪。扩张子宫颈时操作应轻柔，进出子宫颈时关闭负压，吸净子宫腔后不应反复吸刮子宫壁。

8. A【解析】依据题干信息所述，高度怀疑是人工流产后导致的子宫颈粘连。所以应探查子宫腔进行判断。

9. D【解析】参见 A1 型题第 31 题解析。

10. A【解析】参见A1型题第40题解析。半年前开始不规则阴道流血，即放环后不良反应严重、出现并发症经治疗无效者，是宫内节育器取出的适应证，应取出宫内节育器，并进行诊刮。

11. B【解析】有些妇女服用短效避孕药后会有阴道不规则流血，多见于漏服了避孕药。该患者阴道流血从月经周期的第7天开始，即出血发生在月经前半周期（1～14天），可从出血之日起，每天加服炔雌醇1片（0.005mg）或短效避孕药半片，与原避孕药同服至第22天停药。

12. D【解析】妊娠10～14周终止妊娠可行钳刮术。妊娠10周以内者适用负压吸引术。妊娠7周内终止妊娠可行药物流产。

13. C【解析】输卵管结扎术是把输卵管结扎，阻断卵子通往子宫的通道，以达到妇女永久性绝育目的的手术。该患者已经34岁，重复剖宫产术，既往有风心病史，应首选输卵管结扎术。与工具避孕相比，绝育术是一种安全、永久的节育措施。

14. D【解析】术后嘱其保持外阴清洁，1个月内禁止盆浴及性生活。

15. A【解析】依据题干信息所述，该患者子宫大，易出现穿孔，钳刮术中出现腹膜刺激征，腹部剧痛、伴恶心呕吐，最可能的诊断为子宫穿孔。

16. D【解析】刮宫术时突发剧烈疼痛，术者探针探不到子宫底，应怀疑子宫穿孔。一旦发生穿孔应立即停止手术，给予静脉滴注缩宫素和抗生素，密切观察受术者的生命体征、有无腹痛及腹腔内出血征象。

17. E【解析】惰性宫内节育器为第一代IUD，由惰性材料，如金属、硅胶、尼龙制成，我国主要为不锈钢圆环及改良制品，因带器妊娠率和脱落率高，目前较少使用。

18. D【解析】宫内节育器（IUD）是一种经济、简便、安全、有效、可逆的节育用具，是我国育龄期妇女主要的避孕措施。顺产后42天，剖宫产后6个月均可选择。本患者已经产后半年，正常行经，可选择金属宫内节育器，不影响正常的内分泌功能和继续哺乳。

19. C【解析】患者阴道前后壁明显膨出，宫口松，不适宜用宫内节育器；有重度颗粒型子宫颈柱状上皮异位者，不适宜用阴茎套；安全期避孕法，并不十分可靠，不宜推广；外用避孕药，使用失误时，失败率高，不作为避孕首选。故患者宜选择的最合适的避孕方法是口服短期避孕药。

三、A3/A4型题

1. A【解析】人流过程中，突然剧烈疼痛，术者探针探不到子宫底，取出物是黄色脂肪组织，应确定为子宫穿孔。

2. E【解析】一旦发生子宫穿孔应立即停止手术，密切观察受术者的生命体征，判断有无腹腔内出血及腹膜刺激征象，根据患者情况做下一步处理。

3. C【解析】患者现在处于妊娠中期，妊娠终止方法有乳酸依沙吖啶（利凡诺）注入羊膜腔内引产和水囊引产两种。由于水囊引产须经阴道操作，感染率较药物引产高，故目前临床应用较少。

4. D【解析】患者引产后，避孕措施应选择阴茎套。

5. A【解析】阴茎套也称为避孕套，为男用避孕工具，作为屏障使精液排在阴茎套内不能进入阴道而达到避孕目的。

6. E【解析】依据题干信息所述，该患者感染合并不全流产。不全流产由难免流产发展而来，妊娠产物部分排出子宫腔，且部分残留子宫腔内或嵌顿于子宫颈口处，或胎儿排出后胎盘滞留子宫腔或嵌顿于子宫颈口，影响子宫收缩，使阴道持续流血，严重时可引起失血性休克。妇科检查：子宫小于停经前周数，宫口已扩张，宫口有妊娠物堵塞及持续性血液流出。

7. A【解析】不全流产一经确诊，尽快行刮宫术或钳刮术，清除子宫腔内残留组织。阴道大量流血伴休克者，及时输血输液。给予抗生素预防感染。

8. B【解析】依据题干内容所述，符合“人工流产综合征”的临床表现，可明确诊断。

9. B【解析】人工流产综合征出现心率减慢时，可遵医嘱注射阿托品。

10. B【解析】参见 A1 型题第 42 题解析。

11. A【解析】尿 hCG 强阳性，B 超显示胎囊在子宫底部，白带常规正常，此时诊断为漏吸。

12. C【解析】吸出组织 20g，未见绒毛，出血少，术毕子宫腔深 9.5cm，所以，吸出组织最可能是蜕膜。

13. B【解析】B 超检查有助于诊断异位妊娠。阴道 B 超较腹部 B 超准确性高，但早期异位妊娠的诊断，不能单凭 B 超检查，否则可能出现误诊。需同时结合临床表现及 β-hCG 测定结果等，才能做出正确的诊断。

14. E【解析】手术流产发生漏吸时，应复查子宫位置、大小及形状，并重新探查宫腔，及时发现问题而解决，吸出组织送病理检查，排除异位妊娠可能。确属漏吸，应再次行负压吸引术并使用抗生素预防感染。

15. C【解析】产后阴道流血 >10 天、血量过多或出血停止后又有多量流血，均应考虑为吸宫不全。

16. C【解析】B 超检查可以清晰地显示各脏器及周围器官的各种断面像，有助于对吸宫不全的确诊。

17. C【解析】若无明显感染征象，应尽早行刮宫术，刮出物送病理检查，术后用抗生素预防感染，若同时伴有感染，应在控制感染后行刮宫术。

18. C【解析】依据题干信息所述，患者有停经近 3 个月，伴恶心、呕吐的早孕反应，子宫增大约妊娠 50 天，可初步诊断为早孕。首选的辅助检查是 B 超检查。妊娠早期超声检查的主要目的是确定宫内妊娠，排除异位妊娠、滋养细胞疾病、盆腔肿块等。

19. E【解析】确定为妊娠，患者妊娠 3 个月，最佳的终止妊娠方法是人工流产吸宫术。

20. A　21. D

20~21【解析】参见A2型题第4题解析。

22. E【解析】题干信息有限，各选项所指情况都有可能发生，无法准确判断。

23. D【解析】最简便又可靠的检查是B超检查。可通过B超确定宫内节育器的类型及其在子宫腔内的位置。

24. B【解析】如该环位于子宫腔底部，应定期复查。

25. D【解析】参见A1型题第31题解析。

26. B【解析】若采用放置宫内节育器避孕，放置前肝肾功能检查是不必要的。

27. C【解析】患者最可能诊断为子宫颈粘连。子宫颈粘连表现为小腹疼痛，一般发生在人工流产术后一个月左右，出现突发性下腹痉挛性疼痛，有些患者腹痛剧烈、坐卧不安、行动困难，甚至连排气、排便都很痛苦。表现为月经异常。子宫颈完全粘连者，可出现闭经。盆腔检查可发现子宫饱满、质软、压痛明显，双附件阴性。

28. A【解析】子宫颈粘连是指由于子宫颈管黏膜受机械损伤后粘连，致使子宫颈管狭窄或闭锁。这种情况下需要做子宫颈扩张手术，分离粘连，将子宫腔内的经血引流出来，方能缓解症状。同时也需要给予抗生素进行抗感染处理，预防再次粘连。必要时可给予雌激素帮助子宫内膜修复。

29. E【解析】如果血hCG是5U/L，B超显示子宫内5cm×3cm低回声，最合理的处理是单纯扩张子宫颈。

30. C【解析】宫内节育器的放置时间：①月经干净后3~7天无性交。②人工流产后立即放置。③自然分娩后6周，恶露已净，会阴切口已愈合。④剖宫产后半年。⑤哺乳期排除早孕。

31. A【解析】宫内节育器放置禁忌证：①妊娠或可疑妊娠者。②生殖器官炎症者。③生殖器官肿瘤或子宫畸形者。④人工流产后或产后子宫收缩不良，疑有妊娠组织残留或感染者。⑤子宫颈口过松、重度子宫颈撕裂伤或子宫脱垂者。⑥严重全身性疾病者。

32. A【解析】放置宫内节育器受术者应分别于术后1、3、6个月及1年到医院复查，以后每年一次，复查应在月经干净后。

四、B型题

1. A　2. D　3. E　4. C

1~4【解析】中期妊娠终止方法有乳酸依沙吖啶（利凡诺）注入羊膜腔内引产和水囊引产两种。适用于妊娠13周至不足28周，因某种原因不宜继续妊娠者。常用手术流产方法包括负压吸引术和钳刮术。钳刮术适用于妊娠10~14周，负压吸引术适用于妊娠10周以内者。无论何时确诊残角子宫妊娠，均需立即进行手术处理。常规治疗方法是剖腹术。

5. A　6. E　7. B

5~7【解析】米非司酮的抗早孕作用是与孕激素竞争受体，阻断孕酮与受体结合和孕激素活性的出现。带铜宫内节育器的作用是非细菌性异物反应。短效口服避孕药是雌激素与孕激素组成的复合制剂，主要避孕机制是抑制排卵，正确使用则有效率近100%。

8. B【解析】哺乳期妊娠子宫薄而软，施行人工流产时易发生子宫穿孔。

9. A【解析】参见A3/A4型题第6题解析。

10. E【解析】人流术中由于反复吸刮子宫腔，造成子宫内膜损伤、感染，使子宫痉挛性收缩，在愈合过程中容易发生子宫腔粘连。

11. D【解析】人流术中，由于子宫颈被牵拉、扩张以及负压、刮匙对子宫壁的影响等过度刺激子宫颈易引起人工流产综合征。

12. C【解析】术后生殖系统感染可表现为白带增多，下腹痛伴发热。

13. A【解析】人工流产子宫穿孔可表现为术中剧烈腹痛，刮出物见黄色脂肪组织，是子宫穿孔的证据，必须住院观察。

14. E【解析】人工流产吸宫不全是人工流产术常见的并发症，又称吸宫不全，主要症状是阴道流血较多，时间较长，还会伴有腹痛，合并感染者也会出现发热。

五、X型题

1. ABDE【解析】输卵管结扎术后静卧数小时后就可下床活动，注意观察有无腹痛、腹腔内出血或脏器损伤征象。所以，选项C错误，其余选项护理措施都是正确的。

2. ABDE【解析】宫内节育器的避孕原理如下。①一般认为惰性宫内节育器的抗生育作用是多方面的，主要是子宫内膜长期受到异物刺激引起无菌性炎症反应，阻止受精卵着床；异物反应也可损伤子宫内膜而产生前列腺素，从而改变输卵管蠕动，使受精卵的运行与子宫内膜发育不同步而影响着床；子宫内膜局部受压缺血，激活纤溶酶原，使局部纤溶活性增强，囊胚溶解吸收也可致不孕；②含铜宫内节育器具有与惰性宫内节育器相同的作用机制，而且所致异物反应更重。由于长期缓慢释放的铜被子宫内膜吸收，局部浓度升高后改变内膜依锌酶的活性（如碱性磷酸酶和碳酸酐酶），并影响DNA合成、糖原代谢及雌激素的摄入，使子宫内膜细胞代谢受到干扰，不利于受精卵着床及胚囊发育。铜可能影响精子获能，从而增强避孕效果。③含孕激素的宫内节育器可以释放孕酮，主要引起子宫内膜腺体萎缩和间质蜕膜化，不利于受精卵着床。孕酮可使子宫颈黏液变稠而妨碍精子运行，还可影响精子的代谢。

3. ABCE【解析】长效避孕针避孕原理为抑制排卵或改变子宫内膜及子宫颈黏液，使其不利于受精卵着床而达到避孕的目的。

4. ACDE【解析】依沙吖啶引产的禁忌证：①严重全身性疾病不能耐受手术者。②各种疾病急性期者。③生殖器官急性炎症者。④剖宫产术后2年内者。瘢痕子宫、子宫颈陈旧性裂伤者慎用。⑤前置胎盘或腹部皮肤感染者。⑥术前24小时内2次体温≥37.5℃者。

5. ABDE【解析】口服避孕药的绝对禁忌证有：①严重心血管疾病。②急慢性肝炎或肾炎。③血液病或血栓性疾病。④内分泌疾病如糖尿病需用胰岛素控制者、甲状腺功能亢进者。⑤恶性肿瘤、癌前期病变、子宫或乳房肿块患者。⑥原因不明的阴道流血。⑦产后未满半年或月经未来潮者。⑧月经稀少或年龄 >45 岁者。⑨精神病患者，正在治疗或生活不能自理者。

6. ABDE【解析】妊娠月份较大时，子宫收缩欠佳，出血量多可在子宫颈扩张后尽快取出绒毛及胎儿组织，并注射缩宫素。

7. ACDE【解析】吸工不全是人工流产的常见并发症，术后阴道流血 >10 天、血量过多或流血停止后又有多量流血，均应考虑为吸宫不全。

8. ABCD【解析】由于长期缓慢释放的铜被子宫内膜吸收，局部浓度升高后改变内膜依锌酶的活性（如碱性磷酸酶和碳酸酐酶），并影响 DNA 合成、糖原代谢及雌激素的摄入，使子宫内膜细胞代谢受到干扰，不利于受精卵着床及胚囊发育。铜可能影响精子获能，从而增强避孕效果。

9. ABCDE【解析】宫内节育器取出的适应证：①放环后副反应严重、出现并发症，经治疗无效者。②带器妊娠者。③需改用其他避孕措施或绝育者。④放置期限已满或绝经 1 年者。⑤计划再生育或不需要再避孕者。

10. ABDE【解析】含铜宫内节育器具有与惰性宫内节育器相同的作用机制，主要是子宫内膜长期受到异物刺激引起无菌性炎症反应，阻止受精卵着床。

11. ADE【解析】结扎输卵管常在输卵管的峡部。将输卵管的峡部用缝线结扎，然后剪断。所以，选项 B 错误。甾体类避孕药的避孕机制：①抑制排卵（主要机制）。②阻碍受精：改变子宫颈黏液性状。③阻碍着床：抑制内膜增殖、使子宫内膜增生与分泌不良且与孕卵发育不同步。④影响输卵管功能：扰乱蠕动规律。所以，选项 C 错误。其余选项内容是正确的。

12. ABCDE【解析】病区护士对一般患者入院后的初步护理措施包括：①准备患者床单位。②迎接新患者。③测量生命体征，对能站立行走的患者测身高、体重并记录。④填写住院病历和有关表格。⑤通知医生诊视患者。⑥做好入院宣教。⑦进行入院评估。

13. CE【解析】宫内节育器的放置时间：①月经干净后 3~7 天，无性交。②人工流产后立即放置。③自然分娩后 6 周，恶露已净，会阴切口已愈合。④剖宫产后半年。⑤哺乳期排除早孕。

14. BC【解析】人工流产综合征发生的主要原因是由于子宫颈被牵拉、扩张以及负压、刮匙对宫壁的影响，从而刺激了分布在这些区域的神经末梢。防止输卵管结扎术失败的技术要点是找到输卵管，追踪到伞端。

15. CD【解析】人工流产术前应做好受术者的心理护理，帮助缓解紧张情绪。扩张子宫颈时操作应轻柔，进出子宫颈时关闭负压，吸净子宫腔后不应反复吸刮子宫壁。出现人工流产综合征症状时，应停止手术操作，出现心率减慢时，可遵医嘱注射阿托品。

16. ACDE【解析】口服避孕药的禁忌证包括：严重心血管疾病、急慢性肝炎和肾炎、血液病、血栓性疾病、内分泌疾病、恶性肿瘤、癌前病变、子宫或乳房肿块、哺乳期、月经稀少或年龄大于45岁者，用药后有偏头痛或持续头痛者，产后未满6个月或月经未来潮者，及年龄超过35岁的吸烟妇女。

17. ABCD【解析】经腹输卵管绝育术的并发症包括出血或血肿、感染、脏器损伤以及绝育失败。

18. BCD【解析】短效口服避孕药是雌激素与孕激素组成的复合制剂，主要避孕机制是抑制排卵，阻碍孕卵着床，也可使子宫颈黏液稠厚，正确使用则有效率近100%。

19. CDE【解析】皮下埋植避孕法是一种新型的避孕方法，目前已在全世界推广使用。这种避孕方法是将一定剂量的孕激素放在硅胶囊管中，然后将此管埋藏于皮下，使其缓慢地释放少量的孕激素，从而起到避孕作用。取出皮下埋植药的指征为：长期卧床者；反复发作异常剧烈头痛；急性视觉失调。

20. CDE【解析】在月经周期中，随着雌孕激素的变化，可以引起阴道上皮周期性改变，这种改变在阴道上段最为明显。排卵前，阴道上皮在雌激素的影响下，底层细胞增生，渐渐演变成中层与表层细胞，使整个上皮的厚度增加，表层细胞出现角化，其程度在排卵期最为明显（选项C、D正确）。细胞内富有糖原，糖原分泌后，经过寄生在阴道内的阴道杆菌而分解成乳酸，使阴道内保持一定的酸度，防止致病细菌的繁殖。排卵后，阴道上皮细胞在孕激素的作用下，发生大量脱落，脱落的细胞多为中层细胞或角化前细胞（选项E正确）。临床上常根据阴道脱落细胞的变化作为了解卵巢功能的方法。

六、案例分析题

1. ACE【解析】上节育环的放环时间为月经干净后3~7天，所以选项B正确，选项A错误；子宫腔长度少于6cm或大于10cm暂不宜上环，所以选项D正确，选项E错误。选项C说法错误。

2. AB【解析】上节育环后应保持外阴清洁，放环后轻微下腹不适属正常现象。放环后不要洗盆浴，以免造成子宫腔感染。术后应注意休息1~2天，一周内不要做重体力劳动及大运动量的活动，因为刚放环后宫口较松，环易脱落。

3. ABC【解析】避孕药放置应防止潮解，否则会影响避孕效果，平时月经量过少的妇女最好不用避孕药方法进行避孕，肾炎患者忌服避孕药。

4. D【解析】尿雌三醇是体内主要的雌激素，对了解胎盘的功能和鉴别胎儿疾病有重要的意义，对判断有无排卵没有意义。

5. A【解析】基础体温测定可判断是否排卵指导避孕。

6. C【解析】卵泡开始发育时，雌激素分泌量很少；至月经第7天卵泡分泌雌激素量迅速增加，于排卵前24~48小时达高峰；排卵后由于卵泡液中雌激素释放至腹腔，使循环中雌激素暂时下降，排卵后1~2天，黄体开始分泌雌激素使循环中雌激素又逐渐上升，约在排卵后7~8天黄体成熟时（黄体中期），循环中雌激素形成又一高峰。此后，黄体萎缩，雌激素水平急剧下降，在月经期达最低水平。月经周期中雌激素的后一高峰均值低于第一高峰。

7. BD【解析】患者停经86天，有恶心、呕吐的早孕反应，子宫增大如妊娠7周大小，可初步诊断为早孕。应做的辅助检查有盆腔B超检查和尿妊娠试验。妊娠早期超声检查的主要目的是确定宫内妊娠，排除异位妊娠、滋养细胞疾病、盆腔肿块等。

8. E【解析】电动吸引操作的过程：先储存负压，使负压上升到400~500mmHg；术者开动机器，将吸管按顺时针或逆时针的方向在子宫底和子宫内口之间上下反复移动，当橡皮管内有振动感时，表示吸出胚胎及胎盘组织，负压瓶内可见组织物。吸引时负压最高不能超过500mmHg，以后随子宫腔内组织减少而降低负压。

9. ACE【解析】参见A1题型42题解析。

10. BDE【解析】流产后合并感染可表现为下腹压痛伴反跳痛；子宫稍大，压痛阳性；食欲缺乏、乏力。

11. CE【解析】发生流产后合并感染时，应行血常规、阴道分泌物培养及药敏试验。

12. B【解析】患者有多次人工流产史，此次人工流产后无月经来潮，伴周期性下腹痛，考虑为流产后出现子宫颈粘连。引起的原因是吸管带着负压进出子宫颈管。

13. BDE【解析】参见A3/A4题型28题解析。

14. B【解析】患者停经7周要求终止妊娠，负压吸引术适用于妊娠10周以内者。

15. ABCDE【解析】负压吸引术常见的并发症有人工流产综合征、术中出血、子宫颈裂伤、子宫穿孔、吸宫不全、漏吸、术后感染、羊水栓塞等。

16. E【解析】吸宫不全是人工流产后的常见并发症。主要是部分胎盘残留，也可能有部分胎儿残留（通过B超可以看到）。子宫体过度屈曲或技术不熟练容易发生。术后流血超过10天，血量过多，或流血停止后又有多量流血，应考虑为吸宫不全，B型超声检查有助于诊断。如果没有明显的感染征象应该尽早行刮宫术，刮出的组织送病理检查，术后给予抗生素预防感染。如果同时伴有感染，应该控制感染以后再行刮宫术。

17. BC【解析】B超检查可显示有无胎囊及其形态、胎动、胎心音等，确定胚胎或胎儿是否存活或是否存在。怀疑稽留流产时应做凝血功能检查，做好输血准备。

18. D【解析】宫内胎儿未见胎动及胎心搏动，即胎儿已死亡滞留子宫腔内，未能及时自然排出者，是稽留流产，又称过期流产。

19. C【解析】根据题干信息所述，患者确诊为稽留流产，子宫如妊娠12周大，且凝血功能未见异常。可口服雌激素3天，有利于子宫颈软化，同时有利于胚胎组织与子宫壁分离，提高子宫对缩宫素的敏感性，再行刮宫术时，不易造成子宫穿孔，术后肌内注射缩宫素，可良好的促进子宫收缩，加快恶露排出，减少产后出血和产后感染的发生。